室间隔缺损介入治疗

主 编
秦永文 吴 弘 赵仙先

主 审
朱鲜阳 张玉顺 宋治远

上海科学技术出版社

图书在版编目（CIP）数据

室间隔缺损介入治疗 / 秦永文，吴弘，赵仙先主编
. -- 上海 : 上海科学技术出版社，2022.1
ISBN 978-7-5478-5569-0

Ⅰ. ①室… Ⅱ. ①秦… ②吴… ③赵… Ⅲ. ①室间隔
缺损－介入疗法 Ⅳ. ①R541.105

中国版本图书馆CIP数据核字(2021)第240898号

室间隔缺损介入治疗

主编　秦永文　吴　弘　赵仙先
主审　朱鲜阳　张玉顺　宋治远

上海世纪出版(集团)有限公司
上 海 科 学 技 术 出 版 社　　出版、发行
(上海市闵行区号景路159弄A座9F-10F)
邮政编码201101　www.sstp.cn
上海盛通时代印刷有限公司
开本 787×1092　1/16　印张 21.75
字数 500千字
2022年1月第1版　2022年1月第1次印刷
ISBN 978-7-5478-5569-0 / R·2432
定价：188.00元

内容提要

　　本书由海军军医大学第一附属医院（上海长海医院）秦永文教授主编，国内该领域众多顶级专家参与编写，在综合国内外最新研究进展的基础上，系统论述室间隔缺损的基础理论、封堵器研制、介入治疗基本技术与操作技巧，以及精准、微创、个性化治疗的经验。

　　本书分为4篇，共20章。在详细介绍室间隔缺损相关基础理论，包括解剖特点、流行病学、病理生理、临床表现与病程、影像学特征及影像学检查（如超声心动图、心导管检查和造影）要求等基础上，重点阐述了介入封堵治疗技术、操作规范要求、技术细节与技巧等，配以精心挑选的大量典型实例和疑难病例解析，分享编者的临床经验、解决问题的思路、教训与思考。同时，展示了目前国内介入治疗领域所面临的问题及发展前景与创新，具有启发性。

　　本书内容丰富、图文并茂，对于从事心血管疾病介入治疗的广大医师、进修医师、心导管室工作人员及相关科室的医师具有重要指导意义。

作者名单

主　编

秦永文　吴　弘　赵仙先

主　审

朱鲜阳　张玉顺　宋治远

副主编

白　元　许旭东　王琦光

学术秘书

李　攀

编　者（按姓氏拼音排序）

白　元·海军军医大学第一附属医院（上海长海医院）

陈金明·海军军医大学第二附属医院（上海长征医院）

丁继军·江苏大学附属澳洋医院

丁仲如·中国人民解放军总医院第八医学中心

高　伟·上海交通大学医学院附属上海儿童医学中心

胡海波·中国医学科学院阜外心血管病医院

蒋世良·中国医学科学院阜外心血管病医院

李　攀·海军军医大学第一附属医院（上海长海医院）

刘凤璇·海军军医大学第一附属医院（上海长海医院）

刘廷亮·上海交通大学医学院附属上海儿童医学中心

潘湘斌·中国医学科学院阜外心血管病医院

戚艳超·河北医科大学第一医院

钱明阳·广东省人民医院

秦永文·海军军医大学第一附属医院（上海长海医院）

孙　凌·广东省人民医院

汪　林·四川大学华西医院

王　震·河北医科大学第一医院

王建铭·中国人民解放军北部战区总医院

王琦光·中国人民解放军北部战区总医院

吴　弘·海军军医大学第一附属医院（上海长海医院）

徐仲英·中国医学科学院阜外心血管病医院

许旭东·海军军医大学第一附属医院（上海长海医院）

许毓楷·广东省人民医院

曾　智·四川大学华西医院

张伟华·广东省人民医院

张玉顺·西安交通大学第一附属医院

张智伟·广东省人民医院

赵天力·中南大学湘雅二医院

赵仙先·海军军医大学第一附属医院（上海长海医院）

朱鲜阳·中国人民解放军北部战区总医院

庄忠云·上海交通大学医学院附属上海儿童医学中心

序

　　心脏室间隔缺损是一种常见的先天性疾病，占先天性心脏病的20%～30%。室间隔缺损若不及时闭合，可合并主动脉瓣脱垂、主动脉瓣反流、肺血量增多、肺动脉压力增高，可诱发心律失常、心力衰竭，或成为感染性心内膜炎的"温床"，严重影响患者的身心健康，因此有必要加以矫正治疗。

　　近年来，介入治疗因其创伤性小，已经成为治疗具有适应证的先天性心脏病的首选方法。在20世纪90年代初，国内开展室间隔缺损介入治疗早期，由于室间隔缺损部位变异大，毗邻心脏内部重要结构，介入治疗手术复杂，手术并发症多且严重，加之缺少适用的封堵器材，这一技术的应用和发展曾一度延迟。面对此难题，上海长海医院心内科秦永文教授率领团队迎难而上，从临床出发，以科研创新开路，潜心研究，逐个化解难题。术前依据室间隔解剖、心脏超声检测、X线影像及左心室造影的检查情况，综合评估、精准确定室间隔缺损的类型。同时，依托上海制造业优势，采取医工结合，设计研制与室间隔缺损相适应的封堵器。根据室间隔缺损的解剖特性，选用与其相适应的封堵器，掌握手术适应证，规范操作，优化投送路径、精准投放技术，保障介入治疗成功。

　　秦永文教授团队于2001年最早研制出对称型双盘状室间隔缺损封堵器，率先用于治疗膜周部室间隔缺损并获得成功，自此逐步拓宽了室间隔缺损介入治疗的适用范围，应用国产封堵器治疗室间隔缺损已达20年，手术成功率高，并发症发生率低，成绩斐然。现今国产封堵器不仅在国内广泛应用，并已走出国门，推向世界。

　　在此丰富临床经验的基础上，秦永文教授主编了《室间隔缺损介入治疗》一书。该专著内容全面，系统地论述了室间隔缺损的基础理论、封堵器的研制、介入治疗的基本技术和最新进展、操作技巧，以及精准、微创、个性化治疗的体会。本书的出版定将受到心血管介入治疗医师及其他心血管医师的欢迎，将有力推动我国心脏介入治疗的发展。它不仅是一本专题参考书，还是一本可靠的介入治疗指南，值得推荐给心内科、内科、儿科、心脏外科医师参考。

2021 年 10 月

前 言

室间隔缺损是常见的先天性心脏病，其主要类型是膜周部室间隔缺损，占可做介入治疗室间隔缺损的98%左右，其余为肌部室间隔缺损。自2001年上海长海医院与上海形状记忆合金材料有限公司合作，率先研制出对称型膜周部室间隔缺损封堵器以来，膜周部室间隔缺损的介入治疗方法迅速在国内推广和普及。我国室间隔缺损介入治疗经历了逐渐发展的过程，最初治疗直径小、解剖形态简单的膜周部室间隔缺损，后来随着零边偏心型封堵器和细腰型封堵器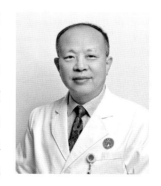的研制成功，逐步解决了靠近主动脉瓣的嵴内型室间隔缺损和多孔型室间隔缺损的介入治疗难题。在国内室间隔缺损介入治疗快速发展的同时，国外研制的室间隔缺损封堵器也在临床应用，但并发三度房室传导阻滞需要安置人工心脏起搏器的发生率高达3.8%，因此至今未能获得美国食品药品监督管理局（FDA）批准上市。国产封堵器在应用中也出现了类似的问题，但通过临床资料分析和总结，找出了并发房室传导阻滞的规律，经过对封堵器的结构进行改进及根据解剖形态选择合适的封堵器，并发房室传导阻滞的发生率明显降低。在2019年报道的5 000余例的资料中，仅1例并发三度房室传导阻滞。

技术创新也促进了室间隔缺损介入治疗技术的发展，提高了成功率和安全性，如应用漂导丝技术通过室间隔缺损，可避免损伤主动脉瓣；保留导丝技术的应用，减少了更换封堵器的反复操作，有利于精选封堵器、减少操作时间；应用双导丝交替技术可解除导丝腱索缠绕；以及保留轨道双导丝法行左心室造影等。上述技术的发展和应用，提高了室间隔缺损介入治疗的成功率，降低了并发症的发生率。经20年的临床应用，数万例的治疗结果提示室间隔缺损介入方法安全、有效。目前，国内对于有适应证的患者，介入治疗已经成为室间隔缺损首选的治疗方法。我国室间隔缺损介入治疗的技术和经验，也得到了国外专家的关注与认可。目前，国产封堵器已经向印度、中东、南美洲和波兰等多个国家和地区出口，我国的器械和技术也从以往的进口转为出口。

我国室间隔缺损介入治疗技术的发展，也与工程技术人员积极参与密切相关。为了减少镍离子释放，他们研制出了氧化膜封堵器、烤瓷封堵器和派瑞林涂层的封堵器等。此外，还开发了软的和无阻隔膜能通过细小直径鞘管的封堵器，为小儿室间隔缺损介入治疗的开展提供了器械的保障。

室间隔缺损介入治疗是我国临床医学领域中少有的居于国际领先的项目，这是我国心内科几代专家共同奋斗的结果，也是中国制造和中国智慧的体现。为了使此项技术得到进一步的传承和发展，我们邀请了国内有代表性的介入治疗中心，以及主要从事室间隔缺损介入治疗的专家编写了本书。本书基本上记录了我国室间隔缺损发展的完整历程，也是医工结合的成功范例，对心血管领域其他介入治疗项目的开展也有重要的借鉴和启示作用。

室间隔缺损介入治疗是先天性心脏病介入治疗中操作最复杂、难度最大、遇到问题也最多的项目。本书就室间隔缺损介入治疗相关的基础理论、影像学特征、影像学检查要求、介入治疗要点、操作技巧等进行了全面的阐述。室间隔缺损介入治疗成功的关键是做好每一步，细节决定成败。本书结合临床实际工作的需要，关注临床实践中遇到的每个细节问题，以及解决问题的思路、技巧和教训。例如，如何根据室间隔缺损的解剖形态、结构特点个体化选择封堵器，如何解决介入治疗中可能出现的难题，如何避免可能发生的并发症等。此外，力求既反映国内外室间隔缺损介入治疗发展的最新动态，也注重介绍技术操作的具体细节和技巧，并配以精心挑选的典型实例和疑难病例解析，尽可能达到内容新颖、全面、实用。

心内科几代专家的努力，成就了我国膜周部室间隔缺损的介入治疗在国际上的领先地位，可谓二十年磨一剑。为了全面、准确反映我国室间隔缺损介入治疗的历程，记录下发展的历史足迹，各位参与编写的专家毫无保留地奉献出精选的资料和成熟的经验，他们在完成繁重的日常医疗工作的同时，花费大量的业余时间，夜以继日地工作，按时完成了稿件。本书在编写过程中也得到了上海长海医院影像科、超声科、心内科同仁和上海科学技术出版社的大力支持，在此一并表示衷心的感谢。

由于本书涉及病例多、信息量大，书中有关病例的点评和解析多为作者的实践经验和感悟，难免有疏漏、谬误，望读者和同仁不吝赐教。

秦永文

上海长海医院心内科

2021年10月

目 录

第一篇 · 基础理论

001

第一章 · 心脏的临床应用解剖 002

　　第一节 · 心脏的位置、结构和毗邻关系 002

　　第二节 · 心脏各腔的形态结构 004

　　第三节 · 心脏的间隔 008

第二章 · 室间隔缺损的解剖形态与传导系统的关系 011

　　第一节 · 室间隔的应用解剖 011

　　第二节 · 室间隔缺损与房室传导系统的关系 019

第三章 · 室间隔缺损流行病学、遗传学与自然转归 028

　　第一节 · 室间隔缺损的流行病学 028

　　第二节 · 室间隔缺损的遗传学 029

　　第三节 · 室间隔缺损的自然转归 031

第四章 · 室间隔缺损的病理生理与临床表现 035

　　第一节 · 室间隔缺损的病理生理 035

　　第二节 · 室间隔缺损的临床表现 037

　　第三节 · 室间隔缺损的病程 038

第二篇 · 影像学技术

041

第五章 · **室间隔缺损超声诊断与术中超声监测** 042

第一节 · 概述 042

第二节 · 术前超声心动图检查 043

第三节 · 超声心动图在室间隔缺损封堵术中的应用 045

第四节 · 室间隔缺损的超声心动图图解 049

第六章 · **心导管检查术在室间隔缺损中的应用** 056

第一节 · 心导管检查术所需设备及器械 056

第二节 · 导管操作技巧与手法 059

第三节 · 右心导管检查术 062

第四节 · 左心导管检查术 069

第五节 · 心导管检查术并发症预防与处理 073

第七章 · **室间隔缺损的心血管造影** 076

第一节 · 室间隔缺损心导管检查造影剂的选择 076

第二节 · 室间隔缺损心血管造影操作技巧 081

第三节 · 室间隔缺损的左心室造影分类 084

第八章 · **CT 和 MRI 在室间隔缺损诊疗中的应用进展** 097

第一节 · CT 在室间隔缺损诊疗中的应用进展 097

第二节 · MRI 在室间隔缺损诊疗中的应用进展 100

第三篇 · 介入治疗规范操作与经验

105

第九章 · **室间隔缺损封堵器的临床应用** 106

第一节 · 进口封堵器在室间隔缺损介入治疗中的应用 106

第二节 · 国产室间隔缺损封堵器的研制与临床应用 115

第十章·室间隔缺损的介入治疗 127

　　第一节·室间隔缺损介入治疗概况 127

　　第二节·室间隔缺损介入治疗适应证的选择 135

　　第三节·室间隔缺损介入治疗的相关理论与操作 143

第十一章·不同类型室间隔缺损的介入治疗及经典病例解析 159

　　第一节·嵴内型室间隔缺损的介入治疗 159

　　第二节·膜周部室间隔缺损并发膜部瘤的介入治疗 166

　　第三节·肌部室间隔缺损的介入治疗 170

　　第四节·儿童膜周部室间隔缺损的介入治疗 176

　　第五节·室间隔缺损介入治疗病例 181

第十二章·室间隔缺损合并其他心血管畸形的同期介入治疗 203

　　第一节·室间隔缺损合并房间隔缺损的同期介入治疗 204

　　第二节·室间隔缺损合并动脉导管未闭的同期介入治疗 206

　　第三节·室间隔缺损合并肺动脉瓣狭窄的同期介入治疗 207

　　第四节·室间隔缺损合并下腔静脉肝段缺如的同期介入治疗 208

　　第五节·室间隔缺损合并卵圆孔未闭的同期介入治疗 209

　　第六节·室间隔缺损合并瓦氏窦瘤破裂的同期介入治疗 219

第十三章·外科术后室间隔残余漏的介入治疗 225

第十四章·急性心肌梗死并发室间隔穿孔的介入治疗 236

　　第一节·概述 236

　　第二节·室间隔穿孔的病理解剖及病理生理改变 237

　　第三节·临床表现与诊断 238

　　第四节·室间隔穿孔的治疗方法 240

　　第五节·选择关闭室间隔穿孔的时机 244

　　第六节·室间隔穿孔介入治疗并发症的防治 248

　　第七节·典型病例 250

第十五章·室间隔缺损介入治疗的单中心经验 256

    第一节·三种特殊类型室间隔缺损并膜部瘤形成介入治疗的单中心经验 256

    第二节·封堵器置入时保留导丝封堵室间隔缺损技术 260

    第三节·封堵器回收困难的解决办法 261

    第四节·流出道肌部室间隔缺损介入封堵的单中心经验 261

    第五节·室间隔缺损并发主动脉瓣脱垂的介入治疗的单中心经验 262

    第六节·室间隔缺损介入治疗常见严重并发症处理的单中心经验 263

    第七节·先天性心脏病膜周部室间隔缺损自愈性闭合情况观察 270

第十六章·室间隔缺损介入治疗并发症的防治 274

第四篇·创新与展望

279

第十七章·室间隔缺损介入治疗新技术的临床应用 280

    第一节·漂导丝过间隔技术的临床应用 280

    第二节·穿刺膜部瘤壁建立室间隔缺损封堵的轨道 283

    第三节·经桡动脉室间隔缺损的介入治疗 288

    第四节·应用导引导管双导丝交替并进解除缠绕腱索的技术与方法 290

    第五节·导丝逆向通过室间隔穿孔和单轨道封堵心肌梗死后室间隔穿孔 295

    第六节·保留导丝技术在室间隔缺损封堵术中的应用 296

第十八章·完全超声引导下室间隔缺损介入治疗 302

第十九章·食管超声引导下的经胸经导管封堵室间隔缺损 313

第二十章·室间隔缺损介入治疗的问题与应用前景 324

    第一节·我国室间隔缺损介入治疗的概况 324

    第二节·我国室间隔缺损介入治疗面临的问题 326

    第三节·室间隔缺损介入治疗的应用前景 329

第一篇

基础理论

第一章
心脏的临床应用解剖

介入手术是目前临床上治疗心脏疾病常用的方法，随着理论、技术和材料的进步，各种不同类型和不同难度的手术越来越普及，一方面是不同层次的医院都相继开展了相关手术，另一方面是新的术者参与了各类手术。因此，除了掌握基本理论和基本操作技巧以外，每个手术医生必须对心脏的正常解剖结构和变异了如指掌，术前判断并掌握手术适应证，术中观察导引手术过程，做到心中有数，个体化选择导管类型、器材及导管塑形，术后及时发现各种并发症并妥善处理。

第一节 · 心脏的位置、结构和毗邻关系

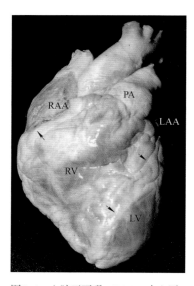

图1-1 心脏正面观。RAA：右心耳；LAA：左心耳；RV：右心室；LV：左心室；PA：肺静脉。左上箭头指向右房室沟，右下两个箭头指向前室间沟

心脏是一个肌性纤维性器官，主要功能是为血液流动提供动力，将血液运行至身体各个部分。心脏位于胸腔中纵隔内，外形似倒置的、前后稍扁的圆锥体，大小与本人拳头相近（图1-1）。女性的心脏通常要比男性的小且重量轻。成人心脏约2/3位于正中线左侧，约1/3位于正中线右侧。心脏周围裹以心包组织，其前方大部分被胸膜和肺组织遮盖，仅下部一小三角区（即心裸区）隔心包直接与胸骨体和肋软骨相邻，是经胸超声探查心脏的良好部位，也是心包穿刺的常用位置。心脏的后方邻近支气管、食管、迷走神经、胸主动脉、第5～8胸椎。心脏左右两侧为肺组织，下方为横膈。

心脏大抵可分为一底、一尖、二面和四沟。心底大部由心房和大血管组成，主要是左心房，小部分为右心房。上、下腔静脉血分别从上、下方汇入右心房，左、右肺静脉血分别从两侧汇入左心房。心尖由左心室与室间隔连结处组成，圆钝、游离，朝向左前下方，与左胸前壁接近，体格检查时在左侧第5肋间隙锁骨中线内侧1～2 cm处可扪及心尖搏动。

心脏胸肋面（前面）朝向前上方，约3/4由右心室和右心房构成，1/4由左心室构成。该面大部分被胸膜和肺遮盖，小

部分与胸骨体下部和左侧第4～6肋软骨邻近。胸肋面上部可见起源于右心室的肺动脉干行向左上方，起源于左心室的升主动脉在肺动脉于后方向右上方走行。膈面（下面）几乎呈水平位，朝向下方并略斜向后，隔心包与膈肌毗邻，该面约2/3由左心室构成，1/3由右心室构成。心脏的下缘锐利，接近水平位，由右心室和左心尖构成，右缘由右心房构成，左缘绝大部分由左心室构成，仅上方一小部分由左心耳参与。心脏左、右缘形态圆钝，实际无明确的边缘线而相当于面，它们隔心包分别与左、右膈神经和心包膈血管，以及左、右纵隔胸膜和肺相邻。

用一条假想线贯穿心底中央至心尖部，即心脏中轴呈左下斜走行，与身体矢状面成30°～45°。心尖朝向左、前、下方，心底朝向右、后、上方。故在胸部X线下后前位可见左、右心房影及左、右心室影并不对称，各心腔影有重叠错位，先天性心脏病有心腔增大时更为明显。

在后前位X线影像下，形成正常心脏影的边界器官，上部为升主动脉和主动脉弓，右侧边界小部分为上腔静脉和右心房，大部分为右心室，心尖部及左下侧边界为左心室（图1-2）。在先天性心脏病介入手术中常选左前斜45°体位，此时近似从心尖部顺心脏正中轴往后观，心影表现为一种对称结构，房间隔、室间隔及冠状动脉前降支等心脏正中结构位于心影正中，左心房室及右心房室分居两侧，此时可较大面积展开二尖瓣环和三尖瓣环，有助于区分心脏左右结构（图1-3）。心脏的长轴除了指向左，还指向下，故在左前斜45°～60°的基础上再加头位30°左右，此时4个心腔相互重叠最少，室间隔缺损及房间隔缺损、房室缺损常用此体位来显示左右分流情况。

心脏表面有4条沟，可作为4个心腔的分界。房室沟（冠状沟）近似环形，将右上方的心房与左下方的心室分开，沟内有右冠状动脉和左回旋支走行。右冠状动脉从环形的顶部发出后，向前和右下走行，左回旋支从顶部发出后向后和左下走行。房室沟对应的心脏内部结构是房室纤维分隔，分隔由二尖瓣环和三尖瓣环、主动脉瓣环和肺动脉瓣环，以及左右纤维三角组成。在心脏介入手术中另一个常选用的右前斜30°体位，此时近乎把房室沟（即房室纤维分隔）摆入心影正中，较大面积展开房间隔、室间隔面，有助于区分心房与心室（尤其在瓣上、瓣下的细微操作）。在心室的胸肋面和膈面分别有前室间沟和后室间沟，它们分

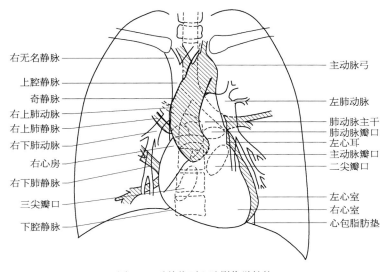

图1-2 后前位下心脏影像学结构

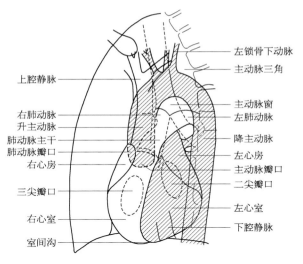

图1-3 左前斜位下心脏影像学结构

（图中标注）左锁骨下动脉、主动脉三角、主动脉窗、左肺动脉、降主动脉、左心房、主动脉瓣口、二尖瓣口、左心室、下腔静脉；上腔静脉、右肺动脉、升主动脉、肺动脉主干、肺动脉瓣口、右心房、三尖瓣口、右心室、室间沟

别与室间隔的前、下缘一致，是左、右心室在心脏表面的分界，沟内分别有左冠状动脉的前降支和后降支走行。左右房室沟和后室间沟、后房间沟相交处位于心脏膈面，称为房室交接点，是心脏表面的一个重要标志。

第二节·心脏各腔的形态结构

心脏是循环系统中的动力，主要由心肌构成，有左心房、左心室、右心房、右心室4个腔。左右心房和左右心室之间均由间隔隔开，故互不相通，心房与心室之间有瓣膜，这些瓣膜使血液只能由心房流入心室，而不能倒流。

■ 一、右心房

右心房位于心脏的右上部，是最靠右的心腔，壁薄而腔大，呈不规则卵圆形（图1-4）。根据胚胎发育来源右心房可分为前后两部分，前部为固有心房，由原始心房衍生而成；后部为腔静脉窦，由原始静脉窦发育而成，两者以界嵴为界。界嵴是心房腔内一明显的肌嵴，上起上腔静脉，下至下腔静脉。在心房表面有一条与界嵴相对应的浅沟，即界沟，是心脏表面区分心房与腔静脉窦的标志。

根据血流方向，右心房有3个入口，1个出口。入口即上、下腔静脉口和冠状窦口，出口即右房室口，右心房借助其将血输入右心室。腔静脉窦在右心房的外侧，

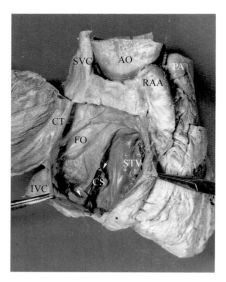

图1-4 右心房内部结构。FO：卵圆窝；STV：三尖瓣隔瓣；CS：冠状窦口；CT：界嵴；RAA：右心耳；SVC：上腔静脉；IVC：下腔静脉；AO：主劲脉；PA：肺静脉。左边箭头指向下腔静脉瓣，右边箭头指向冠状窦瓣

内面光滑，上下腔静脉及冠状窦均开口于腔静脉窦。冠状窦口位于下腔静脉口内上方与右房室口之间，是心脏绝大部分静脉血的注入口。冠状窦收集心大、中、小静脉的血液后回流到右心房。心大静脉在前室间沟与前降支逆行，向上拐至左房室沟，伴行左回旋支至房室交接点处汇入冠状窦。心中静脉在后室间沟与后降支伴行或逆行。冠状窦口直径为 0.5 ～ 1.7 cm，如开口过大，右心导管、电极等在通过房室口时常可进入冠状窦内，如误以为进入右心室流出道并操作粗暴，可导致窦壁损伤，引起缓慢渗血，甚至心脏压塞。

窦房结位于上腔静脉和右心房交界处的界沟上端，其长轴与界沟平行，前上方可达界沟与右心耳嵴相连处，后下方位置略低。窦房结位于心外膜下约 1 mm 的心房壁内，表面无心肌覆盖。窦房结的深面（除"尾"的尖端一小区接触心内膜组织外）一般不邻接心内膜，与心内膜之间常隔以右心房的心肌。窦房结表面常可见到神经纤维和神经末梢。房室结位于房间隔下部右心房侧心内膜下，冠状窦口的前上方，呈扁椭圆形，其前下端续为房室束。在心脏介入治疗时，心导管在心房内操作不当时，如导管触撞窦房结和房室结，可能诱发心律失常。

固有心房构成右心房前部，其内壁粗糙，有许多带状肌束称为梳状肌，梳状肌之间心房壁较薄。梳状肌由界嵴发出，向前与右心耳腔内交织成网的肌小梁相延续。固有心房的左前下方有右房室口通向右心室。固有心房的内侧壁是房间隔，是介入治疗时右心房的另一重要解剖结构，详细介绍见下节。心房体向左前方突起的囊称为右心耳，掩盖主动脉根部右侧，其壁内有多量肌小梁，彼此交织成网。永久性心房起搏电极常固定于此处。由于右心耳呈左右方向舒缩，故心房电极到位后可以看到电极随心脏收缩而左右摆

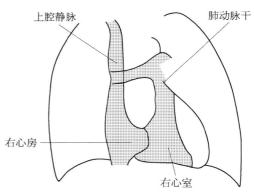

图1-5 后前位下右心房和右心室造影示意图

动。在 X 线影像下，右心耳与肺动脉干在后前位时有一定重叠。右心房常规造影时心耳通常不显影（图 1-5）。

Koch 三角位于冠状窦口、Todaro 腱、三尖瓣隔瓣附着缘之间。Todaro 腱是由中央纤维体发出的纤维索，在卵圆孔前缘斜向下行，末端与下腔静脉瓣相连。该腱通常被薄的心房肌覆盖，手术探查时可以触及该腱。房室结和房室束起始部位位于该三角顶角内的心内膜深面。如果把右房室口看作一个时钟，从心尖往上观，Koch 三角顶端的房室结大约在时钟 1 点钟的位置，另一角的冠状窦口则在 5 点钟位置附近。

■ 二、右心室

右心室位于心脏的最前部位，在胸骨左缘第 4、5 肋软骨的后方。在胸骨旁第 4 肋间隙心内注射多注入右心室。右心室内腔呈倒置三角锥体形，底为右房室口，尖向左前下方。右心室内腔分为流入道和流出道两部分，两者以室上嵴为界。

流入道是右心室的主要部分，其室壁肌束纵横交叉并隆起，形成肉柱。右心室流入道上有三尖瓣复合体结构装置，它由右房室口的三尖瓣瓣环、瓣叶、腱索和乳头肌组成，它们在

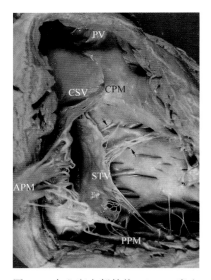

图1-6 右心室内部结构。CSV：室上嵴；PV：肺动脉瓣；STV：三尖瓣隔瓣；APM：前乳头肌；PPM：后乳头肌；CPM：隔侧乳头肌

功能上组成一个统一整体，其中任何一个部分的结构损害，将会导致血流动力学上的改变（图1-6）。

右房室口呈卵圆形，平均周径约11 cm，平均面积为$6 \sim 8$ cm^2。三尖瓣瓣环为环绕右房室口的一致密结缔组织环。三尖瓣瓣叶基底附着于三尖瓣瓣环，游离缘附着于腱索。瓣叶按位置分为前瓣、后瓣及隔瓣（内侧瓣）。前瓣呈半圆形，是3个瓣叶中的最大者，也是维持三尖瓣功能的主要部分。后瓣较小。每个瓣叶可分为3个带，靠近基底附着缘的部分称为基底区，靠近腱索约1/3部分厚且不平，称为粗糙区；中间部分为透明区，两者交接处有一明显隆起线，是瓣膜闭合线。当瓣膜闭合时，闭合线以下的粗糙区相互贴合。每个瓣叶之间的瓣膜组织称连合，3个瓣膜连合分别为：前内侧连合、后内侧连合和前后侧连合。瓣膜粘连多发生于瓣膜连合处。因前瓣-隔瓣连合毗邻室间隔膜部、房室束等，介入封堵室间隔缺损时如操作不慎，封堵器及推送杆缠绕三尖瓣瓣叶和腱索，可造成三尖瓣损伤，或封堵器双盘夹住三尖瓣瓣叶，均引起三尖瓣功能障碍。

乳头肌分为3组：前乳头肌、后乳头肌及内（隔）乳头肌。前乳头起自右心室前壁下部，呈锥体状，其腱索大部分连于前瓣，少部分连于后瓣。后乳头肌为1～2个细小的肌柱，起于右心室下壁，其腱索大部分连到后瓣，少数到隔瓣。内侧乳头更小且数目更多。右心室的肉柱中有一条发自室间隔，跨过右心室内腔连于前乳头肌的基底部，该肉柱叫隔缘肉柱或调节带，内有右束支通过，右心室手术时过度牵拉或切断调节带可发生右束支阻滞。

右心室流出道又称动脉圆锥、漏斗部，呈锥体状，位于右心室流入道的左上方，其上界为肺动脉口，下界为室上嵴，前方为右心室前壁，内侧是室间隔。流出道腔面平滑，与流入道刚好相反。封堵室间隔缺损时如封堵器偏大，或过于突向右心室，可引起流出道狭窄。肺动脉口有肺动脉瓣，通常为3个半月形瓣膜，按其位置关系为前瓣、右瓣和左瓣。室上嵴是右心室的一个重要解剖标志，为一宽且厚的肌肉隆起。室上嵴分为漏斗部、壁带和隔带3个部分。漏斗部位于肺动脉瓣下、室间隔上，由大小3.5 cm×2.7 cm的斜行心肌组成。漏斗部心肌向右前方汇集成肌束，绕到右心室前壁，称为壁带，该肌束抵达三尖瓣前瓣基部的室壁上。漏斗部心肌向下汇集成肌束，形成一个"Y"形肌肉隆起，即隔带，隔带下端移行为隔缘肉柱。室上嵴内发生室间隔缺损称为嵴内型室缺，该型缺损通常离主动脉瓣、肺动脉瓣和房室束均有一定距离，介入治疗时安全性相对较高。室上嵴的肌肉如果发生肥厚，可引起流出道梗阻，必要时可以手术切除。

■ 三、左心房

左心房组成心底大部。左心房前方有主动脉和肺动脉，后方与食管毗邻，上方是气管分叉。左心房因病变增大时可以压迫后方的食管，故X线钡餐造影可以诊断左心房有无增大。左心房扩大还可以引起气管分叉角增大。

左心房分为左心耳和左固有心房腔两部分。左心耳在左心房的最左缘，并向右前下突出。

左心耳与固有心房腔连接处有较明显缩窄，加之心耳内壁因有梳状肌而凹凸不平，故内部血流缓慢，容易血栓形成。左心耳是二尖瓣闭式分离术常用的途径。左心房后壁分别有左上、左下、右上和右下4个肺静脉注入。肺静脉口无瓣膜，但心房肌可围绕肺静脉延伸1～2 cm，起到括约肌样作用，但延伸的心房肌也可引发异常自律性，病理条件下导致心房颤动（图1-7）。

X线影像下，正常的左心房在后前位是一个位于心影中央的类圆形心腔，固有心房腔不构成心缘，左心房扩大时在X线透视下可看到较明显的左心房影（图1-8）。

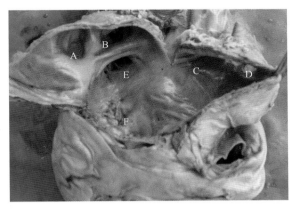

图1-7 左心房内部结构。A：左下肺静脉口；B：左上肺静脉口；C：右上肺静脉口；D：右下肺静脉口；E：左心耳开口；F：左房室环

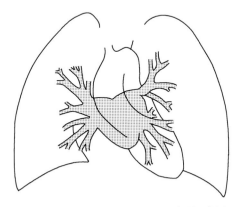

图1-8 后前位下左心房及肺静脉造影示意图

▨ 四、左心室

左心室位于右心室左后下方，室壁厚度为9～10 mm，约为右心室的3倍。左心室腔呈锥体形，其尖部即解剖学心尖，锥底为左房室口和主动脉口，二尖瓣前叶把左心室这一锥体形结构分为左心室流入道和左心室流出道两部分。

左心室流入道是左心腔的后外侧部，里面包含二尖瓣复合体的装置，包括二尖瓣瓣环、瓣叶、腱索和乳头肌（图1-9）。流入道的入口为左房室口，平均周径为10～11 cm，平均面积为4～6 cm²。环绕流入道口可见一纤维组织环，即二尖瓣环。二尖瓣环与三尖瓣环不同，并不是一个完整的环，在流入道的前内侧1/3处，二尖瓣瓣叶直接与主动脉的左、后瓣相延续，该处无明确的纤维组织显示一瓣环存在，流入道的后外侧2/3则可见一厚2～4 mm的纤维环（真正的二尖瓣环），此处与后瓣相连。

二尖瓣前瓣近似长方形，基底宽只有后瓣的一半，瓣高比后瓣多1倍，两瓣叶面积相近。前瓣位于前内侧，位于左房室口与主动脉口之间；后瓣位于后外侧。二瓣叶的内、外侧端互相融合，称前外侧连合和后内侧连合，瓣叶游离缘有腱索连于前、

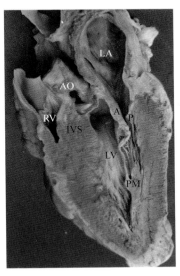

图1-9 左心室内部结构。LV：左心室；RV：右心室；LA：左心房；A：二尖瓣前瓣；P：二尖瓣后瓣；PM：后侧乳头肌；IVS：室间隔；AO：主动脉

后乳头肌。前瓣活动度大，后瓣主要起支持作用。当二尖瓣口开闭时，前瓣易于活动，后瓣活动度小。二尖瓣借腱索附于乳头肌。左心室乳头肌分为前、后两组。前乳头肌位于左心室前壁和外侧壁的交界处，常为单个粗大型，后乳头肌位于后壁和近隔壁的交界处，通常可见2～3个。从乳头肌尖端发出的多个腱索与两个瓣叶的相邻部分连接。90%以上的前瓣瓣叶连接有2个粗大的腱索，称为支撑腱索。而后壁腱索细而短，没有支撑腱索。腱索断裂导致的二尖瓣血液反流程度及血流动力学改变与受损腱索的数量和类型有关，如支撑腱索断裂，瓣叶支持作用急性丧失，临床上可出现急性大量二尖瓣反流症状，而小的腱索断裂几乎可以忽略。

左心室流出道是左心室腔的前内侧部分。流出道的上界为主动脉口，二尖瓣前瓣构成流出道的后外侧壁，室间隔构成流出道的前内侧壁。流出道近房室口部室壁光滑，无肉柱，缺乏伸展的收缩性。临床上常将二尖瓣前瓣、心室流出道上部的肌肉、室间隔膜部及纤维三角笼统称为主动脉瓣下结构。主动脉口处有主动脉瓣，通常为3个半月形瓣膜，根据位置关系称为左瓣（左冠瓣）、右瓣（右冠瓣）和后瓣（无冠瓣）。与瓣对应的主动脉壁向外突，构成了一个近似口袋型的结构，称为主动脉窦，又称Valsalva窦，分别有左窦、右窦和后窦，左右冠状动脉分别起源自左右窦内。

后前位下左心室造影不能很好地区分流入道与流出道（图1-10），故常选用右前斜30°，此体位可以最大幅度展开左心室长轴（图1-11），很好地显示左心室底部与前壁心肌的舒缩情况，后上为主动脉开口，后下为二尖瓣开口，肥厚梗阻型心肌病可见流出道狭窄，收缩期左心室影似舞蹈鞋，二尖瓣反流时可见造影剂经二尖瓣口向左心房反流。

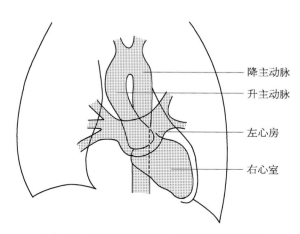

图1-10　后前位下左心房、左心室造影示意图

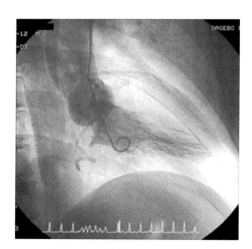

图1-11　右前斜位下左心室造影图

第三节 · 心脏的间隔

■ 一、房间隔

房间隔是分隔左右心房的间隔，是右心房的内侧壁，位置向左前方倾斜，与人体矢状面成45°，右前斜30°可以较好地展示房间隔面。房间隔总面积在成人约为14 170 mm²，小儿

约为499 mm²。

卵圆窝是房间隔的重要解剖位置，是房间隔下部卵圆形凹陷，卵圆窝面积在成人约为2 774 mm²，约占房间隔总面积的1/5。胚胎发育时继发隔残留一孔，称为卵圆孔，故卵圆窝组织由原发隔组成。原发隔比继发隔薄，卵圆窝底厚仅1 mm，主要由双层心内膜夹以少量结缔组织形成，有些部位有散在的肌纤维。除卵圆窝外的房间隔主要由继发隔形成，壁厚3～4 mm，心房肌较卵圆窝明显增多（图1-12）。故心脏介入治

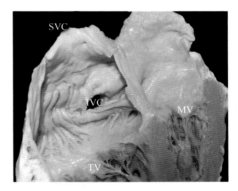

图1-12 心房及房间隔结构。SVC：上腔静脉；IVC：下腔静脉；MV：二尖瓣；TV：三尖瓣

疗需要穿刺房间隔时常选此处。卵圆窝的上缘就是继发隔的下缘形成，内含较大的肌束，突出明显，房间隔穿刺时，穿刺针从下往上缓慢滑行到卵圆窝上缘时可有明显阻碍感。卵圆窝前上方的右心房内壁为主动脉隆突，对应的是主动脉右窦，穿刺针滑到此处可能轻微的搏动感，如果此处误进针穿刺可导致造影剂沿着主动脉壁往上扩散，严重时可导致主动脉-右心房瘘。约在1/4的正常心脏，卵圆窝底的原发隔组织并未与卵圆窝上缘的继发隔组织融合，由于平时左心房压高于右心房压，使左侧的原发隔部分紧贴在右侧的继发隔上，发生功能性闭合，两者之间仅残留一潜在的缝隙通路，往往直接用导引钢丝或右心导管就可弹入左心房。仅功能关闭的卵圆孔在特定情况下还可导致潜在通路短暂或长期开放，如一次咳嗽、喷嚏，或弯腰、用力大便等，即可能引起静脉系统的血栓通过未闭合处，引发不明原因的脑栓塞。

由于胚胎时期发育的不完整，房间隔部位出现结构上的异常交通而出现左右分流即为房间隔缺损，根据缺损发生的部位，分为原发孔房间隔缺损（Ⅰ型）和继发孔房间隔缺损（Ⅱ型）。原发孔房间隔缺损位于房间隔下部，其下缘缺乏房间隔组织，而由室间隔的上部和三尖瓣与二尖瓣组成，常伴有二尖瓣前叶裂，导致二尖瓣关闭不全，少数有三尖瓣隔瓣叶裂。继发孔型房间隔缺损系胚胎发育过程中，原始房间隔吸收过多，或继发隔发育障碍，导致左右心房间隔存在通道所致。继发孔房间隔缺损可分为4型：① 中央型或卵圆孔型，缺损位于卵圆孔部位，四周有完整的房间隔结构，约占76%。② 下腔型，缺损位置较低，呈椭圆形，下缘缺如，和下腔静脉入口相延续，左心房后壁构成缺损的后缘，约占12%。③ 上腔型，亦称静脉窦缺损，缺损位于卵圆孔上方，上界缺如，和上腔静脉相连，约占3.5%。④ 混合型，此型缺损兼有上述两种以上的缺损，缺损一般较大，约占8.5%。

■ 二、室间隔

室间隔为左右心室间的中隔，与人体正中面成45°。室间隔呈三角形，其前、后缘与前、后室间沟一致，上连肺动脉和主动脉根部。室间隔分为肌部和膜部两部分。室间隔绝大部分由肌肉组成，厚度和左心室后壁一致，称为肌部室间隔。膜部位于室间隔上方，由结缔组织组成，菲薄呈膜状（图1-13）。

膜部室间隔大小约13.8 mm×8.4 mm，厚约1 mm，是室间隔缺损的好发部位，膜部的位置可以从左、右心室面来理解（图1-14）。从左心室面观，膜部紧挨主动脉瓣下，即位于主动脉右瓣环和后瓣环的凹角和后瓣环的下方。三尖瓣环与主动脉环虽同属房室纤维分隔成

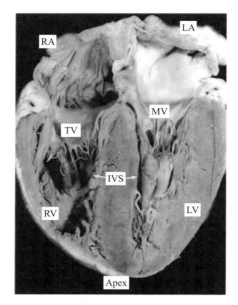 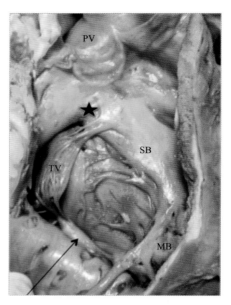

图1-13 室间隔结构。RA：右心房；LA：左
心房；TV：三尖瓣；MV：二尖瓣；IVS：室间
隔；RV：右心室；LV：左心室；Apex：心尖部

图1-14 室间隔右心室侧观。箭头表示前乳头
肌；五角星表示流出道隔膜；TV：三尖瓣；
PV：肺动脉瓣；SB：间隔带；MB：调节带

分，但三尖瓣环平面低于主动脉瓣环平面，因此膜部在室间隔左心室侧全部位于主动脉瓣
下，右心室侧通常跨过三尖瓣环，被三尖瓣的隔瓣缘分成上、下两部分。上半部分位于右心
房，又称房室隔，如发生缺损表现为左心室到右心房的异常血流；下半部分位于右心室，即
真正意义的膜部室间隔，如发生缺损血流是左心室到右心室。

（陈金明）

参考文献

［1］胡为民.先天性心脏病临床放射学［M］.北京：人民卫生出版社，1994，47-52.

［2］纪荣明，党瑞山，姜宗来.卵圆窝穿刺定位的应用解剖［J］.中国临床解剖学杂志，1995，36-37.

［3］凌风东，林奇.心脏临床解剖学［M］.西安：陕西科学技术出版社，1996，11-32.

［4］秦永文.实用先天性心脏病介入治疗［M］.上海：上海科学技术出版社，2005：26-28.

［5］王树水，李渝芬，张智伟，等.经导管膜周部室间隔缺损封堵术并发三尖瓣损伤8例临床分析［J］.中国实用儿科学杂志，
2010，25：528-531.

［6］朱清於，金崇厚.先天性心脏病病例解剖学［M］.北京：人民军医出版社，2001：25-29.

［7］Alexander RW, Schlant RC, Fuster V. Hurst's the heart［M］.9th ed. New York: McGraw-Hall, 1998, 19-27.

［8］Anderson RH, Cook AC. The structure and components of the atrial chambers［J］. Europace, 2007, 9: 3-9.

［9］Anderson RH, Mori S, Spicer D, et al. Development and morphology of the ventricular outflow tracts［J］. World J Pediatr Congenit
Heart Surg, 2016, 7: 561-577.

［10］Mostefa-Kara M, Bonnet D, Belli E, et al. Anatomy of the ventricular septal defect in outflow tract defects: similarities and
differences［J］. J Thorac Cardiovasc Surg, 2015, 149: 682-688.

［11］Mostefa-Kara M, Houyel L, Bonnet D. Anatomy of the ventricular septal defect in congenital heart defects: a random association?
［J］. Orphanet J Rare Dis, 2018, 13: 118.

［12］Naqvi N, McCarthy KP, Ho SY. Anatomy of the atrial septum and interatrial communications［J］. J Thorac Dis, 2018, 10: S2837-S2847.

第二章
室间隔缺损的解剖形态
与传导系统的关系

第一节 · 室间隔的应用解剖

室间隔缺损（ventricular septal defect，VSD）是常见的先天性心脏病之一，占先天性心脏病的20%～30%。由于心室内解剖结构复杂、室间隔缺损解剖部位变异很大。室间隔缺损由于紧邻主动脉瓣、房室瓣及传导束等重要解剖结构，对其进行封堵可能引起主动脉瓣、房室瓣关闭不全及高度房室传导阻滞等严重的并发症。因此，了解室间隔及其周围结构解剖关系对于室间隔缺损介入治疗尤其重要。室间隔缺损可单独发生或伴发于其他复杂先天性心脏病，本章重点讨论正常室间隔解剖特点、不伴有其他复杂畸形的单纯性室间隔缺损形态特征及其和介入封堵治疗的关系。

■ 一、胚胎发育

心室间隔来源有3部分：① 心室本身形成的肌间隔；② 来自动脉圆锥的圆锥间隔；③ 房室心内膜垫参与形成的膜样间隔。胚胎发育第2周末，心房间隔形成同时，心室底部形成原始室间隔肌部，沿心室前沿向上将室间隔一分为二，但其上部仍未与房室心内膜垫下缘融合，而保留半月形心室间孔以沟通左右心室。随心腔发育该孔逐渐变小，正常发育时于第7周末，由向下生长的动脉圆锥间隔，和扩大的背侧心内膜垫右下结节及肌部室间隔向上的生长发育互相融合使该孔完全闭合，并形成室间隔膜部（图2-1）。

上述形成室间隔的三个部分中如果一部分或多部分发育障碍，则分别形成肌部、漏斗部、膜部室间隔缺损或混合型室间隔缺损。肌部不发育则形成单心室，圆锥部不发育则形成右心室双出口症，膜部不发育则形成部分或完全性心内膜垫缺损。因此，了解心脏发育过程有助于深入理解心脏出生畸形产生的机制。

心脏间隔发育发生和心腔分隔的调控机制极为复杂，受妊娠早期环境因素和遗传因素等受多重因素影响，不同的基因调控机制可能造成出生后不同的出生畸形。但这种心脏发生学畸形分子调控机制并无特异性，其特定的畸变类型和基因调控之间并无严格的一一对应关系，即相同的基因通常可参与调控心脏多个部位（心房、心室或心房和心室）的发育，而一

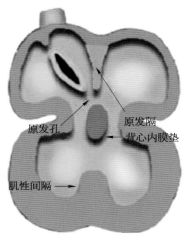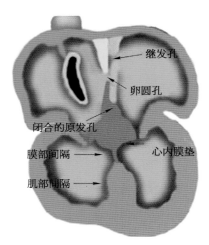

图2-1 心脏室间隔的发育

个特定部位的发育也被多个基因控制。

二、正常室间隔解剖

室间隔位于左、右心室之间，是左右心室之间的共同的心室壁。室间隔呈三角形，底位于上方，顶相当于心尖部，前、后缘分别达前、后室间沟，上连肺动脉干和升主动脉根部。其主轴向左侧倾斜约45°，在心脏表面标志为前、后室间沟。一般分为膜部、肌部和漏斗部三部分。

也有学者将正常右心室间隔分为4部分（图2-2）。① 膜部（membranous septum），主动脉瓣与三尖瓣、二尖瓣的纤维连接部。② 流入隔（inlet septum），以室上嵴隔束为界，三尖瓣侧为流入道间隔。③ 流出隔或漏斗隔（outlet septum or infundibular septum），隔缘束的肺动脉瓣侧。④ 小梁隔（trabecular septum），为隔缘束向心尖的延伸部分。

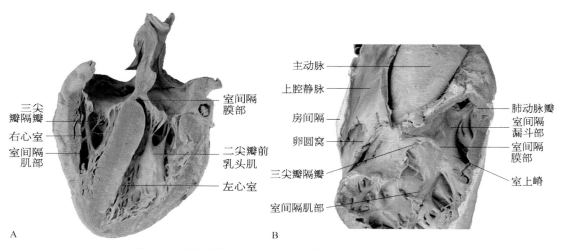

图2-2 室间隔位置和构成。A. 左心室长轴切面；B. 右心室面观

室间隔内表面由心内膜上皮覆盖，其绝大部分为肌性结构，称室间隔肌部（muscular ventricular septum）。室间隔上部是位于右心室流出道和左心室主动脉瓣瓣下之间的肌性组织，在右侧也是肺动脉流入道，这一区域状如漏斗，故称为漏斗部。

在主动脉根部无冠窦和右冠窦之间瓣叶下有一小块卵圆形或三角形纤维结缔组织区域，非常薄，缺乏肌质，称为"膜性室间隔"或室间隔膜部（图2-3）。室间隔膜部是室间隔缺损的最为好发部位，其周围有主动脉瓣、希氏束等很多重要结构，值得特别关注。

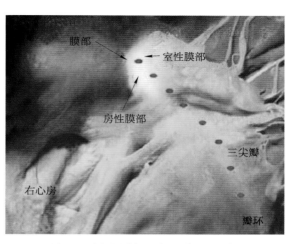

图2-3　室间隔膜部及其心房部和心室部

（一）肌部

室间隔肌部又称后部室间隔，又分为光滑部（也称流入道或窦部）和小梁部室间隔，面积约占整个室间隔2/3。肌部较厚，1～2 cm。左侧心内膜深面有左束支及其分支，右侧有右束支通过，表面有薄层心肌遮盖。

在胚胎发育过程中，室间隔和主肺动脉一样发生旋转，其上方呈额状位，随后向下至心尖部呈顺时针方向作螺旋状旋转，前部较为弯曲，后部较平直。这种扭转使室间隔在右心室形成一个很大凸向右心室的凸面，在左心室侧则形成一凹面，使右心室在超声心动图表现为"D"形。室间隔漏斗部表面较光滑（图2-2B），但靠近心尖部变得愈来愈不光滑，两侧面有很多心肌小梁，右侧尤甚，其心内膜结构近似海绵状（图2-2）。

肌部室间隔缺损可多发或单发，常常多发。有时候在左心室面看只有一个入口，在右心室面却被这种海绵状结构将出口分隔成多个细小出口，被误认为多发性缺损，增加诊断难度。肌部缺损好发部位多远离心脏传导系统，介入治疗极少累及传导束。

（二）膜部

膜部是房室交界区域中心纤维体在三尖瓣隔瓣下的延伸部分，被室上嵴、心室间隔和三尖瓣瓣环所环绕。隔侧乳头肌为重要定位标志，膜部及膜周部室间隔缺损位于隔侧乳头肌前方，而隔瓣下型室间隔缺损位于其后方。

膜部所占面积很小，但却是室间隔缺损最常见的好发部位。图2-4～图2-6为室间隔膜部不同切面解剖示意图。从左侧观察，膜部位于主动脉右瓣和后瓣连合部的下方，下方是室间隔肌部的上缘，膜部向后延续为后瓣环下方的中心纤维体。因此，当膜部缺损较大时，常常可见主动脉瓣下纤维组织缺失，严重病例可发生主动脉瓣瓣膜脱垂。

从右侧面看，膜部的前上方是室上嵴隔带的下缘，右侧面中部有三尖瓣隔侧瓣的前端附着，此处正是隔瓣与前瓣之间的前内侧连合部。膜部后缘后方约4 mm处是房室结。膜部的后下缘有希氏束经过，膜部下缘与肌性室间隔之间为希氏束的分叉部，向下分别发出左右束支及其分支（图2-4）。

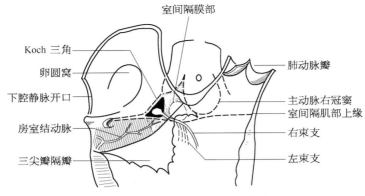

图 2-4　室间隔膜部毗邻解剖示意图

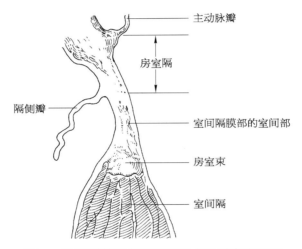

图 2-5　室间隔膜部毗邻解剖示意图（通过膜部纵切面）

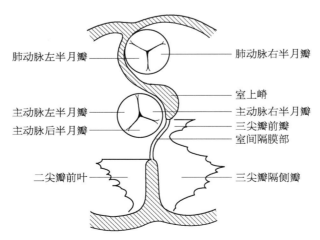

图 2-6　室间隔膜部毗邻解剖示意图（主动脉根部和肺动脉根部横切面）

纪荣明等测量我国成人该区域平均前后长13.8 mm，上下宽8.4 mm，厚1 mm。大小和形状有较大的变异，以角边形者多见，约占63.8%，圆形或卵圆形者占30%。三尖瓣隔瓣和前瓣附着线穿过膜部将其一分为二，上、下部分别为膜性间隔心房部和膜性间隔心室部，即室间隔膜部。

（三）漏斗部

漏斗部（infundibular septum，IS）又称前庭部室间隔、圆锥间隔或流出道间隔，因位于右心室流出道、肺动脉前庭部，由胚胎时期来自心球嵴的动脉圆锥向下延伸融合形成而得名（图2-2B、图2-7、图2-8），是肺动脉瓣的主要支撑结构，分隔肺动脉瓣与主动脉瓣，是流出道的主要组成部分。

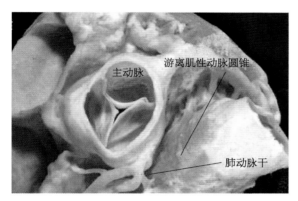

图2-7 主动脉根部横切面示主动脉和肺动脉根部解剖关系

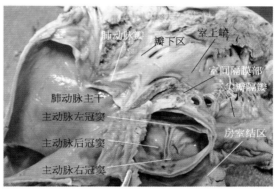

图2-8 漏斗部解剖及其毗邻关系（右心室观）

■ 三、与室间隔缺损相关的重要解剖结构和概念

（一）心脏纤维骨骼和中心纤维体

心脏纤维骨骼（cardiac fibroskeleton）：位于心房和心室之间的由致密的纤维结缔组织构成坚实的纤维性支架结构，包括包绕了心脏的4个瓣膜及其卷曲延伸进心腔的瓣叶和腱索。

心骨骼构成了房间隔和（膜性）室间隔的一部分，同时坚实的框架结构也为心脏结构提供了支撑，为心肌提供了附着点。同时，在心脏激动过程中，心骨骼的绝缘性可以保证心房电刺激正常通过房室结、房室束传递，而不是从心房直接到心室。

中心纤维体（central fibrous body）：右纤维三角区和膜间隔的房室部分统称为中央纤维体，主动脉无冠窦、二尖瓣前叶和三尖瓣间隔小叶的纤维结合都出现在这里，房室结及希氏束组织位于其深部（图2-4）。

（二）主动脉右冠窦

部分嵴上型或膜周部室间隔缺损常与主动脉右冠窦有密切关系（图2-7～图2-9）。主动脉右冠窦基底部相当于室上嵴隔束和壁束相邻的界沟部，为胚胎发育圆锥嵴的汇合痕迹，为嵴上型小室间隔缺损的好发部位。后端与膜部室间隔相邻，与三尖瓣隔瓣前端相对应。前端为于左冠窦交界处，紧邻肺动脉瓣，干下型室间隔缺损常发生此处。希氏束分叉部的前端恰在右冠窦和无冠窦交界处。

在高位膜部缺损，特别是大型缺损时，上缘多紧靠主动脉右冠瓣和无冠瓣交界下方，左侧为二尖瓣前瓣（图2-9、图2-10），右缘为三尖瓣隔瓣，明确这种解剖关系对外科手术及介入封堵治疗均较为重要。

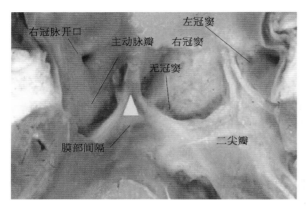 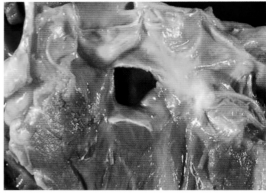

图2-9 主动脉右冠窦和膜部室间隔毗邻解剖（左心室面）　　图2-10 主动脉右冠窦下的膜部室间隔缺损（左心室面）

（三）隔侧乳头肌

隔侧乳头肌（papillary conus muscle），又称为圆锥乳头肌，接受三尖瓣隔瓣和前瓣交界处腱索，是鉴别膜部及膜周部和隔瓣下型室间隔缺损的重要标志（图2-11）。膜部及膜周部室间隔缺损位于其前方，而隔瓣下型室间隔缺损位于其后方。右束支在其后下方，转向外下达前乳头肌的基底部。隔侧乳头肌也是鉴别高位后上部肌性室间隔缺损与膜部室间隔缺损的标准，隔侧乳头肌在膜部缺损的下方，在高位后上部肌性室间隔缺损的前方。

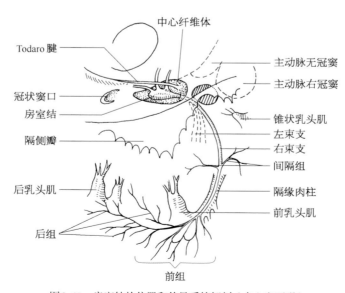

图2-11 房室结的位置和传导系统解剖（右心室面观）

（四）心脏传导束

心脏传导系统包括窦房结、结间束、房室结、希氏束及其分支。与室间隔缺损介入治疗关系密切的传导系统包括房室结、希氏束、左右束支（图2-4、图2-11、图2-12）。传导系统位于中心纤维体内，近端由房室结、His束和左右束支组成，是一组由纤维结缔组织包围的传导细胞，以便与下层心肌隔离和绝缘。

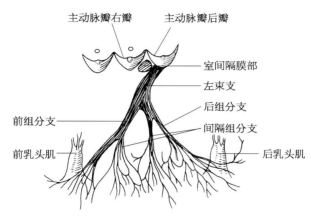

图2-12　传导系统解剖（左心室面观，左束支及其分支）

心房肌较薄，心房传导系统分布浅表呈二维特征，相比而言由于心室较厚，其传导系统是一个三维结构。His束呈索状结构，左右束近端宽，远端发出分支。左右束支和蒲肯野系统较远的部分是由直接心内膜下传导细胞的线性网络，而壁内网络则位于室壁的内半部分。

1. **房室结**·位于Koch三角内，上有薄层纤维组织覆盖（图2-4、图2-11）。我国成人房室结大小为：长3.5 mm×宽3.3 mm×厚1.1 mm；儿童平均为：长1.5 mm×宽1.3 mm×厚0.8 mm；距离冠状窦口平均约3.9 mm，距三尖瓣隔瓣附着缘平均5.1 mm，3岁以下儿童上述两数值仅为1.9 mm和1.6 mm，故儿童患者隔瓣后室间隔缺损介入封堵时应该注意此特点，在保证有效前提下，封堵器应该尽可能小。

2. **希氏束**·希氏束又称房室束或His束，发源于Koch三角顶部的房室结，发出部位相当于三尖瓣隔瓣与主动脉前瓣交界的瓣环上方。希氏束分为穿支部和分支部，穿支部穿过中心纤维体的下缘进入心室，从主动脉瓣无冠窦和右冠窦之间的心室间隔区穿过，行于肌性室间隔顶部（左侧心内膜下），沿膜部室间隔后下缘，下行达室间隔膜部下方约几毫米下进入心室肌性间隔的嵴上左心室面，并于此分为左右束支。我国人希氏束总长5.7～7.9 mm，直径1.1～1.5 mm。除此之外，希氏束走行可有如下两种变异：① 完全于膜部室间隔下缘内，在其前下缘发出左右束支；② 穿过中心纤维体到达肌部室间隔顶部右心室面分叉出左右束支。从左心室面看，希氏束与主动脉瓣无冠窦的下缘关系密切，希氏束分叉部的前端恰在右冠窦和无冠窦交界处。从右心室面看，则三尖瓣的隔瓣斜跨希氏束。从房室结深面发出的希氏束，在中心纤维体中长约1 mm，分叉前长约10 mm，直径为1～4 mm。

3. **右束支**·呈索状的右束支多数在室间隔内没有分支，为希氏束主干的延续部。于肌性室间隔顶部穿过肌部沿其右侧面向前下方，达三尖瓣隔侧乳头肌后下方，然后转向外下经调节束达前乳头肌的心内膜下，然后再分为网状遍布于右心室心内膜下，见图2-11。

4. **左束支**·主干宽约5 mm，由希氏束呈扁带状分出，位于主动脉瓣左冠窦和无冠窦交界处，室间隔左侧的心内膜下下行分出分支，并进一步形成放射状、网状分支，形成细的蒲肯野纤维网遍布于左心室心内膜下（图2-12）。凌凤东等的研究显示，我国人左束支主干分散开的形式可有3种：①二叉型，约占32%，先分出左束支后组（左后分支），再分出纤维形成前组（左前分支），前后支并各自发出间隔支；②三叉型，约占17%，同时分出前支、间隔支和后支；③网状型，约占51%，分叉即呈网状，由网的前中后份分别延续为前支、间隔支和后支。在室间隔缺损患者中，传导系统几乎总是沿室间隔缺损后下缘走行，左束支与紧邻主动脉瓣下的左心室流出道间隔关系密切。

（五）室上嵴

室上嵴为流入道和流出道之间一肌性隆起，分为隔带、漏斗隔和壁带。其下缘是肌部和漏斗部分界线（图2-6、图2-8、图2-13）。

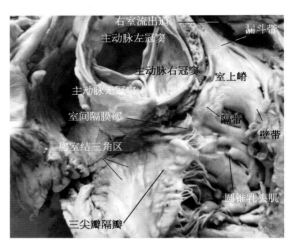

图2-13 室上嵴的解剖及其毗邻关系（右心室面观）

（六）二尖瓣和三尖瓣于室间隔附着点

二尖瓣、三尖瓣附着于室间隔并与中心纤维体相连。正常二尖瓣和三尖瓣于室间隔附着点并非同一水平，三尖瓣附着点位置较二尖瓣低，因此两者之间有一部分室间隔，左侧为左心室，右侧为右心房，此部分称为"房室间隔部"，此部分发生室间隔缺损称为"左心室-右心房型室间隔缺损"。此部分虽然命名为肌性房室间隔，实质上为一"三明治样"结构，右侧为右心房壁，左侧为肌部室间隔，中间为由下房室沟进入十字交叉心内膜垫的纤维脂肪性组织（图2-14）。

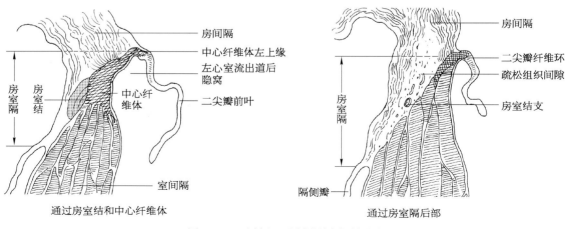

通过房室结和中心纤维体　　　　　　通过房室隔后部

图2-14 二尖瓣和三尖瓣附着点解剖关系

第二节·室间隔缺损与房室传导系统的关系

■ 一、室间隔缺损的分类

室间隔缺损的分类方法有很多，至今仍未完全统一。最经典的为Kirklin分型，即根据心室间隔解剖学结构和缺损的位置将室间隔缺损分为5型（图2-15）。

1. Ⅰ型·室上嵴上方缺损（嵴上型）。

2. Ⅱ型·室上嵴下方缺损（膜部及膜周部）。

3. Ⅲ型·三尖瓣隔瓣后缺损（流入道型）。

4. Ⅳ型·肌部缺损。

5. Ⅴ型·室间隔完全缺如。

室间隔缺损以室上嵴下方缺损（膜部及膜周部）最为常见，占70%～75%，室上嵴上方缺损（嵴上型）次之，占10%～15%，其他相对少见。室间隔缺损好发部位见图2-16。

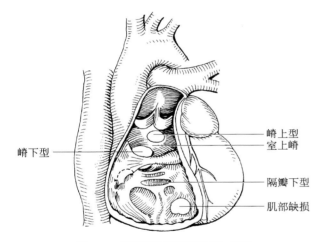

图2-15 室间隔缺损解剖Kirklin分型

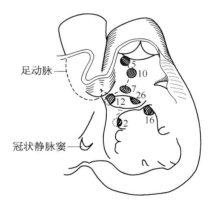

图2-16 室间隔缺损好发部位（数字为发病数，引自正律晃）

苏鸿熙等文献报道的703例病例710个室间隔缺损修补的外科手术资料显示不同类型室间隔缺损的构成如下：肺动脉瓣膜下，2.4%；室上嵴上方，5.6%；室上嵴下方，76.7%；三尖瓣隔瓣后，9.0%；左心室-右心房分流型，2.8%；肌部，3.5%。

室间隔缺损的定义和分类一直存在争议，其原因是室间隔缺损发育及解剖学较为复杂，不同学者可能对其内在的解剖学机制有不同的看法，导致长期以来室间隔缺损分类较为混乱，导致文献中不同的学者使用同一术语所指向的解剖部位不一定相同，或者对同一解剖实体可能使用不同的术语。因此，达成共识对于临床诊疗和学术交流有重要的意义。

Kirklin分型简单明了，应用最为广泛，但该分型缺乏对室间隔缺损边界、形态等细节的描述，不能完全满足介入治疗和外科治疗的要求。国际儿科和先天性心脏病命名学会

（ISNPCHD）是一个成立于2002年的国际性的儿科心脏病、心脏外科、心脏形态学的多学科专家工作组，在过去的9年里每年召开一次会议，目的是通过共识统一描述室间隔缺损的不同方法。在其努力下，2018年通过的方案最终被世界卫生组织分类系统接受，以"国际儿科和先天性心脏病代码07.10.00"纳入"国际疾病分类第11次迭代"。

新的室间隔缺损分类方案兼顾了室间隔缺损发生部位（地理学）和边界结构（形态学）特征，从而将两种最流行的分类方法结合起来，用地理学和形态学的共同术语来描述每种表型，有助于临床更精确地描述所有类型的室间隔缺损。

复杂先天性心脏病分类极为复杂，本文仅仅介绍和介入诊疗密切相关的心室动脉连接一致类型的解剖学特征和分型（表2-1）。在这种分型中，对心脏传导系统位置做出较为精确的描述。

表2-1　室间隔缺损合并心室动脉连接一致类型的解剖学特征和分型

中央膜周部缺损
　　开口向肌部，在肌部和膜部之间
　　被打开的三尖瓣隔瓣覆盖
　　位于三尖瓣前间隔连合区
　　位于主动脉瓣右冠窦与无冠窦动脉瓣交界处下方
　　在室上嵴隔带及内侧乳头肌后下缘
　　传导系统走行于后下缘

流入道缺损
　　可以是肌部或膜周部缺损，伴或不伴室间隔对齐
　　开口于右心室流入道成分
　　延伸至三尖瓣隔瓣后
　　位于三尖瓣前间隔连合下方
　　位于隔侧肌乳头肌和隔束后肢下方
　　位于房间隔与心室间隔之间，伴或不伴对齐不良
　　流入道膜周部缺损：传导系统走行于后下缘
　　流入道肌部缺损：传导系统远离边缘

小梁肌部缺损
　　缺损贯穿肌部，开口累及心尖部肌性间隔
　　有独立的肌性边界
　　传导系统远离缺陷边缘

流出道缺损
　　可以是膜周部、肌部或者肺动脉干下缺损
　　开口于右心室流出道
　　邻近或在三尖瓣前叶后边
　　在三尖瓣前间隔连合上边
　　介于室上嵴隔带和壁带两分支之间
　　在漏斗部和肌部之间，伴或不伴对齐不良
　　流出道膜周部缺损合并干下缺损，后下缘有纤维性边缘：传导系统沿缺损的后下缘边缘走行
　　流出道膜周部缺损合并干下缺损，后下缘有肌性边缘：传导系统远离缺损边缘

■ 二、室间隔缺损各型解剖特点及其与房室传导系统的关系

如前文所述，从形态学而言，膜部室间隔缺损时传导束走行于膜部室间隔缺损后下缘（图2-17），无论介入治疗还是外科手术均可能造成损伤。早年外科室间隔缺损修补手术完全性传导系统阻滞（三度房室传导阻滞）的发生率非常高，并且导致术后高死亡率。后来外科医生就注意到避免损伤主动脉瓣、三尖瓣，二尖瓣之间的纤维区域对于预防术后传导阻滞尤其重要，因而提出应用足够大的补片可以预防术后传导阻滞的发生这一规律，这一发现曾使外科手术传导系统并发症和病死率大为下降。

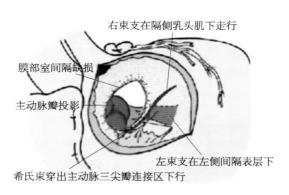

图2-17 膜部缺损与传导系统关系

室间隔缺损介入封堵也经历了类似的历程。通过对室间隔缺损位置、解剖形态和传导系统的深入研究，也随着手术经验的积累和预防意识的加强，以及封堵器器材的改进和介入诊疗日益规范化，近年来室间隔缺损介入封堵治疗并发传导系统损伤并发症明显减少。了解不同类型室间隔缺损和传导系统关系，对于介入封堵治疗中预防传导系统并发症有重要的意义。

从上文介绍的传导系统走行可以看出，与心脏传导系统关系密切的室间隔缺损主要是膜部及膜周部室间隔缺损，以及高位肌部室间隔缺损（肌部流入道型）。室间隔缺损时心脏传导系统的位置及行程变化较多。但总的来看，不管是否伴有其他畸形，缺损的位置直接关系着传导系统的相对位置的变化，室间隔缺损边缘与传导束的解剖关系因室间隔缺损的类型不同而各异。即房间隔缺损，希氏束位置正常；右心室双通道、单纯室间隔缺损，希氏束于缺损后下方，而肌部偏流入道缺损希氏束于缺损前上方（图2-18）。

膜部缺损边缘心内膜常有继发性纤维化，压迫近传导束时，可发生完全性或不完全性传导阻滞。外科手术或介入治疗中损伤或术后传导束周围组织水肿、封堵器压迫等因素可使传导阻滞进一步加重。完全性传导阻滞发生率高是早期外科手术修补室间隔缺损死亡率高的重要原因之一，如Kirklin报道的行外科手术修补的46例患者中，22例术后早期或晚期死亡。

此外，传导系统损伤还与缺损大小有关，韩宏光等发现室间隔缺损直径≥8 mm者较直径<8 mm者，外科手术后心律失常发生率明显增加。大的室间隔缺损者，心内分流量大，对血流动力学影响较大及对心肌的损害较重，心肌病理改变明显，缺损边缘心内膜继发性纤维化，瘢痕组织形成更明显，故易发生传导阻滞。

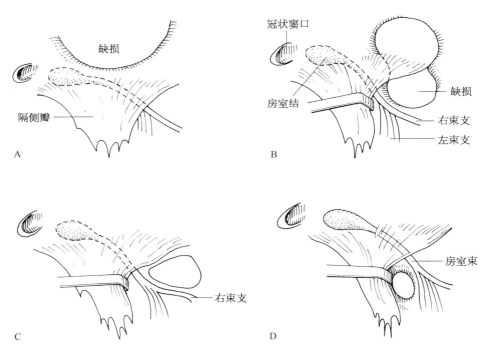

图2-18　不同畸形缺损和房室传导系统关系示意图。A. 房间隔缺损，希氏束位置正常；B. 右心室双通道希氏束于缺损后下方；C. 单纯室间隔缺损：希氏束于缺损后下方；D. 肌部偏流入道缺损：希氏束于缺损前上方

（一）嵴上型室间隔缺损

嵴上型室间隔缺损也称漏斗型或流出道室间隔缺损，位于室上嵴左侧和肺动脉之间，分嵴内型（Ⅰ型）和肺动脉瓣下型（Ⅱ型）（图2-19）。此型东方国家发病率远高于西方，在东方国家约占外科治疗室间隔缺损的30%，而西方国家不到10%。嵴内型室间隔缺损位于室上嵴结构内，四周为肌性组织，在漏斗部有肌肉组织与三尖瓣瓣环相隔

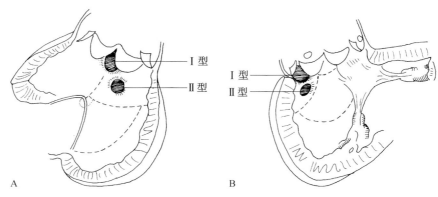

图2-19　嵴上型室间隔缺损示意图。A. 右心室面观；B. 左心室面观

（图2-20）。

肺动脉瓣下型上缘为肺动脉瓣，其上无肌性组织。缺损于主动脉右冠瓣左侧缘，和瓣膜之间仅有一纤维缝隙，有些缺损的"顶部"即为主动脉瓣或肺动脉瓣。部分病例右冠窦可因缺乏支撑和长期血流冲击而致主动脉瓣脱垂和关闭不全。轻者脱垂瓣叶遮住室间隔缺损上缘减少左向右分流；重者瓣叶经缺损脱垂进入右室流出道，造成轻度梗阻和明显的主动脉瓣关闭不全（图2-21）。部分病例因为分流直接喷射入肺动脉，早期形成肺动脉高压。其后下界多为室上嵴肌性间隔，在某些病例中可能向下延伸于膜部形成膜周偏流入道型室间隔缺损。

嵴上型室间隔缺损部分患者具有封堵治疗适应证，其室间隔缺损离传导束较远。封堵治疗容易影响主动脉瓣功能，一般不容易伤及传导束。

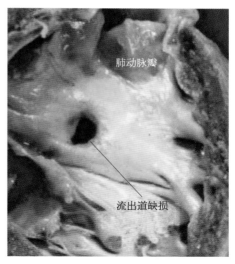

图2-20 嵴上型室间隔缺损解剖标本，示缺损于室上嵴上方，周围有明显肌性间隔，和肺动脉瓣之间有距离

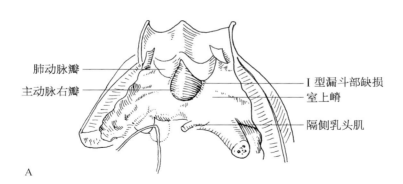

A

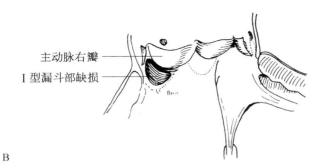

B

图2-21 肺动脉瓣下型室间隔缺损伴主动脉瓣脱垂。A. 右心室面观；B. 左心室面观

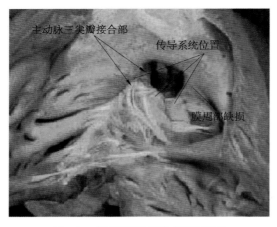

图2-22 膜周部室间隔缺损解剖标本

（二）室上嵴下方缺损

室上嵴下方缺损又称膜部及膜周部缺损，此型最为常见，其缺损范围常超出正常室间隔膜部范围（图2-22）。故常笼统称为膜部及膜周型室间隔缺损。因室间隔膜部毗邻某些重要解剖结构，了解周围复杂的解剖关系极为重要。膜部及膜周部室间隔缺损形态多变，缺损可延伸于右心室流出道、右心室流入道和小梁部分别称为膜部偏流出道室间隔缺损、膜部偏流入道室间隔缺损、膜部偏小梁部室间隔缺损。

1. 膜部偏右心室流入道·膜部偏右心室流入道室间隔缺损常部分或全部被三尖瓣瓣叶覆盖，从右心室面看腱索和瓣叶常穿过缺损表面，但有时某些病例也可通过缺损达到左间隔面。左心室长轴面缺损常呈卵圆形，三尖瓣和二尖瓣附着缘位置常较正常发生改变。膜部偏右心室流入道室间隔缺损虽远离传导束但却紧邻瓣膜装置，因二尖瓣和三尖瓣约于同一水平且两者紧邻，因此封堵膜部偏右心室流入道的室间隔缺损会引起两者之间呈帐篷样拱起。

对三尖瓣隔瓣后缺损而言封堵与外科补片效果类似，报道成功封堵的病例多有肌性间隔与房室瓣分开，这些多为肌部流出道缺损但其肌性间隔小时很难与膜部偏流出道室间隔缺损分开。这两型室间隔缺损中，隔瓣瓣叶像窗帘样躺在缺损表面，由于腱索的牵拉作用瓣叶不会移位。从左面看，二尖瓣乳头肌在肌部没有腱索，室间隔是游离的。应注意，左束支伞状分支就在左侧间隔心内膜下。

2. 膜部偏小梁室间隔缺损·希氏束的穿支部穿过中心纤维体，多数沿膜部后下缘到达肌部室间隔顶端的左心室面，尔后分为左右束支。故传导束与膜部偏小梁部和膜部偏流入道关系最为密切。在传导组织穿入的过程中，传导束可能直接邻近膜周缺损的边缘，其主干和（或）分叉点距上两型室间隔缺损边缘仅2～4 mm，也可能就包裹于缺损残端纤维组织内。此时其脆弱性常与传导束表面纤维组织厚度有关。纤维组织薄弱的患者外科手术或介入封堵治疗中极易发生损伤。

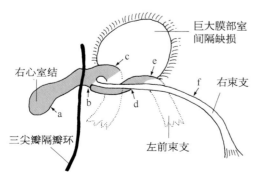

图2-23 室间隔膜部存在巨大缺损时传导系统位置。a：房室结；b：希氏束；c：左束支；d：右束支；e：左前分支；f：右束支

3. 膜部偏流出道室间隔缺损·膜部偏流出道距离传导束较远，一般在5 mm以上，介入封堵治疗一般不会累及传导系统。

4. 巨大膜部室间隔缺损·室间隔膜部存在巨大缺损时，房室结位置可无变化或可稍向后移位，希氏束穿过中心纤维体后行于缺损的后下缘的左侧心内膜下。在隔侧乳头肌附着处向下，最后分成左右束支。左右束支发出的形式可有变化，有的左束支较早发生，右束支分出较晚呈长而环绕的行程；有的希氏束在中心纤维体上方分叉，而左束支行于缺损后下缘（图2-23）。

（三）肌部缺损

肌部缺损特点为一般有完整的肌性边界。较为少见，估计约占室间隔缺损的5%。一般位于肌性室间隔小梁部，单发或多发（Swiss cheese型），形态大小不一。流入道室间隔缺损常被三尖瓣遮盖不易发现，其边缘有肌性间隔与三尖瓣附着缘分开可与流入道膜性室间隔缺损鉴别。大的小梁部缺损在左心室面常只有一个开口，右心室出口常被右心室肌小梁覆盖从右心室面看可表现为多个小的缺损（图2-24）。而真正的多发性肌部缺损即Swiss cheese型缺损罕见。小的肌部室间隔缺损倾向于自然闭合，中至大的室间隔肌部缺损或多发性肌部缺损容易发生心力衰竭，内科治疗预后差，外科手术治疗和导管封堵治疗难度和风险也很大，死亡率较高。

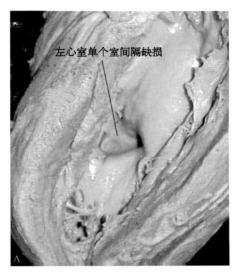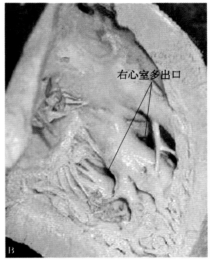

图2-24　小梁部肌部缺损。A.左心室面观；B.右心室面观

如果肌部缺损位于嵴内时，则对房室传导系统无影响；缺损位置在肌部流入道近膜部时，希氏束位于缺损的前上方，其分叉部在缺损的前上1/4，左束支则位于室上嵴上方。流入道肌性室间隔缺损时，不要与膜部室间隔缺损混淆，因为膜周部室间隔缺损时，传导束在缺损后下缘；而流入道肌性室间隔缺损传导束位于缺损前上缘（图2-18）。隔侧乳头肌的位置可作为两者区分的标志，隔侧乳头肌在膜部缺损的下方，而在高位后上部肌性室间隔缺损的前方。膜部偏流出道室间隔缺损如果在左侧离主动脉瓣近，封堵效果好，特别是心脏较小时，此时缺损边缘离瓣膜或传导束的距离也较小，发生并发症的风险较大，图2-25为一膜周部和肌部偏流入道缺损并存的室间隔缺损标本，肌部缺损较高，距离三尖瓣隔瓣很近。

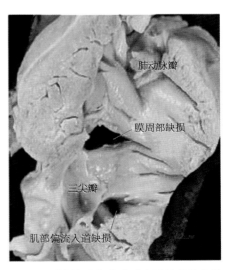

图2-25　膜周部和肌部偏流入道缺损并存的患者标本

（四）室间隔完全缺如

室间隔完全缺如即单心室，临床罕见，不适宜介入治疗。

（五）结构特殊的室间隔缺损

1. 室间隔膜部瘤·位于三尖瓣前、隔瓣交界膜部，由三尖瓣构成的囊状结构，于右心室可有一个或多个出口。多数学者认为膜部瘤为室间隔缺损自然愈合的一个病理过程。

2. 左心房-右心室通道·左心房-右心室通道为膜部室间隔形成过程中与心内膜垫融合不全造成，常伴三尖瓣畸形如瓣裂、穿孔、交界异常增宽等。其可分为瓣上型、瓣内型和瓣下型。瓣上型开口于右心房，瓣内型和瓣下型分别位于三尖瓣瓣环和右心室。因缺损边缘于三尖瓣缺陷粘连，其分流量常较大。

综上所述，不同形态室间隔缺损和传导系统、主动脉瓣、三尖瓣之间解剖关系不同，封堵治疗必须考虑与其毗邻的重要解剖结构如主动脉瓣、三尖瓣和传导束的关系合理选择治疗方案，总结要点如下。

（1）肺动脉瓣瓣下型室间隔缺损紧邻主动脉瓣，不宜介入封堵治疗。

（2）嵴内型缺损多有肌性边缘，可以封堵，但应该根据造影缺损与主动脉瓣距离合理选择封堵器类型。

（3）膜部、膜周部、肌部偏流入道和三尖瓣隔瓣后距离传导系统近，介入治疗时应该注意轻柔操作，术中、术后严密监测，谨防传导系统并发症。

（4）隔瓣后型介入治疗应该注意封堵器对三尖瓣功能是否有影响。

（5）肌部缺损对传导系统和瓣膜无不良影响，但可能由于右心室多个出口封堵治疗困难。

（丁仲如　秦永文）

参考文献

［1］韩宏光，李鉴峰，张南滨，等.三岁以内室间隔缺损心内直视手术后早期心律失常的危险因素［J］.中华心律失常杂志，2004，8：103.

［2］秦永文，陈金明，赵先仙.实用先天性心脏病介入治疗［M］.上海：上海科学技术出版社，2005，26-28.

［3］中国解剖学会体质调查委员会.中国人解剖学数值［M］.北京：人民卫生出版社，2002，238-245.

［4］Anderson RH, Ho SY, Becker AE. The surgical anatomy of the conduction tissues［J］. Thorax, 1983, 38(6): 408-420.

［5］Anderson RH, Tretter JT, Spicer DE, et al. The fate of the outflow tract septal complex in relation to the classification of ventricular septal defects［J］. J Cardiovasc Dev Dis, 2019, 21; 6(1): 9.

［6］Buijtendijk MFJ, Barnett P, van den Hoff MJB. Development of the human heart［J］. Am J Med Genet C Semin Med Genet, 2020, 184(1): 7-22.

［7］Chiu IS, Hung CR, Wang JK, et al. The atrioventricular conduction axis of hearts with isolated ventricular septal defects［J］. J Formos Med Assoc, 1990, 89(11): 997-1003.

［8］Dickinson DF, Wilkinson JL, Smith A, et al. Variations in the morphology of the ventricular septal defect and disposition of the atrioventricular conduction tissues in tetralogy of Fallot［J］. Thorac Cardiovasc Surg, 1982, 30(5): 243-249.

［9］Elizari MV. The normal variants in the left bundle branch system［J］. J Electrocardiol, 2017, 50(4): 389-399.

［10］Gittenberger-de Groot AC, Calkoen EE, Poemlkoen RE et al. Morphogenesis and molecular considerations on congenital cardiac septal defects［J］. Ann Med, 2014, 46: 640-652.

［11］Ho SY, Path FC, Mccarthy KP, et al. Morphology of perimembranous ventricular septal defects: implications for transcathter device closure［J］. J Interven Cardiol, 2004, 17: 99-108.

［12］Katritsis DG. The Human Atrioventricular node: oedipus and the riddle of the sphinx［J］. Arrhythm Electrophysiol Rev, 2020, 9(2):

52−53.

[13] Lopez L, Houyel L, Colan SD, et al. Classification of ventricular septal defects for the eleventh iteration of the international classification of diseases-striving for consensus: a report from the international society for nomenclature of paediatric and congenital heart disease [J]. Ann Thorac Surg, 2018, 106(5): 1578−1589.

[14] McCarthy KP, Anderson SR. Ventricular septal defects: morphology of the doubly committed juxtaarterial and muscular variants [J]. Images Paediatr Cardiol, 2000, 2(3): 5−23.

[15] McCarthy KP, Ho SY, Anderson RH, et al. Ventricular septal defects: morphology of the doubly committed juxtaarterial and muscular variants [J]. Images Paediatr Cardiol, 2000, 4: 5−23.

[16] Moore JP, Aboulhosn JA. Introduction to the congenital heart defects: anatomy of the conduction system [J]. Card Electrophysiol Clin, 2017, 9(2): 167−175.

[17] Mostefa-Kara M, Bonnet D, Belli E, et al. Anatomy of the ventricular septal defect in outflow tract defects: similarities and differences [J]. J Thorac Cardiovasc Surg, 2015, 149(3): 682−628.

[18] Mostefa-Kara M, Houyel L, Bonnet D. Anatomy of the ventricular septal defect in congenital heart defects: a random association? [J]. Orphanet J Rare Dis, 2018, 18; 13(1): 118.

[19] Nazer B, Walters TE, Dewland TA, et al. Variable presentations and ablation sites for manifest nodoventricular/nodofascicular fibers [J]. Circ Arrhythm Electrophysiol, 2019, 12(9): e007337.

[20] Oh IY, Cha MJ, Lee TH, et al. Unsolved questions on the anatomy of the ventricular conduction system [J]. Korean Circ J, 2018, 48(12): 1081−1096.

[21] Poelmann RE, Gittenberger-de Groot AC. Development and evolution of the metazoan heart [J]. Dev Dyn, 2019, 248(8): 634−656.

[22] Randhawa A, Gupta T, Aggarwal A, et al. Histological topography of the atrioventricular node and its extensions in relation to the cardiothoracic surgical landmarks in normal human hearts [J]. Cardiovasc Pathol, 2017, 30: 38−44.

[23] Anderson RH, Wessels A, Vettukattil JJ, et al. Morphology and morphogenesis of atrioventricular septal defect with common atrioventricular junction [J]. World J Pediatr Congenit Heart Surg, 2010, 1(1): 59−67.

[24] Anderson RH, Spicer DE, Brown NA, et al. The development of septation in the four-chambered heart [J]. 2014, 297(8): 1414−1429.

[25] Saremi F, Hassani C, Damián SQ. Septal atrioventricular junction region: comprehensive imaging in adults [J]. Radiographics, 2016, 36(7): 1966−1986.

[26] Tretter JT, Tran VH, Gray S, et al. Assessing the criteria for definition of perimembranous ventricular septal defects in light of the search for consensus [J]. Orphanet J Rare Dis, 2019, 14(1): 76.

第三章
室间隔缺损流行病学、
遗传学与自然转归

第一节 · 室间隔缺损的流行病学

室间隔缺损是最常见的儿童先天性心脏病，根据不同文献报道，占所有类型儿童先天性心脏病的20% ～ 30%。由于室间隔缺损有一定的自发闭合率（45% ～ 50%），因此在成人先天性心脏病患者中，它的发病率位第二，约占总和的10%，仅次于二叶式主动脉瓣。孤立性室间隔缺损是其中最常见的，也可以合并其他心脏或血管畸形，如房间隔缺损、动脉导管未闭、法洛四联症、大动脉转位和永存动脉干等。本章中后续讨论主要基于孤立性室间隔缺损。

室间隔缺损的男性发病率与女性大致相等，没有明显的性别差异。既往统计估计，在活产儿中其检出率约为2/1 000。然而，我国先天性心脏病筛查课题组对华东两市2013—2014年的抽样调查纳入了4 152名0 ～ 7日的活产新生儿，采用彩色多普勒超声心动图进行先天性心脏病筛查，结果显示，室间隔缺损的检出率为12.8/1 000。另一项研究对单一妇幼保健医院2016—2018年7 776名新生儿进行了彩色多普勒筛查，其中室间隔缺损的检出率为1.23%。上海市2012年对新生儿采用超声心动图进行先天性心脏病筛查，发现室间隔缺损的患病率为17.3/1 000。与上述结果相似，均大大高于传统认为的发病率。

鉴于我国最新研究显示的检出率与传统统计所列明的检出率差异巨大，本章作者对传统的检出率（2/1 000例活产儿）的来源进行了文献溯源。1968年，Hoffman在 *Circulation* 上发表综述，系统分析了当时可以获得的质量最高的6个研究，这些研究估计的检出率为（1.28 ～ 3.30）/1 000例活产儿。经过对数据低估和高估的可能原因的探讨，Hoffman最终提出，2/1 000例活产儿的最低发病率应该是合理的推断。

Hoffman引用的6个研究发表于1950—1967年，主要的检出手段为体格检查（心脏听诊），部分患儿进行了心导管检查。因此，可以合理地推测，这些研究漏诊了部分缺损直径较小的室间隔缺损。尤其是Hoffman本人也在文中指出，"许多患有小室间隔缺损的儿童有柔和、高调的吹风样杂音，通常被诊断为无害的（功能性的），因此通常未被纳入任何涉及先天性心脏病发病率的系列研究中。"复旦大学附属妇产科医院对2016—2018年22 089例新生儿先用"心脏听诊加经皮血氧饱和度测定"进行筛选，再对筛查阳性的患儿用心脏超声进行确诊，得到的室间隔缺损发病率为3.27/1 000，接近Hoffman引用文献中最高的检出率3.3/1 000。这一当代结果从某种意义上验证了Hoffman等从20世纪60年代技术手段得到的结果。

现代研究者拥有20世纪60年代无法比拟的检查手段——彩色多普勒，简便易行，准确率高。直接使用彩色多普勒对所有新生儿进行筛查将能检出心脏听诊通常无法检出或判断为"生理性杂音"的室间隔缺损。因此，上述我国的流行病学研究结果大大高于传统统计数值也就不足为奇了。Hoffman本人在2002年发表的文章中对1955—2001年的62项研究进行了回顾，特别关注了后续研究中超声心动图的使用。他认为，各研究所报道的先天性心脏病的发病率不同主要受到该研究纳入的小的室间隔缺损的数量的影响。据他推算，在纳入了二叶式主动脉瓣及细小的肌部室间隔缺损后，先天性心脏病的总发病率为75/1 000例活产儿。Hoffman的结论是，考虑到以上因素，没有证据说明先天性心脏病发病率随时代不同而有所区别。

我国先天性心脏病筛查课题组所做的研究，经过了严密的统计学设计，采用分层随机抽样的方法抽取新生儿进行筛查，所得到的新生儿发病率具有相当的代表性，可信度较高，但全国性的数据尚待进一步的结果来揭示。

随着生活水平提高、超声诊断技术进步、经皮介入、外科手术及重症医学的发展，90%以上的先天性心脏病患儿能存活到成年，先天性心脏病不再仅仅是一个儿科疾病。事实上，在部分发达国家及地区成人先天性心脏病患者数量已经超过儿童先天性心脏病。挪威一项研究表明，复杂先天性心脏病患者到16岁的累积存活率在1971—1989年为62.4%，而1990—2011年则增至86.9%，据估计随着医疗技术的发展，每1 000万居民中成人先天性心脏病患者将增加至约75 000人。具体到孤立性室间隔缺损而言，目前尚缺乏大样本的成人患病率调查。最近我国山东地区83 767例18岁以上成人的调查显示，室间隔缺损的患病率约为0.34/1 000，但该研究仅为队列研究，没有采用多点分层随机抽样等流行病学调查方法。更具代表性的成人室间隔缺损患病率数据尚待进一步流行病学调查。

第二节·室间隔缺损的遗传学

先天性心脏病，包括室间隔缺损，发病机制复杂，迄今尚未完全阐明。目前认为，遗传因素（包括染色体异常和基因突变等）、环境因素（包括环境污染、妊娠期使用药物、病毒感染等）均可导致先天性心脏病。现将与室间隔缺损发病机制相关的遗传因素研究进展介绍如下。

■ 一、染色体异常与室间隔缺损

染色体异常包括染色体数目异常和染色体结构异常两大类。染色体核型分析是染色体异常的常规筛选方法。

Trevisan等进行的关于染色体核型异常与先天性心脏病相关性的回顾性研究结果发现，先天性心脏病患儿的染色体核型异常率为3%～23%，多表现为染色体数目异常，以21-三体综合征和18-三体综合征最多见，而染色体结构异常中则以4p缺失（4p⁻）和5p缺失

（5p⁻）最为多见。其中，21-三体综合征以房间隔缺损最多见，也可合并室间隔缺损等。而18-三体综合征及4p缺失和5p缺失则均可合并室间隔缺损、房间隔缺损、房室间隔缺损等。

染色体拷贝数变异（copy number variation，CNV）也可引起先天性心脏病。CNV是指长度1 kb以上的基因片段的缺失、重复、插入及复杂多位点的变异，可由新突变所致或遗传而来。CNV可分为3类：明确致病CNV（微小缺失或微复制综合征）、潜在致病CNV和无意义CNV（良性）。在明确致病CNV中，22q11是人类最常见的染色体微缺失，即22号染色体长臂近着丝粒端22q11.21-22q11.23微片段缺失，缺失的片段内含有30多个基因，其中包括 TUPLE1、COMT、TBX1 等热点基因，引起的临床表现包括多个综合征，如Digeorge综合征（Digeorge syndrome，DGS）、腭-心-面综合征（velo-cardio-facial syndrome，VCFS）、圆锥动脉干异常脸综合征（conotruncal anomaly face syndrome，CAFS）等，其导致的先天性心脏病主要为圆锥动脉干心脏畸形，包括法洛四联症、主动脉弓离断、永存动脉干、室间隔缺损等。Lee等报道了53例22q11.2微缺失综合征胎儿，其先天性心脏病表型中，室间隔缺损占9.4%（5/53）。此外，18q2上的 NFATC1 基因的缺失也可能导致心脏瓣膜、房室间隔及心脏大血管的发育异常。此外，通过对大样本先天性心脏病患者的筛查，常出现的CNV包括1q21.1、3p25.1、16p13.11、15q11.2等。

■ 二、单基因突变与室间隔缺损

单基因突变导致的先天性心脏病多呈偶发性，以非综合征性先天性心脏病为常见。致病的突变基因多为编码影响心脏发育的转录因子、辅助因子、受体、配体和结构蛋白等的关键基因。其中，NKX2.5、GATA4、TBX5 是心肌分化的早期调控基因，也是目前发现的影响心脏发育最为重要的转录基因。NKX2.5 基因称为心脏特异性同源盒基因，位于染色体5q31.1，其突变与多种类型先天性心脏病的发病相关，主要包括房间隔缺损、室间隔缺损和法洛四联症等。GATA4 基因定位于染色体8p23.1，其基因突变与房间隔缺损、室间隔缺损、房室间隔缺损和肺动脉狭窄等先天性心脏病有关。TBX5 基因定位于染色体12q24.21，在心脏间隔的正确形成中起关键作用，因此该基因突变常引起房间隔缺损和室间隔缺损。目前发现的其他与室间隔缺损相关的突变基因还包括 CITED2、FOXH1、IRX4、TBX2、TBX20、TDGF1、VEGFA 等。

■ 三、多基因遗传缺陷与室间隔缺损

多基因遗传性疾病受多对遗传基因影响，且各基因之间有累积效应，即患者携带致病基因越多，则病情越重；同时，患者家族中致病基因越多，其家族成员发病风险越高，成员与患者亲缘关系越近，发病风险也越高。研究认为，先天性心脏病患者兄弟姐妹发生先天性心脏病的风险为3%～4%，而其后代发生先天性心脏病的风险为4%～10%。其中，孤立性房室间隔缺损和偏侧性缺损的亲属发病风险特别高。Peyvandi等对1 620例先天性心脏病患儿的父母和兄弟姐妹的患病情况进行了分析。总的来说，其父母发病率为1.5%，而其兄弟姐妹发病率为4.4%。将简单的圆锥动脉干缺损性先天性心脏病（孤立的室间隔缺损和主动脉弓异常）作为亚组分析显示，简单病变的先天性心脏病的父母或兄弟姐妹如果也发生先天性心脏病，则同样多为简单病变（父母为57%，兄弟姐妹为72%）。目前尚缺乏直接关于室间

隔缺损的遗传风险的可靠数据。

第三节 · 室间隔缺损的自然转归

室间隔缺损患者的自然病程变化很大，取决于缺损的大小、左向右分流的多少及肺血管阻力的高低。

大多数孤立性室间隔缺损较小，为限制性的，可自发闭合，无需手术干预。文献报道的自发闭合率差异很大，考虑可能由于纳入研究的不同类型室间隔缺损所占比例、随访时间长短、检测手段和闭合标准不同等导致。

肌部及小室间隔缺损（<5 mm）自发闭合率高，膜部及大室间隔缺损的自发闭合率低。自发闭合的机制包括血流动力学变化所引起的边缘纤维化、三尖瓣隔瓣黏附到缺损上形成组织囊袋（室间隔膜部瘤），以及多见于肌部室间隔缺损的肌肉肥厚。自发闭合最常发生于生后第1年（34%～44%），小型缺损5年内自发闭合率达50%，青少年时可达80%，其后自发闭合则相对罕见。肌部室间隔缺损的自发闭合率可达87.5%～88.9%。

自发闭合的影响因素主要包括以下几种。

室间隔膜部瘤（ventricular septal aneurysm，VSA）：VSA多发生于2岁以内，是重要的膜周部室间隔缺损自发闭合的机制，膜周部缺损伴VSA形成者占54%～77%，在小缺损中易于发生。周谨等对112例单纯性膜周部室间隔缺损患儿（入组时平均年龄7.4日）进行了长期随访研究，根据有无膜部瘤形成分为膜部瘤形成组（$n=56$）和无膜部瘤组（$n=53$）。所有患儿在入选、出生1个月、出生6个月时行超声心动图检查，之后每半年检查1次，随访至6岁。结果显示，膜部瘤形成组自发闭合49例，缺损大小平均为4.0±1.5 mm，自发闭合率为83.05%，自发闭合发生时间为2.4±1.5岁；无膜部瘤组发生自发闭合共15例，缺损大小为3.5±1.2 mm，自发闭合率28.30%，自发闭合发生时间为2.0±1.4岁。膜部瘤形成组自发闭合率显著高于无膜部瘤组（$P<0.05$）。

缺损部位：肌部室间隔缺损自发闭合率大于膜部，尤其是小型的孤立性肌部室间隔缺损，其闭合率为24%～76%，其中80%在出生后18个月内自发闭合。膜周部室间隔缺损一般比肌部大，主要通过膜部瘤样组织的形成而闭合或部分闭合，闭合率为15%～44%。漏斗部缺损及膜周流出道缺损极少自发闭合。

室间隔缺损面积：研究结果表明，缺损面积与体表面积之比对于室间隔缺损自发闭合趋势的预测较缺损所在部位或是否有膜部瘤样组织形成更可靠，与自发闭合率相关性良好。膜周部室间隔缺损患者以这一比值<0.5 cm²/m²者与>0.5 cm²/m²分组，两组的自发闭合率分别为48%和4.5%，两者之间的差异有统计学显著性；而在肌部室间隔缺损两组的自发闭合率则分别为69%和10%。

大型室间隔缺损的患儿可表现为喂养困难、生长发育迟缓、活动后呼吸急促、多汗、乏力、易疲劳，反复肺部感染等。随着年龄增长，长期大量的左向右分流导致肺血管阻力增高，肺小动脉壁增厚，2～3年后可进展为不可逆的肺血管梗阻性病变。当肺血管阻力高于体血管阻力，则将发生艾森门格综合征（Eisenmenger syndrome），造成反向分流、发绀并通常在40岁前最终导致死亡。由于经皮介入治疗和外科手术的广泛开展，对室间隔缺损患者的自然病程的观察变得非常困难且不符合医学伦理，因此我们只能求助于1977年的一篇文献来进行说明。在这一项长期随访登记研究中，所有未手术室间隔缺损患者25岁时的总生存率为87%。对于小缺损患者（Qp∶Qs＜1.5∶1，肺动脉压力低），25岁生存率为96%。中、大面积缺损的患者预后较差，25岁生存率分别为86%和61%。而艾森门格综合征患者的25岁生存率更是显著地进一步降低（42%）。

（汪 林 曾 智）

参考文献

［1］蔡婷婷，查艺葆.湖州市单纯性胎儿室间隔缺损流行状况及自然愈合随访研究［J］.中国预防医学杂志，2019，20：334-337.

［2］邓琼，符芳，李茹，等.染色体微阵列分析技术在室间隔缺损胎儿中的应用研究［J］.中华医学遗传学杂志，2017，34：699-704.

［3］冯杰彬，郝建锁，陈亦阳，等.18q缺失综合征患者的染色体微阵列分析［J］.中华医学遗传学杂志，2016，33：203-207.

［4］洪海筏，张玉奇，王剑，等.中国心脏出生缺陷围产期诊断和临床评估处置专家共识［J］.中华小儿外科杂志，2018，39：163-195.

［5］梁晨，葛维媛，刘宁.山东地区成人先天性心脏病流行病学特征调查及相关影响因素分析［J］.中国循证心血管医学杂志，2020，12：736-841.

［6］梁玥宏，田卉任，晨春.先天性心脏畸形22q11.2微缺失研究进展［J］.继续医学教育，2013，27：38-41.

［7］刘汉婕，李霞，梁亚男，等.心脏发育中重要转录因子 $Nkx2.5$、$GATA4$ 和 $Tbx5$ 与先天性心脏病的致病性［J］.国际遗传学杂志，2018，41：403-413.

［8］潘虹.22q11.2微缺综合征［J］.中华围产医学杂志，2018，21：2-5.

［9］孙慧超，田杰.先天性心脏病遗传机制研究进展［J］.中华实用儿科临床杂志，2019，34：970-975.

［10］谭赛男，孟凡琦，伍源，等.$TBX5$ 基因多态性与单纯性先天性心脏病易感性的关联分析［J］.中国优生与遗传杂志，2017，25：109-110.

［11］田苗，张勇，陈寄梅.成人先天性心脏病的现状与未来［J］.中国胸心血管外科临床杂志，2019，26：590-600.

［12］王辉，蒋立虹.成年人先天性心脏病流行病学及影响生活质量因素分析［J］.云南医药，2019，40：447-451.

［13］徐金玉，吴青青.先天性心脏病发病机制中遗传因素的研究进展［J］.中华妇幼临床医学杂志（电子版）.2017，13：611-615.

［14］闫亚妮，吴青青，姚苓，等.胎儿先天性心脏病与染色体及22q11微缺失异常的临床研究［J］.西安交通大学学报（医学版），2014，35：249-253.

［15］杨旻，汪吉梅.上海地区22 089例新生儿先天性心脏病筛查与随访结果分析［J］.中国优生与遗传杂志，2019，27：857-860.

［16］张璟，黄国英，倪祖德，等.4 046例染色体检查结果与先天性心脏病关系的回顾性分析［J］.中国循证儿科杂志，2009，4：128-134.

［17］张艳丽，陈名武.先天性心脏病 $GATA4$ 基因突变研究进展［J］.国际儿科学杂志，2015，42：203-206.

［18］赵天明，王增武，张林峰，等.华东两市新生儿房间隔缺损和室间隔缺损检出情况及影响因素分析［J］.中国循环杂志，2016，31：564-568.

［19］周谨，董彦博，刘君，等.先天性心脏病膜周部室间隔缺损自愈性闭合情况观察［J］.国际心血管病杂志，2020，47：52-54.

［20］Adan A, Eleyan L, Zaidi M, et al. Ventricular septal defect: diagnosis and treatments in the neonates: a systematic review［J］. Cardiol Young, 2020: 1-6.

［21］Alpert BS, Mellits ED, Rowe RD. Spontaneous closure of small ventricular septal defects: probability rates in the first five years of life［J］. Am J Dis Child, 1973, 125: 194-196.

［22］Burn J, Brennan P, Little J, et al. Recurrence risks in offspring of adults with major heart defects: results from first cohort of British collaborative study［J］. Lancet, 1998, 351: 311-316.

［23］Charaf Eddine A, Kadiu G, Sanil Y. Spontaneous closure of muscular ventricular septal defect by growth of right ventricular muscle bundles: a rare mechanism［J］. Cardiol Young, 2020, 30: 291-293.

［24］Cho YS, Park SE, Hong SK, et al. The natural history of fetal diagnosed isolated ventricular septal defect［J］. Prenat Diagn, 2017,

37: 889−893.

[25] Collins G, Calder L, Rose V, et al. Ventricular septal defect: clinical and hemodynamic changes in the first five years of life [J]. Am Heart J, 1972, 84: 695−705.

[26] Corone P, Doyon F, Gaudeau S, et al. Natural history of ventricular septal defect: a study involving 790 cases [J]. Circulation, 1977, 55: 908−915.

[27] Erikssen G, Liestol K, Seem E, et al. Achievements in congenital heart defect surgery: a prospective, 40-year study of 7038 patients [J]. Circulation, 2015, 131: 337−46; discussion 46.

[28] Gabriel HM, Heger M, Innerhofer P, et al. Long-term outcome of patients with ventricular septal defect considered not to require surgical closure during childhood [J]. J Am Coll Cardiol, 2002, 39: 1066−1071.

[29] Gabriels C, De Backer J, Pasquet A, et al. Long-term outcome of patients with perimembranous ventricular septal defect: results from the belgian registry on adult congenital heart disease [J]. Cardiology, 2017, 136: 147−155.

[30] Glessner JT, Bick AG, Ito K, et al. Increased frequency of de novo copy number variants in congenital heart disease by integrative analysis of single nucleotide polymorphism array and exome sequence data [J]. Circ Res, 2014, 115: 884−896.

[31] Hoffman JI, Kaplan S. The incidence of congenital heart disease [J]. J Am Coll Cardiol, 2002, 39: 1890−1900.

[32] Hoffman JI. Natural history of congenital heart disease. Problems in its assessment with special reference to ventricular septal defects [J]. Circulation, 1968; 37: 97−125.

[33] Hoffman JI, Rudolph AM. The natural history of isolated ventricular septal defect with special reference to selection of patients for surgery [J]. Adv Pediatr, 1970, 17: 57−79.

[34] Kato H, Hirose M, Fukuda H, et al. Natural history of ventricular septal defect [J]. Jpn Circ J, 1972, 36: 814−818.

[35] Koczkowska M, Wierzba J, Smigiel R, et al. Genomic findings in patients with clinical suspicion of 22q11.2 deletion syndrome [J]. J Appl Genet, 2017, 58: 93−98.

[36] Krovetz LJ. Spontaneous closure of ventricular septal defect [J]. Am J Cardiol, 1998, 81: 100−101.

[37] Lee MY, Won HS, Baek JW, et al. Variety of prenatally diagnosed congenital heart disease in 22q11.2 deletion syndrome [J]. Obstet Gynecol Sci, 2014, 57: 11−16.

[38] Li X, Ren W, Song G, et al. Prediction of spontaneous closure of ventricular septal defect and guidance for clinical follow-up [J]. Clin Cardiol, 2019, 42: 536−541.

[39] Mehta AV, Goenka S, Chidambaram B, et al. Natural history of isolated ventricular septal defect in the first five years of life [J]. Tenn Med, 2000, 93: 136−138.

[40] Mitchell SC, Korones SB, Berendes, et al. Congenital heart disease in 56, 109 births. Incidence and natural history [J]. Circulation, 1971, 43: 323−332.

[41] Miyake T, Shinohara T, Fukuda T, et al. Spontaneous closure of perimembranous ventricular septal defect after school age [J]. Pediatr Int, 2008, 50: 632−635.

[42] Moss AJ, Siassi B. Natural history of ventricular septal defect [J]. Cardiovasc Clin, 1970, 2: 139−154.

[43] Nora JJ, Nora AH. Maternal transmission of congenital heart diseases: new recurrence risk figures and the questions of cytoplasmic inheritance and vulnerability to teratogens [J]. Am J Cardiol, 1987, 59: 459−463.

[44] Nora JJ, Nora AH. Update on counseling the family with a first-degree relative with a congenital heart defect [J]. Am J Med Genet, 1988, 29: 137−142.

[45] Ntiloudi D, Giannakoulas G, Parcharidou D, et al. Adult congenital heart disease: a paradigm of epidemiological change [J]. Int J Cardiol, 2016, 218: 269−274.

[46] Peyvandi S, Ingall E, Woyciechowski S, et al. Risk of congenital heart disease in relatives of probands with conotruncal cardiac defects: an evaluation of 1,620 families [J]. Am J Med Genet A, 2014, 164A: 1490−1495.

[47] Prendiville T, Jay PY, Pu WT. Insights into the genetic structure of congenital heart disease from human and murine studies on monogenic disorders [J]. Cold Spring Harb Perspect Med, 2014, 4: a013946.

[48] Ruangritnamchai C, Khowsathit P, Pongpanich B. Spontaneous closure of small ventricular septal defect first six months of life [J]. J Med Assoc Thai, 1993, 76 (Suppl 2): 63−71.

[49] Shirali GS, Smith EO, Geva T. Quantitation of echocardiographic predictors of outcome in infants with isolated ventricular septal defect [J]. Am Heart J, 1995, 130: 1228−1235.

[50] Spicer DE, Hsu HH, Co-Vu J, et al. Ventricular septal defects [J]. Orphanet J Rare Dis, 2014, 9: 144.

[51] Tomita H, Arakaki Y, Yagihara T, et al. Incidence of spontaneous closure of outlet ventricular septal defect [J]. Jpn Circ J, 2001, 65: 364–366.

[52] Tong YF. Mutations of *NKX2.5* and *GATA4* genes in the development of congenital heart disease [J]. Gene, 2016, 588: 86–94.

[53] Trevisan P, Rosa RF, Koshiyama DB, et al. Congenital heart disease and chromossomopathies detected by the karyotype [J]. Rev Paul Pediatr, 2014, 32: 262–271.

[54] Varghese PJ, Izukawa T, Celermajer J, et al. Aneurysm of the membranous ventricular septum: a method of spontaneous closure of small ventricular septal defect [J]. Am J Cardiol, 1969, 24: 531–536.

[55] Whittemore R. Maternal transmission of congenital heart disease [J]. Am J Cardiol, 1988, 61: 499–500.

[56] Yin S, Zhu D, Lin K, et al. Perventricular device closure of congenital ventricular septal defects [J]. J Card Surg, 2014, 29: 390–400.

[57] Zhang J, Ko JM, Guileyardo JM, et al. A review of spontaneous closure of ventricular septal defect [J]. Proc (Bayl Univ Med Cent), 2015, 28: 516–520.

[58] Zhang Y, Ai F, Zheng J, et al. Associations of *GATA4* genetic mutations with the risk of congenital heart disease: a meta-analysis [J]. Medicine (Baltimore), 2017, 96: e6857.

[59] Zhao QM, Ma XJ, Jia B, et al. Prevalence of congenital heart disease at live birth: an accurate assessment by echocardiographic screening [J]. Acta Paediatr, 2013, 102: 397–402.

第四章
室间隔缺损的病理生理与临床表现

室间隔缺损是最常见的先天性心脏病，占所有先天性心脏病的25% ～ 50%，在许多复杂的畸形中，室间隔缺损又经常是畸形的组合成分，所以在所有的心血管畸形中，近2/3有室间隔缺损存在。其缺损＜0.5 cm者为小型，0.5 ～ 1.0 cm者为中型，1.0 cm以上者为大型。测算肺循环与体循环血流量及两者的比值，一般以＜1.3为低分流量，1.3 ～ 2.0为中分流量，＞2.0为高分流量。分流量小者可无症状，中型缺损其分流量超过体循环量的1 ～ 2倍，大型缺损可达3 ～ 5倍。

第一节 · 室间隔缺损的病理生理

室间隔缺损的病理生理影响，主要是由于左右心室相沟通，引起血液分流，以及由此产生的一系列继发性变化。分流量的多寡和分流方向取决于缺损大小和左右心室之间的压力阶差，而后者又取决于右心室的顺应性和肺循环阻力情况。

胎儿时期不引起发育障碍。出生后卵圆孔及动脉导管正常关闭。在此病的初期，如肺小动脉按正常程序进行演化，使肺循环阻力降低，肺动脉压力亦随之下降，大量血液自左心室经缺损流入右心室。若缺损位置较高，则左心室的血尚可直接经缺损进入肺动脉，使肺动脉内血量大大增加。此时并无青紫，但心脏增大明显。随年龄增长，右心室因受主动脉压力的影响，压力逐渐增高，当右心室内血液在高压下输入肺动脉时，损伤了肺小动脉，使其管壁逐渐增厚，管腔逐渐阻塞，肺循环阻力及压力渐增，当出现严重的肺动脉高压时，右心室压力可超过左心室压力，故血流自右向左分流而呈现青紫，此即所谓的艾森门格综合征。

Heath和Edwards曾对高压性肺血管疾病病理学作了分类：Ⅰ级特征是没有内膜增生的管壁中层增厚；Ⅱ级有内膜增生、细胞浸润和管壁中层增厚；Ⅲ级除管壁中层增厚外，内膜纤维化，可能伴早期普遍性血管扩张；Ⅳ级普遍性血管扩张，内膜纤维化，并引起血管闭塞和丛状病变；Ⅴ级为有血管瘤样改变；Ⅵ级并加上坏死性动脉炎变化。肺血管阻力并不一定和肺血管病变的组织学严重程度呈一致性改变，这可能是因为Heath-Edwards是根据所见的最严重病变进行描述和分类，未顾及其病变范围。Wagenvoort提出婴儿在1 ～ 2岁以前大型室间隔缺损很少发生肺血管内膜增生；Reld发现大室间隔缺损，肺血管阻力＞8 Wood单位和间歇出现右向左分流，生后 3 ～ 6 个月死亡婴儿，肺血管中层的增厚 < 200 μm。室间隔缺损修补后肺血管病变的可恢复性尚未证实，一般认为 Heath-Edward Ⅲ 级以上严重肺血管病变是不能恢复的，婴儿可能由于生长过程中肺动脉和毛细血管的数量增加而获益。Edwards 等指出，正常婴儿在生后 6 周至 3 个月内，肺小动脉中层肌肉和弹力层完全退化，这种变化很少超过 6 个月。当有室间隔缺损时，婴儿型肺动脉可以正常退化，也可以退化不完全。如伴有大型室间隔缺损时，即使肺小动脉已正常退化，因其左向右分流量大，开始可引起肺动脉收缩而处于痉挛状态，当压力逐渐升高，肺小血管内膜和肌层逐渐肥厚，发生器质性变化，阻力增加，最终由动力型肺动脉高压发展成为阻力型肺动脉高压。右心室压力升高，最后可接近或超过左心室压力。与此同时，左向右分流量亦逐渐减少而出现双向分流，最后甚至形成右向左的分流，临床上出现发绀，形成艾森门格综合征而失去修复室间隔缺损的时机。上述病理生理演变过程的长短，视缺损口径的大小而异。大口径缺损可能在 2 ～ 3 岁时已出现严重的肺动脉高压，中等大缺损可能延至 10 岁左右，而小口径缺损上述发展较慢，可能在成年后方出现，偶见安然度过终身者。

肺动脉高压按肺动脉收缩压与主动脉或周围动脉收缩压的比值，可分为 3 级：轻度肺动脉高压，≤ 0.45；中度肺动脉高压，0.45 ～ 0.75；严重肺动脉高压，> 0.75。按肺血管阻力的大小，也可以分为 3 级；轻度，< 7 Wood 单位；中度，8 ～ 10 Wood 单位；重度，> 10 Wood 单位。

一般来说：出现下列情况者，说明病期过晚，已失去缺损修补的手术时机，如勉强为之侥幸度过手术关，亦无临床效果，而且手术有加速其恶化致死之虞。① 静止和轻度活动后出现发绀，或已有杵状指（趾）。② 缺损部位的收缩期杂音不明显或已消失，代之以因肺动脉高压产生的第二心音亢进或肺动脉瓣关闭不全的舒张期杂音（Graham Steel 杂音）。③ 动脉血氧饱和度明显降低（< 90%），或静止时为正常临界水平，稍加活动即明显下降。④ 超声多普勒检查，示心室水平呈以右向左为主的双向分流或右至左（逆向）分流。⑤ 右心导管检查，示右心室压力与左心室持平或反而高出；肺血管总阻力 > 10 Wood 单位；肺循环与体循环血流量比值 < 1.2；或肺循环阻力/体循环阻力 > 0.75。区分动力性和阻塞性肺动脉高压对于采用何种治疗方法至关重要，以下几点来综合分析室间隔缺损合并重度肺动脉高压的手术时机：① 患儿活动时有发绀、气促，但休息后恢复正常。② 体检发现胸骨左缘 2 ～ 4 肋间可闻及 > 2/6 的收缩期杂音、第二心音亢进。③ 心脏超声提示心室水平分流仍以左向右分流为主，且以左心室扩大为主。④ 胸片提示肺血增多，心影扩大，心胸比值 > 0.50。⑤ 心电图提示 RV_5 > 1.5 mV，心电图表现仍为左心室容量负荷增多。⑥ 血气分析提示血氧饱和度（SpO_2）> 90%。⑦ 右心导管检查吸氧或血管扩张药物试验后肺动脉压下降明显，全肺阻力下降可达 8 Wood 单位。符合以上条件者可采用介入或手术的方法。一般常规用来进行急性药物试验的血管扩张剂为硝酸甘油［5 μg/（kg·min）］，一氧化氮（25 ppm）、前列环素［2 ng/（kg·min）］和腺苷［50 μg/（kg·min）］× 15 min 肺动脉内注射等。通常判断药物试验阳性的标准有以下 3 条：① 肺动脉平均压下降的绝对值超过 10 mmHg；② 肺动脉平均压下降到 40 mmHg 之内；③ 心排血量没有变化或者上升。

第二节 · 室间隔缺损的临床表现

■ 一、症状

症状的轻重与缺损大小有关，缺损小时分流量小，相当于以往所称的Roger病，常无明显症状。缺损较大者分流量较多，可致患者发育限制，活动后出现心悸、气喘、乏力等症状，并有咳嗽、反复上呼吸道感染或肺感染等表现，此时可有心力衰竭发生。大型室间隔缺损分流量大，婴幼儿或新生儿即可出现心力衰竭，进食时甚至休息时既有心悸、气短的表现，发绀出现的也早。如果右心室流出道因继发性肌肉肥厚形成右心室流出道狭窄时，可使右向左分流减少而对肺动脉起一定保护作用，可有早发性发绀。

■ 二、体征

心前区隆起，心界扩大，心尖及剑突下心尖搏动强烈。在胸骨右缘第3～4肋间有Ⅲ/6级以上的全收缩期响亮而粗糙的杂音，传导范围广泛，且有收缩期震颤。当疾病晚期肺动脉高压时转为右向左分流过程中，其杂音可减轻变短，而代之以响亮的肺动脉瓣区第二心音或肺动脉瓣关闭不全的舒张期杂音（Graham Steel杂音）。故临床上不能以杂音响来判断疾病的严重程度和缺损的大小。其可有肺动脉瓣第二心音亢进，偶有分裂；也可因二尖瓣相对狭窄而于心尖区听到舒张中期低调短促的隆隆性杂音。

■ 三、合并症

1. 主动脉瓣关闭不全·肺动脉瓣下型室间隔缺损易发生主动脉瓣关闭不全。造成关闭不全的原因主要为主动脉瓣环缺乏支撑，高速的左向右分流使室间隔缺损上缘主动脉瓣叶向右室侧脱垂，大部分为右冠瓣。早期表现为瓣叶边缘延长，逐渐产生脱垂。如不及时修补缺损，随着年龄增长，脱垂的瓣叶进一步延长，最终导致关闭不全。如为膜部室间隔缺损伴主动脉瓣关闭不全，常为主动脉瓣叶先天性畸形引起。除收缩期杂音外尚可听到向心尖传导的舒张期递减性杂音，由于两杂音之间的间隔时间甚短，易被误认为连续性杂音，测血压可见脉压增宽，并有股动脉"枪击音"等周围血管体征。

2. 右心室流出道梗阻·据统计，5%～10%的室间隔缺损并发右心室流出道梗阻。主要是漏斗部继发性肌肉肥厚所致。即使封闭室间隔缺损后全收缩期响亮而粗糙的杂音也不会完全消失。

■ 四、并发症

1. 肺炎·咳嗽、气促是肺炎的常见症状，临床上许多患儿常因肺炎就诊被医生确诊为先天性心脏病。左向右大量分流造成肺部充血，肺动脉压力升高，因而使水分向肺泡间质渗出，肺内水分和血流增加，肺趋于充实而失去顺应性，而发生呼吸费力，呛咳，当心脏功能受到影响时，造成肺部淤血，水肿，在此基础上，轻微的上呼吸道感染就很容易引起支气管炎或肺炎，往往和心力衰竭同时存在，如单用抗生素治疗难以见效，需同时控制心力衰竭才能缓解，先天性心脏病如不经治疗，肺炎与心力衰竭可反复发作，造成患儿多次病危乃至死亡。

2. 心力衰竭·约10%的室间隔缺损患儿发生充血性心力衰竭，尤其是小于1岁的大型室间隔缺损患儿。由于大量左分流，肺循环血量增加，肺充血加剧，左心房、左心室容量负荷加重，导致心力衰竭。导致各种症状的出现，如心跳增快、呼吸急促、频繁咳嗽、喉鸣音或哮鸣音、肝脏增大、颈静脉怒张和水肿等。

3. 肺动脉高压·大型室间隔缺损或伴发其他左向右分流的先天性心脏畸形，随着年龄增长，大量左向右分流使肺血流量超过体循环，肺动脉压力逐渐升高，肺小血管壁肌层逐渐肥厚，肺血管阻力增高，最后导致肺血管壁不可逆性病变，即艾森门格综合征，临床出现青紫。

4. 感染性心内膜炎·小型至中等大小的室间隔缺损较大型者好发感染性心内膜炎。主要发病原因是室间隔缺损引起血流改变，产生涡流，心内膜受冲击，会造成该处心内膜粗糙，使血小板和纤维素聚集，形成赘生物，菌血症是发病的前提，如呼吸道感染、泌尿系统感染、扁桃体炎、牙龈炎，其致病菌中常见的是链球菌、葡萄球菌、肺炎球菌、革兰阴性杆菌等。细菌在该部停留，在损伤的心内膜上繁殖而致病。可出现败血症症状，如持续高热、寒战、贫血、肝脾大、心功能不全，有时出现栓塞表现，如皮肤出血点、肺栓塞等。抗生素治疗无效，需手术切除赘生物、脓肿，纠正心内畸形或更换病变瓣膜，风险很大，死亡率较高。

第三节 · 室间隔缺损的病程

小型缺损预后佳，自发闭合率可达75%～80%，大多在2岁以内关闭。中、小型者自发闭合机会较多，最高达50%。随着年龄增长，室间隔缺损闭合的可能性减少。缺损＜0.5 cm的膜部缺损关闭的可能性最大。小型肌部缺损也可能自然关闭。室间隔缺损的自然闭合与缺损周围组织增生及三尖瓣隔瓣粘连有关；肺动脉瓣下型室间隔缺损几乎不会自愈。Gabriel等报道随访30年无临床意义的室间隔缺损229例，无一例死亡，94.6%无亚急性感染性心内膜炎（SIE），仅一例出现左心室扩大。

中型缺损可考虑介入或手术治疗，大型缺损应该尽早干预，但对肺动脉高压，艾森门格综合征的患儿，应行右心导管评估肺血管阻力后再考虑手术可能性。12～18岁肺血管阻力严重升高，心内出现双向分流，进而右向左分流，出现艾森门格综合征，多于40岁以前死亡。死因包括大咯血、红细胞增多症、脑脓肿、脑梗死和右心衰竭。

外科手术关闭室间隔缺损是常规和成熟的方法，手术死亡率逐渐下降，早期一般为1%～3%，晚期为2.5%，但伴严重肺动脉高压的手术死亡率达4.5%～29%，并发症包括残余漏、主动脉瓣关闭不全、心肺功能不全、房室传导系统损伤和难治性室性心律失常。

介入治疗可用于60%～70%的室间隔缺损的治疗，手术成功率为90%～100%，几乎无手术早期死亡，残余漏发生率低。

（丁继军 白 元）

参考文献

［1］董承琅，陶寿淇，陈灏珠.实用心脏病学［M］.3版.上海：上海科学技术出版社，1993.

［2］秦永文.实用先天性心脏病介入治疗［M］.上海：上海科学技术出版社，2005.

［3］汪曾玮.心脏外科学［M］.北京：人民军医出版社，2003.

［4］Adan A, Eleyan L, Zaidi M, et al. Ventricular septal defect: diagnosis and treatments in the neonates: a systematic review［J］. Cardiol Young, 2021, 31: 756−761.

［5］Alexander RW, Schlant RC, Fuster V. Hurst's the heart［M］. 11th ed. New York: McGraw Hill, 1998: 1938.

［6］Braunwald E, Schlant RC, Peter L, et al. Braunwald's heart disease: a textbook of cardiovascular medicine［M］. 5th ed. Philadelphia: W B Saunders Co, 1997, 896.

［7］Hoffman JI, Kaplan S. The incidence of congenital heart disease［J］. J Am Coll Cardiol, 2002, 39: 1890−1900.

［8］Kidd L, Driscoll DJ, Gersony WM, et al. Second natural history study of congenital heart defects. Results of treatment of patients with ventricular septal defects［J］. Circulation, 1993, 87: 138−151.

［9］Lara DA, Lopez KN. Public health research in congenital heart disease［J］. Congenit Heart Dis, 2014, 9: 549−558.

［10］Meijboom F, Szatmari A, Utens E, et al. Long-term follow-up after surgical closure of ventricular septal defect in infancy and childhood［J］. J Am Coll Cardiol, 1994, 24: 1358−1364.

［11］Palladino-Davis AG, Davis CS. Outcomes of infants and children undergoing surgical repair of ventricular septal defect: a review of the literature and implications for research with an emphasis on pulmonary artery hypertension［J］. Cardiol Young, 2020, 30: 799−806.

［12］Shah JH, Saraiya SP, Nikam TS, et al. Transcatheter device closure of perimembranous ventricular septal defect in pediatric patients: long-term outcomes［J］. Heart Views, 2020, 21: 17−21.

［13］Wu W, He J, Shao X. Incidence and mortality trend of congenital heart disease at the global, regional, and national level, 1990−2017［J］. Medicine (Baltimore), 2020, 99: e20593.

第二篇

影像学技术

第五章
室间隔缺损超声诊断
与术中超声监测

心血管疾病的介入治疗是在X线透视引导下进行的。对于心血管病的介入治疗，X线透视和血管造影相结合可清晰显示病变特征和治疗的效果。室间隔缺损介入治疗时，X线透视和心血管造影可以大致了解室间隔缺损的位置、大小、与周围组织结构（如主动脉瓣）的关系、封堵器植入后对周围组织和结构的影响。但是患者接受造影剂的剂量是有限的，不宜反复进行造影检查。应用经胸心脏超声检查可弥补血管造影的不足，二维超声检查可直观地显示缺损的形态、大小，以及与毗邻结构的关系，并能实时评估封堵器植入后对主动脉瓣和三尖瓣的影响。这些方法相互结合能准确而可靠地引导封堵器的放置，实时判断封堵的疗效。临床应用证明，超声心动图以其无创性、可重复性而成为室间隔缺损介入治疗辅助诊断的首选方法之一，在术前检查、筛选、术中监测和术后随访等方面均有重要作用，术中超声监测已经成为室间隔缺损介入治疗中必不可少的一个环节。

第一节 · 概　　述

封堵装置的材料为镍钛合金支架、不锈钢固定圈和充填在其中的聚酯膜，封堵过程所涉及的封堵器、心导管、导引钢丝、输送鞘管等材料与人体组织和血液的声阻抗差别大，在超声显示屏上封堵器、导管和导引钢丝呈强回声，而心腔、心房肌、房室间隔、心室肌呈相对低回声，两者图像对比明显，非常容易区别。应用二维超声能清楚地显示封堵器的形态和结构，能直观地判断封堵器放置的位置和放置后的形态。不仅如此，还能清晰地显示导管和导引钢丝在心腔内的走行，帮助术者判断导管或导引钢丝是否通过室间隔缺损孔。应用三维超声显像技术，可得到实时的三维图像，显示封堵器的立体图像，较二维超声更准确地显示封堵器与其相邻结构的关系。甚至可以在三维超声指导下放置室间隔缺损封堵器，但三维超声目前应用还不广泛，临床经验较少，室间隔缺损的介入治疗仍以二维超声为主。

心室间隔两侧心腔压力不一致，左侧高于右侧，由于存在室间隔缺损，血液从左侧流向右侧。利用超声彩色多普勒可显示经室间隔缺损的穿隔血流，穿隔血流对室间隔缺损有确诊价值；通过测量穿隔血流束的宽度，可初步确定缺损大小；测定穿隔血流的速度，可了解右心室的压力，以及左右心腔间的压力阶差，如果穿隔血流速度明显减慢，往往提示存在肺动脉高压，或右心室流出道梗阻引起右心室压力升高；超声多普勒还用于评价封堵器到位后封堵的疗效，是否完全阻断了穿隔血流。此外，超声多普勒对于主动脉瓣反流和三尖瓣反流的定性和定量诊断也具有较重要的作用。因此，充分利用超声心动图和多普勒血流显像技术，对顺利完成封堵治疗，提高封堵成功率，减少并发症的发生起着举足轻重的作用。

第二节·术前超声心动图检查

所有患者封堵术前均需行超声心动图检查，目前的超声诊断主要有二维、三维图像及彩色多普勒等显示方式，操作方法有经胸和经食管探查等。在临床工作中可根据实际需要选择具体的操作方式或联合应用。可采用心尖四腔、心尖五腔、剑下四腔、胸骨旁长轴、胸骨旁四腔心、心底大动脉短轴等多部位多切面扫查。每种切面观察的重点不同，心尖五腔心切面主要观察及测量室间隔缺损边缘距主动脉瓣的距离；大动脉短轴切面（肺动脉长轴切面）观察及测量室间隔缺损边缘距肺动脉瓣的距离；左心室长轴切面重点观察缺损与主动脉瓣的关系及有否存在主动脉脱垂等。为充分了解室间隔缺损的形态特点，还需应用彩色多普勒血流显像观察，测量室间隔缺损的左心室侧与右心室侧直径、室间隔缺损与主动脉瓣环及三尖瓣隔叶的距离。所得数据和图像资料均能存储和重放，便于与封堵术中左心室造影图像对照。

■ 一、检查目的

（1）明确室间隔缺损的位置和类型。超声心动图可分辨室间隔缺损的类型，如肌部缺损、膜周部缺损、嵴下型缺损、隔瓣后型缺损和嵴内型缺损。

（2）明确室间隔缺损的数目、大小、形态、与周围组织的关系。

（3）明确有无合并其他心脏病变或不宜行手术的全身疾病。

■ 二、重点观察项目

1. 确定室间隔缺损的部位·术前超声可明确缺损的部位，需要区别适合封堵和不适合封堵治疗的室间隔缺损，以提高封堵治疗的成功率。

（1）肺动脉瓣下型室间隔缺损：大血管短轴观室间隔回声失落或其分流束位于1～2点钟位置。大血管短轴观室间隔缺损左上缘与肺动脉后瓣根部没有距离。胸骨旁左心室长轴观室间隔缺损或其分流束上缘紧邻主动脉右瓣根部，常常合并主动脉瓣脱垂。此型室间隔缺损应选择外科治疗。

（2）嵴内型室间隔缺损：大血管短轴观室间隔回声失落或其分流束位于11点半到1点半位置。大血管短轴观室间隔缺损左上缘与肺动脉瓣根部尚有距离。胸骨旁左心室长轴观室间隔缺损或其分流束上缘多紧邻主动脉右瓣根部。

（3）单纯膜部室间隔缺损：虽然超声图像上无法严格确定，但对于在大动脉根部短轴切面上主动脉前壁与室间隔连续中断，在9点钟位置紧靠三尖瓣隔瓣的 < 10 mm 缺损，可初步诊断，五腔心切面及四腔心切面也可显示。此部位的缺损适宜行经导管封堵术。

（4）膜周部室间隔缺损：在心尖五腔心切面上可清晰显示缺损的大小和部位，以及与邻近结构的关系，胸骨旁大动脉短轴切面显示缺损在9 ～ 12点钟位置。适合行封堵治疗的室间隔缺损边缘与主动脉瓣环的距离应 > 2 mm。紧邻于室上嵴下方的较小的室间隔缺损适合经导管封堵术。较大的缺损因上缘与主动脉右冠瓣瓣根相距太近，部分靠近右冠瓣、无冠瓣交界，封堵器放置后易引起主动脉瓣的反流，对术者的技术水平和临床经验要求较高。

（5）隔瓣后室间隔缺损：与膜周部室间隔缺损相同，五腔心切面及四腔心切面可显示。在心尖五腔心切面上可清晰显示缺损的大小和部位，以及与邻近结构的关系，胸骨旁大动脉短轴切面上缺损在9 ～ 10点钟位置，通常远离主动脉瓣。缺损下缘多紧邻三尖瓣隔瓣，并常伴膜部膨出瘤。室间隔缺损的基底大，出口小并与三尖瓣瓣下组织粘连。封堵术需注意的是，隔瓣及其后方组织内有房室传导束。隔瓣后型室间隔缺损要较准确地测量室间隔缺损下缘与三尖瓣的最小距离，此间距应 > 3 mm，可选用对称双盘状封堵器进行封堵。

（6）肌部室间隔缺损：主要观察肌部室间隔的连续性和分流情况。心尖四腔心切面、左心室长轴切面、胸骨旁五腔心切面和左心室短轴系列切面均可以在不同角度显示肌部的室间隔。肌部室间隔缺损与膜周部室间隔缺损容易鉴别，前者缺损周围为室间隔的肌部，较厚，多为单孔型，也可为多孔型。3 mm 以下的室间隔肌部缺损，二维图像不易发现室间隔的连续中断，而彩色血流显像和多普勒频谱更敏感，根据在室间隔右心室面获取的收缩期高速血流频谱和彩色分流可诊断。

2. 确定室间隔缺损的形态学分型 · 李军等将膜周部室间隔缺损形态上归纳为漏斗型、瘤型、不规则型和管道型，朱振辉等提出与封堵技术关系更为密切的分型方法。

Ⅰ型：室间隔缺损边缘光滑平整，与周边结构无粘连，结构简单，缺损左右心室侧内径测值基本相等。

Ⅱ型：室间隔缺损边缘轻度纤维增生粘连，呈结构简单、较小的瘤样形态，彩色多普勒血流显像示单一破口，血流束为左向右分流。

Ⅲ型：室间隔缺损边缘纤维增生粘连严重，呈结构复杂、较大的瘤样形态，瘤体左心室侧单一缺损，右心室侧小缺损或分隔成多个缺损口，彩色多普勒血流显像示两束或多束左向右分流。

上述分型对指导封堵治疗有一定参考价值。如Ⅰ型室间隔缺损结构简单，术前测量容易，测量值可靠，可根据测量值选择封堵器大小。同时因室间隔缺损边缘光滑，与周边组织结构无粘连，导管操作相对容易，术后不易出现残余分流。Ⅱ型室间隔缺损的粘连较轻，瘤样结构形成较小且只有一处分流口，可选择细腰型封堵器型，术前应准备这类封堵器，由于粘连较轻，导管操作相对容易，术后一般不并发残余分流。Ⅲ型室间隔缺损瘤样结构形成较复杂，大缺损、小破口或多破口的情况多见，封堵器选择难度较大，封堵治疗能否成功也难确定。

3. **主动脉瓣瓣环周径的测量** · 左心室流出道、主动脉瓣环直径的测量对决定是否适合封堵治疗意义较大。如室间隔缺损较大，而主动脉瓣环相对小，植入的封堵器左心室盘片的直径大于瓣环周径的50%有可能影响主动脉瓣的关闭。其机制与动脉导管未闭封堵治疗引起的主动脉变形和主动脉狭窄机制相似，封堵器的左心室面为平整的圆盘，而主动脉瓣环为正圆形，如封堵器的直径大于主动脉瓣环周径的50%可引起流出道狭窄。因此，必须测量主动脉瓣环的直径，对于室间隔缺损较大者，如果选择的封堵器左心室盘片直径大于主动脉瓣环的50%或接近50%，不宜行封堵治疗。

4. **肺动脉压的估测** · 肺动脉高压诊断标准，按三尖瓣反流长度法（TI）或穿隔流速法分度：① 无肺动脉高压，肺动脉收缩压（SPAP）< 30 mmHg（1 mmHg=0.133 kPa）；② 轻度肺动脉高压，SPAP 30 ～ 40 mmHg；③ 中度肺动脉高压，SPAP 40 ～ 69 mmHg；④ 重度肺动脉高压，SPAP ≥ 70 mmHg。

5. **主动脉瓣关闭不全评估** · 二维超声不能反映是否存在主动脉瓣反流，超声多普勒显像比较容易显示有无主动脉瓣反流。反流的程度可按彩色多普勒反流长度分度：当彩色反流束仅达主动脉瓣环下为轻度；反流束达左心室流出道、二尖瓣前叶水平为中度；反流束达左心室腔并超过二尖瓣前叶为重度。

6. **三尖瓣关闭不全的评估** · 室间隔缺损的部位与三尖瓣关系密切，封堵器放置后直接与三尖瓣及其瓣下结构接触。如封堵器引起明显的三尖瓣关闭不全则不应释放封堵器。临床判断三尖瓣关闭不全的程度及所伴发的血流动力学状态，可借助于心导管检查、右心室造影、超声多普勒心动图检查。经胸超声的特异性为88% ～ 100%。超声是半定量方法，根据反流入右心房血流的面积、流速或反流水平来估计反流程度。评估三尖反流程度通常应用半定量标准：收缩期反流束自三尖瓣至右心房1/3处为少量，1/3 ～ 2/3处为中量，> 2/3为大量。

■ 三、鉴别诊断

室间隔缺损需与主动脉右冠窦瘤破入右心室流出道鉴别，主动脉右冠窦瘤破入右心室流出道典型病例不难诊断，当窦瘤膨大不明显或破裂口显示不清时，二维超声图像酷似室间隔缺损。主动脉右冠窦破裂常合并室间隔缺损，彩色多普勒可直观显示以红色为主多彩镶嵌血流自主动脉窦进入右心室流出道。频谱呈双期连续性左向右分流，室间隔缺损则为收缩期左向右分流。

第三节 · 超声心动图在室间隔缺损封堵术中的应用

上海长海医院于2001年12月率先开展应用对称双盘状封堵器治疗膜部室间隔缺损，随后成功研制出主动脉侧零边偏心型、小腰大边型封堵器并在临床推广应用，至今已完成数千例患者的介入治疗，因其疗效明确、安全性高、并发症少得以在全国迅速推广普及，该型封堵器目前已在全国数百家医院应用，累计应用数万例。对术前筛选合适的病变和患者、术中监测和术后随访积累了丰富的经验，方法已趋成熟。

■ 一、检查方法的选择

目前临床上应用的超声检查方法有经胸超声、经食管超声和心腔内超声。

1. 经胸超声心动图（TTE）·可多方位及多切面观察缺损，对患者无任何痛苦。患儿较容易接受。上海长海医院1 000余例室间隔缺损封堵治疗中均是应用经胸超声引导完成治疗过程。临床应用证明经胸超声基本上可满足室间隔缺损封堵治疗监测的需要。

2. 经食管超声心动图（TEE）·不受肺组织和体位的影响，显示室间隔缺损大小、残端的长短较经胸超声清晰。但是室间隔缺损多发生于儿童，需要食管内探头的直径相对较小，而目前探头相对较粗，临床应用受到一定的限制。

3. 心腔内超声·国外已有指导室间隔缺损封堵治疗的报道。心腔内超声能清晰地显示室间隔缺损的大小和与毗邻结构的关系，以及缺损距离主动脉瓣的距离。但是，心腔内超声检查应用的超声导管及设备较昂贵，其作用也不一定优于经胸超声，因此目前难以在国内推广应用。

根据临床经验，室间隔缺损的封堵治疗应用经胸超声，可满足术前筛选、术中监测和评价的需要。食管超声和心腔内超声临床应用较少。有时经胸超声检查显示确实困难时，后两种方法可能对诊断和治疗有较大的帮助，因此可根据临床实际情况灵活应用。

■ 二、检查的主要内容

1. 明确导管在心腔内的位置·术中有时需要超声明确导管在左心室或右心室，特别是在轨道钢丝上放置长鞘管，透视下不能确定时，超声帮助较大，可避免因判断失误导致重新建立轨道。

2. 显示导管进入的孔道·当室间隔缺损是多孔型时，需要选择拟要进入的孔道以便完全封堵。

3. 评估缺损的大小·当鞘管到位后超声检查，同时应用多普勒超声有助于判断缺损的大小。鞘管在室间隔处，如穿隔血流减少提示缺损较小；反之，缺损偏大，对选择封堵器有一定的帮助。

4. 评估封堵的效果及对主动脉瓣和三尖瓣的影响·超声可清晰地显示封堵器放置的部位和位置是否稳定，封堵器边缘对主动脉瓣和三尖瓣的影响，应用彩色超声多普勒检查可观察到是否存在残余分流。

■ 三、检查的常用切面

超声检查3个必要的切面：① 心尖五腔心切面，可较清晰地显示室间隔缺损的大小、缺损残端的长短、缺损与主动脉瓣的关系。大部分患者在此切面上可清晰地显示室间隔缺损的位置、缺损与主动脉瓣的关系。但是有一部分患者在此切面上不能显示室间隔缺损的位置，此时借助彩色超声多普勒血流显像可显示出缺损的大致部位和缺损的大小。有个别患者在此部位上显示缺损距主动脉瓣3 mm以上，而左心室造影则显示缺损上缘紧靠主动脉瓣，因此需要结合其他部位特别是左心室长轴切面综合分析判断。② 心底短轴切面，观察室间隔缺损的大小、位置，在此切面上9～11点钟位置较合适行封堵治疗。③ 左心室长轴切面，可显示室间隔缺损上缘与主动脉瓣的关系，对判断是否适合封堵治疗有较大帮助。

▓ 四、临床应用

目前认为镍钛合金室间隔缺损封堵器较其他闭合器更安全且操作简便、疗效可靠。室间隔缺损封堵治疗的超声术中监测与房间隔缺损的相似，但室间隔缺损的封堵治疗中对超声的依赖性比房间隔缺损封堵治疗小。因为，要观察封堵器的位置和封堵治疗的效果，以及封堵器放置后是否影响主动脉瓣的功能，通过主动脉造影和左心室造影可得到准确的结果。如术中逆行主动脉造影可准确判断有无主动脉瓣反流，行心室造影可准确判断经封堵器的分流和封堵效果。但是对三尖瓣的影响则仍需要超声检查确定。当然临床上听诊对是否合并三尖瓣反流也有重要的参考价值。

另外，室间隔缺损多为小儿，造影剂的用量不宜过大，故应尽量减少造影的次数和造影剂的总量。因此，超声监测在室间隔缺损封堵治疗中仍然起着重要的作用，不可缺少。

1. 封堵前检查·术前超声检查时患者可转动体位，超声检查的图像质量较好，但是在术中患者取平卧位，不便于转动体位。术前再次检查主要是熟悉在平卧位时的检查切面。此外，需要进一步明确室间隔缺损的部位，重点观察室间隔缺损的部位、大小，特别是室间隔缺损的上缘距主动脉瓣的长度。要注意排除合并的其他畸形，如房间隔缺损、肺动脉瓣狭窄、右心室流出道狭窄。经胸超声检查一般可达到上述目的。

为了更好地显示缺损的部位，应多切面、多角度观察室间隔，综合判断其缺损大小、形态。但是在实际工作中，主要检查三个切面：心尖五腔心切面、心底短轴切面和左心室长轴切面。根据多切面观察，通过超声筛选的室间隔缺损封堵的适应证有以下几类。

（1）肌部和膜周部室间隔缺损。

（2）缺损直径为3～14 mm。

（3）缺损边缘距离主动脉瓣、三尖瓣2 mm。

（4）左向右分流。

（5）不合并其他的需要外科治疗的心脏畸形。

2. 为选择封堵器提供影像依据·选择封堵器的大小主要依靠左心室造影，超声测值可供参考，特别是嵴内型室间隔缺损，造影往往难以显示室间隔缺损的位置和大小，超声测值可作为封堵器选择的依据。封堵器的大小一般是造影测值加1～2 mm，或超声测值加2～3 mm，如缺损上缘距主动脉瓣较短，少于2 mm，应建议选择偏心型封堵器；缺损有多个出口，应测量最大出口的直径，以及与其他邻近出口的关系，决定能否应用一个封堵器覆盖全部出口。对囊袋形室间隔缺损应准备两侧不对称和小腰大边型封堵器。总之，应在术前提供室间隔缺损的详细资料，以便做好充分的准备，增加封堵成功的机会和保证封堵治疗的质量。

3. 术中超声监测·超声可实时观察输送鞘管和封堵器在心腔内的位置和状态。在操作开始后，观察输送鞘管的位置，特别是输送鞘管经过室间隔缺损口时，可观察分流是否明显减少，如分流完全中断，推断室间隔缺损直径较小，可选择较小的封堵器，以免封堵器选择偏大。有时不易确定输送鞘管是否进入左心室，特别是在X线判断困难时，超声可清晰显示鞘管的位置。另外，超声可在术中跟踪观察封堵器送入左心室后张开的左侧片是否紧贴室间隔的左心室面，是否完全封堵住缺损，以及对主动脉瓣和三尖瓣的影响。超声观察封堵器对主动脉瓣和三尖瓣的影响主要观察有无主动脉瓣反流和三尖瓣反流，以及反流的程度。

（1）主动脉瓣功能的观察：当导丝由主动脉进入左心室，通过室间隔缺损到达右侧心腔后，主动脉瓣瓣膜由于导丝的影响，会出现微量反流，反流局限于瓣膜附近，流速低，撤离导丝后，反流会消失。放置封堵器后，主动脉瓣瓣膜不应出现反流；如果出现反流，应暂不释放封堵器，延长观察时间，轻微调整封堵器位置。如果反流消失可释放封堵器，如反流持续存在应放弃封堵。

（2）三尖瓣功能的观察：封堵术中由于输送导管在右侧心腔中进行操作，三尖瓣出现反流是常见的，因此引起的反流，在撤离导管后会消失。而隔瓣后型室间隔缺损，封堵器放置后可能影响三尖瓣环导致反流，故应观察在封堵器放置前后，三尖瓣反流有无明显增多，以判断反流是由导管还是封堵器引起的，轻度的三尖瓣反流，一般不影响封堵器的释放。术前存在三尖瓣反流的室间隔缺损，并非封堵术的禁忌证，通过超声图像提供判断依据，当三尖瓣瓣膜与室间隔之间有明显的粘连条索组织，考虑三尖瓣反流与室间隔缺损有关时，即使存在中度的三尖瓣反流也可试行室间隔缺损的封堵术，封堵术可能在堵闭室间隔缺损的同时改善三尖瓣的功能。实际临床工作中，有成功治愈的病例证实了两者之间的关系。

（3）室间隔缺损残余分流：出口单一的室间隔缺损，封堵器放置后即刻分流消失，或存在微量分流者，约10 min后分流完全消失。而多个出口的室间隔缺损，术后可存在微至少量分流量。术后随访观察分流多于术后6个月消失。

（4）合并其他畸形：如左心室流出道狭窄，彩色超声心动图能直接观察到左心室流出道内封堵器的占位情况和血流的变化，多普勒检测到高速血流，观察结果应及时提醒操作医生。

封堵器释放前，应全面检查至少三个切面。一是心腔五腔心切面，观察封堵器是否在室间隔缺损残端的两侧，封堵器对主动脉瓣和三尖瓣的影响。二是心底短轴切面，观察封堵器是否夹在室间隔缺损残端的两侧，以及残余分流。三是左心室长轴切面，观察封堵器与主动脉瓣的关系。如上述三个切面上均显示封堵器夹在室间隔缺损的两侧，轻轻推拉封堵器，如封堵器位置稳定，无移动，则可释放封堵器。完全放置完毕后，再次观察上述内容。

4. 术后监测和超声随访观察·术后主要监测封堵器的伞平面与室间隔的空间关系：① 伞平面与室间隔平面平行；② 伞两端分别夹住残端；③ 有无残余分流；④ 主动脉瓣和三尖瓣活动和启闭情况。随访期间尚需要观察封堵器表面有无血栓形成。

5. 操作中需要注意的一些问题·术中彩超观察室间隔缺损的形状和导管的位置，当封堵器送至室间隔缺损处时，由于左心室流出道的空间狭小，血流速高，鞘管非常容易滑出，彩超观察左心室盘片是否张开很重要，如果在未张开盘片的情况下回撤鞘管，会滑出室间隔缺损口，一切工作将重新开始。封堵器到位后，重点观察两个盘片是否均打开夹住室间隔缺损边缘组织、腰部充填室间隔缺损缺口大小是否合适、是否影响主动脉血流、心腔血流。彩色多普勒显示为：原有的穿隔血流消失，未出现其他异常血流。但是也有例外情况发生，如为膜部瘤型室间隔缺损，瘤体较长，封堵器完全在左心室面时也可达到完全封堵，超声检查无分流，当封堵器释放后即刻发生封堵器脱位。因此，需要观察心底短轴切面上封堵器的两盘是否夹在缺损口的两侧，呈现腰征，如无腰征不应释放封堵器。另外，封堵器放置后应常规观察右心室流出道的血流，血流速度不应增快。如血流增快需要明确是否存在肺动脉瓣下狭窄，或封堵器引起的右心室流出道梗阻，必要时行右心室造影加以评估。三尖瓣关闭不全是有可能发生的并发症，术中应密切观察封堵器对三尖瓣结构和功能的影响，或原有的三尖瓣反流明显加重，一般不应出现明显的三尖瓣反流，如出现明显的三尖瓣反流，在排除输送鞘管的因素后，应考虑是否释放封堵器。当选择封堵器偏小时，封堵器从左心室滑向右心室；封堵器选择过大，封堵器形成长腰形，两盘片呈球形，两端的直径较长，应提醒术者更换小一些的封堵器。缺损靠近主动脉瓣，封堵器放置出现主动脉瓣关闭不全，如出现主动脉瓣关闭不全应更换偏心型的封堵器或放弃介入治疗。

据国内外文献报道，室间隔缺损封堵术后并发症常见的有术后残余分流、三尖瓣反流、主动脉瓣反流或左心室流出道狭窄等，这些现象均应在术后心脏超声检查即刻发现，必要时放弃封堵治疗。上海长海医院目前已完成1 000余例室间隔缺损的封堵术，包括膜部、膜周部、嵴内型和肌部各类型，病例术前慎重选择，封堵器选择恰当，术中经超声和造影检查，基本上可准确判断即刻的疗效和避免发生可能发生的并发症，如较大的残余漏、右心室流出道梗阻、三尖瓣关闭不全等并发症。

经胸彩超在术前可以准确对室间隔缺损进行定位和测量其缺损间距，在导管术的整个操作过程中，能观察到导管等材料的影像图，术中操作对患者无任何痛苦，但因患者体位固定，图像清晰度有一定影响，要求检查者有娴熟的探头操作能力和图像判断能力。术后均能够清楚地观察到封堵器的位置和封堵的效果。

总之，室间隔缺损经导管封堵技术上可行，效果确实。超声心动图引导有重要的临床应用价值。

第四节·室间隔缺损的超声心动图图解

病例

患者，男性，18岁，因体检发现杂音1个月就诊，术前超声提示室间隔靠近心尖部位可见左向右穿隔血流（图5-1），术中植入8 mm A3B2型肌部室间隔缺损封堵器，复查超声提示穿隔血流消失（图5-2），封堵成功。

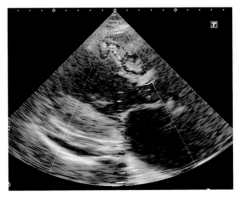

图5-1 肌部室间隔缺损，室间隔靠近心尖部位可见穿隔血流

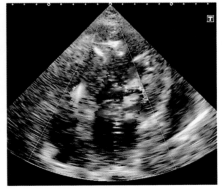

图5-2 植入8 mm A3B2型肌部室间隔缺损封堵器后，穿隔血流消失

病例 2

患者，女性，24岁，因为感冒、咳嗽就诊，听诊发现心脏杂音，门诊心脏超声提示：大动脉短轴切面10点钟位置可见明显的回声失落，多普勒超声可见细束的穿隔血流，诊断为膜周部室间隔缺损（图5-3、图5-4），成功行介入封堵治疗。

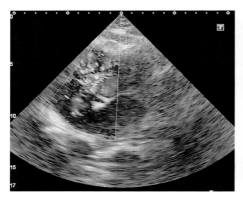 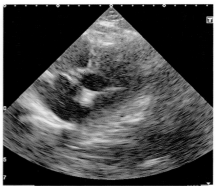

图5-3　膜周部室间隔缺损，可见细束的穿隔血流

图5-4　膜周部室间隔缺损，大动脉短轴观，在10点钟位置可见回声失落

病例 3

患者，男性，32岁，因感冒后胸闷就诊，听诊发现杂音，超声提示膜周部室间隔缺损合并房间隔缺损（图5-5），同期顺利植入26 mm的房间隔缺损封堵器及6 mm对称型室间隔缺损封堵器，术后超声提示封堵器位置良好，无明显残余分流（图5-6）。

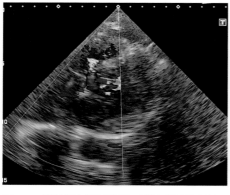 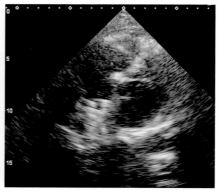

图5-5　膜周部室间隔缺损，可见明显的穿隔血流，该患者合并房间隔缺损，同期封堵

图5-6　室间隔缺损及房间隔缺损封堵后，可见两个强回声的封堵器

病例 ④

患者，男性，46岁，因活动或干活胸闷、气急就诊，听诊心前区明显杂音伴震颤，当地医院超声提示巨大室间隔缺损，开口显示不清。笔者所在医院超声提示巨大膜部瘤，缺损大小12 mm伴主动脉瓣脱垂。术中尝试多种型号封堵器失败，最终植入26 mm PDA封堵器，成功封堵缺损口，术后超声提示无明显残余分流，无明显主动脉瓣反流（图5-7），听诊胸骨左缘杂音明显减轻。

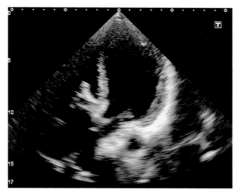

图5-7 巨大的膜部室间隔缺损，植入26 mm PDA封堵器，无残余分流，无主动脉瓣反流

病例 ⑤

患者，女性，37岁，因体检发现心脏杂音就诊，门诊心脏超声提示膜周部室间隔缺损（膜部瘤），心尖五腔心切面可见明显的膜部瘤图像右心室，在瘤体顶部位置可见回声失落（图5-8），多普勒提示左向右穿隔血流（图5-9），膜部瘤型室间隔缺损诊断明确。术中成功

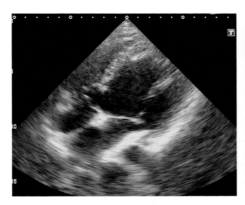

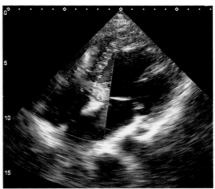

图5-8 五腔心切面观，可见明显的膜部瘤膨出向右心室，在瘤体顶部偏心尖方面可见回声失落

图5-9 彩色多普勒超声可见明显的穿隔血流

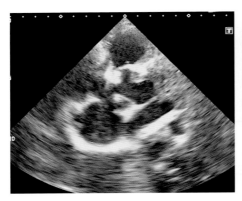

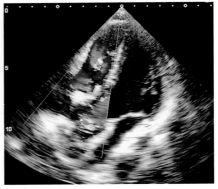

图5-10 植入4 mm对称型封堵器，大动脉短轴观，在10点钟方向可见封堵器强回声影　　图5-11 五腔心切面观，封堵器位置良好，未探及残余分流

植入4 mm对称型室间隔缺损封堵器，术后超声提示封堵器位置良好，无明显残余分流，未影响主动脉瓣及三尖瓣启闭（图5-10、图5-11）。

病例 6

患者，女性，42岁，因体格检查发现室间隔缺损就诊。心脏超声提示：胸骨旁长轴切面可见明显的回声失落（图5-12），缺损大小约7 mm，术中成功植入12 mm A4B2型细腰型封堵器，术后超声四腔心切面可见封堵器位置良好，形态佳，无残余分流，封堵成功（图5-13）。

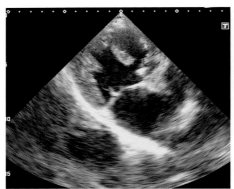

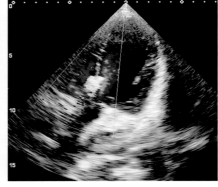

图5-12 胸骨旁长轴观，可见较大的回声失落　　图5-13 植入12 mm A4B2型细腰型封堵器，四腔心切面观，封堵器位置佳，形态好，未见明显残余分流

病例 7

患者，男性，36岁，因胸闷就诊，听诊胸骨左缘第3、4肋间可闻及明显收缩期杂音，心脏超声五腔心切面可见明显的回声失落，缺损呈长管型（图5-14），术中成功植入12 mm对称型封堵器，术后超声提示封堵器位置形态良好，无残余分流（图5-15）。

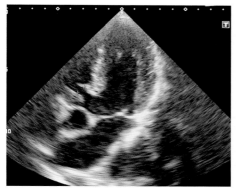

图5-14　五腔心切面观，可见管型的膜部缺损

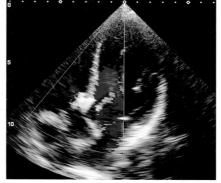

图5-15　植入12 mm对称型封堵器后，五腔心切面观，封堵器位置良好，未见明显残余分流

病例 8

　　患者，女性，18岁，当地诊断为干下型室间隔缺损，建议外科手术，患者及家属不愿外科修补。笔者所在医院超声提示：大动脉短轴观，可见1点钟位置明显回声失落，可见细束穿隔血流，距离肺动脉瓣尚有距离（图5-16、图5-17），室间隔缺损诊断明确，患者及家属要求尝试封堵，术中成功植入11 mm零边偏心型封堵器，术后超声提示封堵位置良好，封堵完全，无明显残余分流，无明显主动脉瓣反流（图5-18）。

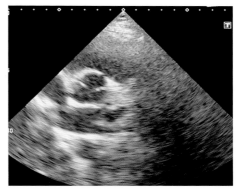

图5-16　大动脉短轴观，在1点钟位置可见回声失落，但与肺动脉瓣仍有距离

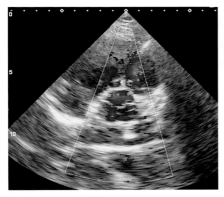

图5-17　彩色多普勒超声在1点钟位置可见穿隔血流

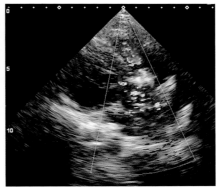

图5-18　成功植入11 mm零边偏心型封堵器，多普勒超声未见明显残余分流

病例 9

　　患者，女性，22岁，因胸闷当地医院就诊，听诊发现杂音，超声提示室间隔缺损。笔者所在医院超声心尖五腔心切面可见两束细小的左向右分流，诊断为双孔室间隔缺损（图5-19），术中植入4 mm A4B2型细腰型封堵器，植入封堵两个缺损。

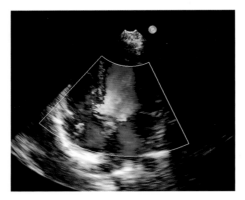

图5-19　五腔心切面观，可见双孔膜周部缺损

病例 10

　　患者，女性，12岁，自幼即诊断为室间隔缺损，未予以治疗，一般活动可。超声提示大动脉短轴切面可见在12点钟位置的明显穿隔血流，大小约4 mm（图5-20），术中成功植入4 mm零边偏心型封堵器。

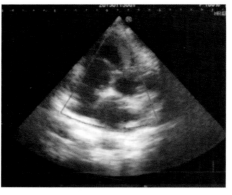

图5-20　大动脉短轴观，可见12点钟位置穿隔血流（"小火苗"）

（秦永文　许旭东）

参考文献

［ 1 ］Bilen C, Akkaya G, Tuncer ON, et al. Assessment of tricuspid valve detachment efficiency for ventricular septal defect closure: a retrospective comparative study ［ J ］. Acta Cardiol Sin, 2020, 36(4): 360−366.

［ 2 ］Bu H, Yang Y, Wu Q, et al. Echocardiography-guided percutaneous closure of perimembranous ventricular septal defects without arterial access and fluoroscopy ［ J ］. BMC Pediatr, 2019, 19(1): 302.

［ 3 ］Bu H, Yang Y, Wu Q, et al. Results of two different echocardiography-guided approaches to closure of perimembranous ventricular septal defects ［ J ］. Eur J Cardiothorac Surg, 2021, ezab015.

［ 4 ］Ghaderian M, Merajie M, Mortezaeian H, et al. Efficacy and safety of using Amplatzer ductal occluder for transcatheter closure of perimembranous ventricular septal defect in pediatrics ［ J ］. Iran J Pediatr, 2015, 25(2): e386.

［ 5 ］Haddad RN, Daou L, Saliba Z. Device closure of perimembranous ventricular septal defect: choosing between Amplatzer occluders ［ J ］. Front Pediatr, 2019, 7: 300.

［ 6 ］Li XY, Ren WD, Song G, et al. Prediction of spontaneous closure of ventricular septal defect and guidance for clinical follow-up ［ J ］. Clin Cardiol, 2019, 42(5): 536−541.

［ 7 ］Nguyen HL, PhanID QT, Doan DD, et al. Percutaneous closure of perimembranous ventricular septal defect using patent ductus arteriosus occluders ［ J ］. PLoS One, 2018, 13(11): e0206535.

［ 8 ］Shah JH, Saraiya SP, Nikam TS, et al. Transcatheter device closure of perimembranous ventricular septal defect in pediatric patients: long-term outcomes ［ J ］. Heart Views, 2020, 21(1): 17−21.

［ 9 ］Tang CQ, Zhou KY, Hua YM, et al. Very late-onset endocarditis complicated by nonsignificant aortic regurgitation after device closure of perimembranous ventricular septal defect ［ J ］. Medicine (Baltimore), 2020, 99(19): e20120.

［10］Wang SZ, Ouyang WB, Liu Y, et al. Transcatheter perimembranous ventricular septal defect closure under transthoracic echocardiographic guidance without fluoroscopy ［ J ］. J Thorac Dis, 2018, 10(9): 5222−5231.

［11］Xu XD, Liu SX, Bai Y, et al. Decreased tricuspid regurgitation following percutaneous closure of congenital perimembranous ventricular septal defect: immediate and 6-month echocardiographic assessment ［ J ］. Heart Vessels, 2015, 30(5): 611−617.

［12］Xu XD, Bai Y, Chen XL, et al. Simultaneous transcatheter treatment of perimembranous ventricular septal defect and other congenital cardiopathies ［ J ］. Heart Lung Circ, 2014, 23(12): 1169−1174.

［13］Xu XD, Gao LM, Bai Y, et al. Transcatheter closure of perimembranous ventricular septal defects using dual wire-maintaining technique ［ J ］. Heart Lung Circ, 2017, 26(7): 690−695.

［14］Bai Y, Xu XD, Li CY, et al. Complete atrioventricular block after percutaneous device closure of perimembranous ventricular septal defect: a single-center experience on 1046 cases ［ J ］. Heart Rhythm, 2015, 12(10): 2132−2140.

第六章
心导管检查术在室间隔
缺损中的应用

第一节 · 心导管检查术所需设备及器械

　　心导管检查是在X线引导下将导管经外周血管送至心脏、大血管，通过左心导管和右心导管检查，进行心血管疾病的诊断和治疗。1929年25岁的德国医生Werner Forssmann完成了人类首例心导管检查术，他将一根输尿管插入自己的左侧肘前静脉并送至右心房，拍下了人类医学史上第一张心导管胸片，从此拉开了心导管检查的序幕。1941年美国心脏科医生Dickinson W. Richards和Andre F. Cournand合作改进了Forssmann的心导管插入术，开始测定右心和肺动脉压力、计算心输出量，奠定了右心导管检查在心血管疾病诊断中的重要地位。1956年这三位学者因为在心导管检查中的开拓性贡献，共同获得了诺贝尔生理学或医学奖。1953年Seldinger发明了经皮血管穿刺法，结束了介入操作需要血管切开的历史。Seldinger穿刺法使得心导管技术成为心血管内科医生可独立完成的一项简单安全的操作，这一技术沿用至今。1950年我国也开展了第一例右心导管检察术，1959年我国开始进行左心导管检查术。心导管检查术早年主要用于先天性心脏病的术前诊断，为外科手术进行血流动力学评估。1998年随着全国先天性心脏病介入治疗的开展，尤其是2001年经导管室间隔缺损封堵技术的迅速发展，心导管检查术已成为先天性心脏病，尤其是室间隔缺损介入治疗中必不可少的检查手段。本章主要介绍心导管检查的基本操作方法和部分诊断技术，有关封堵治疗方面，将在相关章节叙述。心导管检查和心血管介入治疗的开展，需具备一定的条件，所需主要设备和器械如下。

■ 一、心导管检查的基本设备

（一）X线影像设备

　　数字减影血管造影（digital subtraction angiography，DSA）是一种使X线序列图片中血管可视化的技术，是心脑及外周等血管疾病进行诊断和介入治疗必不可少的设备。数字成像及通信标准（digital imaging and communication，DICOM）是医学图像和相关信息的国际标准（ISO 12052），使得不同厂商的系统能够相互兼容，是部署最为广泛的医学信息标准。提高的计算机存储能力允许归档海量病例，百亿级符合DICOM标准的医学图像应用于临床并能即时访问存档病例。近年计算机图像重建技术不断进步，具有3D甚至4D技术的新型DSA设备也在开发中，通过高质量三维图像、多角度重建、多时相记录，可以进行计算机人工智能辅助诊断，帮助介入医生制定精准化、个体化的手术方案。近年兴起的机器人手术在介入领域也实现了众多技术突破，手术医生可以通过遥控血管介入机器人完成导管、导丝、球囊和支架进入管腔内的精细操作，减少医生的X线辐射暴露，提高治疗的精确度和标准化。

（二）监护记录设备

目前心导管室所用多为心电监护、压力监护多功能机，能同时进行心电、脉氧饱和度、无创血压和有创压力监护等。目前常用的电动压力计由压力换能器、放大器和记录仪三部分构成，可以连续测定和实时显示收缩压、舒张压和平均压的数值及压力曲线，敏感度高、使用方便。

超声心动图机是室间隔缺损封堵术中必不可少的设备，需要在介入治疗术前、术中及术后进行超声检查。术前心脏超声可以观察缺损的大小、位置，明确能否进行封堵，是否存在禁忌证及合并症。术中心脏超声可以帮助判断封堵器大小位置是否合适、有无残余分流、是否影响瓣膜启闭等。术后心脏超声再次确定封堵器释放状态下是否合适，可否结束手术。室间隔缺损介入治疗中，X线影像和超声心动图密切结合，可以有效提高介入成功率，减少并发症的发生。

（三）导管和穿刺器械

1. 穿刺针·用于经皮穿刺股动脉、股静脉、桡动脉等。常用的是Seldinger穿刺针，大小有16～24 G不同型号。型号越大，穿刺针的直径越小。Seldinger穿刺针又分带内芯和不带内芯两种，医生可根据使用习惯选用。一般成人及儿童可选用16～18 G，婴幼儿选用20～22 G。

2. 鞘管·用于动脉或静脉穿刺成功后插入血管内，以便送入各种类型的心导管进行检查和治疗。目前多用尾端带止血阀的鞘管，可有效地减少出血。鞘管由外鞘、扩张管和配套的30～45 cm短钢丝构成，型号有4～8 F。成人可选用6～8 F，婴幼儿及儿童选用4～6 F。

3. 心导管·常用的心导管外周直径为4～12 F，术者根据患者年龄、穿刺血管和靶血管的粗细及应用目的选择合适大小。心导管的长度为80～125 cm，术者依据患者的身材和所需达到的位置决定合适的长度。目前常用心导管类型如下。

（1）端孔导管：此型导管在其顶端3～4 cm处塑成45°角，并逐渐变细以利于推送到达右心室和肺动脉，可以进行测压和抽取血样本。

（2）多功能导管：形状与普通端孔导管相似，不同的是除了端孔以外，远端尚有几个侧孔，远端直径与近端相同，可用于血管造影。由于其内径较大，是目前室间隔缺损介入治疗中最常用的导管，除用于测压外，还可方便地送入圈套器进行动静脉轨道建立。

（3）猪尾导管：此型导管顶端塑成猪尾环状，有6个侧孔，在进行心室和主动脉造影时，可避免导管顶端对心脏和血管的直接撞击，减轻组织损伤和室性心律失常的发生。

（4）Judkins右冠状动脉造影导管：选择性冠状动脉造影中应用最广泛的一种导管，在室间隔缺损介入治疗中用于通过室间隔缺损，也可以进行右心导管检查及送入圈套器建立动-静脉轨道。

（5）球囊漂浮导管（Swan-Ganz导管）：用于右心系统压力测量、抽取血样、心输出量计算等，距导管顶端1 mm是一个气囊，可用1 ml空气充胀，充胀后直径约13 mm。导管尾部包括近端注射腔、热敏导丝腔、球囊腔、远端腔。导管末端有一个球囊和一个远端端孔。Swan-Ganz导管在X线透视下经颈内静脉、锁骨下静脉、股静脉、肘静脉等植入体内，紧急时也可在床旁直接置管，根据压力波形判断位置，无须X线透视。近年推出的新型Swan-Ganz导管增加了双腔心脏起搏、心室容积计算、腔内心电图记录等功能，可以对危重患者进行心脏起搏的同时完成血流动力学监测（图6-1）。

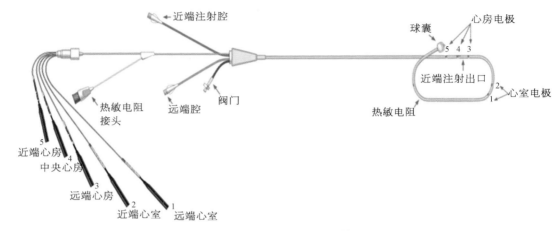

图6-1　新型Swan-Ganz导管

4. 导引钢丝 · 常用的有：① J形导引钢丝，直径为0.035 in，长度为150 cm，头端弯曲呈J形、不易损伤血管，协助导管经外周血管前行抵达心脏。② 超滑导丝，又称泥鳅导丝，直径为0.032 ～ 0.035 in，长度有150 cm或260 cm，通过表面涂层实现超滑效果，容易通过扭曲血管和室间隔缺损处，0.032 in的260 cm规格是室间隔缺损介入治疗中建立动静脉轨道的常用导丝。

二、常用抢救药品和器械设备

所有心导管检查、心血管疾病介入治疗，都存在不同程度的并发症和潜在危险。因此，导管室必须具备完好的抢救器材和药品，以保障意外情况发生时的紧急处理。器械包括性能良好的除颤仪、临时心脏起搏器、简易人工呼吸器、气管插管、气管切开器械、呼吸机、心包穿刺器械、吸引器、开胸手术器械和给氧设备等。静脉药品包括利多卡因、普罗帕酮、胺碘酮、维拉帕米、西地兰、呋塞米、肾上腺素、去甲肾上腺素、异丙肾上腺素、阿托品、多巴胺、多巴酚丁胺、间羟胺、尼可刹米、氨茶碱、硝酸甘油、吗啡、地西泮、异丙嗪、氢化可的松、地塞米松、葡萄糖酸钙、硫酸鱼精蛋白、肝素等。

三、人员配备

心导管检查是一项复杂细致而又具有许多风险的工作，必须有一组临床经验丰富、熟练掌握各种导管技术和随时能快速处理各种意外事件的医师组成。术者应由主治医师以上的医生担任、助手由 1 ～ 2 名住院医师担任。另外，尚需 1 ～ 2 名护士或技术员负责各项监护、测压和血氧分析等技术操作。放射科技术员 1 名，负责 X 线机的各项操作。全部工作人员应接受心肺复苏的培训和心脏生命支持训练。

第二节·导管操作技巧与手法

一、术前准备

室间隔缺损患者在进行心导管检查前均应进行详细的病史询问及体格检查，评估血常规、肝功能、肾功能、凝血功能，有无手术禁忌证等。病史询问中应特别问及室间隔缺损的发现过程、患者平时的身体和发育状况、有无活动后发绀、近 2 ～ 3 个月有无持续性或间断性发热、有无严重的药物或造影剂过敏史等。体格检查应特别注意心前区有无隆起、有无细震颤。听诊应注意杂音的最响部位、响度及范围。术前介入治疗医师应向患者和家属详细介绍介入治疗的必要性、优点、操作过程等，以消除患者和家属的顾虑，取得他们的理解和信任。对术中及术后可能出现的各种意外情况及并发症更要充分谈及，并签署知情同意书和同意接受手术意向书。婴幼儿需在全身麻醉下行介入治疗，尚应签署全身麻醉意向书。

二、血管穿刺技术

室间隔缺损封堵治疗需要同时穿刺动脉和静脉，多选择穿刺右侧股动脉和股静脉。成人和能配合的年长儿，在 1% ～ 2% 利多卡因局部麻醉下进行，婴幼儿则在全身麻醉下进行。一般先穿刺股静脉，送入一根导引钢丝，后穿刺股动脉，送入另一根导引钢丝。置入鞘管则按相反顺序，先插入股动脉鞘管，再插入股静脉鞘管。这样做的目的是减少股动脉出血，也可以避免由于先插入股动脉或静脉鞘管对另一血管穿刺的影响。本中心于 2015 年开展经桡动脉室间隔缺损介入治疗，至今已对 50 余例成人室间隔缺损患者进行桡动脉联合股静脉入路封堵治疗，有效避免了股动脉穿刺引起的并发症风险；术后采用桡动脉压迫器压迫伤口，也提高了手术的安全性和舒适度。

（一）股静脉穿刺术

股静脉在大腿根部紧邻股动脉，在腹股沟韧带下方的股三角内，股三角内的结构由外向内依次为股神经、股动脉、股静脉和淋巴管。腹股沟韧带位于股动脉和股静脉走行的上方，是股动脉、股静脉穿刺的重要标识。股静脉穿刺步骤如下。

（1）穿刺点定位：一般选择腹股沟韧带下 2 ～ 3 cm，股动脉搏动最明显处内侧 0.5 ～ 1 cm 为穿刺点。

（2）用 1% ～ 2% 利多卡因 3 ～ 5 ml 局部浸润麻醉，用 Seldinger 薄壁穿刺针，斜面朝上，与皮肤呈 30° ～ 45° 刺入，可直达髂骨膜。拔出内芯，慢慢回撤穿刺针套管，如有暗红色血液流出，则说明穿刺成功。也可以在穿刺针尾部先接上注射器，用同样的方法进针，保持注射器内有一定的负压，如注射器内有流畅的暗红色血液流入，说明穿刺成功。穿刺中若见具有搏动感的鲜红血液喷出，则提示穿进股动脉，可送入导丝，并以此为标记在导丝内侧 0.5 ～ 1 cm 再次进行股静脉穿刺。

（3）左手固定穿刺针套管，右手将导引钢丝柔软端通过套管针送入股静脉内，退出套管。保留钢丝于股静脉内，再行股动脉穿刺。

（二）股动脉穿刺术

股静脉穿刺成功后，接着进行股动脉穿刺，步骤如下。

（1）穿刺点选择在腹股沟韧带下、股动脉搏动最明显的位置。用Seldinger薄壁穿刺针，斜面朝上，与皮肤呈30°～45°缓慢进针，当针尖进入动脉血管腔内（尽量避免穿透后壁），并有血流从穿刺针尾端喷出，尽快送入导丝。如使用套管针穿刺，针尾出现回血时，则固定内芯，轻轻前送穿刺针套管，此时套管应位于管腔内。拔出内芯，可见血流从套管针内喷出。如无血流喷出，则需拔出穿刺针，按压5 min后再次穿刺。

（2）左手固定穿刺针套管，右手将导引钢丝柔软端通过套管送入股动脉内。退出套管，保留钢丝于股动脉内。

（3）退出穿刺针，左手压住穿刺点，右手（或由助手）沿钢丝插入动脉鞘管套件，送入股动脉内。送入鞘管中必须注意导丝始终要露出鞘管尾端，扩张管和外鞘管保持嵌合状态。若遇阻力，可按顺时针方向转动鞘管再送。

（4）推送成功后，将钢丝和扩张管一起退出体外，通过鞘管侧臂的三通阀门注入5～10 ml肝素生理盐水冲管，关闭阀门。

（5）最后通过股静脉内的钢丝插入股静脉鞘管，退出钢丝和扩张管，血管穿刺即完成。

（三）桡动脉穿刺技术

较之传统的股动脉，桡动脉穿刺避免了股动脉穿刺的并发症风险，步骤如下。

（1）穿刺点选择右侧手腕桡骨侧搏动最明显的位置，用桡动脉专用穿刺套件，当针尖进入动脉血管腔内，穿刺针尾端套管内有血流出现，此时可尝试推送外套管，如无阻力，提示套管已经介入桡动脉，即可退出针芯，插入导丝。如有阻力，可轻轻前送穿刺针穿透桡动脉后壁。拔出内芯，缓慢回撤穿刺针套管，直至鲜血自针尾喷出。

（2）左手固定穿刺针，右手将导引钢丝柔软端通过套管送入桡动脉内，退出套管，右手沿钢丝插入动脉鞘管套件，送入桡动脉内。

（3）将钢丝和动脉鞘套件的扩张管一起退出体外，通过鞘管侧臂的三通阀门注入5～10 ml肝素生理盐水，关闭阀门。

■ 三、导管插入技术

血管穿刺完成后，通过动脉或静脉鞘管的侧臂注入肝素（成人60 U/kg，婴幼儿100 U/kg），接下来即可进行左、右心导管检查。室间隔缺损封堵过程中一般先行右心导管检查，进行相关的血流动力学检查后，再行左心导管检查。

■ 四、术后处理

1. 穿刺血管处理·成人股动脉穿刺点多采用股动脉缝合器进行缝合，回到病房6 h后可起床活动。如未使用股动脉缝合器，可在患者回到病房1～2 h后拔除股动脉鞘管，局部压迫止血15～20 min后加压包扎，沙袋压迫4～6 h；也可以检查结束后即刻拔除，台上按压10～20 min，加压包扎好后回到病房。患者卧床12～24 h后可起床活动。成人股静脉止血在台上进行反"Z"字形缝合，术后24 h拆线。反"Z"字形缝合平行于股静脉进针，较之传统的"8"字形垂直于股静脉进针，大大降低了穿刺针损伤股动脉的风险（图6-2）。婴幼儿由于不能很好地配合，一般在手术结束后、麻醉苏醒前拔除股动脉、股静脉鞘管，并加压包扎。12 h后可下床活动。如成人室间隔缺损患者采用桡动脉途径，则使用桡动脉压迫器压迫伤口，减少了股动脉相关并发症，减轻了术后卧床的不适，显著提高手术安全性和舒适度。

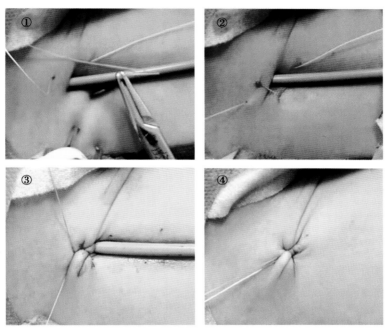

图6-2 反"Z"字形缝合

2. 术后进食、进水·无手术并发症的成人患者，拔除股动脉、股静脉鞘管后即可进食、进水。术中行全身麻醉的婴幼儿，需在麻醉完全清醒后4～6 h方可进食、进水，以免由于患儿误吸引起严重并发症。

3. 心电、血压监测·术后要求每30 min测血压1次，共6次。每天做12导联心电图，连续5～7日。持续心电监护5～7日。术后心电图和心电监护过程中特别注意观察有无房室传导阻滞等发生。

4. 药物治疗·口服阿司匹林2 mg/kg，疗程3～6个月。常规静脉应用抗生素预防感染1～2日。

■ 五、术后随访

术后患者要求3个月左右进行复诊。复诊时的检查内容包括详细的体格检查，12导联心电图、胸片（后前位＋左前斜位）和心脏超声检查。如患者无特殊异常，则可在6～12个月后再随访一次。

第三节·右心导管检查术

右心导管检查是经导管室间隔缺损封堵过程中必不可少的步骤，其主要作用有：① 测定上腔静脉、下腔静脉、右心房、右心室、肺动脉及肺小动脉的压力。② 测定上述各部位血液氧含量，判断心腔内和大血管间有无分流，计算心输出量、分流量、肺血管阻力等。③ 借助导管异常走行、右心室造影、肺动脉造影等，明确室间隔缺损是否合并其他畸形，如房间隔缺损、右心室流出道狭窄、肺动脉瓣狭窄、双腔右心室等。

■ 一、操作步骤

导管一般选用带端孔、侧孔的多功能导管，也可以选用Judkins右冠状动脉造影导管。这两种导管内腔比较大，在心导管检查后可以送入圈套器进行动脉-静脉轨道的建立。

（一）插入导管

1. 进入右心房·将导管尾端接上含有肝素的生理盐水注射器，冲洗导管，然后由股静脉鞘管插入，经下腔静脉到达右心房。推送导管的过程中如遇到阻力，应行X线透视明确导管位置，切忌暴力推送。推送过程中导管容易进入肾静脉和肝静脉，一旦导管进入上述静脉，应立刻回撤导管并进行适当旋转，继续前送导管到达右心房。

2. 进入右心室·导管进入右心室的难度与右心系统的大小、压力有关。对于无明显右心房扩大和右心室高压者，可直接操纵导管指向左前侧，以便使导管通过三尖瓣口进入右心室。如不能直接进入右心室，可以将导管头端指向右心房的右侧壁，顺时针方向转动导管，使其头端转向前中部，然后通过三尖瓣口进入右心室。如上述方法导管仍不能进入右心室，则需采用导管打圈的方法使导管进入右心室。先使导管顶在右心房右侧壁或肝静脉处，使导管在右心房内打圈，再顺时针向一边转动一边慢慢回撤导管，导管会弹入右心室内。导管进入右心室内的标记是导管头端位于脊柱左侧、出现室性心律失常，压力监测出现右心室压力曲线。

3. 进入肺动脉·导管进入右心室后，轻轻回撤的同时顺时针向转动导管，使其头端指向右心室流出道，再前送导管即可进入主肺动脉。导管头端指向左或右再推送，则可进入左或右肺动脉，并最终嵌入肺小动脉末梢。当确认导管嵌入肺小动脉末梢后，即可开始后续的压力和氧含量测量。

（二）压力测定

应用电子压力计前，压力换能器的位置应固定在零点水平。一般选择患者平卧状态的腋中线等高水平，将无菌的测压管两端分别与三通开关和压力换能器连接，用生理盐水充满测压管和压力传感器，并开放通大气，使电压力计为"0"，较零完毕后关闭通大气的开关即可开始测压。测压的顺序可按心导管推进顺序逆方向回撤径路，即肺小动脉→肺动脉→主肺动脉→右心室流出道→右心室中部→右心室流入道→右心房上、中、下→上腔静脉及下腔静脉等不同部位，分别测压并记录压力曲线。必要时可对肺动脉与右心室进行连续测压，压力阶差连续曲线的显示有助于肺动脉和右心室狭窄具体部位的判断。

（三）血氧含量测定

每个部位取血标本测血氧含量与导管测压顺序同步进行，将送检血标本进行氧饱和度测量可换算成血氧含量。在抽血前先用空注射器抽出导管腔内3～4 ml残留血液后，再接上由助手备好的用肝素盐水湿润内壁、接头一段也充满盐水的注射器，缓慢抽血1～1.5 ml，平递给台下护士接上针头，并将针头插入橡皮塞内，以保证血液与空气隔绝，随即摇荡数次，使血液与抗凝剂充分混合，立即送检或者于冰浴中保存待检。每次采血完毕，应立即用肝素盐水快速冲洗导管腔，确保管腔通畅，避免血凝块形成。血氧饱和度换算成血氧含量最简单的方法是：血红蛋白含量（g/dl）×1.36得到理论的血液携氧量（ml/dl），此值再乘以血氧饱和度即得实际血氧含量。

（四）右心室造影

在右心导管检查过程中如发现右心室和主肺动脉间存在明显压力阶差（≥30 mmHg），则应进行右心室造影，以明确是否存在右心室流出道狭窄或肺动脉瓣狭窄。右心室造影选用左侧位，患者双手抱头，以消除双上肢对造影图像的影响。需要特别注意的是，用于测压和抽血氧分析的端孔右心导管和端侧孔导管不能进行右心室造影检查，必须使用有侧孔的猪尾导管进行。造影剂用量1～1.5 ml/kg，通过高压注射器快速注入，一般成人和年长患儿注射速度为15～25 ml/s，婴幼儿酌情减量。

（五）其他检查

对疑有室间隔缺损合并其他先天性畸形和异常分流者，在心导管检查主要项目完成后，可将导管顶端在疑有分流缺损部位进行探查。如果导管端从右心房经房间隔进入左心房，则提示可能合并房间隔缺损或卵圆孔未闭。

■ 二、右心导管检查所得资料分析

（一）右心系统的压力测定及临床意义

心导管检查的主要目的是进行准确的压力波形记录，右心系统的正常压力曲线如下（图6-3）。心动周期包括收缩期和舒张期，掌握心动周期的生理过程对于理解压力曲线十分重要。

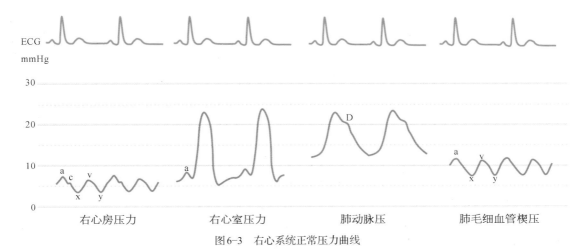

图6-3　右心系统正常压力曲线

1. 上、下腔静脉压力·正常上腔静脉平均压为3～6 mmHg，下腔静脉平均压为5～7 mmHg，压力升高表示腔静脉血液向右心房回流障碍。

2. 右心房压力·正常右心房平均压为0～5 mmHg，超过10 mmHg即为高压。右心房压力波形有三个正向波：a波、c波和v波，以及两个下降波：x波和y波。通常以心房收缩作为一个心动周期的起点，心房收缩引起房内压增高，形成a波。a波在第一心音之前、心电图P波之后，随后心房舒张、压力回降，心室开始收缩。a波下行支上有一个小的波动叫c波，在心电图R波之后，是心室收缩三尖瓣关闭时突向右心房导致的小的正向波。a波下行支为x斜波，代表心房舒张压力的下降和右心室收缩时三尖瓣环形成的向下牵拉力，最低点相当于心电图T波开始之处。在右心室射血后期，大量血液由腔静脉向右心房回流，而三尖瓣尚处于关闭状态，血液无法进入心室，心房内血液量不断增加、心房压持续升高直至心室等容舒张期结束，由此形成v波，相当于第二心音及心电图T波稍后。v波的高度与心房的顺应性和从外周回流入心房的血液量相关，通常v波小于a波。随后右心室舒张，心房血液向心室充盈，心房内压力降低，形成y斜坡，反映了三尖瓣开放和右心房对右心室的排空。以后心房再次收缩，又出现a波，开启下一个心动周期。

当右心房过度负荷时，a波增大；心房颤动发作时，a波消失；右心房衰竭及三尖瓣关闭不全时v波增大，可超过a波；缩窄性心包炎或限制型心肌病中，x和y斜坡幅度显著增大，a波及v波变为丘陵状隆起波，整个右心房压力曲线呈M形或W形。

3. 右心室压力·正常收缩压为18～30 mmHg，舒张压为5～8 mmHg，平均压为15 mmHg。如收缩压、舒张压及平均压分别超过30 mmHg、8 mmHg及20 mmHg，即视为高压。右心室波形和左心室波形相似，主要区别在于压力数值。当心室等容收缩期时，右心室压力迅速上升，在心电图R波与S波之间，相当于第一心音第1主成分。当心室开始舒张及肺动脉瓣关闭，压力曲线开始下降，在等容舒张期压力曲线迅速下降到0点，相当于T波的终末及第二心音开始之后。当心室压力低于心房压力时，三尖瓣开放进入心室舒张期。在心室舒张期的最后0.1 s，下一个心动周期的心房收缩a波开始，压力曲线渐渐回升。

4. 肺动脉压力·正常收缩压为18～30 mmHg，舒张压为6～12 mmHg，平均压为10～18 mmHg。当右心室开始收缩及肺动脉瓣开放，肺动脉压力曲线迅速上升形成顶峰，即肺动脉收缩压。当右心室射血2/3以后，肺动脉压力逐渐降低，曲线开始下降。当肺动脉瓣关闭，则在压力曲线下降支上形成一个小的重搏D波。此后，右心室舒张，肺动脉压力下降到舒张压水平。肺动脉高压时，压力曲线的顶峰出现较迟，且顶峰比较圆钝。肺动脉瓣狭窄时，收缩压及舒张压均低于正常，压力曲线低平且常有畸形。缩窄性心包炎、限制型心肌病时肺动脉舒张压增高，收缩期波峰与舒张期波底的距离缩小，而收缩压多无明显增高。

5. 肺毛细血管楔压（pulmonary capillary wedge pressure，PCWP）·正常平均压为6～12 mmHg，超过12 mmHg即可视为增高。PCWP反映左心房压力，但略有衰减和延迟，其原因是对肺的传送。正常情况下，肺动脉舒张压和PCWP近似，其原因是肺循环有较低的阻力。在二尖瓣狭窄及左心衰竭时，PCWP压力曲线增高，a波异常高。二尖瓣关闭不全时，不但a波增高，v波亦增高。心房颤动时，a波消失。

6. 冠状静脉窦压力·如导管顶端进入冠状静脉窦而处于游离状态，则出现静脉型压力曲线，但压力较右心房高。如导管顶端嵌顿于静脉末端则出现心室型或动脉型压力曲线，但压力较右心室低。

7. 肺动脉与右心室压力曲线连续记录·通过连续测定肺动脉与右心室压力曲线变化，有助于肺动脉瓣上、瓣下狭窄的判断。正常情况下，肺动脉收缩压与右心室收缩压相等，但舒张压右心室明显低于肺动脉。从肺动脉到右心室进行压力测定时，压力曲线显示舒张压突然下降。肺动脉瓣狭窄患者，肺动脉收缩压和舒张压均低于正常，当导管头端越过肺动脉瓣进入右心室后，收缩压突然升高，形成显著的压力阶差。右心室流出道狭窄患者，肺动脉收缩压和舒张压低于正常，当导管头端越过肺动脉瓣进入漏斗部，收缩压水平不变，舒张压突然下降到"0"，而当导管头端从漏斗部进入右心室中部后，收缩压则突然升高，形成显著的压力阶差。若瓣膜与流出道均狭窄，当导管头端进入漏斗部时，收缩压略有升高，曲线形成第一次收缩压阶差，当导管进入右心室后，收缩压又显著升高，出现第二次收缩压阶差。这3种不同类型的压力阶差曲线，对肺动脉瓣口、漏斗部或两者兼有的狭窄诊断，具有重要意义。

（二）血氧含量的测定及临床意义

血氧含量有两种计算方法：一种是容积%（vol%），即在标准状态下（一个大气压，0℃）每100 ml血液所含氧的毫升数，最大含量为20vol%；另一种以氧饱和度计算，即所测得血标本的含氧绝对值占血液充分氧饱和后的绝对值百分数。目前常用血氧饱和度计算血氧含量，通过氧饱和度和血红蛋白（hemoglobin，Hb）浓度来计算：氧含量=血氧饱和度 × 1.34（每克血红蛋白含氧的毫升数） × Hb（g/dl）。

为诊断左向右分流的心血管畸形，右心导管检查常规抽血标本的部位为：上、下腔静脉，右心房上、中、下，右心室流入道、中部及流出道，主肺动脉，左、右肺动脉及肺小动脉。肺毛细血管类似于动脉系统氧饱和度，平均为98.2%。从腔静脉到肺动脉血氧饱和度正常大致在70% ～ 80%。下腔静脉血氧含量高于上腔静脉，因为肾脏使用的血液中的氧比其他器官要少，但上、下腔静脉血氧含量差不超过8%。根据血氧饱和度的异常可初步分析分流部位。

1. 心房水平左向右分流·右心房血氧饱和度比上腔静脉高8%，临床见于房间隔缺损、肺静脉畸形引入右心房、左心室-右心房通道、Valsalva窦瘤破入右心房，以及室间隔缺损伴三尖瓣关闭不全等。

2. 心室水平左向右分流·右心室血氧饱和度比右心房高，特别是流出道血氧含量升高，超出心房及右心室流入道4%以上，临床见于高位室间隔缺损、动脉导管未闭合并肺动脉瓣关闭不全（常由于肺动脉瓣口扩张引起）。

3. 肺动脉水平左向右分流·肺动脉血氧饱和度超过右心室2% ～ 3%，最常见者为动脉导管未闭，冠状动脉肺动脉瘘。有时临床上诊断为高位室间隔缺损，但心室流出道血氧含量不升高而到肺动脉才升高，系由于血液层流在右心室流出道抽血时恰好碰上静脉血流层所致。

4. 右向左分流·正常情况下股动脉血氧饱和度为94% ～ 100%，若动脉血氧饱和度低于90%，首先需考虑肺泡换气不足，原因包括：过度镇静、肺部疾病和肺水肿等。排除后需考虑动脉血中混有静脉血，可能存在右向左分流。

右心导管进行完整的氧饱和度测量和对比，对于分流性先天性心脏病分流部位的判断有重要价值。但由于采血标本和血氧测定技术上的困难和误差，有时给临床诊断也会带来一定的误判，多次抽样可减少抽样误差和变异。此外，临床诊断还需要结合多方面资料进行综合分析，包括心脏超声、影像学检查或心血管造影等协助诊断。

（三）心输出量的测定

心脏每分钟搏出的血量称为心排血量或心输出量（cardiac output，CO），正常值是 3.5 ～ 5.5 L/min。心排血量没有完全准确的测量方法，可以通过热稀释法或者 Fick 法进行估算。不同体积患者需要进行心排血量比较时可计算心脏指数，即心排血量除以体表面积，正常值是 2.6 ～ 4.2 L/（min · m^2）。

1. 热稀释法 · 20世纪50年代，Fegler 最先提出用热稀释法测量心排血量。70年代 Swan 和 Ganz 医生用一根特殊的温敏肺动脉导管证实了这种方法的可靠性和可重复性，使热稀释法成为临床实践标准。根据温敏导管的不同，热稀释法分为20世纪50—70年代使用的标准稀释法和90年代后兴起的连续稀释法。

（1）标准稀释法：用温度变化作为指示剂，将一定量的已知温度冷生理盐水或葡萄糖溶液，通过四腔 Swan-Ganz 导管（四腔包括血压、指示剂、温度传感器和漂浮气囊）快速注入右心房。冰冷的液体与心内血液混合，使其温度降低，由内置在导管里的热敏电阻感知温度的下降，并将变化输送到心排血量计算仪（根据 Stewart-Hamilton 热量守恒公式）得到结果。

（2）连续稀释法：改良的 Swan-Ganz 导管前端带有升温装置，利用内置的热敏导丝连续向血液内发放小的脉冲能量，通过飘浮导管记录肺动脉主干末端血温变化发放的能量曲线与血温变化波形之间的解码关系，由此获得稀释曲线计算出心排血量。与标准热稀释法相比较，连续热稀释法无需注射液体，可以连续、自动测量，数据更准确。

热稀释法相对容易操作，不需要抽血采样，可以计算大多数患者的肺循环血流量。若患者心排血量较低（＜2.5 L/min），热稀释法测出的数值偏高。若患者有严重的三尖瓣反流，也会出现测量错误。尤其需要注意的是，存在体肺分流的患者由于肺动脉血受到心内分流的影响，不能反映混合静脉血的血氧含量。所以体肺分流患者不能使用热稀释法，只能用下述的 Fick 法测定心排血量。

2. Fick 法 · Adolph Fick 在19世纪70年代提出某个器官对一种物质的摄取或释放，是流经这个器官的血流量和动静脉血中这种物质差值的乘积。为了测量心排血量，选择肺作为靶器官，设定氧气为被测量的物质，肺在吸入的空气中摄取的氧气含量除以通过肺的动静脉氧浓度差就可以计算出肺循环血流量（Qp）。肺的动静脉氧浓度差需要肺动脉和肺静脉里采集血标本，然后用血标本测量氧饱和度并计算氧含量和氧浓度差值。肺静脉血氧饱和度如能直接取到肺静脉血（如右心导管经房间隔缺损进入肺静脉）则以实测值为准。多数情况下不能直接取得肺静脉血氧饱和度，采取以下方法估测：当存在心内分流性先天性心脏病时，如果体循环血氧饱和度＞95%时，肺静脉血氧饱和度以100%计算；如果体循环血氧饱和度＜95%时，肺静脉血氧饱和度以95%为准；当不存在心内分流先天性心脏病时（如特发性肺动脉高压等），肺静脉血氧饱和度则按体循环血氧饱和度计算。体循环血流量（Qs）也就是左心排血量，可以用体循环氧消耗量除以体循环的动静脉氧浓度差。体循环的动静脉氧浓度差以体循环股动脉和混合静脉血的氧饱和度计算。混合静脉血氧饱和度对于没有体肺分流的患者采用肺动脉主干部位的肺动脉血氧饱和度，体肺分流的患者采用上下腔血氧饱和度的平均值或者以分流之前的血液为准，如室间隔缺损应以右心房血液为准。

肺循环血流量（右心排血量）（L/min）

$$= \frac{氧消耗量（ml/min）}{（肺静脉血氧饱和度-肺动脉血氧饱和度）\times 1.34 \times 血红蛋白（g/dl）} \times \frac{1}{10}$$

体循环血流量（左心排血量）（L/min）

$$= \frac{氧消耗量（ml/min）}{（股动脉血氧饱和度-混合静脉血氧饱和度）\times 1.34 \times 血红蛋白（g/dl）} \times \frac{1}{10}$$

没有体肺分流时Qp与Qs相似，通过Fick法计算Qp就可以得到Qs。对于较大动静脉血氧饱和度差和低心排血量的患者，Fick法计算心排血量优于热稀释法，不受曲线波形和三尖瓣反流影响，是更为精确的测量方法。Fick法尽管被认为是"金标准"，但仍存在以下局限性：① 当动静脉血氧饱和度差很小时，Fick法计算心排血量的错误会被放大；② Fick法设定的是平均血流量，对于流速改变的血流不合适，如严重二尖瓣、主动脉瓣反流；③ 患者在采集血样时不能吸氧，而氧消耗量测量的不准确也会影响结果。

（四）计算分流量

正常心脏的左、右心排血量相等，当存在分流时两者相减即为分流量。有效肺循环血流量是指回流到肺内的不含分流血液的混合静脉血。临床上根据分流量多少和分流量占体或肺循环血流量的百分率评估分流严重程度，并判定是否进行手术治疗。计算公式如下。

有效肺循环血流量（左心排血量）（L/min）

$$= \frac{氧消耗量（ml/min）}{（肺静脉血氧饱和度-混合静脉血氧饱和度）\times 1.34 \times 血红蛋白（g/dl）} \times \frac{1}{10}$$

左向右分流量＝右心排血量-有效肺循环血流量

右向左分流量＝左心排血量-有效肺循环血流量

$$分流量占体循环血流量的百分率（\%）= \frac{分流量（L/min）}{体循环血流量（L/min）} \times 100\%$$

$$分流量占肺循环血流量的百分率（\%）= \frac{分流量（L/min）}{肺循环血流量（L/min）} \times 100\%$$

（五）计算肺血管阻力

根据流体流动的液压原理，阻力是一个血管段的两点和血液流经这个血管段的压力下降速率。肺循环阻力（pulmonary vascular resistance，PVR）是远端和近端肺循环血管床平均压力差和右心排血量的比值。既往阻力单位有dyn·s·cm^{-5}或Wood单位（Wood unit，WU），两者之间比例80：1。2013年第五届世界肺动脉高压会议建议统一使用Wood单位。正常PVR不超过2 Wood单位。PVR计算公式如下。

$$肺循环阻力（Wood单位）=\frac{肺动脉平均压（mmHg）-肺毛细血管楔压（mmHg）}{右心排血量（ml/s）}\times 80$$

■ 三、室间隔缺损合并肺动脉高压的评估

肺动脉高压是影响室间隔缺损患者预后最为关键的因素，一旦进展为严重肺动脉高压，患者往往失去了外科手术或介入治疗的机会。较之既往以平均肺动脉压≥25 mmHg定义肺血压（pulmonary hypertension，PH），近年临床研究发现21～24 mmHg的肺高血压患者较之20 mmHg以下的肺高血压患者，在3～5年的随访中更容易出现肺高血压显著升高，并且预后更差。基于循证医学的证据，2018年第六届世界肺高血压大会提出海平面静息状态下，右心导管测量的平均肺动脉压＞20 mmHg为肺高血压，并根据原发疾病提出了5大临床分类。2020年《欧洲心脏病学会（ESC）成人先天性心脏病管理指南》也继续延续了这一诊断标准。室间隔缺损体肺分流引起的肺高压属于肺高血压第1型的肺动脉高压（pulmonary arterial hypertension，PAH），系毛细血管前型肺高血压。此型PAH的血流动力学诊断标准除了平均肺动脉压＞20 mmHg，还需PCWP≤15 mmHg及PVR≥3 Wood单位。

根据2020年《ESC成人先天性心脏病管理指南》推荐，室间隔缺损有左心室负荷增加但无PAH升高，无论有无症状都推荐室间隔缺损闭合（推荐类别Ⅰ，证据等级C）；室间隔缺损合并PAH患者存在显著体肺分流（Qp∶Qs＞1.5），PVR 3～5 Wood单位考虑闭合治疗（推荐类别Ⅱa，证据等级C）；室间隔缺损合并PAH患者存在显著体肺分流（Qp∶Qs＞1.5）、PVR≥5 Wood单位在经验丰富的中心考虑闭合治疗（推荐类别Ⅱb，证据等级C）；室间隔缺损合并严重PAH出现Eisenmenger综合征，PVR≥5 Wood单位，并且运动后有低氧血症则不建议进行闭合治疗（推荐类别Ⅲ，证据等级C）。

某些特发性PAH由肺动脉痉挛引起，应用大剂量钙通道阻滞剂有望改善症状、血流动力学和预后。急性肺血管扩张试验指通过吸入选择性肺血管扩张剂评估肺血管反应性和病变严重程度，是筛选此类患者的有效方法。在右心导管检查获取了基线血流动力学资料之后，目前国内主要有伊洛前列素（万他维）吸入或腺苷微泵。应用上述药物后，重测患者平均肺动脉压力≤40 mmHg，平均肺动脉压力下降幅度＞10 mmHg，心排血量不变或者增加，同时满足此三项标准诊断为急性肺血管扩张试验结果阳性，可先进行钙通道阻滞剂治疗。根据2015年《先天性心脏病相关性肺动脉高压诊治中国专家共识》，先天性心脏病相关PAH患者急性肺血管扩张试验尚无统一阳性标准，这部分患者无法从钙通道阻滞剂治疗中获益，尤其对成人患者的参考价值要小于儿童。故对于先天性心脏病相关PAH患者，不能凭该项试验作为疾病严重程度和手术指征的依据，临床仅用于预后评估。通常认为吸入一氧化氮后PVR下降33%以上，术后出现右心衰竭的可能性小。对于这部分患者如何选择更为理想的扩血管药物和血流动力学参数，建立以循证医学为基础的阳性标准，提高其诊疗价值还需要进一步研究。

试封堵试验是介入治疗术中利用封堵器或球囊导管试临时封堵心脏缺损，实时监测即时肺动脉压力等血流动力学指标变化，同时观察患者的症状和生命体征等，用于判断肺血管病变程度、肺动脉高压的性质、手术指征及预后。试封堵试验多用于单纯动脉导管未闭和房间隔缺损患者。由于受解剖条件、介入封堵器械和诱发肺动脉高压危象风险等限制，室间隔缺

损较少使用该方法。

第四节·左心导管检查术

左心导管检查术是室间隔缺损介入治疗中必需的步骤，除了可以测定左心室压力和主动脉压力外，主要目的是行左心室造影和主动脉根部造影。通过左心室造影，可以明确室间隔缺损的大小、形态和位置，对于判定室间隔缺损是否适合封堵、指导封堵器选择有重要意义。主动脉根部造影封堵前主要判断室间隔缺损是否合并主动脉瓣反流、Valsalva窦瘤破裂等，封堵后则可观察封堵器对主动脉瓣的启闭功能有无影响。

一、操作步骤

1. 股动脉穿刺·经导管室间隔缺损封堵术中，最常应用右侧股动脉穿刺技术，笔者所在医院介入中心亦常规开展经桡动脉室间隔缺损封堵术。

2. 插入导管至升主动脉、左心室·多选用猪尾导管，将直径0.81 mm、长度260 cm的超滑导丝插入猪尾导管，使软头与导管头端平齐，一并经外鞘管送入股动脉。在X线引导下，将导丝伸出导管头端15～20 cm之后，向前推送导管到主动脉瓣上。撤出导丝，回抽导管内血液，注入肝素盐水，即可进行预定检查。若要进入左心室，则将主动脉根部的猪尾导管头端顺时针方向旋转（后前位透视下，导管顶端呈"6"形）推送入左心室，也可先将导丝软头通过主动脉瓣口进入左心室后再导入导管，调整头端位置使之游离于左心室腔中，即可进行下一步血流动力学检查。

二、左心导管检查所得资料分析

（一）左心系统的压力测定及临床意义

左心系统的正常压力曲线如下（图6-4），正常主动脉与左心室收缩压相等，但舒张压前者明显高于后者。将心导管依次从左心室撤至主动脉连续记录压力曲线，对疑有主动脉瓣上、瓣口和瓣下狭窄患者，可提供重要的诊断依据。

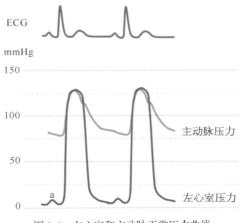

图6-4　左心室和主动脉正常压力曲线

1. **左心室压力**·正常左心室收缩压相当于正常主动脉收缩压，收缩压为90～130 mmHg，舒张压为0～10 mmHg。由于左心室的主动舒张，左心室舒张压可能会为负值。左心室压力曲线与右心室压力曲线相似，在左心室收缩前有个向上的波为左心房收缩a波，左心室等容收缩期压力迅速上升，在心电图S波后压力超过主动脉舒张压而向主动脉射血，压力迅速到达顶峰，射血后期压力下降至心电图T波终末部。主动脉瓣关闭进入等容舒张期，压力曲线迅速下降至最低水平。此后心室舒张而迅速充盈，直至下一次收缩。左心室收缩压增高见于高血压、主动脉瓣狭窄等；左心室舒张压升高见于左心室功能衰竭、缩窄性心包炎和限制型心肌病等。

2. **主动脉压力**·正常主动脉收缩压为90～130 mmHg，舒张压为60～90 mmHg，相当于周围动脉压。正常主动脉压力曲线在心电图S波之后，在主动脉瓣开放、左心室射血时迅速上升，顶峰常出现在心电图T波开始处，在左心室射血后期压力曲线逐渐下降。当主动脉瓣关闭，在压力曲线下降支形成一个小的切迹波。其后左心室进入舒张期，主动脉压力降低至一定水平后不再降低，维持到下次左心室射血时再次上升。主动脉瓣狭窄时，压力曲线水平降低。主动脉缩窄时，近端压力增高，压力曲线幅度增大，高峰后移，波峰较尖锐，下降支较陡，在其远端，压力明显降低，压力曲线幅度减小，上升缓慢，顶峰后移，波峰宽而圆钝。当主动脉瓣关闭不全时，压力曲线幅度增大，上升支快而陡，顶峰前移且尖锐，下降支开始部分快而陡，其后则渐缓慢。

3. **主动脉与左心室压力曲线的连续记录**

（1）主动脉瓣上狭窄：曲线显示左心室收缩压增高，当导管顶端从左心室撤至主动脉后，收缩压不变，而舒张压升高，当导管顶端撤至主动脉瓣上狭窄区后，收缩压下降而舒张压不变，连续曲线出现两次压力阶差。

（2）主动脉瓣口狭窄：曲线显示左心室收缩压增高，当导管头端撤至主动脉后，收缩压下降，舒张压升高，连续曲线出现一次压力阶差。

（3）主动脉瓣下狭窄：曲线显示左心室收缩压增高，当导管头端从心室中撤至左心室流出道后，收缩压下降而舒张压不变，导管撤至主动脉后，收缩压不变而舒张压升高，连续曲线出现2次压力阶差。

（二）血氧含量的测定及临床意义

正常肺静脉血氧饱和度在95%以上，无体肺分流时与左心房相似或略高。由于左心室接受了小部分心肌和肺实质的静脉血流，故在左心室和主动脉水平血氧饱和度可比左心房、肺静脉略低，但一般不低于89%。体肺分流的先天性心脏病、二尖瓣或主动脉瓣病变时，肺静脉、左心房、左心室氧含量往往无明显变化。左心系统氧含量异常多见于严重的肺部疾病、肺体分流的先天性心脏病等，具体临床意义如下。

1. **肺静脉血氧饱和度降低**·严重肺和支气管病变、肺动静脉瘘等。

2. **左心房血氧饱和度降低**·房间隔缺损合并艾森门格综合征、房间隔缺损伴三尖瓣下移（Ebstein畸形）、房间隔缺损伴大血管转位、法洛三联症、腔静脉畸形引流至左心房等。

3. **左心室血氧饱和度降低**·法洛四联症、室间隔缺损合并艾森门格综合征、室间隔缺损伴大血管转位。

4. **主动脉血氧饱和度降低**·动脉导管未闭或主肺动脉窗合并艾森门格综合征、大血管转位、永存动脉干和主动脉瓣闭锁伴动脉导管未闭。主肺动脉窗合并艾森门格综合征时，升主动脉血氧饱和度低于左心室；动脉导管未闭合并艾森门格综合征时，降主动脉血氧饱和度低于升主动脉，表现为差异性发绀。

（三）计算体循环阻力

体循环阻力（systemic vascular resistance，SVR）是主动脉平均压和右心房平均压差值和左心排血量的比值。SVR正常值为16～23 Wood单位。左心室后负荷的大小决定了SVR的高低。如高血压、外周血管痉挛狭窄时，SVR增高；血压降低、外周血管扩张时，SVR降低。SVR计算公式如下。

$$体循环阻力（Wood单位）=\frac{主动脉平均压（mmHg）-右心房平均压力（mmHg）}{左心排血量（ml/s）}\times 80$$

三、室间隔缺损的左心室造影检查

在完成血流动力学和血氧含量测定后，即可进行左心室造影检查。造影剂常用剂量为1～1.5 ml/kg，成人一般每次可用30～50 ml，通过高压注射器注射，速度为15～25 ml/s。造影导管常规选用猪尾导管，注射造影剂前应通过透视、回抽血及压力监测确认造影导管顶端位置游离于左心室心尖部，避免头端顶在心壁产生对心室内膜的直接冲击。必要时还可以先手推2～3 ml造影剂，观察造影剂是否迅速消散来判断导管头端的位置是否正确。一次造影完毕，应立即将导管从高压注射器取下，并注入肝素盐水冲去残留在导管腔中的造影剂，以免影响测压结果，同时应立即观察导管顶端位置是否移位，造影剂有无溢出心脏、血管或滞留心肌中。

（一）左心室造影角度选择

室间隔为略向右突的弧形走向，前部室间隔与矢状面成60°～70°夹角。左心室造影显示缺损的效果主要取决于缺损部位、类型、投影角度和造影剂速度，不同类型室间隔缺损需要选择合适的切线角度。

肌部室间隔缺损和膜部室间隔缺损采用左前斜位45°～55°，加头20°～30°可清楚显示缺损部位、形态、大小和主动脉瓣的关系。肌部室间隔缺损位置较低，可有多发，一般缺损较小，造影剂往往呈线状或漏斗型喷入右心室，缺损大小随心动周期有明显变化。膜部室间隔缺损左心室造影时，造影剂于室上嵴下方、主动脉右冠窦及无冠窦附近喷入右心室。若右心室流入道首先显影则为隔瓣后缺损，此型缺损位于膜部缺损下后方的右心室流出道，室间隔最深处，三尖瓣的隔瓣附着部位之下，与隔瓣之间无肌肉组织。

嵴上型室间隔缺损位于右心室流出道（或漏斗部），室上嵴的上方和主、肺动脉瓣的直下方。从右心室面看，缺损位于右心室流出道、室上嵴上方，紧贴肺动脉瓣下；从左心室面看，室间隔缺损位于主动脉右冠瓣与无冠瓣之间，紧贴瓣膜之下，也有位于左、右冠瓣交界附近。因此，对于嵴上型室间隔缺损需要采用更大角度的左侧投照体位（即左前斜位65°～90°，加头位20°～30°）观察时才较为清楚，造影剂自主动脉左冠窦下方直接喷入肺动脉瓣下区，肺动脉主干迅速显影。当在左心室长轴位见造影剂先进入肺动脉，而后右心室流出道显影时，应考虑是漏斗部室间隔缺损，漏斗部在右前斜位时显示最好，因为右前斜位时主动脉瓣位于肺动脉瓣的右侧，且低于肺动脉瓣，其上方即是漏斗部室间隔。

嵴内型室间隔缺损四周均为肌肉组织，从左心室分流的血液往往直接进入右心室流出道，其上缘距主动脉瓣较近，有些缺损上缘即为主动脉右冠窦。左心室造影往往不能清楚地显示缺损口，并且由于其紧邻主动脉瓣而难以与干下型室间隔缺损区别，从而影响对嵴内型室间隔缺损大小和类型的准确判断。此时，心脏超声可准确判断室间隔缺损的部位、大小、形态及与主动脉右冠瓣的关系，并可观察主动脉瓣有无脱垂及其程度。主动脉短轴切面上，如果缺损位于11点半至1点钟位置之间，距离肺动脉瓣2 mm以上，直径＜5 mm则有可能封堵成功。对于较大的嵴内型室间隔缺损，也可应用较大的鞘管，顶起主动脉瓣膜后造影，观察缺损大小、残端与三尖瓣之间的距离，对于能否进行介入治疗的判断也有重要作用。因此，心脏超声和左心室造影在室间隔缺损介入治疗中各有优势，需要结合开展，缺一不可。

（二）膜部室间隔缺损的造影形态学分类

膜部室间隔缺损根据左心室造影可以分为漏斗型、囊袋型、管型和窗型。漏斗型缺损呈漏斗状，左心室面入口较大、出口较小。囊袋型又称膜部瘤型（图6-5），形态最为复杂，缺损表现为半圆形或分叶状的囊袋结构，左心室侧入口较大、出口较多，有的似淋浴喷头、出口均较小，或有一个大出口，其余均为小出口。管型缺损呈管状，左右心室面的直径相似、管状部分较长，形态与动脉导管未闭相似。窗型缺损距离较短呈窗型，往往直径较大。

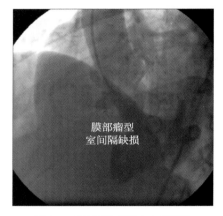

图6-5　室间隔缺损的左心室造影

（三）升主动脉造影

膜部和漏斗部室间隔缺损在左心室造影后，应常规行主动脉根部造影，以观察是否存在主动脉瓣关闭不全及关闭不全的程度，也可以观察室间隔缺损有无合并Valsalva窦瘤破裂。猪尾导管头端应置于主动脉瓣上2～3 cm处，取左前斜45°+头位25°记录，造影剂用量每次20～30 ml，注射速度为15～20 ml/s（图6-6）。

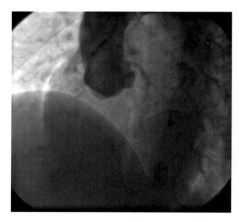
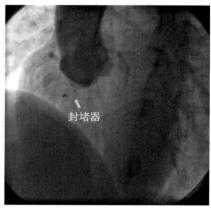

图6-6　室间隔缺损封堵前后升主动脉造影

第五节 · 心导管检查术并发症预防与处理

目前心导管检查作为心血管疾病介入诊断和治疗的一种重要方法，在临床上的应用越来越广泛，其可靠性和安全性已经得到了广泛认可。但其毕竟是一种有创的检查和治疗方法，在术中及术后仍会出现一些并发症。

一、血管并发症

（一）动脉血栓形成和栓塞

血栓形成是较少见的并发症，多发生于心导管检查术后的24 h内。任何导致血液瘀滞、血管内皮损伤及血液高凝状态的因素都可促进血栓形成。预防的方法是术中进行充分抗凝，尤其是操作时间超过1 h，应及时追加肝素。术后要密切观察股动脉穿刺侧足背动脉搏动情况和皮肤颜色，一旦足背动脉搏动减弱或消失，皮肤颜色苍白、湿冷，应考虑动脉血栓形成的可能，需进一步行血管超声多普勒检查。一旦明确诊断，可采用溶栓或导管取栓术，必要时需考虑外科手术干预。

（二）动脉血肿、假性动脉瘤或腹膜后出血

术中股动脉穿刺应在腹股沟韧带下方，尽量一次成功，术后压迫止血需完全彻底，并进行加压包扎和肢体制动。股动脉穿刺位置不当、多次穿刺、术后压迫止血不当，可形成局部血肿或假性动脉瘤。根据笔者的经验，大多数假性动脉瘤患者可以通过超声引导下局部压迫得到治愈，或者局部注射凝血酶，而不需要外科手术治疗。患者术中或术后出现无法解释的低血压、血红蛋白下降、背部疼痛，应考虑腹膜后出血，往往由于穿刺位点较高、反复穿刺压迫不当，或穿透股动脉后壁所致。腹膜后出血治疗的关键是及早发现、及时治疗，明确诊断后需大量输血、补液，必要时在穿孔动脉处植入覆膜支架。

（三）股动静脉瘘

股动静脉瘘是少见的并发症，与血管穿刺中同时穿通股动脉、股静脉有关。临床表现为股动脉、股静脉穿刺处出现类似于动脉导管未闭的连续性血管杂音，血管彩色多普勒检查可以明确诊断。由于室间隔缺损介入封堵需要使用大尺寸的输送鞘管，一旦发生股动静脉瘘自发闭合率较低。首选超声引导下局部压迫，必要时植入覆膜支架或者进行外科手术。

二、心脏并发症

（一）心律失常

心导管检查过程中，心律失常的发生多与导管直接刺激心房壁和心室壁有关。

1. 房性心律失常 · 导管刺激心房壁可引起房性期前收缩（早搏）、房性心动过速、心房扑动和心房颤动等。一般不需特殊处理，调节导管位置后可自行恢复。如发生快速心房颤动、心房扑动，可静脉注射普罗帕酮或胺碘酮治疗，也可以静脉注射去乙酰毛花苷（西地兰）治疗。

2. 室性心律失常 · 与导管刺激心室壁有关，可引发室性期前收缩、短阵室性心动过速和持续性室性心动过速等，通过调整导管位置多可自行终止。在行心室造影注入造影剂前，应

注意观察有无室性心律失常，如有则应调整导管位置，待室性心律失常消失后再经高压注射器注入造影剂。持续性室性心动过速，可静脉注射利多卡因、普罗帕酮和胺碘酮等药物治疗。心室颤动是心导管检查中最严重的并发症，一旦发生首选非同步心脏电除颤，并按心肺复苏原则进行迅速处理。

3. **心动过缓**·出现心动过缓时先要明确原因，停止心导管操作，密切监测血压。可静脉注射阿托品 1 ～ 2 mg 治疗，必要时静脉滴注异丙肾上腺素或行右心室临时起搏治疗。

4. **房室传导阻滞**·心导管检查中发生传导阻滞与导管刺激房室交界区有关，多为一过性，暂停操作后会自动恢复。在室间隔缺损封堵过程中，有时在导管通过缺损时可出现房室传导阻滞，此时应注意观察决定下一步治疗。

（二）心脏穿孔

心脏穿孔是心导管检查中较严重的并发症，可以是心房穿孔，也可以是心室穿孔。心房穿孔多与导管操作不当有关，由于导管直接刺破心房壁或心耳所致。心室穿孔多发生于高压注射器注入造影剂时，由于导管弹到心室壁上和高速造影剂的双重作用所致。使用猪尾导管可以避免心室造影时导管顶端对心脏和血管的高压冲击，减轻组织损伤和心脏穿孔。

心脏穿孔最重要的是早期识别，下列情况提示心脏穿孔：① 不明原因的血压急剧下降，快速补液和使用升压药治疗后不能恢复；② 突然出现的心动过缓；③ 心腔内的压力曲线改变；④ 透视下见心影明显扩大、造影

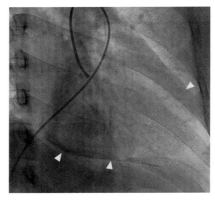

图6-7　心影周边造影剂滞留

剂滞留（图6-7）。最快的方法是左前斜45°观察心尖搏动是否减弱或消失，并尽快进行心脏超声检查。确诊为心脏穿孔后，如无急性心脏压塞表现，可以密切观察血压、脉搏变化，并积极准备心包穿刺置管引流。对于血流动力学变化明显的患者，应及时进行心包穿刺置管引流。如通过心包穿刺引流后，血压仍不能维持或出血不止，应积极准备外科手术治疗。

■ 三、造影剂过敏

少数患者出现造影剂过敏，临床表现有：皮肤潮红或苍白、荨麻疹、血管神经性水肿。通过给予氢化可的松、地塞米松、苯海拉明等及时处理，一般可缓解。若已出现喉头水肿、过敏性休克等，应快速予以肾上腺素皮下注射及抗休克处理，必要时进行紧急气管插管或气管切开。

（刘凤璇　赵仙先）

参考文献

［1］高伟，顾红，胡大一，等.2015年先天性心脏病相关性肺动脉高压诊治中国专家共识［J］.中国介入心脏病学杂志，2015，23：61-69.
［2］唐文栋，许旭东，白元，等.桡动脉入路室间隔缺损封堵术初步临床应用［J］.介入放射学杂志，2018，27：114-117.

［ 3 ］朱鲜阳，韩雅玲.结构性心脏病心导管介入治疗［M］.北京：北京大学医学出版社，2019：102.

［ 4 ］Baumgartner H, De Backer J, Babu-Narayan SV, et al. 2020 ESC Guidelines for the management of adult congenital heart disease ［J］. European Heart Journal, 2021, 42: 563−645.

［ 5 ］Coghlan JG, Wolf M, Distler O, et al. Incidence of pulmonary hypertension and determining factors in patients with systemic sclerosis ［J］. The European Respiratory Journal, 2018, 51.

［ 6 ］Douschan P, Kovacs G, Avian A, et al. Mild elevation of pulmonary arterial pressure as a predictor of mortality ［J］. American Journal of Respiratory and Critical Care Medicine, 2018, 197: 509−516.

［ 7 ］Galie N, Humbert M, Vachiery JL, et al. 2015 ESC/ERS Guidelines for the diagnosis and treatment of pulmonary hypertension: the joint task force for the diagnosis and treatment of pulmonary hypertension of the European Society of Cardiology (ESC) and the European Respiratory Society (ERS): endorsed by: association for European Paediatric and Congenital Cardiology (AEPC), International Society for Heart and Lung Transplantation (ISHLT) ［J］. European Heart Journal, 2016, 37: 67−119.

［ 8 ］Grist TM, Mistretta CA, Strother CM, et al. Time-resolved angiography: past, present, and future ［J］. JMRI, 2012, 36: 1273−1286.

［ 9 ］Hoeper MM, Bogaard HJ, Condliffe R, et al. Definitions and diagnosis of pulmonary hypertension ［J］. Journal of the American College of Cardiology, 2013, 62: D42−D50.

［10］Lang S, Hoelter P, Birkhold AI, et al. Quantitative and qualitative comparison of 4D−DSA with 3D−DSA using computational fluid dynamics simulations in cerebral aneurysms ［J］. AJNR American Journal of Neuroradiology, 2019, 40: 1505−1510.

［11］Simonneau G, Montani D, Celermajer DS, et al. Haemodynamic definitions and updated clinical classification of pulmonary hypertension ［J］. The European Respiratory Journal, 2019, 53.

［12］Sitbon O, Humbert M, Jais X, et al. Long-term response to calcium channel blockers in idiopathic pulmonary arterial hypertension ［J］. Circulation, 2005, 111: 3105−3111.

［13］Valerio CJ, Schreiber BE, Handler CE, et al. Borderline mean pulmonary artery pressure in patients with systemic sclerosis: transpulmonary gradient predicts risk of developing pulmonary hypertension ［J］. Arthritis and Rheumatism, 2013, 65: 1074−1084.

第七章
室间隔缺损的心血管造影

随着室间隔缺损介入治疗的蓬勃发展，左心室造影的室间隔缺损影像学特征判断已经成为室间隔缺损封堵术前、术中即刻疗效评价的常规检查，尽管超声心动图能清楚判断室间隔缺损的位置和类型，但在进行室间隔缺损封堵术之前仍必须进行左心导管检查，通过左心室造影获得更多的有关室间隔缺损位置、大小、缺损与主动脉瓣、肺动脉瓣、三尖瓣关系及血流动力学信息，为室间隔缺损介入治疗提供准确而全面的影像学资料，也是具体介入治疗策略制定的重要依据。

正常情况下，心脏位于中纵隔内，成人心脏2/3位于正中线左侧，1/3在右侧。心脏略似前后稍扁的圆锥体。底朝向右、后、上方，尖斜向左、前、下方，贯穿心底中央到心尖的假想心脏中轴呈左下斜走行，与身体矢状面成30°～50°角。室间隔为一弧面，而非平面，若在房室瓣下方经心室做一横切面，室间隔面占圆周的1/3，相当于120°左右的弧，偏前的80°弧相当于室间隔的前半部，偏后的40°弧相当于后半部。基于心脏的位置和室间隔的特点，在实际心导管检查中需根据这些特点选择投照体位，以求更好地显示室间隔缺损的位置和与毗邻结构的关系，对室间隔缺损的封堵治疗有重要意义。

第一节 · 室间隔缺损心导管检查造影剂的选择

■ 一、概述

心血管造影是将造影剂快速注入血流，采用快速摄片或电影摄影以显示心脏及大血管的解剖结构与心功能的X线检查方法。理想的造影剂为水溶性，有足够浓度，在血液稀释下显影良好，低黏稠度，高稳定性，低渗透性，毒性小可反复注射。目前造影剂尚不能完全达到以上要求，因此新的造影剂，尤其是非离子造影剂正在不断出现。

造影剂发展至今经历了3个主要阶段，实现了从单碘、双碘到多碘；从高渗到低渗；从离子到非离子型的重要变革，使造影剂逐步达到低毒、高效、安全的新境地。

第一代造影剂由碘化油开始，1928年合成了碘吡酮乙酸钠作为泌尿系统造影的水溶性静脉造影剂，此后更多的单碘或双碘化合物陆续面世，主要用于泌尿系统造影，但这些造影剂胃肠道反应大，临床推广应用受到一定限制。20世纪50年代初合成的醋碘苯酸钠成为第二代造影剂。在化学结构上，引入三碘苯甲酸这个基本结构，解决了造影剂含碘与毒性的矛盾。1956年和1962年分别合成了泛影酸盐和异泛影酸盐。这些造影剂钠盐含量高，注入血液会因钠离子浓度过高产生血管和神经系统的损害，含钠盐造影剂逐渐被甲基葡胺盐制剂或葡胺盐与钠盐混合制剂取代。这个阶段的造影剂有泛影葡胺、胺肽葡胺、碘达明、碘卡明等，虽然临床应用更加广泛，但突出缺点是含碘量高，渗透压也高，约为血浆渗透压的5倍。

以上造影剂均属单体苯环碘造影剂，溶液中的碘原子数和离子数之比（离子比）为3：2，即1.5，为满足诊断要求，需在渗透压高达1 600 mOsm/（kg·H_2O）状况下注入，肾脏损害发生率高。1968年合成了以具有低渗透压、非离子型为特征的第三代造影剂，这是造影剂发展史上的重要突破。非离子型造影剂具有与离子型造影剂相等的碘成分，但渗透压明显低于离子型，且不带电荷现象，不干扰体内的电离环境及电解质平衡，具有较少的毒性，如碘克酸（ioxaglate）和甲泛醌胺（amipaque），离子比为3，渗透压减少到500 mOsm/（kg·H_2O），随后，第二代单体非离子型造影剂相继问世，如碘普罗胺（iopromide）、碘海醇（iohexol）等，与第一代相比，第二代非离子型造影剂在溶液中是最稳定的，可进行高温消毒而不变质。近年来，国外药厂先后研制出二聚体非离子型造影剂，如碘曲仑（iotrolan）和碘克沙醇（iodixanol），这类造影剂离子比达6，与血液等渗，即使碘浓度高达300 mg/ml时亦然，适用于脊髓及体腔造影。

■ 二、室间隔缺损心导管检查常用造影剂

国内目前用于心血管疾病诊断的造影剂主要有碘海醇和碘克沙醇，本书将重点介绍这两种造影剂。

（一）碘海醇

碘海醇是挪威奈科明有限公司于20世纪80年代研制的一种水溶性非离子型X线造影剂，具有水溶性大、黏度小、渗透压低、毒性小等优点，由于其优越的化学结构，使得它比其他离子型对比剂和非离子型对比剂具有更低的毒性和更好的临床耐受性。因而在临床上得到了广泛的应用，是目前应用最广泛的非离子型造影。它正逐步替代离子型产品而成为临床诊断使用的首选用药。

1. 物理特性·碘海醇为无色至淡黄色的澄明液体，含有三个碘原子的非离子水溶性造影剂，碘含量为46.4%。以经过消毒的水溶液为剂型，随时可用，并有不同的碘浓度，分别为每毫升含碘有140 mg、180 mg、240 mg、300 mg或350 mg。

2. 药理作用·碘海醇为X线及CT检查常用的造影剂，可供血管内、椎管内和体腔内使用。动物试验结果表明碘海醇对犬肝脏、腹主动脉、CT扫描影像有增强效应。

3. 药代动力学·碘海醇通过静脉注射到体内，于24 h内几乎全部药物以原形经尿液排出，静脉注射后1 h，尿液药物浓度最高，无代谢物产生。健康志愿者接受静脉内注射碘海醇后，其血流动力学参数、临床化学参数及凝结参数与接受注射前的数值差别甚微，其改变无临床意义。大鼠、兔及犬静脉注射时主要从尿中排出，小部分（大鼠5%，犬1%）从粪中排出，尚未发现任何器官吸收的现象，也未在动物中检测到任何代谢产物，本品蛋白质结合率少于2%或几乎不与蛋白结合。

4. 心血管造影用法用量·见表7-1。

表7-1 心血管造影用法及用量

造 影 部 位	浓 度	用 量
心血管造影		成人：30 ~ 60 ml
左心室主动脉根部	成人：350 mgI/ml	儿童：1 ~ 1.5 ml/kg
	儿童：300 mgI/ml（需考虑年龄、体重和病种）	最高不超过 8 ml/kg
冠状动脉	350 mgI/ml	每次：4 ~ 8 ml
主动脉	成人：350 mgI/ml	成人：40 ~ 60 ml
	儿童：300 mgI/ml	儿童：1 ~ 1.5 ml/kg
数字减影		
动脉内	300 mgI/ml	1 ~ 15 ml（取决于造影部位）
静脉内	300 mgI/ml	20 ~ 60 ml

5. 用药注意事项

（1）使用造影剂可能会导致短暂性肾功能不全，这可使服用降糖药（二甲双胍）的糖尿病患者发生乳酸中毒。作为预防，在使用造影剂前48 h应停服双胍类降糖药，只有在肾功能稳定后再恢复用药。

（2）2周内用白介素-2治疗的患者，延迟反应（感冒样症状和皮肤反应）的危险性会增加。

（3）所有含碘质造影剂均可能干扰甲状腺功能的检查结果。甲状腺组织的碘结合能力可能会受造影剂影响而降低，并且需要数日甚至2周才能完全恢复。

（4）血清和尿中高浓度的造影剂会影响胆红素、蛋白质或无机物（如铁、铜、钙和磷）的实验室测定结果。在使用造影剂的当日不应做这些检查。

6. 禁忌证

（1）有明显的甲状腺病症状患者。

（2）对碘海醇注射液有严重反应既往史者。

（3）有癫痫病史者。

（4）有严重的局部感染或全身感染，且可能形成菌血症的患者。

（5）除非医生认为必要，否则孕妇和哺乳期妇女应禁用。

（6）严重心、肝、肾功能不全者。

7. 药物不良反应

（1）少数患者可能会产生一些轻微的反应，如短暂的温感、微痛、面红、恶心、呕吐、轻微胸口疼痛、皮肤瘙痒及风疹等。

（2）头痛、恶心及呕吐都是脊髓造影中最常见的不良反应。持续数日的剧烈头痛，可能间断发生。迄今发现的其他轻微不良反应有短暂的头晕、背痛、颈痛或四肢疼痛，以及各种感觉异常现象。也曾发生脑电图记录显示不明确的短暂变化（慢波）。用水溶性造影剂行脊髓造影后曾发现无菌性脑膜炎。使用本品行脊髓造影也曾报道过类似情况，但十分轻微且持续时间短暂。

（3）偶发造影后数小时至数日内出现迟发性不良反应。

（4）过敏反应：含碘造影剂可能会引起过敏性反应或其他过敏现象。虽然碘海醇引起剧烈反应的风险甚微，但仍应事先制定紧急救治程序，以便发生严重的反应时能马上进行救治。有过敏症或气喘病史，或是曾对含碘造影剂有不良反应的患者，使用此造影剂时需要特别小心，必需造影时，可考虑在造影前使用皮质类固醇及抗组胺剂。

（5）严重不良反应：甚少出现，但休克、惊厥、昏迷、重度喉头水肿或支气管痉挛、肾衰竭、死亡等也偶有报道。国外学者对30万病例统计，非离子造影剂（包括碘海醇）轻度不良反应发生率约为3.08%，中度不良反应发生率约为0.04%，重度不良反应发生率约为0.004%。

（二）碘克沙醇

碘克沙醇是一种新型的非离子型、双体、六碘、水溶性的X线造影剂，由于高渗透压造影剂会引起血液渗透压增高，红细胞、内皮细胞变形，血容量增加，血管扩张，被认为是造影剂肾病的主要原因，碘克沙醇作为等渗的血管内造影剂可减少造影剂肾病的发生，在国内外得到越来越广泛的应用。

1. 物理特性·碘克沙醇为无色至淡黄色澄明水溶液，渗透压290 mOsm/（kg·H_2O），和正常的体液等渗，pH为6.8 ~ 7.6，非离子型含碘造影剂，每个分子含有6个碘离子。最大特点是与血浆等渗，制剂中加入钠离子、钙离子调整渗透压，因此含碘270 mg/ml和320 mg/ml浓度均与血液等渗。

2. 药代动力学·碘克沙醇注射后在体内快速分布，平均分布半衰期为21 min；本品仅分布在细胞外液，V_d与细胞外量（0.26 L/kg）相同，蛋白结合率＜2%，体内基本不代谢，主要由肾小球滤过经肾以原形排出体外，排泄半衰期为2 h。健康志愿者经静脉注射后，约80%的给药量在4 h排出，97%在24 h排出，只有1.2%注射药量72 h内从粪便排泄，最大尿药浓度在注射后1 h内出现。

3. 临床应用·碘克沙醇作为X线造影剂，适用证广泛，可用于成人心血管造影、脑血管造影、外周动脉造影、腹部血管造影、尿路造影、静脉造影和CT增强检查。给药剂量取决于检查的类型、年龄、体重、心排血量、患者全身情况及所使用的技术。与其他造影剂一样，在给药前后应保证充足的水分。必须使用单独的注射器。用于动脉内注射的单次剂量，可重复使用。老年人与其他成人剂量相同（表7-2），儿童的安全性与有效性尚未确定。

表7-2 成人推荐剂量

用　　途	含碘浓度（mg/ml）	用量（ml）
血管造影		
左心室与主动脉根部造影	320	30 ~ 60
选择性冠状动脉造影	320	4 ~ 8
动脉造影		
主动脉造影	270/320	10 ~ 40
外周动脉造影	270/320	10 ~ 30

研究表明对于已有肾功能损害的患者，碘克沙醇在肾脏安全性方面优于碘海醇，由 5 个欧洲国家（丹麦、法国、德国、西班牙和瑞典）17 个医疗中心参加的随机、双盲研究（NEPHRIC 研究），入选 129 例造影剂肾病高危人群的患者。分别应用碘克沙醇（64 例）和碘海醇（65 例）。术后随访 7 日，检测术前、术后血清肌酐浓度。应用造影剂 3 日内血清肌酐浓度平均最大增加值在碘克沙醇组明显低于碘海醇组（$P=0.001$）。术后 0～7 日血肌酐的平均增加值在碘克沙醇组也明显低于碘海醇组（$P=0.003$）。血肌酐浓度升高值 > 44.2 μmol/L 的比例，碘克沙醇组也明显低于碘海醇组。碘海醇组有 15.4% 患者血肌酐升高值 > 88.4 μmol/L，碘克沙醇组则无 1 例（$P=0.001$）。如果把血肌酐浓度升高值大于 44.2 μmol/L 定义为造影剂肾病，则碘克沙醇组发生造影剂肾病的可能性仅为碘海醇组的 1/11。在碘海醇组，血肌酐浓度基线值越高，0～3 日增加值也越高，而碘克沙醇组无此现象。造影中发生的与药物有关的不良事件，碘克沙醇组 13 例，碘海醇组 29 例，碘海醇组发生了 7 例严重造影剂相关事件。糖尿病同时伴有肾功能损害者最容易出现造影剂肾病。一项有 124 例肾损害的患者（入选标准：血肌酐浓度大于 150 μmol/L），其中 34 例患有糖尿病，应用碘克沙醇和碘海醇进行肾或外周血管造影的研究中，碘克沙醇组有 15% 的患者造影后 1 周血肌酐浓度升高 10% 以上，而碘海醇组达 31%（$P < 0.05$）。

4. 药物不良反应

（1）常见的不良反应为轻度感觉异常，如冷感、热感。外周血管造影时常会引起热感（10%）、远端疼痛（1%～10%）。

（2）胃肠道反应较少见，如恶心、呕吐（0.1%～1%），腹部不适或疼痛偶发（< 0.1%）。

（3）偶见轻度的呼吸道和皮肤反应，如呼吸困难、皮疹、荨麻疹、瘙痒和血管性水肿。

（4）罕见喉头水肿、支气管痉挛、肺水肿和过敏性休克。

5. 药物相互作用

（1）使用造影剂后有可能出现短暂肾功能不全，与双胍类药物同用会增加乳酸性酸中毒发生率，因此 48 min 内应停用双胍类药物。

（2）与白介素-2 合用会增加感冒样症状、皮疹等延迟反应。

（3）可使甲状腺碘结合能力下降，并持续几周，也会影响甲状腺功能测定。

（4）对血或尿的胆红素、蛋白质、铁、铜、钙、磷测定结果有影响。

6. 禁忌证

（1）有明确的甲状腺毒症表现的患者禁用。

（2）严重心功能不全患者禁用。

7. 注意事项

（1）对孕妇、儿童的安全性未确定，不宜应用。

（2）有肾功能损害者、糖尿病患者，以及有过敏、哮喘、含碘制剂不良反应史的患者慎用；在 X 线造影过程中应始终保持静脉输液通路畅通，以备抢救急用。

（3）严重心脏病和肺动脉高压的患者容易出现血流动力学失调及心律失常。

（4）非离子型造影剂有轻微的抗凝活性，因此实施血管造影术中，需不时用肝素化的 0.9% 氯化钠溶液冲洗管道，减少血栓形成和栓塞。

（5）有急性脑病、脑瘤、癫痫者可能会引起癫痫发作。饮酒后服药也会增加癫痫发作的机会。

（6）为预防造影剂使用后的急性肾衰竭，应注意确保充分的水化，造影术前后应多饮水，如有必要，可在检查前开通静脉输液并一直维持到造影剂从肾脏清除；2次使用造影剂的时间间隔应足够长，以保证肾功能恢复到检查前的水平。

（7）患者造影后应至少观察30 min。

（三）药物不良反应及处理

尽管造影剂的质量有了明显的提高，造影反应明显下降，但普通反应仍很常见，偶发严重反应，如不及时处理，可致死亡。造影剂对周围血管、肺血管、心脏传导系统和心肌收缩力有一定的影响，其程度与造影剂的种类、浓度、注射部位、剂量及心血管系统本身的状态有关。

1. 一般反应·常见灼热感、皮肤潮红、头痛、恶心和呕吐等，通常很快消失，不必处理，与造影剂对周围血管的扩张作用有关。非离子型造影剂的这种副作用甚少，程度也轻得多。此外，造影剂对血管的直接刺激造成局部疼痛，静脉内高浓度大剂量注射可引起静脉炎。

2. 过敏反应·以荨麻疹较常见，可给予抗过敏药处理。重者如喉水肿、肺水肿和支气管痉挛，可因窒息而死亡，应立即注射肾上腺素和必要时气管插管，同时加压通气治疗。过敏性休克是另一类严重反应，立即注射肾上腺素和升压药。造影前的碘过敏试验固然重要，但并不能完全避免过敏反应的发生，关键在于及时处理和抢救。

3. 休克·主动脉和周围血管内注射大量高浓度造影剂，由于周围血管扩张，加上造影剂的高渗作用，周围循环血容量骤然下降，可导致休克。左心室和冠状动脉造影由于对心肌收缩功能的影响，左心室舒张末压升高，收缩压下降，可导致心源性休克。禁水、脱水、婴幼儿和心功能不全者易发生上述休克，可静脉内滴注右旋糖酐和升压药。

4. 心肌缺血和各种心律失常·最常见的为偶发或频发室性期前收缩。最严重的为心室颤动和停搏。这是由于心脏传导系统受抑制和心肌刺激的关系，多见于左心室和冠状动脉造影。根据情况给予吸氧、口含硝酸甘油、注射异丙肾上腺素或心脏按压直至电击除颤等处理。

5. 肺循环高压和右心衰竭·主要见于右心室和肺动脉造影。造影剂可引起肺血管痉挛，高渗造成细胞尤其是红细胞脱水浓缩，血液黏稠度升高，使肺循环阻力和压力升高，诱发或加重右心衰竭，原有严重肺循环高压者应特别慎重。可静脉滴注低分子右旋糖酐，给予强心等处理。

6. 心肌损伤·加压注射时，造影剂进入心肌内。端孔导管和顶壁注射时易于发生，轻者患者无自觉症状，重者可发生心绞痛，心电图出现ST段和T波改变，透视下可见导管顶端附近心肌壁内有一团造影剂阴影，随心壁跳动。个别病例心壁穿透，造影剂进入心包腔内，如量少者无症状，观察即可。若心包积液量持续增多，出现胸闷、气急，脉压变小、血压下降、颈静脉充盈等心脏压塞症状，应立即外科心脏修补和心包穿刺引流。

第二节 · 室间隔缺损心血管造影操作技巧

室间隔缺损的心血管造影不同于单纯左心室造影，除了在不同投照体位下行左心室造影观察室间隔缺损部位、大小、与主动脉瓣等毗邻结构的关系，同时还常规主动脉瓣上造影以确定有无合并主动脉瓣关闭不全，必要时应行右心室造影，以判断有无合并右心室流出道狭窄。室间隔心血管造影所涉及的具体操作步骤在本书第五章已详尽讲述，本章节重点讲述室间隔缺损心血管造影过程中关键步骤的操作技巧和手法。

一、股动脉穿刺和置入动脉鞘管

（一）穿刺技巧

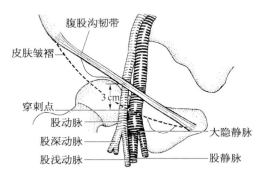

图7-1　右侧股动脉穿刺点在腹股沟韧带中部下方3 cm处

常用Seldinger血管穿刺技术，股动脉穿刺点的选择是穿刺成功的关键，一般选右侧股动脉（图7-1），双腿略外展以便于穿刺。先触摸股动脉确定搏动最强点和股动脉走行，左手食指、中指及无名指并拢，指尖成一直线，在腹股沟韧带中部下方2～3 cm处触摸，穿刺点一般在股动脉搏动最强点和腹股沟皮折线交点，在穿刺点做皮肤切口后，左手轻压固定股动脉，右手持穿刺针，针头斜面朝上，沿股动脉走行与皮肤成45°进针，尽可能使穿刺针抵达股动脉前壁，当针尖触及动脉壁时，针柄会出现搏动感，针尖穿入股动脉时有落空感，随见鲜红色动脉血喷出，微调穿刺针，使动脉血呈线形喷出，标志穿刺针在动脉腔内，当确信穿刺针在动脉腔才可导入导引钢丝，送入应无阻力，如遇阻力，应迅速退出钢丝，调整穿刺针角度或微调进针深度。导引钢丝顺利进入血管腔后，沿导引钢丝插入扩张管和外鞘管至血管腔内，注意钢丝必须露出鞘管尾端才可向前推送鞘管，鞘管尾部在血管外1～2 cm时，停止推送，一并退出导引钢丝和扩张管，保留鞘管在血管腔内，再送入鞘管使鞘管与穿刺处皮肤紧密贴合。

（二）注意事项

（1）术前看望患者，了解股动脉搏动情况。

（2）切口前一定要仔细寻找动脉搏动最强点，力争做到一针见血。

（3）腹股沟韧带不是腹股沟皮纹，切忌过低或过高。

（4）针尖一定要斜面向上。

（5）禁止穿刺不顺利时使用穿刺针在真皮下做扇面运动寻找动脉。

（6）在穿刺不顺利时，不要轻易用针或者鞘做股动脉造影，容易使已经形成的夹层变大，如果遇到任何阻力，均应该重新穿刺；如果仍不顺利，可以在透视下注射少许造影剂印证穿刺位置；因外周血管壁神经比较丰富，仔细询问患者疼痛感有无明显加重尤其重要。

（7）如穿刺到静脉不要急于拔针，应将针头回撤至皮下稍微偏外再穿刺一针。

（8）钢丝尽量向远端送，如果不能确定是否为动脉，建议用长钢丝一直送到升主动脉以明确位置。

（9）如果近段血管极度扭曲，可在长钢丝引导下更换长鞘，如果髂动脉水平上发生扭曲，建议穿刺对侧。

二、室间隔缺损左心室造影与投照体位

（一）室间隔缺损左心室造影

左心室造影有两个步骤比较关键，猪尾导管通过主动脉瓣和猪尾导管进入左心室后的放置。

1. 操作技巧·先把长145 cm导引钢丝插入导管内，使导丝软头与带端孔及侧孔的猪尾导管头端平齐，一并经外鞘管送入股动脉，正位透视下先送入导丝10～20 cm，再同步推送导管与导丝，导丝至升主动脉时固定导丝，推进导管通过主动脉弓，将导丝头端回撤导管内，送导管至主动脉根部，顺时针方向旋转导管同时前送即可通过主动脉瓣进入左心室。如果导管难以进入左心室，可同时送导丝和导管到达主动脉根部，先将导丝送入左心室腔，沿导丝推进导管至左心室，撤出导丝，调整猪尾导管位置使之游离于左心室腔中部。若导管位置稳定，不触发室性期前收缩，压力曲线平稳，则可准备造影，连接高压注射器，确认无气泡后，再行造影。

2. 注意事项

（1）最佳导管位置：避免接触乳头肌或离二尖瓣口太近，以免造成人为的二尖瓣反流。

（2）对于大多数成人而言，导管置于心室腔中部最好，因为此位置有利于造影剂充盈，同时避免影响二尖瓣功能。

（3）如果猪尾导管随着心跳而转动，意味着导管尖端可能缠绕二尖瓣腱索。

（4）当导管到位后，应先手推造影剂5～8 ml来证实导管的位置。

（二）造影剂注射量和注射速度

各类造影时造影剂注射量和注射速度取决于心腔容量大小、有无分流、有无瓣膜反流及其程度、注射心腔的远端有无狭窄阻塞及其程度。凡心腔大的、分流量和反流量大的，注射剂量宜加大，注射速度要快；反之，凡心腔容量小、无分流或反流存在，或远端有阻塞情况，注射剂量宜小，速度宜慢。通常每次注射量1～1.5 ml/kg，总量不超过4～5 ml/kg，常规用量40 ml，范围在30～50 ml；注射速度15～25 ml/s；压力600～1 200 PSI，上升时间为0.2～0.5 s。

（三）室间隔缺损左心室造影投照体位

1. 心脏解剖与投照体位·正常心脏长轴自右后上方向左前下方倾斜，与正矢状面构成45°角，与轴位投照相关的心脏解剖有两个特点：① 当患者仰卧时，心脏长轴与操作台面长轴相交而不平行，从垂直台面的球管所射出的X线束与心脏长轴并不垂直，造成心脏结构的缩短和重叠，得到的影像比实际要小而短。心脏长轴与台面交角的大小与患者年龄、心脏形状和膈位置等有关，一般而言，成人心脏长轴与操作台面交角在30°左右，垂直型偏小，横位型偏大。婴幼儿大于成人，在40°～45°。② 室间隔为一弧面，而非平面，若在房室瓣下方经心室做一横切面，室间隔面占圆周的1/3，相当于120°左右的弧，偏前的80°弧相当于室间隔的前半部，偏后的40°弧相当于后半部。

2. 常用投照体位·室间隔缺损左心室造影最常用的投照体位为左前斜40°～50°+头位20°～25°，必要时加长轴斜位即左前斜60°～75°+头位20°～25°。

（1）左前斜40°～50°+头位20°～25°：增强器向患者左侧转动40°～50°，同时向头

端倾斜20° ～ 25°，此时近似从心尖部顺心脏正中轴往上、往后观，房间隔、室间隔及冠状动脉前降支等心脏正中结构摆入心影正中，整个房间隔及室间隔的后半部与X线束呈切线位，使4个房室相互分开，左、右房室瓣也分开，最大面积展开二尖瓣环和三尖瓣环，同时有助于区分心脏左右结构。在这一体位可清楚地显示室间隔缺损的位置、大小和数目，即使数毫米大小的缺损，一般情况下，膜周部和肌部室间隔缺损的左心室造影常用此体位。

（2）长轴斜位：增强器向患者左侧转动65° ～ 70°，向头端倾斜25° ～ 30°。该体位使室间隔前半部及二尖瓣环与X线呈切线位，将左心室流出道拉长，便于观察左心室流出道情况及缺损部位与主动脉瓣的关系，可较好地显示高位室间隔缺损，尤其是位于主动脉瓣下和肺动脉瓣下的室间隔缺损。

■ 三、主动脉瓣上造影

室间隔缺损介入治疗时，应常规进行术前、术后主动脉瓣上造影，以确定患者术前是否合并主动脉瓣关闭不全和瓦氏窦瘤破裂，以及封堵器封堵后对主动脉瓣的影响。

主动脉瓣上造影操作手法较为简单，先把长145 cm导引钢丝插入导管内，使导丝软头与带端孔及侧孔的猪尾导管头端平齐，一并经外鞘管送入股动脉，正位透视下先送入导丝10 ～ 20 cm，再同步推送导管与导丝，导丝至升主动脉时固定导丝，推进导管通过主动脉弓，将导丝头端回撤导管内，送导管至主动脉根部，导管头应置于瓣上3 ～ 4 cm处，主动脉瓣必须显示清楚，而导管头又不能弹入左心室内，以免人为造成造影剂反流的假象。投照位置以左前斜位、左前长轴斜位为宜，通常每次注射量1 ～ 1.5 ml/kg，总量不超过4 ～ 5 ml/kg，常规用量40 ml，范围在30 ～ 50 ml；注射速度15 ～ 25 ml/s；压力600 ～ 1 200 PSI，上升时间为0.2 ～ 0.5 s。

第三节 · 室间隔缺损的左心室造影分类

■ 一、室间隔缺损分类

室间隔由4部分组成：膜部、心室入口部、小梁部和心室出口（或漏斗部），其中以膜部缺损最为常见。室间隔缺损命名和分类尚不统一，按室间隔缺损大小，临床上分为大、中、小三种，小型缺损直径小于主动脉口径的1/3，中型缺损直径在主动脉口径的1/3 ～ 2/3，大型缺损直径等于或大于主动脉口径。室间隔缺损的命名方式有多种，目前较常用的是根据胚胎发育、形态学特征和临床特点将室间隔缺损分为膜部、漏斗部、肌部3种类型，每种类型又分为不同亚型。

1. 膜部室间隔缺损 · 此种类型占室间隔缺损的绝大多数，约占80%，膜部室间隔缺损又分为3种亚型。

（1）单纯膜部室间隔缺损：缺损局限于膜部，缺损边缘为纤维组织，部分缺损与三尖瓣隔瓣腱索粘连。

（2）膜周部室间隔缺损：此型室间隔缺损最常见，缺损超出膜部界限向流入道间隔、流出道间隔和肌小梁间隔延伸，缺损通常较大，贴近三尖瓣前隔瓣交界处。

（3）隔瓣下型室间隔缺损：又称流入道型或房室管型室间隔缺损，位于三尖瓣隔瓣下方，可造成流入道部分或完全缺如。

2. 漏斗部室间隔缺损·又称流出道或圆锥部室间隔缺损，缺损位于左右心室流出道，多系圆锥部间隔融合不良所致。漏斗部室间隔缺损分为以下两个亚型。

（1）干下型室间隔缺损：缺损位置位于肺动脉瓣下方，室上嵴上方，缺损上缘由肺动脉瓣环构成，没有肌肉组织，缺损也可靠近主动脉右冠瓣，易伴发主动脉瓣右冠瓣因缺少支撑而关闭不全。

（2）嵴内型室间隔缺损：缺损位于室上嵴结构之内，四周均为肌肉缘，其上方有一漏斗隔的肌肉桥将肺动脉瓣隔开。

3. 肌部室间隔缺损·缺损边缘完全为肌肉组织构成，可发生于肌部小梁间隔的任何部位。但常见于中部、心尖部和前部。

■ 二、膜周部室间隔缺损左心室造影分类

以往对于室间隔缺损的左心室造影形态学研究较少，通过对室间隔缺损患者的左心室造影观察分析，笔者通过对所在医院室间隔缺损患者左心室造影资料分析，提出了室间隔缺损左心室造影的形态学分型。根据左心室造影形态特点，室间隔缺损可被分为管型、漏斗型、窗型、瘤型和未分型5类，其中瘤型又进一步分为伴或不伴主动脉瓣脱垂两个亚型。此分类的重要意义在于一方面可根据左心室造影形态特点选择合适的封堵器，提高封堵治疗的成功率，降低残余漏的发生率；另一方面，根据室间隔缺损的不同解剖特点设计符合其相关特点的系列封堵器，达到封堵的个体化治疗。

1. 管型·室间隔缺损呈管道状，缺损出口和入口大小相近，这类室间隔缺损占20%左右，在形态上又可分为直管和弯管两种，测量的缺损直径准确，这类缺损较容易封堵，即刻封堵效果好（图7-2～图7-9）。

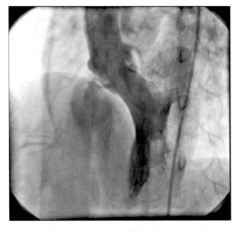 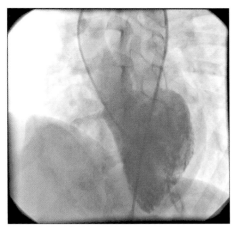

图7-2　缺损直径1 mm，管长约8 mm，出口方向向后，造影剂通过开口水平喷入右心室　　图7-3　缺损直径约2 mm，管长9 mm，出口方向向后，造影剂通过开口水平喷入右心室

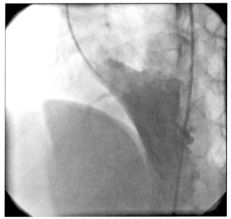

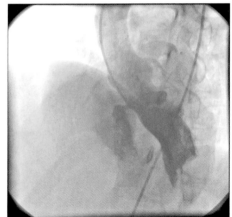

图7-4　呈弯管形，缺损直径2 mm，管长　图7-5　呈短管形，缺损直径4 mm，管长7 mm
5 mm，出口方向向下

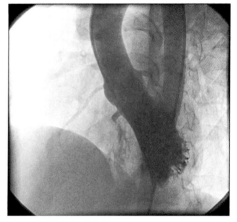

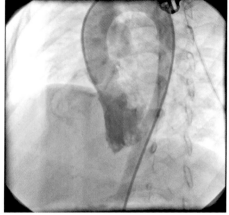

图7-6　呈弯管形，缺损直径3 mm，管长　图7-7　造影剂经缺损出口水平射入右心室，缺
4 mm，出口方向向下　　　　　　　　损直径2 mm，管长6 mm

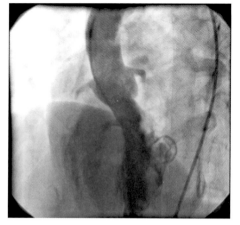

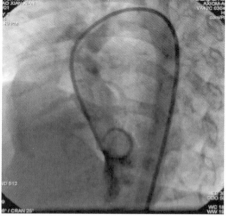

图7-8　造影剂经缺损出口水平射入右心室，缺　图7-9　造影剂经缺损出口向下射入右心室，缺
损直径3 mm，管长4 mm　　　　　　损直径4 mm，管长3 mm，出口细小

2. 漏斗型·占36%，漏斗型在左心室面的入口处大，右心室出口处小，在形态上又呈现长漏斗形、短漏斗形和漏斗管形，长漏斗形提示室间隔缺损离膜部中心较短漏斗形远，这类缺损也较容易封堵（图7-10～图7-28）。

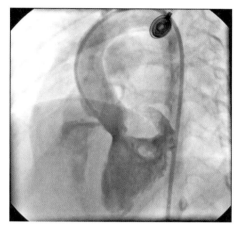

图7-10　入口直径约3 mm，出口直径2 mm，入口距出口约9 mm

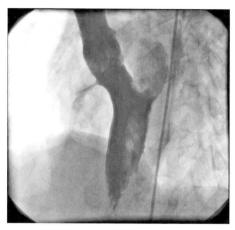

图7-11　漏斗管型，造影剂在开口处呈漏斗形，继而呈管形射入右心室，缺损入口直径4 mm，出口直径2 mm，入口距出口约4 mm，出口斜向下方

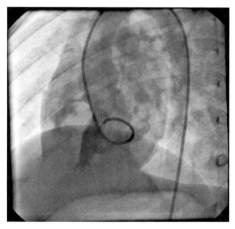

图7-12　漏斗管型，造影剂在开口处呈漏斗形，继而呈管形射入右心室，入口直径5 mm，出口直径2 mm，造影剂通过出口水平喷入右心室

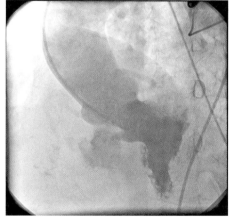

图7-13　典型漏斗型，入口直径约12 mm，出口最窄处直径2 mm，入口距出口7 mm

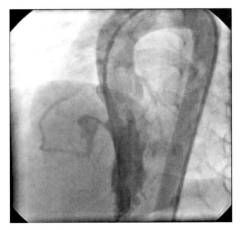

图7-14　漏斗管型，入口直径5 mm，出口方向向上，直径1 mm，入口距出口5 mm

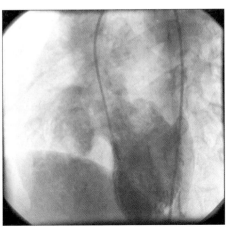

图7-15　典型漏斗型，入口直径约18 mm，出口最窄处直径10 mm，入口距出口5 mm

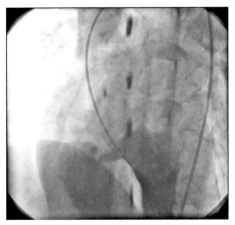

图7-16　典型漏斗型，入口直径约12 mm，出口最窄处直径3 mm，入口距出口7 mm

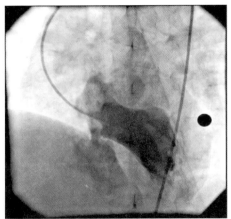

图7-17　典型漏斗型，入口直径约8 mm，出口最窄处直径4 mm，入口距出口4 mm

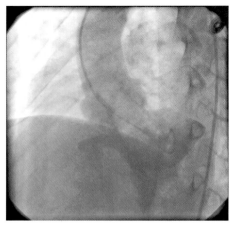

图7-18　典型漏斗型，入口直径约9 mm，出口最窄处直径4 mm，入口距出口5 mm

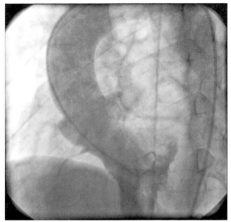

图7-19　典型漏斗型，入口直径约4 mm，出口最窄处直径1 mm，入口距出口3 mm，出口窄，造影剂呈线形射入右心室

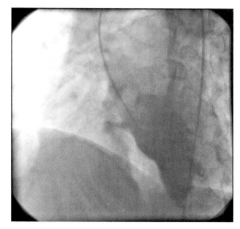

图 7-20 呈长漏斗形，入口直径约 10 mm，出口最窄处直径 3 mm，入口距出口 6 mm

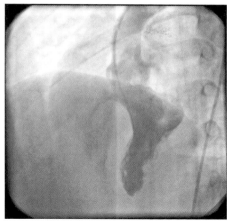

图 7-21 典型漏斗型，入口直径约 8 mm，出口最窄处直径 2 mm，入口距出口 4 mm

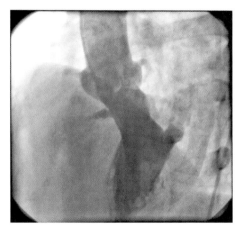

图 7-22 缺损图像左心室侧似管型，出口处突然变细，入口直径约 5 mm，出口最窄处直径 3 mm，入口距出口 4 mm

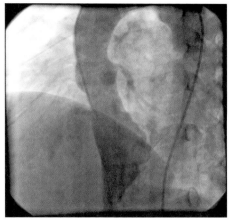

图 7-23 造影剂水平射入右心室，缺损部位为膜周部靠近肌部，缺损入口直径约 4 mm，出口最窄处直径 2 mm，入口距出口 6 mm

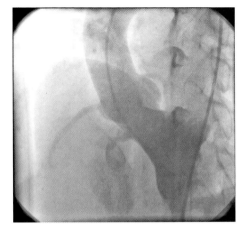

图 7-24 造影剂水平射入右心室，缺损入口直径约 5 mm，出口最窄处直径 2 mm，入口距出口 5 mm

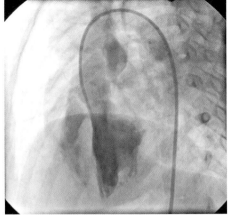

图 7-25 典型漏斗型，缺损入口直径约 4 mm，出口最窄处直径 3 mm，入口距出口 4 mm

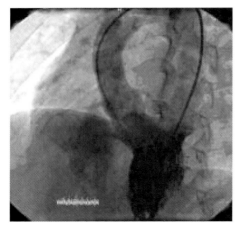

图7-26 缺损入口直径约4 mm，出口最窄处直径2 mm，入口距出口5 mm

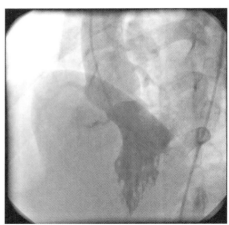

图7-27 缺损入口处呈漏斗型，继而呈弯管型通过缺损部位，缺损入口直径7 mm，出口直径2 mm，入口距出口6 mm

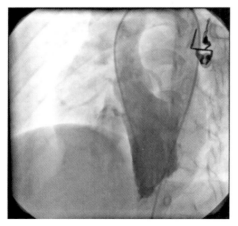

图7-28 缺损入口直径3 mm，出口直径2 mm，入口距出口4 mm

3. 瘤型·占40%左右，在右心室面呈囊袋状，左心室面大，右心室面的出口小，有的可以有多个小出口，缺损右心室面可呈现羊角形、菜花形、球形、蘑菇形等多种形态。这类缺损由于出口多，位置分散，增加了手术的难度，膜部瘤型室间隔缺损一般远离主动脉瓣，可将封堵器放置在囊袋内，以免影响主动脉瓣的关闭（图7-29～图7-52）。

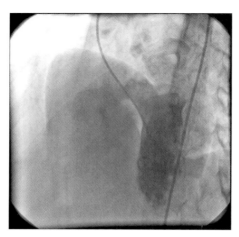

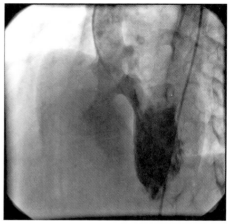

图7-29 缺损入口直径约7 mm，瘤体最大直径14 mm，多出口

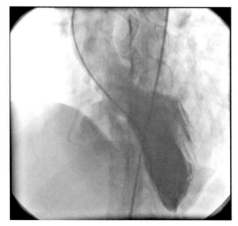

图7-30 缺损入口直径约7 mm，双出口，出口最窄处直径3 mm

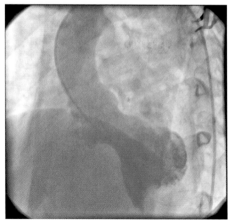

图7-31 瘤体最大直径13 mm，入口直径约15 mm，多出口

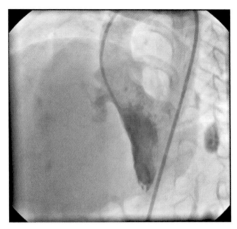

图7-32 缺损入口直径约6 mm，瘤体最大直径12 mm，有3个出口

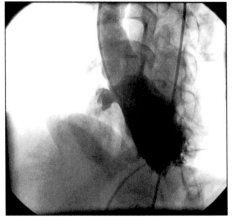

图7-33 瘤体最大直径12 mm，有盲端，单出口，入口直径约9 mm，出口直径3 mm

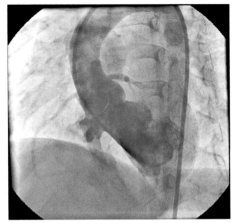

图7-34 多瘤体最大直径14 mm，入口直径约8 mm，多出口，最大出口直径3 mm

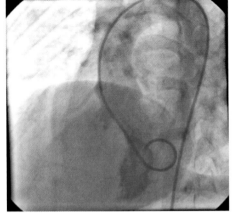

图7-35 瘤体最大直径10 mm，多孔型，入口直径约7 mm

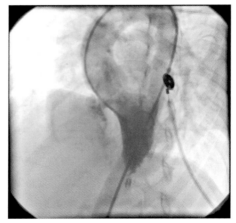

图7-36 瘤体最大直径12 mm，瘤体较分散，多孔型，入口直径约3 mm

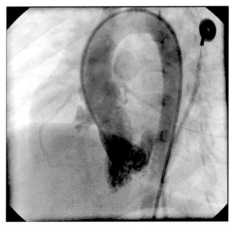

图7-37 瘤体最大直径11 mm，方向向上的突出瘤体为盲端，入口直径约8 mm，两个出口，最大出口直径约5 mm

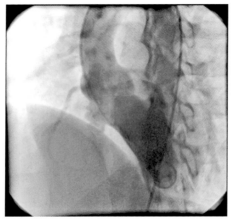

图7-38 瘤体最大直径14 mm，多孔型，入口直径约14 mm

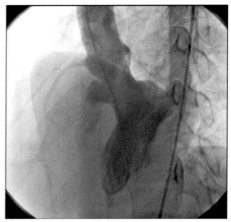

图7-39 瘤体最大直径13 mm，入口直径约10 mm，双出口，主要出口方向向下

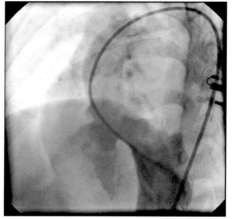

图7-40 瘤体最大直径12 mm，入口直径约7 mm，多出口，呈筛孔状

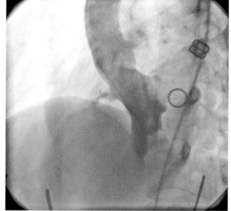

图7-41 瘤体入口宽，出口窄，入口直径约6 mm，多出口，最大出口方向向下直径3 mm

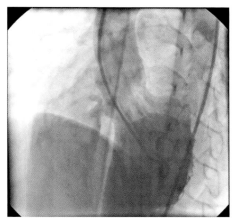

图7-42 造影剂通过缺损部位显示缺损出口呈三叉型，也是膜部瘤型的常见图像，入口直径约7 mm，三出口，主要出口位于中部和下部，最大出口直径3 mm

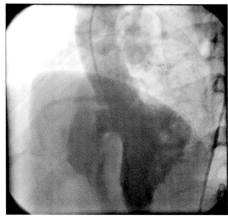

图7-43 造影剂通过缺损部位出口呈蘑菇状，瘤长13 mm，多出口，最大出口直径5 mm，方向向下，入口直径约14 mm

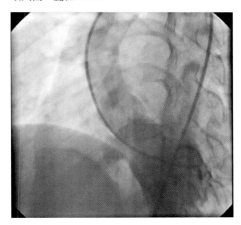

图7-44 膜部瘤呈蘑菇状，瘤长12 mm，多出口，最大出口直径2 mm，入口直径约10 mm

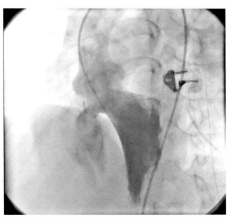

图7-45 膜部瘤呈蘑菇状，瘤长10 mm，多出口，最大出口直径3 mm，入口直径约11 mm

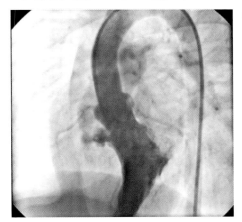

图7-46 不典型的膜部瘤图像，造影剂通过缺损部位出口呈哑铃状，多出口，最大出口直径4 mm，入口直径约4 mm，出入口距离约10 mm

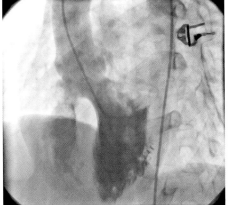

图7-47 典型的膜部瘤图像，造影剂通过缺损部位出口呈菜花状，瘤长23 mm，多出口，主要出口方向向下，入口直径约16 mm

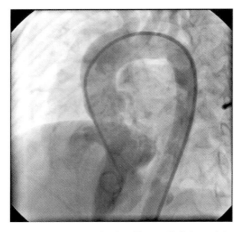

图7-48　典型的膜部瘤图像，呈蘑菇状，瘤长6 mm，多出口，最大出口直径约2 mm，入口直径约7 mm

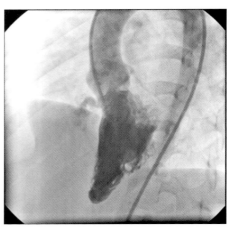

图7-49　不典型的膜部瘤图像，造影剂通过缺损部位出口呈纺锤状，瘤长6 mm，多出口，最大出口方向向下，直径约2 mm，入口直径约4 mm

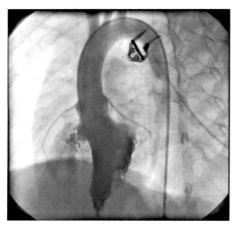

图7-50　膜部瘤呈菜花状，多出口，造影剂通过最大出口方向向下射入右心室，直径约3 mm，入口直径约9 mm

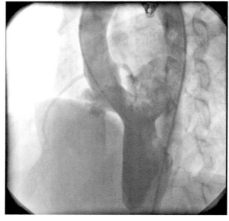

图7-51　不典型膜部瘤图像，造影剂通过缺损部位出口呈花瓣状，多出口，造影剂通过最大出口向下射入右心室，直径约8 mm，入口直径约13 mm

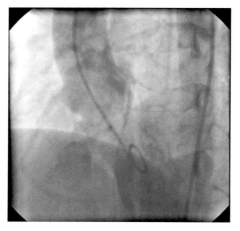

图7-52　造影剂通过缺损部位出口呈菜花状，瘤长7 mm，多出口，造影剂通过最大出口向下射入右心室，直径约4 mm，入口直径约9 mm

4. **窗型**·占5%，缺损往往离主动脉瓣很近，缺损出入口较难分清，入口与出口距离很短，缺损直径一般较大，由于窗型室间隔缺损很难清楚显示，测定直径往往比实际缺损直径小，手术难度较大，对封堵器大小的选择更多地依靠超声测值（图7-53～图7-56）。

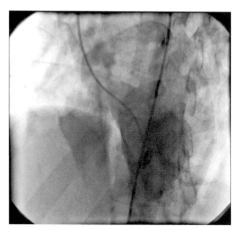

图7-53　造影剂直接通过缺损部位进入右心室，造影剂相对均匀散开，缺损入口直径16 mm

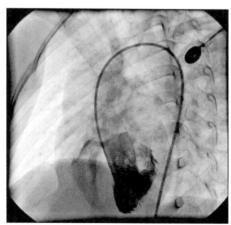

图7-54　造影剂呈窗形通过缺损部位，缺损直径3 mm

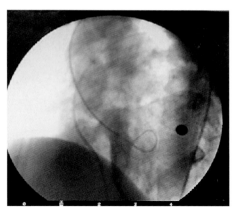

图7-55　造影剂呈窗形通过缺损部位，缺损直径5 mm

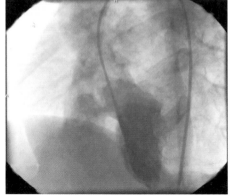

图7-56　造影剂呈窗形通过缺损部位，缺损直径5 mm

5. **未分型**·占4%左右，不能归入上述四类分型。

（吴　弘）

参考文献

［1］卞读军，肖恩华.碘克沙醇——一种新型的更安全的对比剂［J］.放射学实践，2005，20：458-459.

［2］纪荣明，李玉泉，秦永文，等.经皮穿刺封塞室间隔膜部缺损的应用解剖［J］.中国临床应用解剖学杂志，2003，21：148.

［3］纪荣明.心脏的临床应用解剖学图谱［M］.上海：第二军医大学出版社，2003.

［4］李美英，史亦丽.威视派克［J］.中国新药杂志，2004，13：277-279.

［5］李荫太，张炎.碘海醇的临床应用［J］.中华实用医学杂志，2003，5：113-114.

［6］秦永文.实用先天性心脏病介入治疗［M］.上海：上海科学技术出版社，2005，158-174.

［7］张震洪，甘树广，张耿新.碘海醇对肾功能的影响及相关因素分析［J］.岭南心血管病杂志，2004，10：354-355.

［8］周爱卿.心导管术——先天性心脏病诊断与治疗［M］.山东：山东科学技术出版社，1998：29-30.

［9］朱鲜阳，韩雅玲.结构性心脏病心导管介入治疗［M］.北京：北京大学医学出版社，2019：102.

［10］Aspelin P, Aubry P. Nephrotoxic effects in high-risk patients undergoing angiography［J］. N Engl J Med, 2003, 348: 491-499.

［11］Ata Erdogan, Charles JD. Recent clinical trials of Iodixanol［J］. Rev Cardiovasc Med, 2003, 4: 43-50.

［12］Baumgartner H, De Backer J, Babu-Narayan SV, et al. 2020 ESC Guidelines for the management of adult congenital heart disease ［J］. European Heart Journal, 2021, 42: 563-645.

［13］Coghlan JG, Wolf M, Distler O, et al. Incidence of pulmonary hypertension and determining factors in patients with systemic sclerosis［J］. Eur Respir J, 2018, 51: 1701197.

［14］Douschan P, Kovacs G, Avian A, et al. Mild elevation of pulmonary arterial pressure as a predictor of mortality［J］. American Journal of Respiratory and Critical Care Medicine, 2018, 197: 509-516.

［15］Hoeper MM, Bogaard HJ, Condliffe R, et al. Definitions and diagnosis of pulmonary hypertension［J］. Journal of the American College of Cardiology, 2013, 62: D42-D50.

［16］Lang S, Hoelter P, Birkhold AI, et al. Quantitative and qualitative comparison of 4D-DSA with 3D-DSA using computational fluid dynamics simulations in cerebral aneurysms［J］. AJNR, 2019, 40: 1505-1510.

［17］Simonneau G, Montani D, Celermajer DS, et al. Haemodynamic definitions and updated clinical classification of pulmonary hypertension［J］. The European Respiratory Journal, 2019, 53: 1801913.

［18］Sovak M, Terry R, Abramjuk C, et al. Iosimenol, a low-viscosity nonionic dimer; reclinical physicochemistry, pharmacology, and pharmacokinetics［J］. Invest Radiol, 2004, 39: 171-181.

第八章
CT和MRI在室间隔缺损
诊疗中的应用进展

　　胸片、心脏超声和心导管检查是室间隔缺损临床诊疗中常用的检查手段。近年来，随着计算机断层成像（computed tomography，CT）和磁共振成像（magnetic resonance imaging，MRI）设备迭代和软件更新，在室间隔缺损的诊疗上各自呈现一些独特的优势，能够从缺损的解剖形态、心腔结构甚至血流动力学等方面进行更加精准的评估，对于室间隔缺损及合并症的全面诊断和治疗策略评估具有重要作用。下文将分别介绍 CT 和MRI在室间隔缺损诊疗中的应用进展及各自的优势和不足。

第一节 · CT在室间隔缺损诊疗中的应用进展

　　1972年第一台CT机研制成功，通过X射线对人体进行断面扫描，重建人体信息。1989年螺旋CT的问世迅速取代单一的横断面CT，实现了CT发展史的重大飞跃。20世纪90年代至21世纪初，CT技术的发展以增加纵轴覆盖范围为目标，从4个探测器发展至320个探测器的多排CT，不断提升诊断分辨率。2005年双源螺旋CT的推出，再次引发CT史上的新革命。双源螺旋CT同时使用2个射线源和2个探测器系统，在机架内整合两套64层图像数据采集系统，能够以83 ms的时间分辨率采集与心电图同步的心脏图像。双源螺旋CT扫描速度极快，对组织分辨率显著提高，不受患者心率快及心律不齐的影响，可在1个心动周期内采集心脏图像，使心脏的CT显像水平进一步提高。

　　21世纪以来，随着冠心病人群的日益增多，冠状动脉介入治疗飞速发展，冠状动脉CT血管造影（computed tomography angiography，CTA）迎来自己的黄金时代。冠状动脉CTA对于冠状动脉的狭窄、斑块性质、异常起源等诊断具有较高的敏感性和特异性。伴随科技的迅猛发展，CT具有扫描速度更快、时间及空间分辨率高、图像后处理技术多样、放射剂量也明显减低等优点，在结构性心脏病诊疗中的应用地位逐渐提升，尤其是在经导管主动脉瓣置换术等瓣膜性心脏病介入治疗中已成为术前必不可少的评估手段。近年，CT在室间隔缺损诊疗中的应用也在日益增加。

■ 一、CT在室间隔缺损诊疗中的应用优势

由于X线辐射、造影剂应用等限制，CT并非室间隔缺损的首选检查。以心内结构异常为主的单纯室间隔缺损，心脏超声可以满足常规检查需要。CT往往作为心脏超声和心导管检查的补充手段，用于法洛四联症、肺动脉闭锁合并室间隔缺损等复杂结构性心脏病的诊断和术后随访。随着CT技术的革命性进展，CT增强扫描在室间隔缺损中逐渐展示独特的技术优势。Nau等对154例1岁以下的室间隔缺损患儿进行双源CT和心脏超声诊断比较，两者对于缺损大小和分型的诊断准确率上没有显著差别，但CT较超声能提供更为丰富的高时空分辨率，且平均辐射剂量仅为0.32 mSv，显著低于既往的CT检查。

CT检查在室间隔缺损诊疗中的应用优势主要体现在以下几方面。

（1）可清晰显示室间隔缺损的连续性中断和相应的继发改变，如左、右心室扩大和肺动脉扩张等，进一步提高诊断准确性；此外，可清晰显示心肌梗死后室间隔穿孔患者室间隔穿孔的解剖学特征，如是否存在室间隔夹层等。

（2）用于排除其他合并畸形，是否存在心内及心外畸形，尤其心外大血管畸形，包括主动脉异常、肺动脉异常、肺静脉异位引流、体静脉异常、冠状动脉异常等。

（3）评价外科手术或介入封堵的治疗效果和术后随访。

（4）可同步观察肺叶和支气管情况。

（5）可用于MRI检查禁忌患者，如非抗MR起搏器或某些金属异物植入的患者、幽闭恐惧症者等。

笔者所在的上海长海医院心内科对行介入封堵的膜周部或嵴内型室间隔缺损患者尚未常规开展CTA检查，但对于急性心肌梗死后室间隔穿孔患者近年来开始进行常规术前CTA检查。CT通过增强扫描和血管重建对穿孔的部位、大小、形态及毗邻结构进行多角度、多平

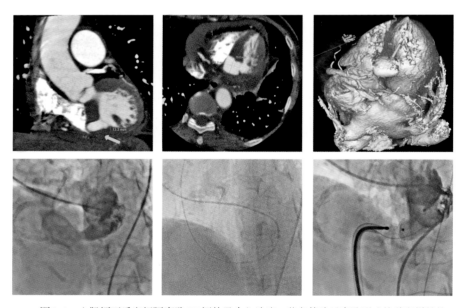

图8-1　心肌梗死后室间隔穿孔CT评估及介入治疗。黄色箭头示穿孔形成的憩室样结构

面观察，为穿孔能否封堵治疗及封堵策略的选择提供了重要信息。图 8-1 所示是 1 名 83 岁女性患者，急性心肌梗死 1 个月后出现室间隔穿孔，通过 CT 检查明确左心室中部层面底壁出现连续性中段，造影剂自左心室进入室间隔内呈憩室样改变，大小 19 mm × 21 mm，左心室入口宽 13.3 mm，右心室出口 5.2 mm。术中通过左心室造影进一步证实了 CT 显示的穿孔憩室样解剖形态，植入 10 mm A3B2 封堵器后即刻分流量显著减少。

二、CT 指导下的 3D 打印技术在室间隔缺损诊疗中的应用

单纯的膜周部或嵴内型室间隔缺损心脏超声检查往往可以提供诊断和治疗所需的信息。然而，面对复杂的室间隔缺损，心脏畸形的形态和解剖变化很大，如何直观地显示结构信息是目前迫切需要解决的问题。基于 CT 的数据文件进行 3D 血管重建及 3D 打印，通过逐层堆积的方式构造三维立体空间模型，具有快速、可定制化、可重复性和精确性高等优势。CT 指导下的 3D 打印技术能够为室间隔缺损患者提供更加精准的诊断和治疗。干下型室间隔缺损因靠近主动脉瓣，位置较高、偏前，常合并主动脉瓣脱垂，常被认为是介入封堵的禁忌证。王晓武等基于 CTA 数据对干下型室间隔缺损进行 3D 打印，在模型上评估是否可行介入封堵治疗，并指导选择合适的封堵器和鞘管进入肋间的选择，最终对 8 例干下型室间隔缺损成功进行个体化经胸封堵治疗，提高了封堵的安全性和成功率。3D 打印模型能够很好地显示室间隔缺损与主动脉和肺动脉的空间关系、室间隔缺损距离主动脉瓣环的距离、室间隔缺损的大小等，有望在此类技术指导下突破既往的治疗禁区。

3D 打印、图像处理技术与传统的影像学相结合，为室间隔缺损的诊断和治疗提供了全新的视角。术前打印出 3D 模型，有利于手术团队对于治疗策略的规划，也可对年轻医生进行手术培训，减少学习曲线，降低潜在的医疗事故发生率；模型的展示也有助于医生和患者及家属的沟通，提高患者对于手术操作的理解，增强共同决策力。3D 打印技术在室间隔缺损中有较为广泛的应用前景，然而如果影像学资料达不到建模标准，用于构建 3D 模型将会造成很大的偏差。如何优化 CT 图像分割方法、建立标准规范的图像后处理流程，对于获取精确、真实、客观的心脏模型至关重要，也是未来的发展方向。

三、CT 的不足

CTA 检查在室间隔缺损或穿孔中有独特的优势，然而也存在以下不足。

（1）相较于超声、MRI，CT 存在电离辐射、需要注射造影剂等缺点，对于心功能和血流动力学也无法进行评估。

（2）图像数据后处理时间比普通胸部 CT 增强要长，完成扫描后需要专业影像医师进行人工分割并重建图像，最后根据重建的图像进行诊断，效率较低、耗时较长。

（3）目前高端 CT 仪器较为普遍，二级医院都拥有 64 层以上的螺旋 CT 或双源 CT，但是结构性心脏病诊断专业性强，非专科医院影像医师的误诊率和漏诊率较高。

为了解决图像处理和诊断的不足，人工智能尤其是深度学习技术被越来越多地用于 CT 的数据后处理和分析，提高诊断的效率和准确率。运用深度学习技术协助医师进行结构性心脏病的辅助诊断，还可以进一步节约人力，减少因诊断疲劳引起的人为错误。此外，室间隔缺损在我国边远及高原地区发病率更高，无论是超声还是 CT 技术都对当地的技师和医师有

较高的要求。人工智能的广泛应用也能更好地对这些地区的医师进行教育培训和辅助诊断，提高先天性心脏病的诊断水平。

■ 四、小结

目前，64层螺旋CT能较为准确地评估2 mm以上的室间隔缺损大小，但对于2 mm以下缺损的评估尚存在一定难度，需要与心脏超声结合进行全面诊断。对于婴幼儿室间隔缺损，因心率较快且屏气受限，CT图像易受呼吸及心跳伪影干扰，瓣膜病变显示不佳。相信随着分辨率的提升和心电门控技术的进步，这些技术瓶颈有望在未来实现突破，CT将在室间隔缺损的诊断、手术策略选择和术后疗效评估中发挥越来越重要的作用。

第二节·MRI在室间隔缺损诊疗中的应用进展

MRI通过对静磁场中的人体施加某种特定频率的射频脉冲，使人体中的氢质子发生磁共振现象，通过对MR信号的接收、空间编码和图像重建等处理完成人体信息的收集。从20世纪80年代中期开始，MRI开始用于心脏和大血管病变的诊断。MRI具有良好的时间、空间和软组织分辨率，结合其大视野、无电离辐射、任意平面成像的特点，在心脏形态、功能、心肌活性及分子成像中发挥真正的"一站式"检查作用，被认为是判断心脏结构、定量容积和功能的无创"金标准"。MRI因其无辐射特性，尤其适用于女性患者妊娠期间的检查。然而，MRI尽管在心血管疾病诊疗中有诸多优势，但受限于检查时间长、镇静要求高、空间分辨率略低，以及检查费用相对较高等，国内即使在很多大型三甲医院也并未常规开展应用。因此，无论是心血管介入医师还是外科医师对于MRI的特点和优缺点可能存在认识不足，下文将对MRI在室间隔缺损中的应用进行介绍。

■ 一、室间隔缺损诊疗的常用MRI层面和序列

MRI在观察室间隔缺损时常在5种不同方向上进行诊断：① 轴位横断像；② 轴位冠状像；③ 平行室间隔心室长轴像；④ 垂直室间隔心室短轴像；⑤ 垂直室间隔心室长轴像。室间隔膜部组织薄弱，在判断膜部室间隔缺损时要多切面观察，排除假阳性的诊断。室间隔缺损在垂直室间隔心室长轴切面显示尤为清楚，若仅在一个切面上有缺损应排除假象。目前常用于心脏MRI的扫描序列有4种，具体如下。

1. 单次激发半傅立叶快速自旋回波序列（HASTE）·又称黑血序列，扫描速度快，一个心动周期采集一层断层图像，且对呼吸及运动伪影不敏感，通常一次屏气可采集14 ~ 20层图像。HASTE序列可以初步了解心脏的形态结构、房室瓣的发育情况、大血管毗邻关系，为下一步其他序列扫描进行定位。

2. 真实稳态自由进动电影序列（TrueFISP）·又称亮血序列，常规采用回顾性心电门控，具有扫描速度快、信噪比高的特点，可对心脏结构、功能及毗邻大血管进行全面观察。通过心脏收缩和舒张期对左心室进行心底到心尖的短轴断面成像，可以测定左心室收缩末期和舒张末期容量、射血分数、每搏输出量和左心室心肌质量。

3. 速度编码的相位对比电影序列（VEC PC）·可以用相位对比法获得血流动力学参数，包

括血流峰值流速、平均流速、狭窄后收缩压差、血流量、肺循环血量/体循环血量（Qp/Qs）等。现有的心脏超声、CT 检查均无法获得血流量和 Qp/Qs 评估，是 MRI 独特的技术优势。近年兴起的 4D flow MRI 通过测量 3 个方向的流速编码和单向的流动补偿编码进行四点扫描，获取图像信息，可对循环系统的血流动力学进行全面三维可视化和量化。4D flow MRI 不仅提供常规的流量定量，还提供壁剪应力、湍动动能等流体力学信息，在先天性心脏病中具有较好的应用前景。

4. 造影剂增强的磁共振血管成像（CE-MRA）·CE-MRA 对血管腔的显示比不用造影剂更为可靠，具有无创、安全且造影剂用量少等优点，可与有创血管造影效果媲美。CE-MRA 空间分辨率达 1 mm，可以清晰展示有血流动力学意义的动脉导管未闭、主动脉缩窄、肺动静脉瘘等大血管畸形，有利于疾病的全面诊断和手术计划的制订。

■ 二、MRI 在特殊类型室间隔缺损中的应用

MRI 对于单纯先天性心脏病的诊断准确率与心脏超声相仿，即便 < 3 mm 的缺损也能清晰显示。2020 年欧洲成人先天性心脏病治疗指南推荐当心脏超声检查对于室间隔缺损不能获得好的图像质量时，MRI 可以成为替代的检查手段，尤其是在评估左心室容量超负荷和分流定量时。MRI 对于某些特殊室间隔缺损的诊疗和术后随访优于心脏超声甚至心导管检查，具有独特的诊疗特色。

1. MRI 在室间隔膜部瘤中的应用·室间隔膜部瘤分为真性和假性，真性膜部瘤是胎儿时期膜部结构发育异常，在左心室高压血流冲击下形成的先天性囊袋结构；假性膜部瘤为后天性，是在小的室间隔缺损基础上，左向右分流导致缺损边缘与三尖瓣隔瓣或腱索粘连、纤维增生所致。假性膜部瘤的形成是室间隔自然闭合的一种形式。心脏超声是室间隔膜部瘤最常用的非侵入性检查手段，但对瘤体形态、真假膜部瘤的鉴别存在困难。左心室造影虽然能较好地显示膜部瘤，但是无法识别瘤体内的血栓。MRI 具有良好的软组织分辨率，无需注射造影剂即可多方位、多序列显示膜部瘤的形态、位置、大小，瘤体随心脏舒缩时相的运动状态、是否存在血栓及血流分流情况等。真性膜部瘤的瘤体活动与三尖瓣隔瓣运动无关，通过 MRI 不同切面电影序列可清晰地对真假膜部瘤进行鉴别，并指导下一步治疗方案的选择。

2. MRI 在 Gerbode 室间隔缺损中的应用·Gerbode 室间隔缺损又称为左心室右心房通道，是左心室和右心房之间形成的异常交通，1958 年 Gerbode 报道对 5 例患者成功进行外科手术治疗。Gerbode 室间隔缺损时左心室到右心房的压差较大、分流速度较快，并且缺损易被三尖瓣、主动脉瓣遮挡，心脏超声容易漏诊、误诊。图 8-2 示 MRI 能够从不同切面较好地显示 Gerbode 室间隔缺损的大小、位置，并且计算缺损的分流量，有助于明确诊断并指导下一步治疗策略。

3. MRI 在法洛四联症等复杂先天性心脏病中的应用价值·近年 MRI 检查被越来越多报道在复杂先天性心脏病中的价值，包括法洛四联症根治术、Ross 手术、大动脉错位心房调转术等。法洛四联症等复杂先天性心脏病的术后随访对于判断手术疗效、指导分期手术非常重要，传统的心导管检查属于有创检查，存在辐射，对于解剖结构的评估也有局限性。对于某些发绀型复杂先天性心脏病患者，心导管检查甚至可能引起心脏骤停、猝死等。

McGoon 比值与 Nakata 指数是两个较为常用的肺动脉血流评测指标，其正常值分别为 McGoon 比值 > 2.0 及 Nakata 指数 ≥ 330 mm²/m²。MRI 通过测量右心室流出道和肺动脉主干及左右肺动脉、膈平面降主动脉的直径，可以计算 McGoon 比值和 Nakata 指数，其可重复性和客观

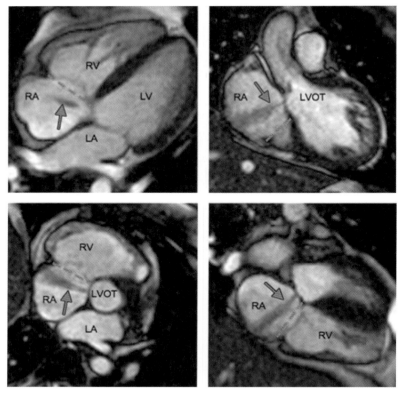

图8-2　Gerbode室间隔缺损MRI检查。红色箭头示左心室进入右心房的分流，红色虚线示三尖瓣环平面

引自 Radiology, 2009, 252: 50-52

性较心脏超声更为优越。如MaGoon比值＞1.2、Nakata指数＞150 mm²/m²的法洛四联症患者适合做一期矫治手术，术后血流动力学满意。如果McGoon比值＜1.2、Nakata指数＜120 mm²/m²的法洛四联症患者说明肺动脉发育欠佳，术后低心排综合征发生率较高，适合姑息手术。

　　除了指导外科手术外，临床广泛应用的室间隔缺损封堵器属非磁性材料，植入人体后行MRI检查也是安全的。封堵器产生的金属伪影通过选择合适的扫描序列和参数可以减轻对图像判读的影响。因此，对于行介入封堵的患者，MRI同样具有重要的随访价值。

■ 三、MRI的不足

　　MRI在使用的便捷性和医疗费用上较之心脏超声存在一定不足，也无法配合手术实时监测，在进行心功能和血流动力学参数计算时还需要心电图门控、屏气配合等。目前临床上广泛应用的MRI造影剂为含钆的顺磁性造影剂，其不良反应较含碘造影剂已经减少很多，但在严重肾功能不全时，钆造影剂可能引起肾源性系统性纤维化。此外，MRI也存在一些大家熟知的禁忌，包括非兼容MR心脏起搏器、医用磁性夹植入及严重幽闭恐惧症等。

■ 四、小结

　　我国过去20年在治疗室间隔缺损中积累了丰富的经验，但在一些基层医院和边远地区仍缺少有效的诊疗手段。对于室间隔缺损或室间隔穿孔，在术前检查和术后随访方面也存在很多可以改进的空间。心脏超声是目前临床最常用的检查方法，但对于某些复杂室间隔缺损，尤其是合并大血管畸形时，容易出现漏诊、误诊。CT 操作方便、空间分辨率高，但是存在电离辐射、组织分辨率较差，不能动态观察心脏变化及提供血流动力学信息。心导管检查属于有创操作，存在辐射和并发症的风险。MRI 能够全面而准确地评估室间隔缺损及合并的心内、外畸形，而且能够定量评估血流动力学参数，是一种简单、快速并且安全的无创性检查手段。因此，无论是影像科医师还是从事介入或外科手术的心血管医师有必要关注和了解 MRI 相关的应用与进展，提高我国室间隔缺损等先天性心脏病的诊治水平。

（刘夙璇　赵仙先）

参考文献

［1］董柱，张本，曹一秋，等.3D 打印技术在干下型室间隔缺损精准个性化微创治疗中的应用［J］.临床心血管病杂志，2020，36：173-177.

［2］Anwar S, Singh GK, Miller J, et al. 3D Printing is a transformative technology in congenital heart disease［J］. JACC Basic Transl Sci, 2018, 3: 294-312.

［3］Baumgartner H, De Backer J. The ESC clinical practice guidelines for the management of adult congenital heart disease 2020［J］. Eur Heart J, 2020, 41: 4153-4154.

［4］Benza RL, Gomberg-Maitland M, Frost AE, et al. Development of prognostic tools in pulmonary arterial hypertension: lessons from modern day registries［J］. Thromb Haemost, 2012, 108: 1049-1060.

［5］Broberg C, Meadows AK. Advances in imaging: the impact on the care of the adult with congenital heart disease［J］. Prog Cardiovasc Dis, 2011, 53: 293-304.

［6］Cheema OM, Patel AA, Chang SM, et al. Gerbode ventricular septal defect diagnosed at cardiac MR imaging: case report［J］. Radiology, 2009, 252: 50-52.

［7］Di Cesare E, Di Sibio A, Lanni G, et al. Magnetic resonance imaging of AMS (Aneurysm of the Membranous Septum), review of the literature and case report［J］. J Radiol Case Rep, 2014, 8: 9-15.

［8］Giblett JP, Jenkins DP, Calvert PA. Transcatheter treatment of postinfarct ventricular septal defects［J］. Heart, 2020, 106: 878-884.

［9］Gutierrez FR, Ho ML, Siegel MJ. Practical applications of magnetic resonance in congenital heart disease［J］. Magn Reson Imaging Clin N Am, 2008, 16: 403-435.

［10］Haselgrove JC, Simonetti O. MRI for physiology and function: technical advances in MRI of congenital heart disease［J］. Semin Roentgenol, 1998, 33: 293-301.

［11］Javidan-Nejad C, Tomasian A, Najafpour E. Cardiac imaging in adults with congenital heart disease: unknowns and issues related to diagnosis［J］. Curr Treat Options Cardiovasc Med, 2013, 15: 663-674.

［12］Korperich H, Gieseke J, Barth P, et al. Flow volume and shunt quantification in pediatric congenital heart disease by real-time magnetic resonance velocity mapping: a validation study［J］. Circulation, 2004, 109: 1987-1993.

［13］Ko SF, Liang CD, Huang CC, et al. Clinical feasibility of free-breathing, gadolinium-enhanced magnetic resonance angiography for assessing extracardiac thoracic vascular abnormalities in young children with congenital heart diseases［J］. J Thorac Cardiovasc Surg, 2006, 132: 1092-1098.

［14］Lee S, Squelch A, Sun Z. Quantitative Assessment of 3D Printed Model Accuracy in delineating congenital heart disease［J］. Biomolecules, 2021, 11.

［15］Nau D, Wuest W, Rompel O, et al. Evaluation of ventricular septal defects using high pitch computed tomography angiography of the chest in children with complex congenital heart defects below one year of age［J］. J Cardiovasc Comput Tomogr, 2019, 13: 226-233.

［16］Soulat G, McCarthy P, Markl M. 4D Flow with MRI［J］. Annu Rev Biomed Eng, 2020, 22: 103-126.

第三篇

介入治疗规范操作与经验

第九章
室间隔缺损封堵器的临床应用

第一节 · 进口封堵器在室间隔缺损介入治疗中的应用

室间隔缺损（ventricular septal defect，VSD）是成人及儿童最常见的先天性心脏病，约占所有先天性心脏病的20%。膜周部VSD（perimembranous ventricular septal defect，pmVSD），即位于室上嵴和膜部的VSD类型，占所有VSD的70%～75%，且在亚洲国家更常见。pmVSD缺损通常较小，位于三尖瓣内侧乳头肌之后，缺损周围为纤维结缔组织，常与三尖瓣隔叶或腱索相互粘连形成膜部膨出瘤。大多数膜部瘤型pmVSD为多孔型VSD。膜部瘤在缺损自然愈合过程中形成，形成因素包括穿隔血流，纤维组织沉积和黏附，因此缺损边缘常常附着三尖瓣的隔叶。在左心室压力的慢性作用下，缺损边缘向右心室腔内生长运动，最终形成膜部瘤样组织。形态解剖学上通常位于缺损左心室面的入口直径较大，右心室面出口直径较小。入口位置，出入口间距离，囊壁厚薄等方面个体差异较大。体外循环下行外科手术修补，是VSD标准的治疗方法，其疗效确切，死亡率低，已在全球范围广泛开展，但因存在手术高危并发症，如完全性房室传导阻滞（complete atrioventricular block，CAVB）、残余漏、术后综合征及伤口感染等，仍有相当的病死率。经导管VSD封堵术，无需开胸体外循环，术后恢复快，显示出较低死亡率及病死率。1988年，Lock等初次应用双面伞形封堵器经导管介入治疗VSD以来，已有多种封堵器材应用于VSD的介入治疗，如Gianturco弹簧圈（Cook Inc.，Bloomington，Indiana）、Rashkind装置（USCI Angiographics，Billerica，Massachusetts）及Sideris补片（Custom Medical Devices，Athens，Greece）等，这些器械的主要缺点是不是专为室间隔缺损治疗设计的，功能上也不适合室间隔缺损的封堵治疗，诸多并发症无法避免，输送系统设计不完善，术后易出现主动脉瓣及三尖瓣关闭不全及残余分流，临床推广应用风险较高，未能在临床上推广应用。

20世纪80年代Amplatzer等应用肌部VSD封堵器介入封堵治疗肌部VSD获得成功，但仅限于治疗占比较低的肌部VSD，临床应用范围受限。2002年Hijazi团队首次报道应用Amplatzer偏心型VSD封堵器行经导管pmVSD封堵术，这种非对称封堵器与同时代其他封堵器相比较显示出诸多优势，初步临床应用效果良好，有较高的技术成功率，中短期的随访研究结果良好。此后，经导管pmVSD封堵术在全球推广。同时国内研制出了对称型应用于pmVSD的镍钛合金封堵器，并在国际上率先应用于pmVSD患者。国产对称型pmVSD封堵器应用时不需要调整方向，较国外封堵器操作更简单，因而在国内快速推广应用。临床应用中发现对称型pmVSD不适用于膜部瘤型VSD和崤内型VSD。为了解决这部分患者介入治疗，国内研发出了零边封堵器和小腰大边型封堵器，适用范围不断扩大，VSD介入治疗成功率也随之不断提高，而封堵术后并发症如各种心律失常和瓣膜关闭不全的发生率不断降低，但国际上较早应用的Amplatzer封堵器报道的CAVB发生率高，封堵器的设计或结构缺陷可能是该并发症高发的主要原因。虽然进口封堵器的临床使用关注度较高，但并发症等因素的影响使其在临床上难以推广应用。近年来，Amplatzer封堵器也进行了器材的重新设计和改进，以及完全生物可降解封堵器的研发，有望进一步克服以往封堵器的缺点，拓展应用范围。

■ 一、可用于膜周部室间隔缺损介入治疗的Amplatzer封堵器

（一）Amplatzer膜部室间隔缺损封堵器

1. 第一代Amplatzer膜部VSD封堵器及输送系统

（1）第一代Amplatzer膜部VSD封堵器：由镍钛合金编织而成，呈双浅剖面非对称盘状结构（图9-1）。左心室面呈偏心伞形，上端为0.5 mm边缘，可降低主动脉瓣干扰的风险，而下端为5.5 mm边缘，便于牢固扣紧肌部室间隔，右心室面为边缘2 mm的圆形伞。伞盘间有长1.5 mm的短腰连接，旨在降低影响三尖瓣病变的概率。腰的直径表示封堵器的尺寸大小，以2 mm递增，其规格有4～18 mm不等。在双面伞盘及腰部缝有3层聚酯膜以保证封堵效果。在左侧伞盘的下端有不透X射线的铂金标记，便于置入封堵器的过程中调节封堵器的位置，若位置不佳，可收于输送鞘中重新放置。

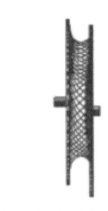

图9-1 非对称双盘状封堵器示意图

（2）输送系统：与Amplatzer膜部室间隔缺损封堵器配套的输送系统也有独特的设计，输送系统包括特制的输送钢丝、输送内管和有一定弧度的输送长鞘。输送内管是中空的，可以通过实心的输送钢丝。在输送内管的前端内面有一平台，其形状和大小与封堵器的右心室面的固定钢圈上的平台相匹配。连接时输送钢丝与固定螺丝旋接后再将输送内管的平台与固定钢圈上的平台套接，这样在释放时旋转输送钢丝不会引起封堵器移位。

2. 第二代Amplatzer膜部VSD封堵器·设计初衷是减少传导系统并发症。这种封堵器的特点包括降低75%径向支撑力和45%夹壁力，并增强稳定性。封堵器左侧伞盘具有椭圆形凹面设计，可更好地适应左心室流出道的解剖结构，

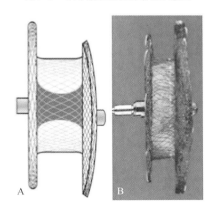

图9-2 第二代Amplatzer膜部VSD封堵器。A.偏心型第二代Amplatzer膜部VSD封堵器示意图；B.同心型第二代Amplatzer膜部VSD封堵器

提供更佳的贴合性和稳定性。根据左侧伞盘的形状，有2种结构可供选择：① 偏心型，上部1 mm，下部3 mm。② 同心型，上下部均为3 mm（图9-2）。前期临床试验已验证了其结构的安全有效性。镍钛合金丝比前一代更纤细，可降低封堵器的硬度，并设计双层结构，外层设计很薄，有效降低径向支撑力，内层提高稳定性。为降低对室间隔夹壁力，腰部长度从

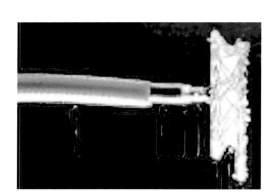

图9-3　Amplatzer膜部室间隔缺损封堵器

1.5 mm增加到3 mm。

2000年Gu等报道对Amplatzer封堵器的外形进行了改进，用于膜部VSD的封堵（图9-3）。主要是双盘的左心室面向主动脉侧突出0.5 mm，而向室间隔肌部侧突出5.5 mm，呈一不规则偏心形状。封堵器腰部长1.5 mm，封堵器的右心室面较封堵器的直径大4 mm，呈对称分布。动物试验表明，此改进型封堵器较肌部VSD封堵器明显降低了膜部瘤、瓣膜关闭不全等并发症的发生率，且3个月后表面全被平滑的内皮覆盖。2002年FDA已批准将其临床试用（美国AGA公司），2002年进入中国市场，临床随访也显示其近期疗效可靠，但因为发生封堵器脱落、房室传导阻滞，在国内应用不多。

2002年Hijazi等首次应用第一代Amplazter非对称偏心型封堵器经导管治疗6例pmVSD患者，术后即刻效果良好，初次验证了膜型Amplazter封堵器临床应用的可行性和有效性。Pedra等及Durongpisikul等随后报道了短期的临床效果，提出该Amplazter膜部VSD封堵器可用于pmVSD患儿，术后短期安全有效，受限于较少的病例数，尚未发现相关的主要不良并发症。随着全球范围内大规模开展，各种短中期随访研究结果陆续报道，手术成功率为81%～100%，完全封堵率在80%～100%，使其成为常规应用器械并替代传统外科手术治疗pmVSD成为可能。2005年Zabal等初次报道1例术后发生溶血转外科手术治疗的患者，同期，Masura等报道186例临床应用的中期随访结果，提示术后出现2例CAVB及多例束支传导阻滞，虽然在随访期间好转，但引发人们对其应用并发症的持续关注。2006年，Holzer等报道2例患者因术后发生CAVB需植入永久起搏器，并提出该封堵器不适用于低体重患儿。2008年，Predescu等提出Amplazter膜部VSD封堵器在小儿VSD中应用完全封堵率方面表现出色，但术后CAVB的发生难以接受。一般认为术后出现CAVB需植入永久起搏器或行开胸手术治疗，死亡是应用Amplazter封堵器治疗pmVSD最严重的并发症。2007年，一项欧洲多中心关于VSD介入封堵的临床研究显示术后CAVB的发生率为5%。各研究报道体现出差异性，严重并发症的发生率在0～22.2%，包括术后CAVB、封堵器移位栓塞、溶血、重度主动脉瓣关闭不全、重度三尖瓣关闭不全、感染性心内膜炎、三尖瓣腱索断裂及术后残余分流过大等。2007年，Marinakis等报道在高危患者中行封堵VSD术后死亡1例，提示这项技术对于高危患者仍存在死亡风险。一项囊括大部分应用Amplatzer膜部VSD封堵器行pmVSD的meta分析显示，经导管介入治疗VSD虽然成功率高，并发症发生率低，但潜在CAVB风险不容忽视。2010年，Oses等通过同期外科手术与应用Amplazter膜部VSD封堵器的VSD病例对比研究，发现外科手术效果更确切，封堵器术后传导系统并发症不可忽视，对其应用持审慎保守的态度。2019年，Shuran等报道了1例应用Amplatzer膜部VSD封堵器行VSD封堵术后随访超过10年迟发CAVB的病例报道，最终植入永久心脏起搏器，建议早期应用Amplatzer膜部VSD封堵器的病例应终身随访。由于术后CAVB并发症风险较高，迄今Amplatzer膜部VSD封堵器未被美国FDA批准应用于pmVSD介入封堵治疗，因此近些年来国内外相关研究基本停滞。国内近期相关的研究报道均为针对VSD介入封堵的中长期随访研究，以及与经胸小切口VSD封堵技术比较的回顾性研究，文献报道的仅有早期应用Amplatzer膜部VSD封堵器的小样本病例，显然目前国产对称型和小腰大边型VSD封堵器已成为应用及研究的热点。

（二）Amplatzer封堵器家族"超使用说明书"非常规应用

为解决早期应用膜部AmplatzerVSD封堵器术后高度传导阻滞等问题，近些年国内外开展了一系列Amplatzer封堵器非常规应用，即采用肌型VSD封堵器和动脉导管封堵器治疗pmVSD。Amplatzer肌型VSD封堵器结构与膜型封堵器类似，同样由镍钛合金编织而成，呈双盘状结构（图9-4A）。左右心室盘面结构对称，直径相同，盘面间腰长7 mm。为保证封堵效果，在2个伞盘及腰部缝有3层聚酯膜。腰的直径为封堵器的大小，规格有4～18 mm可选，以1 mm递增。第一代Amplatzer导管封堵器（Amplazter ductus occlude Ⅰ，ADO Ⅰ）由镍钛合金编织而成（图9-4B），一侧盘面呈蕈伞状，直径比封堵器平均直径大6 mm。腰长7 mm，直径从蕈伞面由大变小，中央有凹面螺丝锚定点。美国AGA公司生产的第二代Amplazter导管封堵器（Amplazter ductus occluder Ⅱ，ADO Ⅱ），属于"超使用说明书"应用于VSD介入封堵治疗，框架由自膨式、超细镍钛合金丝编织而成，无聚酯纤维补片设计，双盘剖面凹陷较小，更突出的腰部结构（图9-4C）。腰部直径共有3 mm、4 mm、5 mm、6 mm 4种规格，封堵器长度共有4 mm、6 mm两种规格，双盘直径比腰部直径大6 mm。输送鞘管设计具有较好的柔顺性，配合封堵器的超弹性可通过比较复杂迂曲的径路。ADO Ⅱ内没有充填聚酯纤维阻流体，使其轮廓更小，更柔软，可收入4 F、5 F细小管径的输送鞘中，对患者血管的损伤显著减少。传统经皮VSD封堵术需要同时穿刺股动脉、股静脉，建立股动脉—左心室—VSD—右心室—股静脉轨道，然后经股静脉送入封堵器，不仅操作复杂，且在建立轨道过程中可能损伤三尖瓣腱索、主动脉瓣等解剖结构，发生三尖瓣关闭不全、主动脉瓣反流，导致手术时间延长甚至手术失败，因此传统VSD介入封堵方法仍待改进。ADO Ⅱ通过单纯股动脉途径进行VSD介入治疗，可避免建立股动-静脉轨道，简便易行，缩短了手术时间和X线透视时间，并且能够避免在建立轨道过程中导管及导丝对三尖瓣和主动脉瓣的损伤，从而显著减少三尖瓣关闭和主动脉瓣关闭不全等并发症的发生。且ADO Ⅱ比常规VSD封堵器更为柔软，盘面顺应性更好，这一特点也可减少主动脉瓣反流的发生，提高手术成功率。与传统VSD封堵器相比，ADO Ⅱ伞面顺应性好可减少对主动脉瓣的影响，且纵向可以自由拉伸，对室间隔的机械压迫大大降低，术后CAVB、完全性左束支

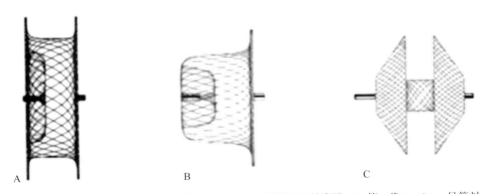

图9-4 超使用说明书应用的封堵器。A. Amplatzer肌部VSD封堵器；B. 第一代Amplatzer导管封堵器（ADO Ⅰ）；C.第二代Amplatzer导管封堵器（ADO Ⅱ）

传导阻滞的发生概率更小。除了上述因素外，还有研究提出 ADO Ⅱ 封堵器中间柱状体和盘面间存在空隙，进一步减轻了传导系统在之间穿行的压迫风险。封堵器的型号及手术操作时间也是 CAVB 发生的关键影响因素，应用 ADO Ⅱ 通过单纯股动脉途径封堵 VSD 无需建立动静脉轨道，操作简便，大大缩短了操作时间，因此也能减少房室传导阻滞的发生。ADO Ⅱ 封堵器通过更细密的镍钛合金丝编织技术和形状设计来保证阻流效果，展开后如哑铃状，由 3 个特殊的网叶组成 6 个封堵平面，形成两侧双层双盘。由于 ADO Ⅱ 封堵器输送鞘管较常规 VSD 封堵器输送鞘管细小，因此其适应证较窄，仅适用于直径 < 6.0 mm 以下的 VSD。

Butera 等首次将肌型 Amplazter 封堵器用于 pmVSD 治疗，自此 Amplazter 封堵器非常规应用成为研究热点。随后 Szkutnik 等和 Kenny 分别报道了肌型 Amplazter 封堵器治疗 pmVSD 的随访研究，取得令人鼓舞的临床效果，特别是 2009 年，Kenny 等提出对于膨出瘤型 pmVSD，采用肌型 Amplazter 封堵器更具优势。2011 年，Bentham 等和 Chungsomprasong 等通过临床随访和几种封堵器的对比研究，较系统地阐述了传导系统并发症的发生机制和防治策略，确认运用肌型 Amplazter 封堵器可有效降低严重传导系统并发症。不过 Yang 等应用对称型和非对称型 Amplazter 封堵器的临床研究，发现两者术后传导阻滞发生情况相似，无显著差异。Landman 等发现在膨出瘤型 pmVSD 患者中应用不同类型 Amplazter 封堵器，在膜部瘤处行封堵，术后传导系统及瓣膜并发症较少，是安全可行的。导管型 Amplazter 封堵器因其结构的特殊性，也进行了相关非常规应用研究。2011 年，Koneti 等首次应用 ADO Ⅱ 封堵器进行了治疗 pmVSD 的短期临床研究，显示效果良好，无传导系统严重并发症的发生。随后 EI Said 和 Kanaan 分别进行 ADO Ⅱ 封堵 VSD 的中短期随访研究，均显示其安全有效，术后并发症较少。Lee 等报道应用 ADO Ⅱ 成功治疗 20 例膜部瘤型 VSD 患者，随访期内无房室传导阻滞或主动脉瓣反流，但长期效果仍有待观察。2014 年 Mahimarangaiah 等经临床研究提出，ADO Ⅱ 封堵器适用于小到中型 pmVSD 治疗，传导系统并发症较其他封堵器少，远期疗效仍需长期随访证实。2017 年，Amal 等报道了应用 ADO Ⅰ 与 ADO Ⅱ 治疗 pmVSD 的对比研究，进一步证实了 ADO Ⅱ 封堵器适用相对较小缺损。Zhao 等通过应用研究表明对于小型 pmVSD，与传统封堵装置相比 ADO Ⅱ 封堵器及输送系统操作简便，费时较少。同年 Lin 等通过中期随访研究提出应用 ADO 类封堵器治疗部分选择的 pmVSD 是可行的，术后 1 个月残余分流率为 7.2%，完全封堵时间稍延长，需要密切关注。2018 年 Semen 等通过病例报道了 ADO Ⅱ 封堵器与其他类型封堵器同期应用于多孔型 pmVSD 介入治疗的安全可行性。2019 年 Haddad 等分别通过 ADO Ⅰ、ADO Ⅱ、Amplatzer 肌型 VSD 封堵器超使用说明书应用于 pmVSD 介入治疗，验证提高封堵成功率的关键是选择合适封堵器，并提出 ADO Ⅱ 封堵器柔软、超弹性及快速植入等特性非常更适合小型 pmVSD。综上所述，对于部分有选择的 VSD 病例，应用 ADO Ⅱ 经单纯股动脉途径行 VSD 封堵术成功率高，不仅可简化操作流程，而且术后并发症发生率低，拓宽了 VSD 介入治疗的封堵器选择空间。

笔者中心自 2011 年 1 月至 2019 年 6 月选用 ADO Ⅱ 封堵器治疗各种类型 VSD 93 例，应用心电图和经胸超声心动图（TTE）评估术后即刻、术后 1 天、1 个月、3 个月、6 个月，以及术后每年随访的封堵疗效及并发症发生情况。其中 pmVSD 81 例，嵴内型 VSD 4 例，外科修补术后残余瘘 7 例，VSD 封堵术后残余瘘 1 例。造影下平均缺损出口大小 0.3 ± 0.1 cm，封堵成功率为 100%。在中位随访时间 49 个月，未见 CAVB、感染性心内膜炎和死亡并发症。严重并发症发生率为1.1%。1例术后次日出现脑血管意外，转神经内科治疗恢复良好。封堵术后残余分流发生率为16.1%，是最常见的轻微并发症，至第12个月随访时已降至3.2%。心脏传导阻滞发生率为6.5%，其中1例pmVSD患儿术后随访28个月仍显示间歇完全性左束支传导阻滞。术后新发三尖瓣轻度反流2例，随访期间反流程度无变化，未见新发主动脉瓣反流。经严格筛选的pmVSD（图9-5），嵴内型VSD（图9-6），VSD外科修补术/封堵术后残余瘘患者（图9-7），应用ADO II封堵器行VSD封堵术安全性高，操作简便，长期随访效果良好。

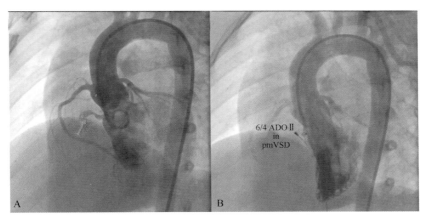

图9-5　应用ADO II封堵器行VSD封堵术。A. 左心室造影示pmVSD（红色箭头），呈管型，无膨出瘤；B. 选用6/4 ADO II封堵器成功置入后左心室造影未见分流

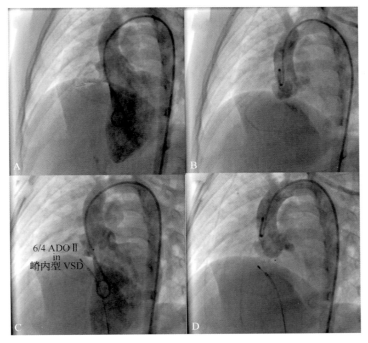

图9-6　A. 左心室造影示嵴内型VSD（红色箭头）；B. 主动脉造影示主动脉瓣轻度脱垂伴轻度主动脉瓣关闭不全；C. 6/4 ADO II封堵器成功置入后左心室造影未见分流；D. 封堵器置入后主动脉造影未见明显主动脉瓣反流

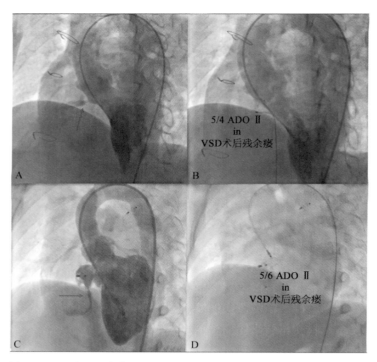

图9-7　VSD术后残余瘘封堵术。A. 左心室造影示VSD外科修补术后残余瘘（红色箭头）；B. 选用5/4 ADO Ⅱ封堵器成功置入后左心室造影未见分流；C. 左心室造影示VSD介入封堵术后残余瘘（蓝色箭头）；D. 选用5/6 ADO Ⅱ封堵器成功经逆行途径置入

　　在某些局部解剖无法完成经静脉送入输送鞘置入封堵器时，可采用逆行途径置入。逆行途径可以简化建立动静脉轨道等手术操作步骤，降低曝光时间和手术时间。同样如果局部解剖不适合逆行途径置入封堵器，也可灵活采用传统顺行途径。ADO Ⅱ封堵器输送管径细小且超柔顺，配合封堵器的超弹性，使封堵器更加顺应局部解剖条件，给更多具有挑战性的VSD封堵带来可能。笔者长期随访期间未见CAVB等严重心律失常发生，说明ADO Ⅱ封堵器对传导系统的解剖组织影响较小，将会进一步降低CAVB发生率。本组有1例术后间歇出现完全性左束支传导阻滞，需引起高度警惕。已有文献报道应用ADO Ⅱ封堵器术后CAVB的个案报道，说明ADO Ⅱ封堵器治疗VSD仍需要严密随访观察。VSD外科修补术后或封堵术后残余瘘患者，封堵后均无明显心律失常发生，考虑与局部组织增生机化或残余瘘远离传导阻滞有关，尚需要更大样本量的相关研究。pmVSD的局部解剖复杂，毗邻三尖瓣和主动脉瓣；嵴内型VSD位置较高，容易合并主动脉瓣脱垂，对主动脉瓣脱垂导致主动脉瓣反流量较大的病例，目前仍视为封堵禁忌证，无主动脉瓣明显反流的病例仍有可能进行介入封堵，以往应用偏心型封堵器术后主动脉瓣损伤及完全性左束支传导阻滞等严重并发症发生率较高。虽然根据目前研究的入排标准提示缺损到主动脉瓣的理想距离是＞3 mm，但对于合并膨出瘤型pmVSD到主动脉瓣的距离≥1 mm仍可试封堵，嵴内型VSD伴轻度主动脉瓣脱垂也可尝试。长期随访表明ADO Ⅱ封堵器对所纳入研究患者的主动脉瓣几乎没有影响。已有应用ADO Ⅱ封堵器远期三尖瓣反流并发症的报道，笔者中心有2例患者术后出现新发的三尖瓣轻度反流，长期随访瓣膜反流程度无明显

变化，ADO Ⅱ封堵器较传统对称或小腰大边型封堵器腰部长度更长，柔软性能更好，对合并膜部膨出瘤和周围组织结构影响更小，瓣膜损伤的可能性也会明显减轻。因此，由经验丰富的超声心动图专家在围手术期进行筛选和检测，严格选择合适的患者至关重要。

目前ADO Ⅱ封堵器用于VSD封堵术仍属于"超使用说明书"的应用，需要更多样本量的随机对照研究，来进一步证实ADO Ⅱ封堵器治疗VSD的安全性和有效性。综上所述，对于部分有选择的VSD病例，应用ADO Ⅱ行VSD封堵术安全可行，成功率高，单纯股动脉途径亦可简化操作流程，术后并发症发生率低，拓宽了VSD介入治疗的封堵器选择空间。

■ 二、可用于室间隔缺损治疗的其他类型进口封堵器

Nit-Occlud VSD弹簧圈（PFM，Cologne，Germany）由镍钛合金复合聚酯纤维附着左侧弹簧圈。该装置配置为更大的左侧锥型结构并加强远端线圈环，右侧锥型结构较左侧小。该装置的尺寸：8/6 mm、10/6 mm、12/6 mm、12/8 mm、14/8 mm和16/8 mm，而第一个数字表示装置在左心室侧的直径，第二个数字表示装置在右心室末端的直径（图9-8）。8/6 mm、10/6 mm和12/6 mm装置预先安装在6 F输送导管上，14/8 mm和16/8 mm装置预先安装在7 F输送导管上。弹簧圈通过特定导丝应用安全推送机制释放。该装置实现VSD闭合的基本概念，更多的是用右心室侧弹簧圈填充出口而不是支撑或夹闭缺损。对于膨出瘤型VSD，较大尺寸弹簧圈容易拉入并置入膨出瘤中，强调了缺损填充理念，而不只是封堵缺损出口。弹簧圈左心室侧的直径应至少选择缺损右心室侧的最小直径的2倍，并比缺损在左心室开口处的直径≥1～2 mm。如果合并膨出瘤型多出口VSD，评估缺损大小变得更加困难。在这种情况下，弹簧圈的选择必须完全基于膨出瘤左心室侧的直径。封堵有明显膨出瘤型pmVSD不必强调缺损与主动脉瓣距离大小。选择弹簧圈完全填充膨出瘤内，而不影响左心室流出道。

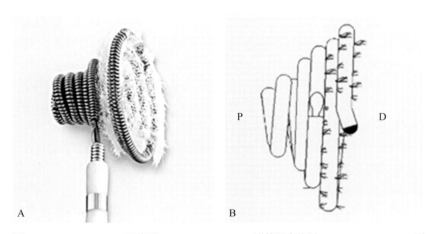

图9-8　Nit-Occlud VSD弹簧圈。A. Nit-Occlud VSD弹簧圈实物图；B. Nit-Occlud VSD弹簧圈直径示意图。P：近端，右心室面；D：远端，左心室面

2011年Chungsomprasong等回顾性比较116例患者介入封堵VSD的结果，76例成功应用Amplatzer VSD封堵器治疗，33例成功应用Nit-Occlud VSD弹簧圈介入封堵。在并发症发生率方面有显著差异；Amplatzer封堵器组，5例出现CAVB，而在Nit-Occlud VSD弹簧圈组，

仅有1例出现短暂 CAVB，且不需要植入起搏器。2014年 Odemis 等报道20例 pmVSD 患者，平均年龄为7.3岁，平均体重25.7 kg，Qp/Qs 1.7 ∶ 1，总手术时间为88.5 min，透视时间为29.4 min。19例合并膜部膨出瘤，所有患者均成功应用 Nit-Occlud VSD 弹簧圈封堵。3例出现溶血，其中1例外科手术取出弹簧圈。2例90日随访仍有轻度残余分流。随访期间无短暂或永久的房室传导阻滞并发症。2016年 Haas 等报道了欧洲关于 Nit-Occlud VSD 弹簧圈封堵VSD 注册研究的结果。纳入研究的111例患者包括 pmVSD 81例（48例合并膨出瘤）、肌部VSD 30例，其中102例成功应用 Nit-Occlud VSD 弹簧圈封堵，平均手术时间为121.1 min，平均透视时间为26.3 min。对100例患者进行术后短期和中期随访，24个月后1例发生移位，1例取出封堵器。49例（48.5%）术后即刻完全封堵，51例（50.0%）存在轻微残余分流，6个月后完全封堵率为95%，1年后完全封堵率为97%。102例患者中有2例（1.8%）严重并发症，包括1例严重溶血和1例封堵器栓塞。8例轻微并发症，包括1例短暂性房室传导阻滞。在平均随访期31.3个月内，未见其他并发症。该研究验证了应用 Nit-Occlud VSD 弹簧圈封堵VSD 是可行和安全的，但长期效果和安全性，需要进一步的临床随访研究。

综上所述，Nit-Occlud VSD 弹簧圈可应用于不同类型 VSD。在植入过程中可完全收回，允许重新定位和随时根据解剖结构调整。其远端环状结构和聚酯纤维实现了有效封堵和足够稳定性。植入成功率与 Amplatzer 装置的结果相当，Nit-Occlud VSD 弹簧圈弹性更佳，有望获得较高的安全水平。

■ 三、新型室间隔缺损封堵器研发与应用

尽管上述封堵器设计差别很大，但其共同点均为金属丝编织为骨架，聚酯膜为阻隔体，经过至少6个月内皮化后，上述材料永久存在于人体，此外 VSD 解剖复杂变异大，膜部室间隔与主动脉瓣、三尖瓣关系密切，如果缺损上缘与主动脉瓣彼此邻近，置入封堵器可能会引起主动脉瓣关闭不全。膜部瘤型 VSD 与三尖瓣结构邻近，甚至三尖瓣的隔叶是缺损的边缘成分，因此置入封堵器后可影响三尖瓣的功能。虽然各研究报道呈现差异性，VSD 介入封堵术严重并发症包括术后 CAVB、封堵器移位栓塞、溶血、重度主动脉瓣关闭不全、重度三尖瓣关闭不全、感染性心内膜炎、三尖瓣腱索断裂及术后残余分流过大等，均与目前临床上应用的 pmVSD 封堵器无法个体化设计、大小及形态无法与缺损解剖上完美匹配，镍钛合金材料本身的局限性密切相关。因此，能否寻找一种方法，使更精准地针对每一例 pmVSD 患者缺损的解剖条件，制作最适合其缺损形态且不影响周边解剖结构的封堵器，所置入的封堵器超过至少6个月时间待封堵器表面内皮化后可逐渐被机体吸收，至最终无金属遗留在患者体内则成为最理想的治疗方法与器械。新技术的发展与应用使这种具有定制性的理想化封堵器的制造具有了可能性与可行性。

3D打印技术是一种以数字模型文件为基础，运用粉末状金属或塑料等可黏合材料，通过逐层打印的方式来构造物体的技术。随着3D打印技术在医学领域上的应用，已在口腔科、颌面、肌肉和骨骼领域积累了成功经验。而在心脏方面的应用还很少，仅在国外和国内少数大医院用于心脏外科和复杂结构性心脏病术前的诊断与评估。目前3D打印技术在心血管解剖可视化、临床决策、外科或介入手术方案制定等心血管病治疗领域，是一种有价值的传统影像学的补充工具。由于先天性心脏病独特的病理解剖结构，传统成像技术存在诸多局限性，3D打印技术在先天性心脏病个体化治疗上表现出革命性的潜力。由于新生儿筛查及多种临床技术应用普

及，先天性心脏病各年龄层段患者数量不断上升，3D打印技术应用研究使干预治疗更加精准化和个体化。3D打印技术参与外科或介入手术方案制定，不仅可节约治疗成本，减少并发症，还能帮助患者及其家属更好地了解特定先天性心脏病的解剖特征。目前部分房间隔缺损（atrial septal defect，ASD）或VSD的经导管介入治疗，可根据个体化的解剖条件和病理特征通过3D打印技术协助选择封堵器大小和型号，节约时间精力等治疗成本。甚至3D打印技术可取代部分导管或造影检查，减少患者放射线照射时间，降低手术风险。Olivieri等证实VSD的3D打印模型与传统2D超声心动图测量参数的高度一致性，并可进一步扩大微创介入治疗的适应证。Kim等报道了应用3D打印技术辅助经导管介入治疗1例大型肌部VSD案例，应用该模型医师可尝试采用不同导管模拟建立轨道，最后成功经股动脉逆行途径的4.0 cm Judkins诊断导管成功建立轨道植入12 mm Amplatzer VSD封堵器，术后随访无相关并发症。目前心脏3D打印技术已在复杂心脏外科术前评估、经皮主动脉瓣置入术、先天性心脏病的诊断、治疗等方面得以应用，而且国外已开始通过该技术对心脏植入器械进行定制化的设计与制造，以求实现精准医疗。

随着生物可降解医用材料的发展，理想VSD封堵器的研发成为可能。制作封堵器的材料必须具备有良好的生物相容性能、足够的机械支撑力、完美的顺应性和形状记忆能力、适宜的降解时间及较好的示踪性能，便于X线透视或超声引导下定位。目前已知的生物可吸收封堵器多为ASD/卵圆孔未闭（patent foramen ovale，PFO）封堵器，如BioSTAR封堵器、DU封堵器、CL封堵器等，且部分仍保留了不能被完全降解的不锈钢框架，无高度定制化设计，而VSD封堵器的研制较少且进展较慢。2007年Mullen等首次介绍了BioStar（NMT Medical，Boston，MA，美国），一种新型可降解封堵装置（图9-9），表明经肝素涂层改性处理，用于PFO封堵术效果良好，其中BioSTAR封堵器一个关键优势是其潜在的适用性广泛的缺陷类型，包括ASD、VSD和各种形态的PFO，但VSD介入封堵路径和操作的复杂性，制约了相关介入器材的发展。2009年Bu等介绍了应用聚对二氧环己酮（poly-dioxanone，PDO）制作的VSD可降解封堵器，构造上与传统Amplatzer封堵器相似，区别是其完全由0.298 mm的PDO丝编织而成，内缝聚乳酸（polylactide，PLA）薄膜，但PDO丝直径较粗，完全由其制备大型号封堵器很困难，仍处于实验研究阶段。导管VSD封堵术，无需开胸体外循环，术后恢复快，显示出较低死亡率及病死率，使经导管封堵VSD的方法成为传统手术治疗外的另一种选择。自从经导管介入治疗VSD成功地在患者中实施应用，多种封堵器和相关技术被研发应用。这些器械既要满足对输送系统、复杂植入技术的现实需要，也要不断改进解决传导系统并发症，封堵器干扰主动脉瓣或三尖瓣，以及术后残余分流等问题，由此不断有新型的封堵器材应运而生。随着VSD封堵器应用的研究深入及设计改良，相信未来在VSD介入治疗领域个体化、可塑性的封堵器会占据举足轻重的地位。

第二节·国产室间隔缺损封堵器的研制与临床应用

近几年室间隔缺损的介入治疗方法正在国内外推广和普及，介入治疗的数量迅速增加。回顾室间隔缺损的介入治疗历史，室间隔缺损介入治疗的发展实际上是封堵器研制的进展。从1988年开始探索室间隔缺损介入治疗至今，先后发明了多种封堵器，如CardioSEAL封堵器、Sideris补片、弹簧圈及镍钛合金封堵器（Amplatzer封堵器）等。除了镍钛合金封堵器外，其他封堵器均存在设计和功能方面的明显缺陷，未能在临床上推广应用，主要原因是上述封堵器不是专为室间隔缺损治疗设计的，功能上也不适合室间隔缺损的封堵治疗。1997年Amplatzer发明了镍钛合金封堵器，在成功治疗房间隔缺损，动脉导管未闭的基础上，于2001年又成功应用于肌部和膜部室间隔缺损的治疗。数万例临床应用和10年以上的临床随访观察显示应用镍钛合金封堵器治疗室间隔缺损方法简单，疗效可靠，是一种可以部分替代外科手术的治疗方法。由于新型封堵器的应用，以往在临床上曾经使用的那些封堵器已经被淘汰。目前在临床上应用的主要是镍钛合金封堵器和应用较少的弹簧圈封堵装置。国内封堵器的研制也能紧跟国外的发展势头，在国外技术的基础上实现了封堵器的国产化，并有所创新，开发了具有自主知识产权的新型室间隔缺损封堵器。在开发国产封堵器的过程中，国内医生和工程技术人员对封堵器的研制和临床应用方面具有独到的见解。

■ 一、国产封堵器的研制

制作封堵器的关键材料是具有形状记忆效应和超弹性的镍钛合金（Nitinol）丝。镍钛合金丝具有热弹性马氏体相变的特性，处于低温状态时，进行一定限度的变形，如具有形状记忆效应的双盘状室间隔缺损封堵器，在0℃时可拉成条索状，在随后的加热过程中，当达到一定温度时如37℃，封堵器就能完全恢复到变形前的形状和体积，这种现象称为形状记忆效应。此外，镍钛合金的应变量可高达百分之几甚至20%，卸除应力后，仍能恢复原来的形状。这种远远超出弹性极限的变形仍能复原的现象称为超弹性。镍钛合金的形状记忆和超弹性的特性决定了制作的封堵器能永远保持设定的初始形状。因此，制作优质的封堵器首先是制备优质的镍钛合金丝。国内从事相关研究已数十余年，从镍钛合金的冶炼到材料处理方面的技术不比国外技术差，上海产的镍钛丝在某些指标上优于国外产品，因此保证了国产封堵器的质量。

1. 镍钛合金丝的制作·按照一定比例的镍和钛进行冶炼，制备出大块的镍钛合金，再制作丝材。主要工艺是热拉和冷拉，最后制造成需要的镍钛合金丝。上海产的镍钛合金丝应用扫描电镜观察，在放大40倍、150倍时镍钛丝表面光滑，无裂痕、毛刺、划痕等。

2. 镍钛合金丝技术指标检验

（1）镍钛合金丝化学成分：见表9-1。

表9-1 镍钛合金丝化学成分

成　　分	含　　量	
	自　　产	进　　口
镍	55.7%～55.89%	55.77%
钛	43.56%	44.1%
碳	0.01%～0.05%	0.13%
氧	0.046%～0.05%	

（2）有害元素含量分析：上海产镍钛合金丝中国家规定的5种有害元素Pb（铅）、Sb（锑）、Sn（锡）、Bi（铋）、As（砷）均＜0.005%，低于0.05%的国标。

（3）磁性：上海产镍钛合金丝导磁率为1.001 936，略小于国家标准（≤1.005 Gs/Oe），可视为无磁性材料。封堵器成品在磁共振的强磁场中不发生移位，植入动物房间隔和室间隔后行磁共振检查未发生封堵器移位或封堵器周围发生组织学改变。

（4）延伸性能和断裂强力：上海产镍钛合金丝直径0.4 mm，镍钛金属丝与国外同类产品的拉伸曲线见图9-9、图9-10。

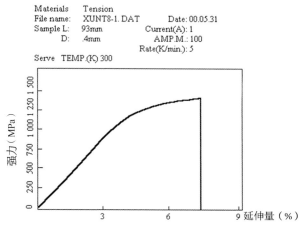

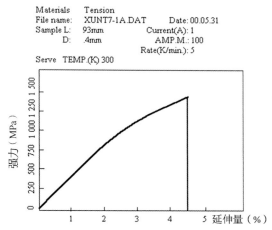

图9-9　上海产镍钛合金丝拉伸曲线。断裂强力约为 1 400 MPa，延伸度 > 7%

图9-10　进口同类合金丝拉伸曲线。断裂强力 ≥ 1 400 MPa，延伸度4.5%

从拉伸曲线看出，两种丝的拉伸曲线性能相近，均随拉力增加而均匀增加长度；进口丝在强力超过 1 399 ± 9.83 MPa时断裂，国产丝在强力接近 1 402 ± 9.59 MPa时断裂，强度水平相差不明显（$P > 0.05$）；进口丝断裂时延伸量为4.50% ± 0.08%，国产丝断裂时的延伸量超过7.02% ± 0.34%，表明自产丝延伸性能较好（$P < 0.05$）。

（5）冷拉态超弹性：取变形量4%，上海产镍钛合金丝直径0.4 mm镍钛合金丝和国外同类产品进行比较，冷拉态弹性曲线见图9-11、图9-12。

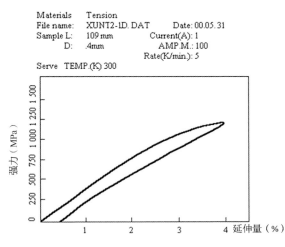

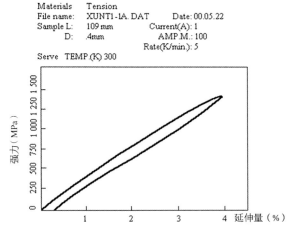

图9-11　上海产镍钛合金丝冷拉态弹性曲线。变形量为 4%，拉力约1 250 MPa，残余变形0.4%

图9-12　进口同类合金丝冷拉态弹性曲线。变形量为4%，拉力约1 400 MPa，残余变形0.3%

从弹性曲线看出，进口丝在4%变形量范围内恢复较快，去除外力后最终残余变形量为 0.297%±0.034%；自产丝恢复稍慢，最终残余变形量为0.402%±0.045%。进口丝超弹性较 自产丝高（$P < 0.05$）。

（6）表面性状：Amplatzer封堵器和自制封堵器金属丝扫描电镜图像见图9-13～图9-16。扫描电镜发现两种镍钛合金丝表面性状相似，均光滑，无毛刺、伤痕。

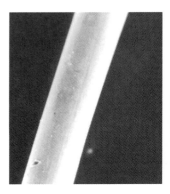 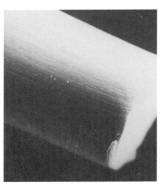

图9-13 Amplatzer封堵器镍钛 合金丝（×40）

图9-14 Amplatzer封堵器镍钛 合金丝（×150）

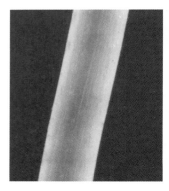 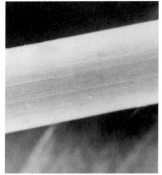

图9-15 上海产镍钛合金丝 （×40）

图9-16 上海产镍钛合金丝 （×150）

3. 金属网支架的编织·采用多丝模具手工编织技术，先编织成圆柱状金属网格，按 不同规格织成不同直径与长度后，经处理定型成双圆盘状，左、右心室端各有一个316 L 不锈钢圈，用于固定镍钛合金丝，右心室侧钢圈有一螺母与输送器推送杆头端的螺丝相 匹配。

4. 聚酯纤维膜缝合·封堵器支架内缝有4层聚酯纤维膜，能够起到阻挡血流、促进血栓 形成的作用。

5. 封堵器的组织相容性研究·开胸经穿刺右心室前壁将封堵器植入室间隔处，或使 用经颈静脉穿刺的方法模拟经导管植入法将封堵器放置在室间隔处。植入后45日可见封 堵器表面被一层光滑、半透明的新生内膜所覆盖，该新生内膜与正常动脉内膜相连续，未 见附壁血栓。镍钛合金丝表面无腐蚀现象。光镜观察新生内膜表面为一单层扁平细胞所覆盖,细胞呈长梭形。其下为成纤维细胞及胶原纤维,并可见长入其间的毛细血管。切片可见在封堵器处有炎性细胞浸润,60日时炎性浸润明显减轻,120日时无炎性浸润现象,呈现纤维化改变45日、60日和120日封堵器植入处的新生内膜厚度相似(图9-17 ~ 图9-20)。

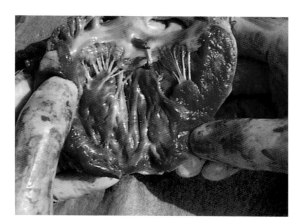
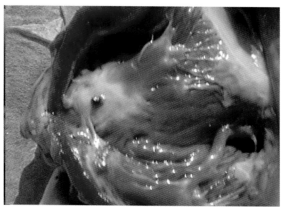

图9-17　封堵器植入后45日肉眼观察

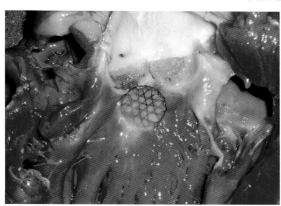

图9-18　左心室面无铆封堵器置入后60日左心室面观

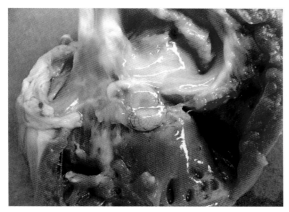
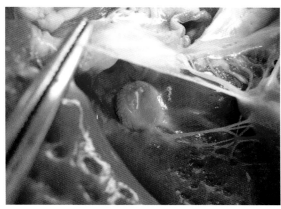

图9-19　封堵器置入后120日肉眼观。左侧:右心室面观;右侧:左心室面观

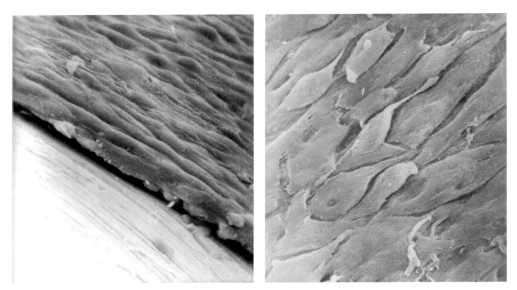

图9-20　封堵器置入后120日电镜观察，镍钛合金丝处上皮化完全，不锈钢固定圈处上皮化不全

■ 二、上海产室间隔缺损封堵器的临床研究

1990年以来，国内任森根等应用Rashkind双面伞治疗室间隔膜部缺损获得成功。上海长海医院心内科自2001年研制出应用于膜部室间隔缺损的封堵器，并于同年12月成功治疗膜周部室间隔缺损患者，至今已成功治疗数千例膜周部室间隔缺损患者，并在全国范围内推广应用，累计治疗病例达到数万例，成功率达到97%左右，并发症的发生率较低。笔者根据室间隔缺损的解剖形态和临床实际需要研制了6种类型的封堵器，其中应用于膜部室间隔缺损的封堵器4种，肌部室间隔缺损的封堵器2种。封堵器的基本结构与Amplatzer封堵器相同，介绍如下。

1. 对称型圆盘形封堵器·左心室造影显示室间隔缺损的形态与动脉导管未闭的形态相似，有的缺损远离主动脉瓣和三尖瓣，因此应用对称型封堵器封堵室间隔缺损是可行的。对称型封堵器的基本结构与房间隔缺损封堵器相似，不同是两侧的盘片直径相同，腰部长度为2 mm，封堵器中间有4 ～ 5层聚酯膜（图9-21）。

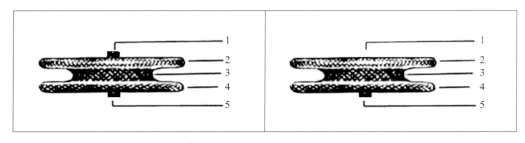

图9-21　对称型封堵器，左图为两侧有固定钢圈的封堵器，右图为左心室盘片上去除了固定钢圈的封堵器。1和5为左、右心室盘片的固定圈；2为左心室盘片；3为封堵器的腰部；4为右心室盘片

对称型封堵器适用于距主动脉瓣三尖瓣 2 mm 以上的漏斗型、管状和窗型膜周部室间隔缺损的患者。笔者应用对称型治疗的室间隔缺损最小直径为 2 mm，最大直径 17 mm。成功率为 97%，未发生严重并发症。而且使用时比偏心型封堵器更方便，不需要调整封堵器的方向，可以自行定位，操作时间短，并能减少患者的 X 线剂量。

2. 细腰型封堵器·造影显示膜部瘤型室间隔缺损的左心室面入口通常较大，右心室面的出口小，可以有多个出口，每个出口都不大，出口间可以相距较远。如按照小孔放置目前进口或国产的偏心型或对称型封堵器，则不能覆盖其他缺损孔，如选择的大直径封堵器，因腰部伸展受限，两侧盘片则形成球形。因此，膜部瘤型室间隔缺损介入治疗有一定的难度，术后容易残留残余漏。针对膜部瘤型室间隔缺损的解剖特点，笔者设计了细腰大边型（后面几章为小腰大边）的封堵器。

细腰型封堵器的特点是腰部直径小，左心室侧的盘片比腰部直径大 8 ～ 12 mm，右心室侧的盘片比腰部直径大 4 mm。操作方法与对称型的封堵器相同。可根据室间隔缺损的直径和室间隔缺损的左心室面直径选择封堵器（图 9-22）。

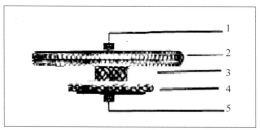

图 9-22　细腰型封堵器，1 和 5 为左、右心室盘片的固定圈，2 为左心室盘片，3 为封堵器的腰部，4 为右心室盘片

封堵器的左心室面大，可将多个出口完全覆盖，细腰部分与出口的直径相适应，封堵器放置后能充分伸展，达到了完全覆盖入口的目的，同时封堵器形状恢复好，形成一圆盘，不占有过多的心腔，因而不引起流出道狭窄。临床应用也显示此种封堵器治疗囊袋型室间隔缺损的即刻疗效好，只要在术中完全封堵室间隔缺损的出口，术后均无残余分流。随访期间也未发生其他并发症。提示细腰型封堵器是特别适合于膜部瘤型室间隔缺损，特别是多孔型室间隔缺损的封堵。

3. 偏心型封堵器·由于膜部室间隔较薄，直径小的室间隔缺损占的比例较大，且靠近主动脉瓣和三尖瓣，要求用于膜部室间隔缺损的封堵器必须满足以下几点：① 结构精细，植入后不占有过多的空间，以免影响左心室流出道和右心室流出道；② 边缘短，短的边缘以减少对主动脉瓣和三尖瓣的损伤；③ 操作简便，如封堵器选择的大小不合适在释放前可回收；④ 可压缩性好，由于小的室间隔缺损较多，以及儿童患者居多，因此封堵器应能通过 5 ～ 7 F 鞘管输送，以便容易通过室间隔缺损和减少对血管的损伤。偏心型封堵器基本上满足了以上要求。

偏心型封堵器与肌部室间隔缺损封堵器的形状有明显的不同。用于膜周部室间隔缺损的封堵器腰部长 2 mm，两盘片的边缘呈不对称型，在靠近主动脉侧的边缘较其对侧的盘片小，边缘为 0.5 mm，与其相对的边缘为 5.5 mm，右心室侧的盘片的边缘为 2 mm（图 9-23）。

适用于室间隔缺损的上缘距离主动脉

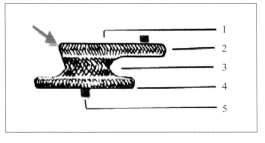

图 9-23　偏心型封堵器，箭头指示封堵器边缘 0.5 mm，其对侧的边缘 5.5 mm。1 和 5 为左、右心室盘片的固定圈；2 为左心室盘片；3 为封堵器的腰部；4 为右心室盘片

瓣1～2 mm 膜周部与嵴内型室间隔缺损的患者。

4. 零边偏心型封堵器·基本结构与偏心型封堵器相同。封堵器腰部长2 mm，两盘片的边缘呈不对称型，在靠主动脉侧的边缘较其对侧的盘片小，边缘为0 mm，与其相对的边缘为6 mm，右心室侧的盘片比腰部直径大4 mm。封堵器的两端由316 L不锈钢圈固定，左心室侧的固定钢圈在封堵器定型时放置在零边

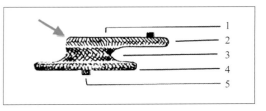

图9-24　零边偏心型封堵器，箭头指示封堵器边缘0 mm，其对侧的边缘6 mm。1和5为左、右心室盘片的固定圈；2为左心室盘片；3为封堵器的腰部；4为右心室盘片

的对侧，封堵器正面观，固定不锈钢圈在6点钟的位置（图9-24）。这种设计的优点是标记清楚，容易准确定位，放置后对主动脉瓣影响小，可应用于距主动脉瓣较近的室间隔缺损。

零边偏心型封堵器特别适用于室间隔缺损上缘距主动脉瓣小于1 mm的室间隔缺损，多应用于嵴内型室间隔缺损。偏心型与零边偏心型封堵器操作中一定保证零边的位置指向主动脉瓣膜。

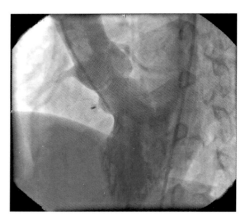

图9-25　单铆型封堵器

5. 肌部室间隔缺损封堵器·肌部室间隔缺损封堵器的两盘片之间连接部分呈圆柱形，长7 mm，盘片和圆柱部分中都缝有聚酯片。左心室面的圆盘直径比圆柱部分大6～10 mm，右心室面直径比圆柱部分大4～6 mm。

6. 用于急性心肌梗死并发室间隔穿孔的封堵器·其基本结构和规格与进口同类封堵器相同，腰长10 mm，左盘直径较腰大10～14 mm，右盘直径较腰大6 mm。

7. 新型封堵器

（1）单铆型封堵器：上海长海医院与上海形状记忆合金材料有限公司合作，开发了具有自主知识产权的膜部室间隔缺损封堵器（图9-25）。新型的封堵器在左心室面为编织的平面，与有不锈钢固定圈的封堵器相比，更容易内皮化，有可能减少在左心室面形成血栓的机会。

（2）两侧无不锈钢圈固定的室间隔缺损封堵器：动物试验显示有不锈钢固定圈的封堵器植入体内后，不锈钢圈的表面不容易内皮化，且突出于封堵器的表面，因此尚不是最理想的封堵器。为此我们改良了制作工艺，制作了封堵器的左右盘片无固定钢圈的新型封堵器，动物试验显示上皮化完全，可能是一种理想的封堵器。

总之，室间隔缺损的介入治疗目前正在推广和普及，治疗的病例数迅速增加，即刻和近期疗效好，安全性高，是医师和患者乐于接受的治疗选择。室间隔缺损的形态各异，国产封堵器的研制已经达到较高的水平，并具有一定的产品定制和新产品开发能力，为室间隔缺损介入治疗的进一步发展提供了坚实的基础。另外，目前应用的封堵器为镍钛合金封堵器，其

金属成分高，植入后长期留在体内，开发金属成分少，以及人体可吸收的封堵器可能是今后的发展方向。

（王建铭　朱鲜阳　秦永文　许旭东）

参考文献

［1］肖家旺，王琦光，张端珍，等.先天性心脏病术后房、室间隔残余分流的介入治疗［J］.中国介入心脏病学杂志，2020，29：500-505.

［2］中国医师协会心血管内科分会先天性心脏病工作委员会.常见先天性心脏病介入治疗中国专家共识二、室间隔缺损介入治疗［J］.介入放射学杂志，2011，20：87-92.

［3］朱鲜阳，韩秀敏，侯传举，等.经导管关闭膜部室间隔缺损的临床效果评价［J］.中华心血管病杂志，2004，32：456.

［4］朱鲜阳，刘玉昊，侯传举，等.膜周部室间隔缺损介入治疗术后早期心律失常危险因素的探讨［J］.中华心血管病杂志，2007，35：633-636.

［5］Anil SR, Sreekanth R, Bhalerao S, et al. Transcatheter closure of perimembranous ventricular septal defect with amplatzer membranous occluder［J］. Indian Heart J, 2005, 57: 698-703.

［6］Anwar S, Singh GK, Varughese J, et al. 3D Printing in complex congenital heart disease: across a spectrum of age, pathology, and imaging techniques［J］. JACC Cardiovasc Imaging, 2017, 10: 953-956.

［7］Atik SU, Saltik L. Transcatheter closure of ventricular septal defect with two different devices［J］. Cardiol Young, 2018, 28: 1364-1366.

［8］Bass JL, Kalra GS, Arora R, et al. Initial human experience with the Amplatzer perimembranous ventricular septal occluder device［J］. Catheter Cardiovasc Interv, 2003, 58: 238-245.

［9］Bentham JR, Gujral A, Adwani S, et al. Does the technique of interventional closure of perimembranous ventricular septal defect reduce the incidence of heart block?［J］. Cardiol Young, 2011, 21: 271-280.

［10］Bol-Raap G, Weerheim J, Kappetein AP, et al. Follow-up after surgical closure of congenital ventricular septal defect［J］. Eur J Cardiothorac Surg, 2003, 24: 511-515.

［11］Bu H, Yang Y, Hu S, et al. A novel biodegradable occluder for the closure of ventricular septal defects: immediate and medium-term results in a canine model［J］. Interact Cardiovasc Thorac Surg, 2019, 29: 783-792.

［12］Butera G, Carminati M, Chessa M, et al. Transcatheter closure of perimembranous ventricular septal defects: early and long-term results［J］. J Am Coll Cardiol, 2007, 50: 1189-1195.

［13］Changwe GJ, Hongxin L, Zhang HZ, et al. Percardiac closure of large apical ventricular septal defects in infants: novel modifications and mid-term results［J］. J Card Surg, 2021, 36: 928-938.

［14］Chen F, Li P, Liu S, et al. Transcatheter closure of intracristal ventricular septal defect with mild aortic cusp prolapse using zero eccentricity ventricular septal defect occluder［J］. Circ J, 2015, 79: 2162-2168.

［15］Chungsomprasong P, Durongpisitkul K, Vijarnsorn C, et al. The results of transcatheter closure of VSD using Amplatzer(R) device and Nit Occlud(R) Le coil［J］. Catheter Cardiovasc Interv, 2011, 78: 1032-1040.

［16］Durongpisitkul K, Soongswang J, Laohaprasitiporn D, et al. Transcatheter closure of perimembranous ventricular septal defect with immediate follow-up［J］. J Med Assoc Thai, 2003, 86: 911-917.

［17］El-Said HG, Bezold LI, Grifka RG, et al. Sizing of atrial septal defects to predict successful closure with transcatheter cardioSEAL device［J］. Tex Heart Inst J, 2001, 28: 177-182.

［18］El Said HG, Bratincsak A, Gordon BM, et al. Closure of perimembranous ventricular septal defects with aneurysmal tissue using the Amplazter Duct Occluder I: lessons learned and medium term follow up［J］. Catheter Cardiovasc Interv, 2012, 80: 895-903.

［19］El-Sisi A, Sobhy R, Jaccoub V, et al. Perimembranous ventricular septal defect device closure: choosing between Amplatzer duct occluder I and II［J］. Pediatr Cardiol, 2017, 38: 596-602.

［20］Fang GH, Chen Q, Hong ZN, et al. The comparison of perventricular device closure with transcatheter device closure and the surgical repair via median sternotomy for perimembranous ventricular septal defect［J］. Ann Thorac Cardiovasc Surg, 2018, 24: 308-314.

［21］Ghosh S, Sridhar A, Sivaprakasam M. Complete heart block following transcatheter closure of perimembranous VSD using

Amplatzer duct occluder II [J]. Catheter Cardiovasc Interv, 2018, 92: 921-924.

[22] Ghosh S, Sridhar A, Solomon N, et al. Transcatheter closure of ventricular septal defect in aortic valve prolapse and aortic regurgitation [J]. Indian Heart J, 2018, 70: 528-532.

[23] Gu X, Han YM, Titus JL, et al. Transcatheter closure of membranous ventricular septal defects with a new nitinol prosthesis in a natural swine model [J]. Catheter Cardiovasc Interv, 2000, 50: 502-509.

[24] Haas NA, Kock L, Bertram H, et al. Interventional VSD-closure with the Nit-Occlud(R) Le VSD-Coil in 110 patients: early and midterm results of the EUREVECO-Registry [J]. Pediatr Cardiol, 2017, 38: 215-227.

[25] Haddad RN, Daou L, Saliba Z. Device closure of perimembranous ventricular septal defect: choosing between Amplatzer occluders [J]. Front Pediatr, 2019, 7: 300.

[26] Hijazi ZM, Hakim F, Al-Fadley F, et al. Transcatheter closure of single muscular ventricular septal defects using the Amplatzer muscular VSD occluder: initial results and technical considerations [J]. Catheter Cardiovasc Interv, 2000, 49: 167-172.

[27] Hijazi ZM, Hakim F, Haweleh AA, et al. Catheter closure of perimembranous ventricular septal defects using the new Amplatzer membranous VSD occluder: initial clinical experience [J]. Catheter Cardiovasc Interv, 2002, 56: 508-515.

[28] Hoffman JI, Kaplan S. The incidence of congenital heart disease [J]. J Am Coll Cardiol, 2002, 39: 1890-1900.

[29] Holzer R, de Giovanni J, Walsh KP, et al. Transcatheter closure of perimembranous ventricular septal defects using the amplatzer membranous VSD occluder: immediate and midterm results of an international registry [J]. Catheter Cardiovasc Interv, 2006, 68: 620-628.

[30] Huang XS, Luo ZR, Chen Q, et al. A comparative study of perventricular and percutaneous device closure treatments for isolated ventricular septal defect: a Chinese single-institution experience [J]. Braz J Cardiovasc Surg, 2019, 34: 344-351.

[31] Huang Y, Wong YS, Ng HCA, et al. Translation in cardiovascular stents and occluders: from biostable to fully degradable [J]. Bioeng Transl Med, 2017, 2: 156-169.

[32] Janorkar S, Goh T, Wilkinson J. Transcatheter closure of ventricular septal defects using the Rashkind device: initial experience [J]. Catheter Cardiovasc Interv, 1999, 46: 43-48.

[33] Jaworski R, Haponiuk I, Chojnicki M, et al. Three-dimensional printing technology supports surgery planning in patients with complex congenital heart defects [J]. Kardiol Pol, 2017, 75: 185.

[34] Kanaan M, Ewert P, Berger F, et al. Follow-up of patients with interventional closure of ventricular septal defects with Amplatzer duct occluder II [J]. Pediatr Cardiol, 2015, 36: 379-385.

[35] Kenny D, Morgan G, Bajwa A, et al. Evolution of transcatheter closure of perimembranous ventricular septal defects in a single centre [J]. Catheter Cardiovasc Interv, 2009, 73: 568-575.

[36] Kim MS, Hansgen AR, Wink O, et al. Rapid prototyping: a new tool in understanding and treating structural heart disease [J]. Circulation, 2008, 117: 2388-2394.

[37] King TD, Mills NL. Nonoperative closure of atrial septal defect [J]. Surgery, 1974, 75: 383-388.

[38] King TD, Thompson SL, Steiner C, et al. Secundum atrial septal defect nonoperative closure during cardiac catheterization [J]. JAMA, 1976, 235: 2506-2509.

[39] Koneti NR, Penumatsa RR, Kanchi V, et al. Retrograde transcatheter closure of ventricular septal defects in children using the Amplatzer Duct Occluder II [J]. Catheter Cardiovasc Interv, 2011, 77: 252-259.

[40] Landman G, Kipps A, Moore P, et al. Outcomes of a modified approach to transcatheter closure of perimembranous ventricular septal defects [J]. Catheter Cardiovasc Interv, 2013, 82: 143-149.

[41] Lee SM, Song JY, Choi JY, et al. Transcatheter closure of perimembranous ventricular septal defect using Amplatzer ductal occluder [J]. Catheter Cardiovasc Interv, 2013, 82: 1141-1146.

[42] Liao Z, Chen H, Lin L, et al. Long-term outcomes after conventional surgical repair versus perventricular device occlusion for doubly committed subarterial ventricular septal defects: a propensity score matched study [J]. Eur J Cardiothorac Surg, 2020, 57: 929-936.

[43] Li H, Shi Y, Zhang S, et al. Short- and medium-term follow-up of transcatheter closure of perimembranous ventricular septal defects [J]. BMC Cardiovasc Disord, 2019, 19: 222.

[44] Lin MT, Chen CA, Hsu JY, et al. Transcatheter closure of perimembranous ventricular septal defects with Amplatzer duct occluders [J]. JACC Cardiovasc Interv, 2017, 10: 2227-2228.

[45] Lock JE, Block PC, McKay RG, et al. Transcatheter closure of ventricular septal defects [J]. Circulation, 1988, 78: 361-368.

[46] Lock JE, Rome JJ, Davis R, et al. Transcatheter closure of atrial septal defects. Experimental studies [J]. Circulation, 1989, 79:

1091-1099.

［47］ Mahimarangaiah J, Subramanian A, Kikkeri Hemannasetty S, et al. Transcatheter closure of perimembranous ventricular septal defects with ductal occluders ［J］. Cardiol Young, 2015, 25: 918-926.

［48］ Mallula K, Patel N, Amin Z. New design of the Amplatzer membranous VSD occluder: a step forward? ［J］. Pediatr Cardiol, 2013, 34: 2068-2072.

［49］ Mandal KD, Su D, Pang Y. Long-term outcome of transcatheter device closure of perimembranous ventricular septal defects ［J］. Front Pediatr, 2018, 6: 128.

［50］ Marinakis A, Vydt T, Dens J, et al. Percutaneous transcatheter ventricular septal defect closure in adults with Amplatzer septal occluders ［J］. Acta Cardiol, 2007, 62: 391-395.

［51］ Masura J, Gao W, Gavora P, et al. Percutaneous closure of perimembranous ventricular septal defects with the eccentric Amplatzer device: multicenter follow-up study ［J］. Pediatr Cardiol, 2005, 26: 216-219.

［52］ Masura J, Walsh KP, Thanopoulous B, et al. Catheter closure of moderate- to large-sized patent ductus arteriosus using the new Amplatzer duct occluder: immediate and short-term results ［J］. J Am Coll Cardiol, 1998, 31: 878-882.

［53］ McBane JE, Sharifpoor S, Cai K, et al. Biodegradation and in vivo biocompatibility of a degradable, polar/hydrophobic/ionic polyurethane for tissue engineering applications ［J］. Biomaterials, 2011, 32: 6034-6044.

［54］ Morray BH. Ventricular septal defect closure devices, techniques, and outcomes ［J］. Interv Cardiol Clin, 2019, 8: 1-10.

［55］ Mullen MJ, Devellian CA, Jux C. BioSTAR bioabsorbable septal repair implant ［J］. Expert Rev Med Devices, 2007, 4: 781-792.

［56］ Odemis E, Saygi M, Guzeltas A, et al. Transcatheter closure of perimembranous ventricular septal defects using Nit-Occlud(R) Le VSD coil: early and mid-term results ［J］. Pediatr Cardiol, 2014, 35: 817-823.

［57］ Olivieri LJ, Krieger A, Loke YH, et al. Three-dimensional printing of intracardiac defects from three-dimensional echocardiographic images: feasibility and relative accuracy ［J］. J Am Soc Echocardiogr, 2015, 28: 392-397.

［58］ Oses P, Hugues N, Dahdah N, et al. Treatment of isolated ventricular septal defects in children: Amplatzer versus surgical closure ［J］. Ann Thorac Surg, 2010, 90: 1593-1598.

［59］ Pedra CA, Pedra SR, Esteves CA, et al. Percutaneous closure of perimembranous ventricular septal defects with the Amplatzer device: technical and morphological considerations ［J］. Catheter Cardiovasc Interv, 2004, 61: 403-410.

［60］ Pekel N, Ercan E, Özpelit ME, et al. Directly ventricular septal defect closure without using arteriovenous wire loop: our adult case series using transarterial retrograde approach ［J］. Anatol J Cardiol, 2017, 17: 461-468.

［61］ Pinto RJ, Dalvi BV, Sharma S. Transcatheter closure of perimembranous ventricular septal defects using amplatzer asymmetric ventricular septal defect occluder: preliminary experience with 18-month follow up ［J］. Catheter Cardiovasc Interv, 2006, 68: 145-152.

［62］ Polat TB, Turkmen E. Transcatheter closure of ventricular septal defects using the Amplatzer Duct Occluder II device: a single-center experience ［J］. Postepy Kardiol Interwencyjnej, 2016, 12: 340-347.

［63］ Rashkind WJ, Mullins CE, Hellenbrand WE, et al. Nonsurgical closure of patent ductus arteriosus: clinical application of the Rashkind PDA Occluder System ［J］. Circulation, 1987, 75: 583-592.

［64］ Rigby ML, Redington AN. Primary transcatheter umbrella closure of perimembranous ventricular septal defect ［J］. Br Heart J, 1994, 72: 368-371.

［65］ Roos-Hesselink JW, Meijboom FJ, Spitaels SE, et al. Outcome of patients after surgical closure of ventricular septal defect at young age: longitudinal follow-up of 22-34 years ［J］. Eur Heart J, 2004, 25: 1057-1062.

［66］ Santhanam H, Yang L, Chen Z, et al. A meta-analysis of transcatheter device closure of perimembranous ventricular septal defect ［J］. Int J Cardiol, 2018, 254: 75-83.

［67］ Shao S, Luo C, Zhou K, et al. Very late-onset complete atrioventricular block following deployment of Amplatzer membranous ventricular septal defect occluder ［J］. Medicine, 2019, 98(51): e18412.

［68］ Sideris EB, Haddad J, Rao PS. The Role of the 'Sideris' devices in the occlusion of ventricular septal defects ［J］. Curr Interv Cardiol Rep, 2001, 3: 349-353.

［69］ Sideris EB, Walsh KP, Haddad JL, et al. Occlusion of congenital ventricular septal defects by the buttoned device. "Buttoned device" clinical trials international register ［J］. Heart, 1997, 77: 276-279.

［70］ Solana-Gracia R, Mendoza Soto A, Carrasco Moreno JI, et al. Spanish registry of percutaneous VSD closure with NitOcclud Lê VSD Coil device: lessons learned after more than a hundred implants ［J］. Rev Esp Cardiol (Engl Ed), 2020: S1885-5857(20)30315-7.

［71］Szkutnik M, Kusa J, Bialkowski J. Percutaneous closure of perimembranous ventricular septal defects with Amplatzer occluders — a single centre experience ［J］. Kardiol Pol, 2008, 66: 941−947; discussion 948−949.

［72］Thanopoulos BD, Karanassios E, Tsaousis G, et al. Catheter closure of congenital/acquired muscular VSDs and perimembranous VSDs using the Amplatzer devices ［J］. J Interv Cardiol, 2003, 16: 399−407.

［73］Thanopoulos BD, Tsaousis GS, Karanasios E, et al. Transcatheter closure of perimembranous ventricular septal defects with the Amplatzer asymmetric ventricular septal defect occluder: preliminary experience in children ［J］. Heart, 2003, 89: 918−922.

［74］Thanopoulos B, Eleftherakis N, Tzannos K, et al. Transcatheter closure of the patent ductus arteriosus using the new Amplatzer duct occluder: initial clinical applications in children ［J］. Am Heart J, 2008, 156: 917 e1−917 e6.

［75］Tzikas A, Ibrahim R, Velasco-Sanchez D, et al. Transcatheter closure of perimembranous ventricular septal defect with the Amplatzer membranous VSD occluder 2: initial world experience and one-year follow-up ［J］. Catheter Cardiovasc Interv, 2014, 83: 571−580.

［76］Velasco-Sanchez D, Tzikas A, Ibrahim R, et al. Transcatheter closure of perimembranous ventricular septal defects: initial human experience with the Amplatzer® membranous VSD occluder 2 ［J］. Catheter Cardiovasc Interv, 2013, 82: 474−479.

［77］Vijayalakshmi IB, Narasimhan C, Singh B, et al. Treatment of congenital non-ductal shunt lesions with the Amplatzer duct occluder II ［J］. Catheter Cardiovasc Interv, 2017, 89: E185−E193.

［78］Vukicevic M, Mosadegh B, Min JK, et al. Cardiac 3D printing and its future directions ［J］. JACC Cardiovasc Imaging, 2017, 10: 171−184.

［79］Wang J, Zuo J, Yu S, et al. Effectiveness and safety of transcatheter closure of perimembranous ventricular septal defects in adults ［J］. Am J Cardiol, 2016, 117: 980−987.

［80］Yang J, Yang L, Yu S, et al. Transcatheter versus surgical closure of perimembranous ventricular septal defects in children: a randomized controlled trial ［J］. J Am Coll Cardiol, 2014, 63: 1159−1168.

［81］Yang R, Sheng Y, Cao K, et al. Transcatheter closure of perimembranous ventricular septal defect in children: safety and efficiency with symmetric and asymmetric occluders ［J］. Catheter Cardiovasc Interv, 2011, 77: 84−90.

［82］Zabal C, Garcia Montes JA, Colmenero JC, et al. Percutaneous closure of ventricular septal defect by Amplatzer occluder. Immediate and mid-term follow up results ［J］. Arch Cardiol Mex, 2005, 75: 327−334.

［83］Zhao LJ, Han B, Zhang JJ, et al. Transcatheter closure of congenital perimembranous ventricular septal defect using the Amplatzer duct occluder 2 ［J］. Cardiol Young, 2018, 28: 447−453.

［84］Zhao PJ, Yu ZQ, Gao W, et al. Efficacy of the transcatheter closure of perimembranous and muscular ventricular septal defects with the Amplatzer duct occluder II ［J］. Zhonghua Xin Xue Guan Bing Za Zhi, 2012, 40: 817−820.

第十章
室间隔缺损的介入治疗

第一节 · 室间隔缺损介入治疗概况

一、室间隔缺损介入治疗发展史

室间隔缺损的特点是心室内解剖结构复杂、VSD解剖部位变异大、左右心室腔压差显著、室间隔随心脏搏动活动度较大等，封堵装置容易发生移位而影响主动脉瓣及房室瓣功能。因此，VSD封堵器的放置远较房间隔缺损（atrial septal defect，ASD）和动脉导管未闭（patent ductus arteriosus，PDA）难度大，发生并发症的机会多。肌部VSD由于远离瓣膜、传导束等部位，封堵容易且安全，但肌部VSD仅占VSD总数的2%。绝大部分VSD发生在膜周部、膜周部，VSD由于紧邻主动脉瓣、房室瓣及传导束等重要解剖结构，缺损周围无足够的边缘可供封堵器附着，对其进行封堵易引起主动脉瓣、房室瓣关闭不全及高度房室传导阻滞等严重的并发症。因此，VSD经导管治疗在早期始终是个有争议、富有挑战性的问题。

经导管关闭先天性或心肌梗死后VSD已有40年的历史，早期无室间隔缺损专用的封堵器材，多应用PDA和ASD封堵器材治疗室间隔缺损，因疗效差，并发症发生率高，故发展缓慢。1979年Rashkind等发明了由钢丝弹簧架和海绵片两部分组成的双面伞状闭合器（即Rashkind装置）封堵PDA成功。1988年Lock报道应用Rashkind装置关闭因病情危重且无手术适应证的VSD而首开经导管封闭VSD的先河，其后封堵器的设计研究大致上依据Rashkind双伞封堵装置的原理进行改进和完善。该封堵器仅有12 mm和17 mm两种型号，选择的VSD直径在8 mm以下、距主动脉瓣边缘距离10 mm以上的肌部或膜部缺损，应用受到局限。1989年Lock对其进行除去倒钩等改进，称其为蛤壳型闭合器（Lock clamshell occluder），在释放前封堵器位置可在缺损内调整，释放系统可由11 F鞘管送入，有17 mm、23 mm、28 mm、33 mm和44 mm多种型号，可应用于儿童患者。20世纪90年代后发明的CardioSEAL封堵器，采用镍钛合金作支架使伞面撑开更佳，并且支架折断的发生率也明显降低。上述双面伞型闭合器关闭VSD有一定疗效，临床报道较多，但由于材料本身缺陷，术后封堵器容易移位，常存在较大残余分流，部分产品金属臂可发生折断（随访发现蛤壳型闭合器一支以上伞臂折断发生率40%）、存在主动脉瓣关闭不全、血栓形成（CardioSEAL报道较多）等严重并发症。其放置技术较为复杂，封堵成功率仅为60%左右。因此，临床应用总例数较少，未能广泛推广。

1988年Sideris设计一种纽扣式补片装置用来封堵PDA和ASD获成功。1997年Sideris对其纽扣式补片装置进行改进后用于VSD的封堵。该装置系统主要由正、反面补片和输送系统组成。正面补片为1.6 mm厚的缝在X型钢架上的方形聚氨基甲酸乙酯海绵片，中间连结一个2 mm的弹性环形圈以形成"纽扣"，操作时可以此作为标志。反面补片则在其海绵的中央镶嵌一小块特别橡皮片做"纽扣孔"，中间有一根针穿过橡皮片作为导入导丝时用。其关闭VSD的原理是经输送鞘管，将正面补片送至左心室，然后回撤紧贴缺损的左心室侧，再送入反面补片，用顶管顶至室间隔右侧，通过锁扣装置，将正、反面补片扣在一起，达到修补VSD的目的。新的Sideris纽扣补片装置较以往封堵器具有以下优点：① 具有各种规格的补片，通过较小的传送鞘管输送；② 由于补片较薄，因此很少会影响瓣膜的闭合且操作时较易避开心室内重要的解剖结构；③ 它可通过沿导丝推送系统（Over-The-Wire）进行操作，可操作性更强。Sideris等于2001年报道了使用本装置关闭55例VSD（45例膜部、5例肌部、5例心肌梗死后），均获得成功。但仍存在术后残余分流发生率较高、操作复杂、补片较易移位、价格昂贵等问题。

1992年Cambier等将弹簧圈技术用于封堵PDA获得成功，在此基础上Latiff等于1999年用弹簧圈成功封堵一例10个月龄婴儿的多发性肌部VSD。弹簧圈柔软易弯曲适合于肌部VSD解剖特点，且其操作简单、价廉，可以经静脉途径用4～5 F的导管输送，对婴幼儿的创伤小。但弹簧圈脱落风险较大，不适用于膜部VSD，只能适用于小于4 mm直径的肌部VSD。1999年Kalra报道带有可控释放装置的弹簧圈（Detachable Coil），安全性有所提高。国内2004年上海新华医院高伟等报道应用pfmDuct-Occlud弹簧圈封堵室间隔缺损2例成功，认为该方法有操作简便、金属含量少、损伤小、可用于小婴儿等优点可获得良好的疗效。目前弹簧圈封闭VSD临床应用的病例数仍很少，其远期疗效和安全性有待进一步评估。

上述的每种封堵器都有不尽满意之处，因此未能推广应用。但这些研究成果为后续的封堵装置的设计和应用积累了宝贵的经验。

1997年Amplatzer双盘状超弹性镍钛合金封堵器闭合ASD和PDA获巨大成功，开创了经导管介入治疗先天性心脏病的新时代。1999年Thanopoulos将应用于ASD的Amplatzer封堵器进行改进后封闭肌部VSD成功，2000年Gu等将Amplatzer封堵器的外形再作改进，设计出适合膜部VSD解剖特点的膜部VSD封堵器。该封堵器双盘状，由超弹性镍钛合金丝编织而成，分为自膨胀的盘面和连接盘面的腰部两部分，内缝有3层或4层涤纶片，呈不规则偏心形状，其双盘的左心室面向主动脉侧突出0.5 mm，而向室间隔肌部侧突出5～7 mm。2002年FDA批准将其临床试用（美国AGA公司）。该封堵器具有如下优点：① 操作简便，封堵器由超弹性镍钛合金丝编织而成，可纳入大于6 F细长的推送鞘，从导管内推出后自动撑开，恢复原状；② 效果可靠，双盘状结构恢复记忆形状后可以稳定封堵VSD的边缘部分，封堵器内三层聚酯片贴壁紧密，降低残余分流的发生率；③ 适应证广，对肌部、膜部和膜周部、部分嵴上型VSD均可封堵；④ 安全性高，撑开的盘面只要没有释放，便可再次回收；⑤ 封堵器可经输送鞘管送入（6～10 F），因此对股静脉的损伤小，可适用于2～4岁幼儿。

因操作简便、痛苦小、成功率高、安全，Amplatzer封堵器及其改良产品在VSD的介入治疗中已显示出独特的优势。在短短的几年时间内，这一新技术在全球范围内迅速推广，病例数迅猛增加，已经在很大程度上替代了开胸外科手术。对具有适应证的患者可作为首选治疗方案。

在我国，VSD介入治疗始于20世纪90年代初，国内任森根等应用Rashkind双面伞、Sideris装置治疗室间隔膜部缺损获得成功。但早期发展缓慢，其后发展较快并渐成规模，特别是近10年，结构性心脏病介入治疗飞速发展，一些介入中心无论在治疗的数量、种类还是新技术的研发与应用上都达到甚至超过国外先进水平。AGA公司设计的膜部VSD封堵器在我国先于美国注册上市。国产室间隔封堵器也陆续研发上市，并在临床迅速推广应用，2019年全国先天性心脏病介入治疗总量将近40 000例，其中VSD约占15%，治疗数量居全球之首。随着该技术在我国的迅速普及，VSD的治疗方式正在发生根本性的改变。

■ 二、室间隔缺损介入治疗进展

近年来，经过各国学者的不懈努力，在VSD的介入治疗方面取得了非凡的成绩。

（一）对VSD分类，特别是影像学分类有了新的认识

在封堵治疗的实践中，国内外学者根据临床需要从不同角度丰富和发展了对VSD的分类，提高了人们对VSD形态学的认识，有利于正确地把握适应证，根据患者解剖生理特点采取最佳的治疗对策。

1. 左心室造影的分类·以往对膜部VSD造影的介入解剖的研究较少，在实践中观察到对于膜部VSD，X线造影能够准确判断VSD的部位和其实际大小，且优于超声心动图。左心室造影膜部VSD的形态大致可分为囊袋形、漏斗形、窗形和管形4种形态。不同类型VSD封堵器的选择和治疗的难易程度常有不同。其中漏斗形、窗形和管形形态与动脉导管未闭的造影影像相似，囊袋形VSD的形态较复杂，常突向右心室，常呈漏斗形，在左心室面较大而右心室处开口较小，可以有多个出口。阜外心血管病医院胡海波等根据对32例并发膜部瘤的膜周部VSD左心室造影的不同形态将VSD膜部瘤分为漏斗型、囊袋型、菜花型、弯管型4种类型。

峰上型VSD距离主动脉瓣很近，常需要较膜部VSD造影采用更大角度的左侧投照体位（即左前斜位65°～90°，加头20°～30°）观察时才较为清楚，造影剂自主动脉左冠窦下方直接喷入肺动脉瓣下区，肺动脉主干迅速显影，但很难清晰显示缺损口的大小。肌部室间隔缺损一般缺损较小，造影剂往往呈线状或漏斗型喷入右心室。

2. 超声心动图的分类·通过超声心尖五腔心切面可清晰显示膜周部VSD的形态，并能准确测量VSD边缘距主动脉瓣的距离、VSD的大小。心底短轴切面上9点钟位置为隔瓣后型、9～11点半为膜部、11点半到1点钟位置为峰上型VSD；二尖瓣短轴切面可观察肌部VSD的位置，12～1点钟位置为室间隔前部VSD，9～12点钟位置为中部VSD，7～9点钟位置为流入道VSD。

西安西京医院李军等根据超声形态将VSD分为：不规则形、漏斗形、瘤形和管形。他

们报道的209例VSD中有184例缺损口局限性向右心室侧突出，形成不同形态。其中不规则形66例，漏斗形56例，瘤形38例，管形24例。不同形态的VSD大小不同，以管形较小，不规则形较大；有140例呈多孔，平均最大孔径为3.6 ± 1.1 mm。

阜外心血管病医院朱振辉等依据形态特点及周围结构对VSD术前超声检查进行分型：Ⅰ型，VSD边缘光滑平整，与周边结构无粘连，结构简明，缺损左右心室侧内径测值基本相等；Ⅱ型，VSD边缘轻度纤维增生粘连，呈结构简单、较小的瘤样形态，彩色多普勒血流显像示单一破口，血流束为左向右分流；Ⅲ型，VSD边缘纤维增生粘连严重，呈结构复杂、较大的瘤样形态，瘤体左心室侧单一缺损，右心室侧小缺损或分隔成多个缺损口，彩色多普勒血流显像示两束或多束左向右分流。三种类型VSD封堵难度和并发症递增，成功率递减。

（二）对VSD超声研究更加深入，进一步确定了其在术前筛选中的重要地位

术前超声检查可确定VSD的部位、数目、大小、分流量，以及与主动脉瓣、房室瓣、腱索等结构的关系。经胸二维超声兼用彩色多普勒对2 mm以上VSD检出率可达98% ~ 100%。选择经胸超声检查至少有3个切面，即心尖五腔心切面、主动脉短轴切面和左心室长轴非标准切面。

通过术前超声检查基本上可做出能否行介入治疗的判断，判断方法如下。

（1）VSD直径在2 ~ 10 mm，缺损距主动脉瓣和三尖瓣2 mm以上，在上述四切面上均符合条件者一般能封堵。

（2）直径较大的膜部瘤型VSD，如果缺损的入口和出口均大于10 mm者，缺损出口距主动脉右冠瓣的边缘小于2 mm一般不宜封堵；如入口大出口小，出口距主动脉瓣、三尖瓣均2 mm以上者则可封堵。

（3）超声心动图对嵴内型VSD的确定具有决定性的作用，大血管短轴多位于11点半和1点半之间，缺损直径在7 mm以下，缺损距离肺动脉瓣膜2 mm以上，也可成功封堵。

（4）干下型VSD特点是VSD与肺动脉瓣无距离，大血管短轴观VSD一般位于1 ~ 2点钟位置，一般无封堵适应证。

（三）VSD介入封堵技术日益成熟，手术时间逐渐缩短

经过国内外介入专家和工程技术人员的不懈努力，VSD封堵器材不断改进，方法日渐成熟，大大缩短了手术操作时间，提高了成功率。对于某些具有复杂解剖形态VSD，如囊袋型膜部VSD、部分嵴内型VSD亦能完成封堵。VSD介入治疗已经从少数介入中心逐渐向一般医院普及。近年主要在如下几个方面取得进步。

1. 摸索出清晰显示VSD的投照体位·膜部VSD采用左前斜位45° ~ 55°，加头20° ~ 30°可清楚显示绝大多数缺损部位、形态、大小和主动脉瓣的关系。嵴上型VSD常需要采用更大角度的左侧投照体位（即左前斜位65° ~ 90°，加头20° ~ 30°）观察时才较为清楚。

2. 摸索出快速通过VSD的方法，选择合适导管导丝是关键·可选择JR、3DRCA、TIG、去头猪尾等导管过隔。笔者体会可根据造影观察VSD开口形态及走向，将猪尾导管头端部分剪除，塑型制作成适合于开口解剖的形态，常能顺利通过缺口达右心室。对于距离主动脉瓣较近的缺损，可选择3DRCA导管，往往可以顺利通过缺损口。国外多用的面条钢丝，国内术者摸索出泥鳅导丝更容易通过室间隔缺损部位到达右心室。对于管道扭曲，或者膜部瘤里开口朝上、朝下的缺损，泥鳅导丝有时很难通过，可以选择PTCA导丝通过，引导导管到右心室，再更换泥鳅导丝圈套建立轨道。

3. 圈套器 · 国内有厂家将圈套器由单环改制成互相垂直的双环，将圈套器材料进行改良，使其在血管内或心腔内更容易张开，可明显增加圈套器捕获导丝的机会，缩短手术操作时间。

4. 输送鞘管 · 将输送鞘管送达左心室心尖部是手术中难点之一。国内有厂家将输送鞘管制作成适合的弯曲度，使其更容易送达左心室心尖部。

（四）VSD封堵治疗例数快速增长，适应证逐步扩大

VSD封堵早期由于器材及技术局限，只能封堵肌部VSD。随着器材进步和技术的不断完善成熟，适应证不断扩大，目前绝大多数膜部和膜周部、大部分隔瓣后型、部分嵴上型VSD均可行封堵治疗，近期及远期疗效良好，国内外已有不少介入封堵的大宗病例报道。

1. 膜部及膜周部VSD · 最常见，目前治疗病例数也最多。张玉顺等报道86例主动脉边缘不足2 mm膜周部VSD的介入治疗中84例成功，成功率为98%。北部战区总医院朱鲜阳等报道89例VSD中88例介入治疗成功，67例即刻无分流，21例有少量分流，1例VSD术后封堵器脱落，经导管取出后行外科手术修复VSD，无其他严重并发症。上海长海医院报道介入治疗284例VSD中缺损最大直径17 mm，最小2 mm。其中直径小于10 mm的漏斗型、管形和窗型VSD封堵治疗较容易，成功率达到99%以上，操作时间在40 min左右，X线透视时间大部分在10 min以内。

2. 嵴上型VSD · 以前认为嵴上型VSD的封堵难度和风险均较大，不宜封堵，但经过国内外介入专家的探索和努力，已经成功对其中嵴内型VSD进行封堵并获良好近期疗效。2004年上海长海医院报道应用国产偏心型VSD封堵器经导管治疗22例嵴内型VSD和6例肺动脉瓣下型VSD，嵴内型22例全部成功，肺动脉瓣下型6例中4例封堵成功，1例合并微量主动脉瓣反流。2例因缺损大而放弃封堵治疗，均未发生其他并发症。2011年笔者报道了49例嵴内型VSD与49例膜周部VSD的对比研究，结果发现嵴内型VSD组介入成功率为93.88%（46/49），与膜周部VSD组无明显差异，但嵴内型VSD手术时间及透视时间更长，零边偏心型封堵器使用更多。

3. 肌部VSD · 国内肌部VSD封堵报道的病例数较少，西安西京医院李军等报告12例先天性肌部VSD中9例封堵成功，其中2例VSD口较大且左右心室面大小相同，位于右心室流入道部，放置封堵器时因出现三度房室传导阻滞而放弃。2004年Holzer等报道的一组美国应用AGA公司Amplatzer肌部VSD封堵器注册登记的中期随访报道，75例患者进行83次手术，70例经导管封堵，5例为外科术中使用，43.6%患者有多发肌部缺损（2～7个），术后平均随访211日。手术成功率为86.7%，操作相关并发症10.7%，2例栓塞，1例心脏穿孔，手术操作相关的死亡2例（2.7%）。术后24小时、6个月、12个月缺损完全关闭率分别为47.2%、69.6%和92.3%。

急性心肌梗死后室间隔穿孔的VSD无论内科保守治疗还是外科手术死亡率均极高，经

导管封堵治疗难度和风险均较大，主要并发症为术中导管操作易诱发室性心动过速，甚至心室颤动。缺损周围组织缺血可导致心肌进行性的坏死，术后容易发生不同程度的残余分流。但介入治疗可完全封堵或至少大部封堵左向右的分流，以保证血流动力学的稳定，使患者度过心肌梗死早期危险期。笔者早期曾治疗5例心肌梗死后室间隔穿孔，体会是Amplatzer肌部VSD封堵器，因边缘较小，不易固定，因此设计了特殊肌部封堵器，即延长封堵器的腰部高度，放大圆盘的边缘部分，使两个圆盘的直径一致，目的是避免在第一盘打开后滑向右心室，也避免右心室的盘片在释放后移位至左心室。2004年Holzer等报道一项美国多中心研究，总结了用Amplatzer肌部VSD封堵器关闭心肌梗死后VSD的结果，18例患者，成功16例，失败2例。与操作相关的并发症很少见。术后24 h经胸超声心动图7例和4例示少量和中量残余分流。术后11例患者幸存，随访35～989日（平均332日），有中量残余分流2例，需要再次封堵治疗。笔者在2008—2012年共完成了42例心肌梗死后室间隔穿孔的介入治疗，其中9例在穿孔后2周内介入治疗，只有2例存活，33例在心肌梗死后2周后介入封堵，成功32例，中位随访25个月，除了2例患者死亡，其余成功完成介入治疗的患者预后良好。提示心肌梗死后穿孔的患者如果血流动力学、电活动稳定，血压能维持，可等到穿孔2周后再行介入治疗，国外也有在心肌梗死穿孔后早期行封堵治疗获得成功的报道。

4. 大型或伴肺动脉高压的VSD·伴肺动脉高压的VSD一般缺损口和分流量比较大，常常伴有比较严重的心功能不全，以前被认为是封堵禁区，国内报道病例数较少。笔者所在医院曾经应用24 mm零边偏心型封堵器成功闭合1例15岁、缺损直径17 mm、伴明显静息发绀和高度房室传导阻滞的VSD患者，封闭后即刻发绀改善，肺动脉压下降，术后传导阻滞无加重。笔者的体会是能否封堵主要根据缺损是否适合封堵和肺动脉压力升高的程度及性质，如VSD适合封堵，肺动脉高压是动力型的（肺动脉压低于主动脉压，试封堵后肺动脉压力下降），可以选择介入治疗。

（五）逐步认识术后传导系统损伤发生的规律和处理对策

房室束及其分支走行于膜周部VSD后下缘，距缺损边缘仅2～4 mm，左、右束支甚至可以包裹在缺损边缘的残余纤维组织内。由于术中操作导管导丝机械损伤、封堵器压迫、局部炎症反应等因素在VSD封堵术中、术后可出现不同程度的房室传导阻滞，个别患者甚至发生三度房室传导阻滞并发生阿斯综合征，术前常难以预测。

国内西京医院李寰等报道VSD封堵术中或术后9例发生持续性或间歇性高度房室传导阻滞，5例术中发生，10 min至46 h恢复正常窦性心律。4例发生于术后12 h至10日，其中3例在1～12日恢复，在高度房室传导阻滞时，心电图均表现为完全性右束支传导阻滞＋左前分支传导阻滞。1例未恢复，给予永久起搏器治疗。提出膜部VSD介入治疗术后发生房室传导阻滞的危险因素为：① 年龄，小于5岁；② VSD位置，VSD距离三尖瓣侧边缘小于1 mm；③ 手术过程，导管/鞘管通过VSD困难，反复刺激、摩擦VSD；④ 术中发生传导阻滞，特别右束支传导阻滞＋左前分支传导阻滞或房室传导阻滞；⑤ 术后发生传导阻滞，特别右束支传导阻滞＋左前分支传导阻滞有进一步加重者。

笔者在2007年以前行VSD封堵治疗的470例病例中，术后监护心动图常可见不同程度传导阻滞，8例发生三度房室传导阻滞。8例病例有以下特点：① 均见于膜部及膜周部

VSD，嵴内型VSD无发生；② 术前心动图正常，年龄为2～19岁；③ 多于术后1周内发生，术后3～5日为发生高峰期；④ 术后心动图有右束支传导阻滞和（或）左前分支传导阻滞者易于发生，但可无任何先兆心电图改变；⑤ 经异丙肾上腺素、糖皮质激素治疗后均3周内恢复正常，2例置入临时心脏起搏器，无1例需要安置永久性心脏起搏器。笔者在2015年回顾性分析了2001—2014在上海长海医院行VSD介入治疗的1 046例患者，17例（1.63%）患者术后出现完全性房室传导阻滞，其中11例发生于术后1周以内。17例患者中有8例最终植入了永久性心脏起搏器。

因此，术后常规行心电监护1周，并给予糖皮质激素预防用药3～5日。如此处理是否能够减少包括高度传导阻滞房室的传导系统并发症，需要进一步的临床观察和循证医学研究，特别是严格的循证医学检验。

（六）实现了VSD封堵器的国产化和治疗的个体化

目前大多数VSD具有解剖部位变异性大、缺损形态多样、室间隔的毗邻心内解剖结构复杂等特点，因此实行VSD封堵的个体化治疗对于提高疗效、减少并发症尤其重要。近年国内外介入和工程专家不断努力，设计了与复杂的室间隔缺损解剖特点相对应的各种类型的封堵器，逐步实现了VSD封堵治疗的个体化。

1. 嵴上型VSD·也称漏斗型或干下型VSD，位于室上嵴左侧和肺动脉之间，分嵴内型和肺动脉瓣下型。嵴内型VSD位于室上嵴结构内，四周为肌性组织，或其上缘为主动脉瓣，其余部分为肌性组织。肺动脉瓣下型上缘为肺动脉瓣，其上无肌性组织。缺损于主动脉右冠瓣左侧缘，部分病例可因缺乏支撑而致主动脉瓣脱垂于缺损内至主动脉瓣关闭不全。

其介入治疗具有以下特点。

（1）分流量常较大，出左心室至右心室血流常直接射入肺动脉，对肺动脉干造成冲击，容易于早期出现肺动脉高压。

（2）常规左心室造影体位常不能显示其大小和形态。左前斜位60°～80°加头20°～30°可能较好显示缺损与主动脉瓣关系。

（3）缺损常被主动脉右冠瓣部分遮盖，故无论左心室造影还是超声常难以准确评估缺损直径大小，常常被明显低估。

（4）超声检查有较大帮助，一般选择非标准左心室长轴、大血管短轴、五腔心切面。干下型VSD大血管短轴切面位于12点钟至1点钟位置，缺损大小测量值常较左心室造影大。一般选择大血管短轴切面确定干下型VSD类型，左心室长轴测量缺损与主动脉瓣距离，在大血管短轴切面和五腔心切面测量缺损直径。此外，当二维超声不能清楚显示缺损直径时，彩色多普勒血流图测定分流宽度对缺损直径评估有帮助。

（5）当超声、左心室造影均不能准确评估VSD大小时，手术操作时通过室间隔导管的直径及其难易程度对缺损直径估测及封堵器大小选择常有帮助。

（6）封堵成功关键是正确放置封堵器，偏心型封堵器的标记必须于主动脉对侧。

（7）并发症主要为主动脉瓣关闭不全，而房室传导阻滞罕见。进口的偏心型封堵器主动脉侧有0.5 mm边缘，因其边缘较长容易引起主动脉瓣关闭不全。

根据上述解剖特点，上海长海医院研制了上缘为零边的偏心型封堵器，于2003年应用于临床，国内有较多封堵成功的报道，封堵器置入后不影响主动脉瓣关闭。肺动脉瓣下型VSD，由于上缘为肺动脉瓣，一般不适合行介入治疗。但国内外少数介入中心也有成功封堵的一些病例报道，远期疗效有待随访评估，目前仍认为应该谨慎。

2. 肌部VSD·本型缺损的封堵器研究开展较早，但由于发病率低，总体治疗病例数并不多（详见第三篇）。

其封堵介入治疗的特点：① 封堵方法基本同膜部VSD；② 如果缺损于室间隔后方或心尖部，可选择右静脉路径；③ 肌部VSD多远离传导束、心脏瓣膜，并发症较膜部VSD少；④ 泥鳅导丝通过VSD常较困难，封堵难度较膜部高；⑤ 对于多发性筛孔状VSD，可选择弹簧圈封堵。

3. 膜部VSD·膜部及膜周部VSD最为多见，治疗方法最为成熟、治疗病例数目前最多。绝大多数膜部及膜周部适合于经导管封堵治疗。由于膜周部的VSD上缘靠近主动脉瓣膜，Amplatzer设计了偏心型封堵器，其左心室侧的盘片上缘仅0.5 mm，下缘5.5 mm，腰部呈圆柱形，直径为4～18 mm，右心室侧的盘片呈正圆形，边缘2 mm。Amplatzer偏心型封堵器放置过程中必须使标记指向心尖，有时操作颇为困难。因此，笔者设计了双面对称型VSD封堵器，适用于缺损距离主动脉瓣2 mm以上的VSD，使放置过程大为简化，已广泛应用于临床。

VSD中膜部瘤型占有较大比例，封堵常较为困难。如果封堵器不能完全封闭入口，术后常有残余漏；而封堵出口，有可能引起膜部瘤增大。有的出口较多，应用进口的VSD封堵器和应用对称型的国产封堵器均难以完全封堵。上海长海医院根据膜部瘤VSD的解剖特点，研制了左右两侧盘片大小不对称的VSD封堵器，其腰部较小，边缘较长，即"小腰大边型VSD封堵器"，应用于膜部瘤型和膜部瘤合并多出口的VSD效果极佳。

三、问题与展望

VSD介入治疗操作简便、痛苦小、成功率高、安全。但是随着介入治疗的普及和病例数量的快速增长，以下问题也亟待关注。

1. 预防并发症·VSD解剖变异大，毗邻解剖关系复杂，封堵操作技术难度高，容易出现并发症，有些并发症较为严重。最常见有主动脉瓣膜关闭不全、不同程度房室传导阻滞、三尖瓣腱索断裂导致三尖瓣关闭不全、空气栓塞和血栓栓塞、机械性溶血、封堵器脱落，以及心脏压塞等。有一些并发症是可以预防的，如主动脉瓣关闭不全、空气和血栓栓塞、机械性溶血、封堵器脱落等，多与操作不规范、封堵器品种单一、封堵器选择不当等有关；有一些并发症尚不能预测，如VSD封堵术后发生高度房室传导阻滞。

虽然发生并发症的数量较少，但是一旦发生处理较困难，需要引起重视。术者应该严格掌握适应证和禁忌证，规范操作程序，仔细研究每一病例，力争进行个体化治疗。此外，还应加强术后随访观察，以便客观评价介入治疗远期疗效和安全性，保证早期发现并发症并及时处理。

2. 加强规范化治疗·随着VSD介入封堵治疗在基层医院的迅速普及推广，为提高治疗水平，减少并发症，亟待进行规范，应实行严格的准入制度。我国已制定相关的操作指南，但随着技术和器材的发展，很有必要对其进一步完善修订。除此之外，开展单位必须具备相关的影像、超声等硬件设备，特别应加强人员培训。

3. 做好随访登记工作开展循证医学研究·我国已完成VSD封堵治疗病例数已经占全球首位，但随访登记工作很不尽人意。应行多中心临床随机试验观察不同类型封堵器治疗效果和并发症，以循证医学资料客观评价各种封堵器治疗效果，以进一步提高治疗水平。此外，还应加强手术并发症登记及术后随访，以了解远期效果及并发症。观察封堵治疗是否引起主动脉瓣、三尖瓣、房室传导及心室功能改变，以期不断完善技术，使封堵效果更趋完美。

4. 加强宣教，加速普及·VSD经导管封堵近期疗效好，操作简便、安全、创伤微小，已经日渐成为患者乐于接受的治疗方法。但是应注意到目前国内外应用这一技术治疗的病例相对创伤大的外科开胸手术仍然有限。因此，应该加强宣教，让患者及非心血管专科医师均认识到这一新技术的优越性。让VSD可经导管封堵治疗这一观念深入人心，以转变医患观念，加速其推广普及，使更多的患者受益。

5. 进一步完善器材技术，扩大适应证，降低潜在风险·目前大部分肌部VSD和膜周部VSD均能经导管封堵，但对干下型和巨大VSD的封堵仍有困难，仍需不断探索新的器材和方法。目前普遍应用的封堵器为镍钛合金丝编织封堵器，其金属成分高，植入后留置体内，释放的镍离子对机体的长期影响有待观察。Ries等在Amplatzer封堵器封堵的房间隔缺损患者中测血浆镍浓度，术后浓度上升，1个月达到高峰，以后逐渐下降，12个月时血浆浓度正常，虽然临床上未观察到任何损害的表现，但对某些具有过敏体质的患者是否引起损害需要关注。故开发金属成分少，或进行金属表面改性，研制释放镍离子少的封堵器或人体可吸收材料的封堵器，可能是今后的发展方向。此外，目前使用的Amplatzer封堵器双侧的不锈钢套不利于内皮化，上海长海医院等单位已经研制出不含不锈钢的由单一的镍钛合金丝构成的封堵器，已完成动物试验，有望近期进行临床试用。

6. 加强研发，开发具有自主知识产权的封堵器·pmVSD趋向于低龄化，因此要研制适合儿童的封堵器，以及减轻对VSD周围压迫的、软的封堵器，能适应VSD解剖的多种规格和不同形状的封堵器，以便术者能根据室间隔缺损的形态，个体化选择封堵器。此外，关注材料学的发展，研制出可降解的封堵器。另外，对于因血管通路不适合经静脉途径封堵的VSD，也可研制适合外科医师开展小切口开胸穿刺途径的VSD封堵器。

第二节·室间隔缺损介入治疗适应证的选择

室间隔缺损（VSD）的介入治疗已经历了数十年的发展过程，首先在1988年由Lock采用Rashkind双面伞封堵器治疗室间隔缺损，随后出现了Clamshell、CardioSEAL封堵器和Sederis纽扣补片，但上述封堵器由于操作复杂，并发症多，限制了其在临床上的广泛应用。其间能够成功封堵的例数很少，仅有少量的个案报道。随着介入治疗材料不断发展，操作方法不断改进和完善。特别是1997年Amplatzer镍钛合金封堵器的发明，有力地推动了室间隔缺损介入治疗方法的推广和普及。治疗方法变得简单和容易，如最早治疗1例室间隔缺损需要数小时，现在可以在30 min内完成治疗的全过程。笔者从2001年12月在国内首先开始应用国产室间隔缺损封堵器治疗膜部室间隔缺损和心肌梗死后室间隔穿孔，目前已成功完成了数千例室间隔缺损及室间隔穿孔的介入治疗。随访期间除了多孔型缺损的缺损口未完全封堵外，其他病例均无分流。术后随访最长已20年，患者无不良反应。近期疗效佳，远期疗效尚需长期随访。国内室间隔缺损的介入治疗方法已在全国推广应用，全国范围内应用国产封堵器已达数十万例。部分医院介入中心治疗的病例数已经超过外科手术数。2019年全国先天性心脏病介入治疗总量将近40 000例，其中VSD约占15%，治疗数量居全球之首。国外介入治疗膜周部室间隔缺损的例数较国内少，Arora R等对137例室间隔缺损的患者行经导管封堵治疗，应用Rashkind封堵器29例，Amplatzer封堵器107例，弹簧圈1例。其中膜周部室间隔缺损91例，肌部室间隔缺损46例。操作成功率为94.8%，应用Rashkind封堵器成功率为86.2%，Amplatzer封堵器成功率为97.1%。应用Rashkind封堵器24 h残余分流率为32%，Amplatzer封堵器为0.9%。3例并发短暂的束支传导阻滞，2例并发完全性房室传导阻滞。随访1～66个月中，未发生封堵器移位，无后发的传导阻滞、主动脉瓣关闭不全、感染性心内膜炎和溶血。Hijazi等应用偏心型Amplatzer封堵器治疗6例膜部室间隔缺损的患者，全部患者封堵成功，1例并发轻度主动脉瓣反流，未发生其他并发症。Masura等治疗了186例膜周部室间隔缺损患者，年龄为3～51岁，缺损直径为2.5～12 mm，平均5.1 mm，封堵器植入成功率为100%，未发生溶血，术后9例并发左前分支阻滞，8例并发完全性右束支阻滞，7例并发不完全性右束支阻滞，2例并发三度房室传导阻滞，经应用激素、阿托品和临时心脏起搏恢复窦性心律。上述数据显示室间隔缺损的介入治疗方法已经成熟，是一项值得普及和推广的治疗方法。但是，室间隔缺损的解剖形态复杂，毗邻结构重要，对术者的超声和影像学知识及操作技术的要求相对较高。在国内早期曾出现一些严重的并发症，如三尖瓣腱索断裂、冠状动脉栓塞导致心肌梗死，三度房室传导阻滞需要安置人工心脏起搏器等。有些是技术问题，有的则是难以避免的并发症。为了进一步提高室间隔缺损介入治疗的成功率，降低并发症的发生率，本文拟就成功治疗的病例分析如何选择室间隔缺损介入治疗的适应证。

一、术前超声筛选

术前超声检查可确定室间隔缺损的部位、数目、大小、分流量，以及与主动脉瓣、房室瓣、腱索等结构的关系。通过超声检查基本上可做出能否行介入治疗的判断。经胸二维超声可直接显示2 mm以上的缺损，检出率可达95%以上，并能确定缺损的部位和大小。对于可疑回声失落的小缺损兼用脉冲多普勒的敏感性达96%，特异性达100%。若二维超声兼用彩色多普勒对室间隔缺损的检出率可达98%～100%。经胸超声必须检查的切面有右心室流出道长轴切面，主动脉根部短轴切面，胸骨旁、心尖及剑下四腔、五腔心切面，左心室长轴切面。在这些切面上可清晰显示室间隔缺损的大小、缺损的形态、缺损与主动脉瓣和三尖瓣的关系。室间隔缺损直径在2～10 mm，缺损距主动脉瓣和三尖瓣2 mm以上，一般均能封堵成功。如超声检查显示室间隔缺损呈膜部瘤型，如瘤体直径较大，缺损的入口和出口均较大，如10 mm以上，缺损出口距主动脉右冠瓣的边缘小于2 mm，一般不宜封堵治疗，如入口大出口小，出口距主动脉瓣2 mm以上，缺损距三尖瓣2 mm以上，一般可以成功封堵。因此，选择经胸超声检查至少有3个切面，即心尖五腔心切面、主动脉短轴切面和左心室长轴非标准切面，在这些切面上如符合上述条件者可作为室间隔缺损介入治疗的适应证。

目前认为大部分的嵴内型VSD也可成功封堵，超声心动图对嵴内型VSD的确定具有决定性的作用，可从多切面多角度观察嵴内型VSD，尤其是大血管短轴观可以测量其与肺动脉及肺动脉瓣的距离，而这恰恰是X线左心室造影无法实现的。以下情况可判断为嵴内型VSD：① 大血管短轴观室间隔回声失落或其分流束位于11点半至1点钟。② 大血管短轴观VSD右缘与肺动脉瓣根部尚有距离。③ 胸骨旁左心室长轴观VSD或其分流束上缘多紧邻主动脉右瓣根部。超声检查时在大血管短轴切面上可测量VSD左心室侧缺损口宽度、距肺动脉瓣的距离；胸骨旁左心室长轴观及心尖五腔观还可测量VSD距主动脉瓣的距离。嵴内型VSD位置较高，部分患者可伴有轻度主动脉右冠瓣脱垂，脱垂的瓣膜遮挡缺损口，测量时可导致缺损口的低估。应根据多切面观察有无主动脉瓣脱垂。胸骨旁左心室长轴观的连线可判断有无右冠瓣脱垂情况，脱垂的右冠瓣根部往往超过瓣环连线水平进入右心室流出道及部分遮挡缺损口，影响VSD位置的判断和缺损口大小的准确测量。此时，于大血管短轴观由上向下轻微来回转动探头多可发现瓣叶遮挡处回声较薄，而缺损口缘回声较厚，并根据相对应的右冠瓣附着点的位置判断有无右冠瓣脱垂。二维超声结合彩色多普勒观察大血管短轴观，根据过隔分流束的宽度可较准确地判断缺损口大小。嵴内型VSD口大小的准确判断，对选用合适大小的封堵器、提高手术的成功率有着至关重要的作用。

由于干下型VSD无封堵适应证，因此嵴内型VSD应与其区别，干下型VSD的大血管短轴观一般位于1点钟至2点钟位置，其关键是要清楚显示肺动脉瓣，观察缺损口与肺动脉瓣有无距离，干下型VSD的特点是与肺动脉瓣无距离。

■ 二、室间隔缺损造影形态与适应证的选择

根据笔者医院1 000余例室间隔缺损左心室造影的形态分析，室间隔缺损大致可分为漏斗型、管状、窗型和膜部瘤型。各型室间隔缺损，如缺损上缘距主动脉瓣2 mm以上，缺损直径在10 mm以下均可封堵成功。其中漏斗型、管状和窗型缺损的形态较单一，封堵治疗较容易。根据缺损距主动脉瓣和三尖瓣的距离就能确定是否适合封堵治疗。膜部瘤型室间隔缺损的形态复杂，出口多，出口位置分散，出口方向不一，有的表现为双出口，出口在两个方向，且相距较远，应用一个封堵器难以封堵两处出口。有的为多出口，其中一个出口较大，其余出口较小，还有一些多出口直径均较小。如两个出口靠近，应用一封堵器可完成两个出口的封堵；如出口相距较远可选择两个封堵器封堵，否则不适合封堵治疗。对于多出口，可选择通过大孔送入鞘管，选择能完全覆盖全部出口的封堵器。如多个出口的直径均较小，应选择细腰型封堵器，应用一个封堵器覆盖所有的出口。对于膜部瘤型室间隔缺损，是否适合封堵治疗，除了缺损的形态和部位外，有可供选择的合适的不同形状和规格的封堵器也是决定成败的关键因素。因此，室间隔缺损的形态、缺损的直径、缺损距主动脉瓣的距离及封堵器的规格和形态决定封堵治疗适应证的选择。是否可为介入治疗的适应证，主要根据病变的解剖特征和与其相适应的封堵器，如能完全封堵又不影响主动脉瓣和三尖瓣的功能则有适应证。

■ 三、超声与X线在适应证选择中的互补作用

在VSD的介入治疗中，X线与超声具有各自不同的应用价值。超声心动图可于不同角度和切面观察VSD的大小及彩色多普勒分流束的宽度，其心尖五腔心观察的角度类似于常规的X线左心室造影。对于膜部VSD，X线造影能够准确判断VSD的部位和其实际大小，且优于超声心动图。而对于嵴内型VSD，由于缺损位置较高，X线常规造影角度往往不能清楚地显示缺损口，并且由于其紧邻主动脉瓣而难以与干下型VSD区别，从而影响对嵴内型VSD大小和类型的准确判断。此时，超声可准确判断VSD的部位、形态、大小及与主动脉右冠瓣的关系，并可确定右冠瓣有无脱垂及其程度、彩色分流束的宽度及走向。超声多角度和多切面观察嵴内型VSD明显优于X线左心室造影的单一角度，因此对嵴内型VSD封堵器直径大小的选择，主要依据于超声检查。

VSD能否进行介入治疗，除缺损的大小外，膜周部或嵴内型VSD残端距离主动脉瓣或肺动脉瓣之间的距离极为重要。X线左心室造影观察测量其残端与主动脉瓣之间的距离较超声准确，具有一定的优越性，但对于嵴内型VSD的残端与肺动脉瓣的距离的判断，超声则明显优越于X线左心室造影。缺损口残端与三尖瓣之间的距离，对于能否进行介入治疗也有着决定性的作用，由于超声能清楚地实时显示膜部VSD与三尖瓣叶、腱索的细微解剖结构与毗邻关系，因此在判断上要明显优于X线左心室造影。

总之，两者各有其长，应紧密结合，相互弥补，以最终保证介入治疗病例的选择及治疗成功。

■ 四、室间隔缺损的解剖部位与适应证的选择

Kirklin根据缺损的位置又将室间隔分为以下5型：Ⅰ型为室上嵴上方缺损。Ⅱ型为室上嵴下方缺损。Ⅲ型为隔瓣后缺损。Ⅳ型为肌部缺损。Ⅴ型为室间隔完全缺如，又称单心室。除了Ⅴ型外，其他四型均有成功封堵治疗的报道。

1. 嵴内型VSD·位于室上嵴之内，缺损四周均为肌肉组织，从左心室分流的血液往往直接进入右心室流出道。缺损远离希氏束。在外科手术中见到嵴内型室间隔缺损的四周为肌组织，在漏斗部与三尖瓣环处有肌肉间隔。嵴内型VSD的上缘距主动脉瓣较近，有些缺损的上缘即为主动脉的右冠瓣。容易使右冠瓣失去支撑造成瓣膜脱垂，脱垂的瓣膜遮挡缺损口致使VSD分流口较小，造成测量时容易低估缺损口大小。因此，嵴内型VSD的封堵难度较大，目前对嵴内型VSD能否进行封堵治疗仍有争议，国内外只有少数的医院能够开展。2011年笔者报道了49例嵴内型VSD与49例膜周部VSD的对比研究，结果发现嵴内型VSD组介入成功率达93.88%（46/49），与膜周部VSD组无明显差异。

X线左心室造影显示VSD效果的好坏主要取决于造影角度。嵴内型VSD的位置不同于膜部VSD，常规角度造影往往不能显示室间隔缺损的分流口；而由于嵴内型VSD大血管短轴多位于11点半和1点半位置之间，加之主动脉瓣遮挡缺损口的影响，其分流束走向也有一定变化，如X线造影角度选择不佳，其缺损口的测量往往会偏小，此时应行左前斜到左侧位65°～90°造影，也可取右前斜位造影，结合超声检查确定缺损口的大小，以选择合适大小的封堵器。

如缺损在5 mm以内，不合并主动脉瓣关闭不全，主动脉瓣脱垂，应用主动脉侧零边偏心型封堵器可以封堵成功，如应用主动脉侧有边的封堵器则视为禁忌证。笔者所在医院应用零边偏心型封堵器已成功封堵300余例嵴内型VSD患者，术后无不良反应，11例合并主动脉瓣微量反流，随访期间主动脉瓣反流无加重，提示嵴内型VSD经导管治疗是可行的。但是操作技术要求高，术中必须保证封堵器左心室侧的零边朝向主动脉瓣。在放置过程中可先将封堵器的左盘面在左心室内推出鞘管，观察封堵器的指向标志是否指向心尖部，如方向不对，可将封堵器全部在左心室内推出鞘管，顺钟向旋转推送杆，多方向观察封堵器指向标志指向心尖部后回拉封堵器的右心室盘和腰部至鞘管内；或拉出体外，通过将封堵器的指向标志指向6点钟位置推送入输送鞘管内，保证推出鞘管后封堵器的指向标志心尖，如指示不合适，可反复调整直至位置正确。由于嵴内型缺损的边缘全为肌肉组织，理论上讲亦易于固定封堵器，不发生移位。嵴内型VSD与希氏束相距较远，封堵器置入后一般不引起房室传导阻滞。术后出现交界区心动过速和室性加速性自主心律较多。目前的治疗结果提示直径小的嵴内型VSD（缺损直径5 mm以内），缺损上缘距肺动脉瓣2 mm以上，可以考虑行介入治疗。

2. 嵴下型缺损·约占室间隔缺损的80%，亦统称为膜周部缺损。从右心室看位于室间隔膜部、室上嵴的下后方，可延伸到流入道、流出道或室间隔小梁部位，形成膜周部缺损，常被三尖瓣隔瓣或其腱索部分覆盖。从左心室面看刚好位于主动脉无冠瓣与右冠瓣之下。缺损常呈椭圆形，小到数毫米，大到3 cm以上。有时缺损周缘有完整的纤维环，有时下缘为肌肉。房室之间的膜部周围缺损可形成右心房左心室通道。中小型的室间隔缺损较常见。根据造影结果大致可分为：膜部瘤型、漏斗型、管形和窗型。如VSD上缘距主动脉瓣、三尖瓣2 mm以上，缺损直径在10 mm以下，一般均能成功封堵。笔者所在医院成功治疗的VSD病例中缺损最大直径为17 mm，最小为2 mm。其中直径小于10 mm的漏斗型、管形和窗型室间隔缺损封堵治疗较容易，成功率达到99%以上，操作时间在40 min左右，X线透视时间一般在10 min以内。大于10 mm的室间隔缺损治疗有一定的难度，如缺损上缘距主动脉瓣2 mm以上，一般也能封堵成功。对膜部瘤型室间隔缺损，如缺损距主动脉瓣和三尖瓣2 mm以上，应用细腰型封堵器，绝大部分能封堵成功。根据目前治疗的经验，该部位的室间隔缺损如远离主动脉瓣和三尖瓣，且直径在10 mm以内可视为介入治疗的适应证。如VSD左心室面较大，右心室面为多孔且形成的假性膜部瘤右心室面粘连牢固，手术设计时可以将封堵器放置在膜部瘤的入口内侧，则对称型和偏心型都可选用。应用对称型封堵器即刻残余分流发生率低，不易微移位。但选择型号不宜过大，甚至小于VSD左心室面直径大小。

3. 距主动脉瓣2 mm以内膜部VSD·距主动脉瓣右冠瓣2 mm以内的膜部VSD介入治疗的关键问题是避免发生主动脉瓣关闭不全。在应用Amplatzer封堵器封堵VSD的早期，距主动脉瓣右冠瓣2 mm以内的膜部VSD曾是介入封堵的禁忌证，原因即是避免术后发生主动脉瓣关闭不全。但最近几年，随着VSD介入材料的不断改进，以及手术经验的不断丰富，这一禁区也逐渐被打破。对这部分VSD的介入治疗，主要考虑的问题应是选择什么样的封堵器，封堵器放在什么位置。一般认为应选用偏心型封堵器。张玉顺等报道了86例此类患者的介入治疗，除2例失败外，其余全部成功；在成功的84例中，42例选用对称型，44例选用偏心型封堵器，其即刻主动脉瓣反流发生率、偏心型和对称型封堵器之间无差异。表明两种封堵器均可选用。究竟选择何种封堵器，取决于VSD的形态和放置封堵器的位置。如VSD较小，无假性膜部瘤形成或假性膜部瘤右心室面粘连不牢固，手术设计封堵VSD的左心室面或膜部瘤的入口处，则必须用主动脉方向上零边偏心型封堵器。

4. 隔瓣后型VSD·缺损位于右心室流入道，室间隔的最深处，三尖瓣隔瓣之下，与隔瓣之间没有肌肉组织。常呈椭圆形或三角形，周缘有时为完整的纤维环，有时部分为肌肉组织。因缺损被三尖瓣隔瓣覆盖。希氏束的走行与隔瓣后缺损关系密切，外科修补手术时缝针容易损伤传导束，造成传导阻滞；封堵器置入后也有发生束支传导阻滞和三度房室传导阻滞，术后经内科治疗可恢复，尚无安置永久起搏器的病例，提示该部位的室间隔缺损介入治疗适应证与膜周部室间隔缺损相同。

5. 肌部VSD·较少见，室间隔缺损可以分布在室间隔肌部的任何部位，包括流入道、流出道或右心室小梁部位。由于肌部VSD远离瓣膜、传导束等结构，严重并发症的发生率很低。在Amplatzer封堵器应用之前，就有一些应用Rashkind的双面伞、Sideris纽扣式补片装置、cardioSEAL装置等成功封堵各种肌部VSD的报道。缺损边缘为肌肉，经常多发，大小随心肌舒缩而变动。缺损大多位于间隔前部、中部及心尖部。由于不同部位肌部VSD介入治疗的径路可能不同，如心尖部的缺损，从股静脉建立的动静脉轨道弯曲角度太大，输送长鞘常难以送到左心室，故一般从颈内或锁骨下静脉建立动静脉轨道。因而要清楚是心尖部还是室间隔中部的缺损。大部分导管容易通过室间隔孔，有些部位则导管难以通过室间隔缺损孔，不能建立轨道则封堵失败。有一部分室间隔缺损呈多孔型，笔者曾见到一例缺损有10余个散在的缺损口。肌部室间隔缺损如为单发的缺损，均可视为封堵治疗的适应证。分散的多发室间隔缺损可视为禁忌证。

6. 伴重度肺动脉高压的VSD·伴重度肺动脉高压的VSD一般其缺损口比较大，分流量大，当发生重度肺高压时，常常伴有比较严重的心功能不全，能否封堵主要根据缺损是否适合封堵和肺动脉压力升高的程度及性质，如室间隔缺损适合封堵，肺动脉高压是动力型的，可以选择介入治疗。

7. 合并其他畸形的VSD·VSD合并ASD、PDA及肺动脉瓣狭窄等，如有适应证均可同时进行封堵治疗。如一个患者介入治疗后仍需要外科手术矫正另一畸形，则不应选择介入治疗。

8. 急性心肌梗死后室间隔穿孔·急性心肌梗死后的VSD，患者预后差，属于外科手术的高危人群，介入治疗可降低患者的危险性，封堵术可以作为一种治疗方法，或为外科修补术前稳定血流动力学的过渡性治疗，以提高手术成功率。

■ 五、并发症的发生与适应证的选择

1. 房室传导阻滞·膜周部VSD患者的Koch三角位置正常，三角的顶点即为房室结所在处。一般情况下三角的顶点总在缺损的流入面，房室结发出His束后在主动脉瓣无冠瓣基底部穿过中心纤维体发出束支，束支穿过后行走于缺损的后下缘，并转向缺损的左心室面，左束支迅速呈瀑布样分布于心肌和小梁，右束支穿行于缺损顶部的心肌内，直至内乳头肌。在

流入道室间隔缺损，Koch三角顶部向心脏十字交叉移位，移位的程度取决于间隔发育不全的程度。传导组织易受损伤区域为房室束从右心房进入心室处，此外束支被包绕中心纤维体的白色组织内，外科手术缝线置入这些组织中极易产生三度房室传导阻滞。封堵器置入后引起房室传导阻滞的发生率约为2%，与外科手术的发生率相似。房室传导阻滞常见于膜周部室间隔缺损和隔瓣后室间隔缺损。除了缺损部位外，封堵器的大小、封堵器与室间隔缺损的接触面积、封堵器的张力有关，可能也与房室传导阻滞的发生有一定的关系。尽管房室传导阻滞基本上可恢复，与传导系统紧密相邻的部位本身并不是介入治疗的禁忌证。术前存在三度房室传导阻滞和束支传导阻滞是否适合封堵治疗？笔者所在医院曾治疗2例术前存在三度房室传导阻滞患者，术后心室率无明显变化。术前存在束支传导阻滞，术后发生房室传导阻滞的可能更多。笔者曾治疗了一些术前存在房室传导阻滞的病例，术后未引起三度房室传导阻滞，提示它不是介入治疗的绝对禁忌证。

2. 残余漏·以往应用的Rashkind和cardioSEAL封堵器关闭室间隔缺损术后残余分流发生率较高，24 h内发生率达30%，长期随访中减至4%。新型镍钛合金封堵器治疗室间隔缺损术后残余分流发生率较低，如是单孔型的室间隔缺损一般不遗留残余漏。多孔型的室间隔缺损术后可发生残余漏，可能是封堵器只封堵了部分缺损口，两个缺口相距较远，封堵器未能完全覆盖。国内有多孔型室间隔缺损术中仅堵闭部分缺损口，术后存在明显的残余分流，1年后行外科治疗。提示对多孔型室间隔缺损应根据是否能完全封堵缺损口作为介入治疗的适应证的选择。

3. 三尖瓣关闭不全·隔瓣后型室间隔缺损与三尖瓣的关系密切，如封堵器植入后影响三尖瓣的关闭可引起明显的三尖瓣反流。笔者所在医院曾发生1例，外科术中见封堵器夹住三尖瓣。因此，封堵治疗术中，特别是大的室间隔缺损放置封堵器前应观察封堵器对三尖瓣的影响，如出现三尖瓣反流，应放弃封堵治疗。术前存在三尖瓣反流能否行室间隔缺损封堵治疗？笔者所在医院遇到几例隔瓣后室间隔缺损，术前存在中至大量三尖瓣反流，室间隔缺损成功封堵后三尖瓣反流减轻至轻度。提示室间隔缺损的高速血流可能冲击三尖瓣，影响三尖瓣的关闭，室间隔缺损封堵后，对三尖瓣的影响去除，三尖瓣反流减轻。因此，三尖瓣反流不是室间隔缺损介入治疗的禁忌证。

4. 主动脉瓣关闭不全·如封堵器靠近主动脉瓣膜可引起主动脉瓣关闭不全，术前应常规造影确定有无主动脉瓣反流。如置入的封堵器接近主动脉瓣，有可能影响主动脉的关闭。因此，释放前应常规行主动脉造影确定封堵器对瓣膜关闭影响，术中发现新出现主动脉瓣反流，均不应释放。

5. 血管损伤·封堵器不能回拉入鞘管内，应用进口腰部直径12 mm的封堵器经9 F鞘管推送，在左心室内释放出左右侧盘片后，封堵器的右心室盘片不能拉入鞘管内。对小儿是否行封堵治疗需要血管的粗细是否适合送入相应的鞘管，如缺损大，需要较粗的鞘管则不宜行封堵治疗。

六、室间隔缺损合并其他畸形封堵治疗的适应证

室间隔缺损可以合并房间隔缺损、肺动脉瓣狭窄，动脉导管未闭，瓦氏窦瘤破裂。如合并的其他畸形适合封堵治疗，可以同时行介入治疗者可视为适应证。笔者所在医院成功治

疗的病例中有同时治疗房间隔缺损、室间隔缺和动脉导管未闭的。瓦氏窦瘤破裂治疗例数较少，笔者所在医院成功治疗 5 例。

■ 七、小室间隔缺损

对于缺损 < 0.5 cm，无症状至 5 岁以后如不能自行闭合者，是否需外科手术治疗，有不同看法。一种观点认为手术毕竟非绝对安全，可能感染、异体血液接触等引起意想不到的并发症的机会；患者终身可以无症状，且无资料证明剧烈活动对小的室间隔缺损比正常儿童更具危险性。另一种观点是一些特殊部位如嵴内型和膜周部缺损等，可能会因长期的血液冲击造成主动脉等病变，引起严重后果。不做手术，并发细菌性心内膜炎的机会比做手术者大 1 倍，而出现心内膜炎后，病死率很高；相反，小的室间隔缺损如做手术本身的死亡率极低。此外，患者终身有这种生理缺陷存在，可能会有心理负担，加上可能存在社会因素如升学、就业等。如出现上述情况后才考虑手术时，患者可能已为成人，相对来讲手术危险性大于儿童，故主张在 12 岁以前做手术为好。根据外科修补 VSD 的原则，有外科手术治疗适应证的患者，如病变部位适合行封堵治疗，也可作为介入治疗的适应证。

■ 八、小结

总结目前的 VSD 的介入治疗现状，提出 VSD 的封堵治疗适应证：年龄大于 3 岁，体重大于 5 kg；有外科手术适应证的膜部和肌部 VSD；VSD 合并可以介入治疗的心血管畸形；外科手术后残余漏；VSD 直径 3 ～ 14 mm；缺损边缘距主动脉瓣和三尖瓣 2 mm 以上；轻度到中度肺动脉高压而无右向左分流。

VSD 封堵器治疗的禁忌证：VSD 合并艾森门格综合征；干下型 VSD；VSD 合并其他畸形需要外科手术治疗者。

总之，VSD 的封堵治疗经历了一个从不可为到可为之的过程。自从 1964 年 Dotter 等开创血管病介入治疗以来，以导管为手段的介入诊疗方法得到迅速的发展和普及。常见的先天性心脏病中动脉导管未闭和继发孔型房间隔的介入治疗已趋成熟和完善，基本上可以替代外科手术，使治疗更简便和安全。但 VSD 由于解剖形态复杂，毗邻结构重要，VSD 的介入治疗的发展在历史上曾经远远落后于 PDA 和 ASD。VSD 的封堵治疗均是在 PDA 和 ASD 成功封堵的基础上发展起来的。其封堵器器材均是原应用于 PDA 或 ASD 的器材，没有专门为 VSD 而设计的器材，这也是限制 VSD 介入治疗发展的一个重要原因。1997 年 Amplatzer 发明的新一代封堵器，也是用于 PDA 和 ASD 的介入治疗。直至 2001 年美国 AGA 公司发明了新的偏心型 VSD 封堵器，在取得动物试验成功后于 2002 年开始应用于临床。而国内 2001 年笔者与上海形状记忆合金公司合作研制了对称型的双盘状封堵器，并成功地应用于临床。其后又针对不同部位 VSD 的解剖特点而设计了不同形状和特点的专用 VSD 封堵器，从而使封堵的适应证范围不断扩大。并且，由于价格降低，接受治疗的患者成倍增加，促进了我国先天性心脏病介入治疗的迅速发展。从封堵的 VSD 类型时间先后顺序来看，则先是肌部 VSD，继而是早期被认为是禁区的膜周部 VSD，然后则是嵴内型、隔瓣后型、距主动脉瓣 2 mm 以内膜部 VSD、多孔型的膜部瘤的 VSD，适应证逐渐扩大，而这一切均与介入器材与技术的不断发展有关。随着器材的改进和操作技术的不断提高，VSD 介入治疗的适应证将进一步拓宽，而且与外科协同治疗某些复杂先天性心脏病将成为今后的发展趋势。

第三节 · 室间隔缺损介入治疗的相关理论与操作

　　1997年Amplatzer发明了治疗房间隔缺损和动脉导管未闭的镍钛合金封堵器，并成功临床应用，由于方法简单，疗效可靠，并发症少，很快在全球范围内推广和普及。在此基础上，又推出了治疗肌部和膜周部室间隔缺损的封堵器，经临床应用也证明其安全、可靠，可用于不同年龄的婴幼儿和成人。新型封堵器的发明促进了经导管封堵VSD疗法的推广和普及。1998年上海长海医院与上海形状记忆合金材料有限公司合作在国内率先研制出房间隔缺损和动脉导管未闭封堵器，并成功开展临床应用。2001年在国内外率先研制出适合膜周部室间隔缺损的对称双盘状镍钛合金的室间隔缺损封堵器，并于2001年12月21日成功治疗首例膜周部室间隔缺损的成人患者，2002年开始在国内推广应用室间隔缺损封堵器，至今已将近20年，经全国百余家医院临床数万病例的应用，显示该封堵器使用安全，疗效可靠，并发症少。在临床应用中发现室间隔缺损的形态各异，出口多少不一，距离主动脉的缺损边缘也不一致，因此一种形状的封堵器只能适合部分患者的治疗，为了提高治疗效果，降低并发症的发生率和扩大治疗的适应证，笔者开发了适合多孔型室间隔缺损的细腰型封堵器和适合接近主动脉瓣的零边偏心型封堵器，基本上实现了室间隔缺损封堵器选择的个体化，达到了疗效和外观的完美结合。近年来，国内已有多家厂商生产类似的封堵器，满足了国内的需要，并部分出口到国外。镍钛合金封堵器已经成为国内外介入治疗室间隔缺损的主要产品。部分外科医师甚至向内科医师学习，应用改良的方法，即小切口，不用体外循环，不用X线透视，在超声引导下，直接穿刺心壁封堵室间隔缺损，临床上也取得了满意的疗效。新型封堵器的出现，改变了室间隔缺损的治疗方法的选择。在一些大的介入中心和医院，室间隔缺损、动脉导管未闭和房间隔缺损三个病种的介入治疗数量逐渐超过外科手术，这些数字显示介入治疗在先天性心脏病的治疗中正在发挥越来越重要的作用（图10-1）。

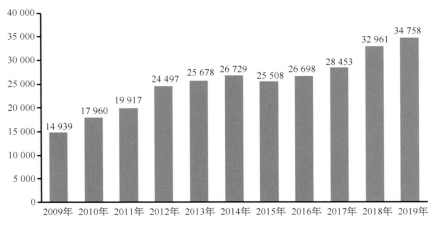

图10-1　2009—2019年我国地方医院先天性心脏病介入治疗总例数

■ 一、室间隔缺损的应用解剖

（一）室间隔缺损的形态

室间隔缺损的解剖形态多样，表现为不规则形状。可能在不同投照角度，测量的室间隔缺损直径可能有较大的差异，见图10-2。

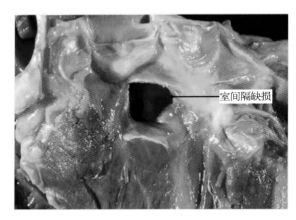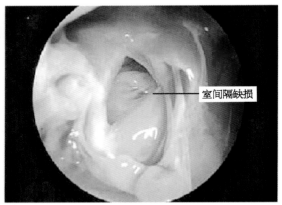

图10-2　显示室间隔缺损为不规则形状

（二）室间隔缺损的应用解剖与介入治疗的联系

膜部室间隔为一薄层的纤维组织，在正常情况下仅有1 mm的厚度，因此不宜应用封堵动脉导管未闭的封堵器治疗膜周部室间隔缺损。室间隔缺损为不规则形状，在不同的投影体位上可能测量的大小有差异，而左心室造影为平面显像，有可能因投影体位的关系影响测量结果。在选择封堵器时需要结合超声检查结果综合判断室间隔缺损的大小。膜周部室间隔缺损的后下缘有传导系统通过，特别是隔瓣下型室间隔缺损，在介入治疗后有可能发生完全性房室传导阻滞，术后需要密切观察。此外，膜部室间隔范围狭小，而传导系统与其邻近，从预防房室传导阻滞考虑，封堵器覆盖的范围应该是越小越好，因此应尽可能选择短边和腰部张力不大的封堵器。

■ 二、室间隔缺损的分型与分类

（一）根据室间隔缺损的部位分型

室间隔缺损为最常见的先天性心脏畸形，可单独存在，亦可与其他畸形合并发生。本病的发生率占先天性心血管疾病的20%～30%，占存活新生儿的0.3%，由于室间隔缺损有比较高的自然闭合率，故本病约占成人先天性心血管疾病的10%。

室间隔由4部分组成：膜部、心室入口部、小梁部和心室出口（或漏斗部）。胎生期室间隔因发育缺陷、生长不正或融合不良而发生缺损。Kirklin根据缺损的位置又将室间隔缺损分为5型，见第一篇。

（二）根据室间隔缺损到大小和分流量分类

室间隔缺损的直径多在0.1～3.0 cm。通常膜周部缺损较大，而肌部缺损较小。如缺损直径小于0.5 cm，左向右的分流量很小，多无临床症状。缺损呈圆形或椭圆形，缺损边缘和右心室面向缺损的心内膜可因血流液冲击而增厚，容易引起细菌性心内膜炎。心脏增大多不显著，缺损小者以右心室增大为主，缺损大者左心室较右心室增大显著。由于左心室压力高于右心室，室间隔缺损时产生左向右分流。按缺损的大小和分流的多少，一般可分为4类：① 轻型病例，左至右分流量小，肺动脉压正常。② 缺损为0.5 ～ 1.0 cm大小，有中等量的左向右分流，右心室及肺动脉压力有一定程度增高。③ 缺损大于1.5 cm，左至右分流量大，肺循环阻力增高，右心室与肺动脉压力明显增高。④ 巨大缺损伴显著肺动脉高压。肺动脉压等于或高于体循环压，出现双向分流或右向分流，从而引起发绀，形成艾森门格综合征。

（三）根据室间隔缺损的造影形态分类

室间隔缺损的形态不规则，在不同投影体位上大小也不一致，有些部位的室间隔缺损造影不能显示缺损的形态和大小，有的因有主动脉窦脱垂，造影不能显示缺损的实际形态和大小。但是，绝大多数膜周部室间隔缺损在左前斜位45° ～ 60°+头位25°造影时可清晰显示出缺损的形态和大小。左心室造影显示的室间隔缺损的形态大致可分为漏斗形、管状、囊袋形和窗形4种（图10-3）。其中漏斗形较常见，有的为漏斗管状，其次是囊袋形，即膜部瘤型室间隔缺损，膜部瘤型室间隔缺损的形态最复杂，可为单出口、双出口和多出口。出口大小

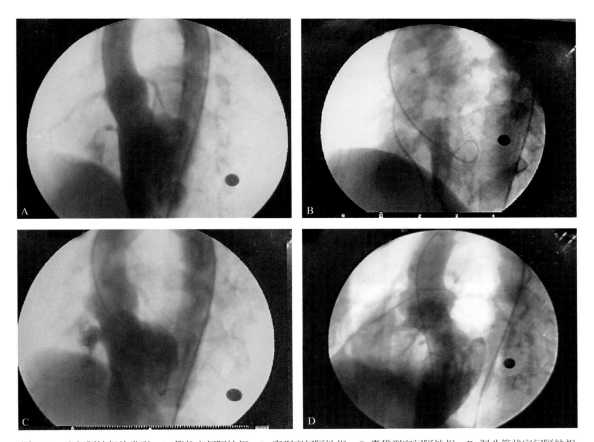

图10-3 室间隔缺损的类型。A.管状室间隔缺损；B.窗型室间隔缺损；C.囊袋型室间隔缺损；D.漏斗管状室间隔缺损

不一，相距远近和方向不一。有的出口与室间隔平行，出口的部位可以是相互面对，即均与室间隔平行，一个朝上，另一个朝下，有的缺口呈盲端。窗型的室间隔缺损直径往往较大。管状室间隔缺损较少，形态与动脉导管未闭相似。

三、室间隔缺损封堵治疗的适应证和禁忌证

缺损小于0.5 cm，无症状至5岁以后如不能自行闭合者，是否需手术治疗，有不同看法。

一种观点认为手术毕竟并非绝对安全，可能感染、异体血液接触等可引起意想不到的并发症；患者终身可以无症状，且无资料证明剧烈活动对小的室间隔缺损比正常儿童更具危险性。

另一种观点是一些特殊部位如肺动脉干下、膜部缺损等，可能会因长期的血液冲击造成主动脉等病变，引起严重后果；不做手术，并发细菌性心内膜炎的机会比做手术者大1倍，而出现心内膜炎后，病死率很高，相反小的室间隔缺损如做手术本身的死亡率极低；患者终身存在这种生理缺陷，可能会有心理负担，加上可能存在的社会因素如升学、就业等。如出现上述情况后才考虑手术时，患者可能已为成人，相对来讲手术危险性大于儿童，故主张在12岁以前做手术为好。

1. 适应证 · 根据外科修补室间隔缺损的原则，经导管介入治疗的适应证如下。

（1）年龄一般大于3岁，体重大于5 kg。

（2）有外科手术适应证的膜部和肌部室间隔缺损。

（3）室间隔缺损合并可以介入治疗的心血管畸形。

（4）外科手术后残余漏。

（5）缺损直径在3 ～ 14 mm。

（6）缺损边缘距主动脉瓣和三尖瓣2 mm以上。

（7）轻度到中度肺动脉高压而无右向左分流。

2. 禁忌证

（1）室间隔缺损合并艾森门格综合征。

（2）室间隔缺损合并其他畸形需要外科手术治疗者。

（3）室间隔缺损并发感染性疾病，如呼吸道感染、细菌性心内膜炎等。

四、封堵器与输送系统

1. 肌部室间隔缺损封堵器 · 主要设计特点是腰部长，圆柱形，腰部直径在4 ～ 14 mm（详见第三篇）（图10-7）。

2. 膜部室间隔缺损封堵器 · 有对称型和不对称型两种类型（详见第三篇）（图10-4 ～图10-7）。偏心型封堵器设计的优点是可以减少对主动脉瓣膜的损伤。

3. 细腰型封堵器 · 适合膜部瘤型室间隔缺损的封堵治疗，特别是多孔型室间隔缺损。

4. 心肌梗死后肌部室间隔穿孔封堵器 · 基本结构与膜部室间隔缺损封堵器相同，不同点是封堵器的圆柱长10 mm，左盘直径较腰大10 ～ 14 mm，右盘直径较腰大6 mm。

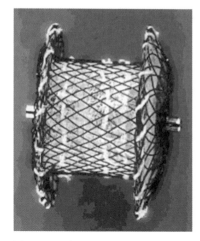

图10-4　肌部室间隔缺损封堵器

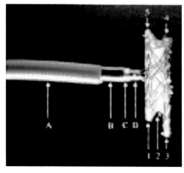

图10-5　AGA公司生产的偏心型封堵器

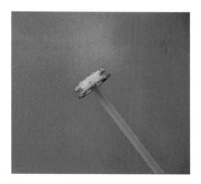

图10-6　对称型膜部室间隔缺损封堵器

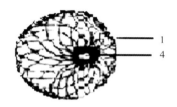

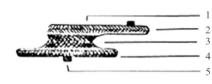

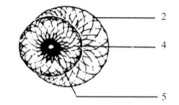

图10-7　国产零边型室间隔缺损封堵器。1为左心室盘片的固定圈；2为左心室盘片；3为封堵器的腰部；4为右心室盘片；5为右心室盘片的固定圈

5. 肌部室间隔缺损封堵器·与用于心肌梗死室间隔穿孔的封堵器相同，封堵器的圆柱长度为7 mm。左心室面的圆盘直径比圆柱部分大6～10 mm，右心室面直径比圆柱部分大4～6 mm。

6. 动脉导管未闭封堵器·对于解剖形态类似动脉导管未闭的室间隔缺损适用，与目前专用的封堵器不同的是长度较长，动脉导管未闭封堵器的长度为7～8 mm。膜部室间隔缺损上缘距主动脉瓣距离如大于3 mm，动脉导管未闭封堵器植入后一般不影响主动脉瓣的关闭，封堵器的左心室面呈盘片状，类似铆钉堵住室间隔缺损口，左心室的压力大于右心室，放置后一般不会发生移位。在临床应用中，特别是大的室间隔缺损，放置动脉导管未闭封堵器后，封堵器腰部较长，可能会造成流出道狭窄，或影响三尖瓣功能。从解剖上考虑，一般不建议应用动脉导管未闭封堵器治疗室间隔缺损。对形态特殊的室间隔缺损，最好是根据缺损的形态设计专用的封堵器。

7. 输送系统

（1）输送长鞘：AGA公司的输送系统包括两根特制的输送钢丝和有一定弧度的输送长鞘。两根钢丝中一根是中空的，另一根是实心的，空心钢丝中间可以通过实心钢丝。在空心钢丝的一端的内面有一平台，其形状和大小与封堵器的右心室面的固定钢圈相匹配（图10-8）。

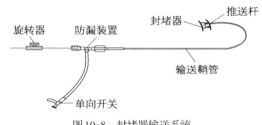

图10-8　封堵器输送系统

用于室间隔缺损的输送系统包括长鞘管、扩张管、推送导管、推送杆、负载导管和旋转器。鞘管为抗折鞘，远端弯曲呈180°，其定型有利于鞘管放置在左心室近心尖处。4 mm的封堵器选用6 F鞘管，6 mm封堵器选用7 F鞘管，8～18 mm封堵器选用8～9 F鞘管（表10-1）。

表10-1 室间隔缺损封堵器的大小与输送鞘管的选择

封堵器直径（mm）	封堵器长度（mm）	选用的鞘管（F）
4	7	5～6
6	7	6～7
8	7	6～7
10	7	8
12	7	9
14	7	9
16	7	9
18	7	9

国产封堵器可通过6～8 F鞘管推送。可选用CooK公司生产的抗折鞘和国产的聚四氟乙烯输送长鞘。

与闭合房间隔的输送系统基本相同。不同的是，应用于室间隔缺损的输送鞘管应能抗折。否则，导管容易打折，影响封堵器的输送。

与其他封堵材料和方法相比，新型封堵器和输送系统的主要优点是输送导管（6～9 F）的直径较小，操作方便，能闭合较大直径的VSD，当封堵器选择不合适时也容易退回导管鞘内，便于取出，因此使用更安全。

（2）其他器材

1）防漏鞘管：小儿一般选用5 F鞘管，以减轻对血管的损伤。

2）小儿血管穿刺装置：用于小儿的穿刺针最好选用Cordis公司生产的小儿专用的穿刺鞘和穿刺针，一次穿刺成功率高，对血管的损伤较小。应用于成人桡动脉穿刺的穿刺针和鞘管也可选用。

3）猪尾导管：选用5 F或6 F。

4）圈套器：选用CooK公司生产的圈套器或国产圈套器（图10-9）。应根据患者肺动脉的粗细选择相应直径的封堵器和圈套器能通过内腔直径1 mm的任何导管。因儿童肺动脉直径小，选择大圈的圈套器在血管内不能充分张开，选择偏小一点的圈套器一次圈套成功的机会较多。

5）右冠状动脉造影导管、3D导管、TIG桡动脉造影导管或者去头猪尾导管用于通过室间隔，以便建立轨道。

6）直径0.89 mm长度为260 cm泥鳅导丝前端较软，容易通过室间隔缺损进入右心室和肺动脉。

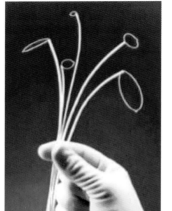

图10-9 不同直径的圈套器

7）260 cm泥鳅导丝：用于建立轨道，因导丝较软，容易将输送鞘管引入左心室心尖处。

■ 五、术前检查

1. 同常规心导管检查的术前准备·主要检查心电图、心脏超声、出凝血时间和肝肾功能等项目，以全面评估患者的心脏功能和其他脏器的功能。

2. 术前心脏超声检查·要重点观察3个切面：① 心尖五腔心切面，测量室间隔缺损边缘距主动脉瓣的距离；② 左心室长轴切面，观察缺损与主动脉瓣膜的关系，测量缺损上缘至主动脉瓣的距离；③ 心底短轴切面，观察室间隔缺损的位置和大小。此外，需要排除合并的其他心脏畸形，如房间隔缺损、肺动脉瓣狭窄，以及右心室流出道狭窄。由于室间隔缺损的杂音与流出道狭窄的杂音难以区别，超声检查则容易发现。

■ 六、操作方法

1. 肌部室间隔缺损封堵

（1）麻醉：年长儿及成人用1%普鲁卡因或者利多卡因局麻，小儿用静脉复合麻醉。

（2）全身肝素化（100 U/kg），如术程超过1 h，每小时追加2 000 U肝素。

（3）穿刺股动脉和静脉，放置6 F或7 F鞘管，行左、右心导管检查，评估分流量和肺血管阻力。送6 F猪尾导管逆行入左心室，取左前斜45°～60°，头位斜25°～30°行左心室造影，观察测量VSD大小及位置，选择合适的鞘管和封堵器。

（4）根据室间隔缺损的不同形态选择JR、3DRCA、TIG、去头猪尾等导管至左心室，经导管送泥鳅导丝经右心室至肺动脉或腔静脉。经右颈内静脉或股静脉插入多功能导管至肺动脉或腔静脉，抓住导丝后收紧，从静脉端拉出导丝，退出导管和鞘管，建立从静脉至右心房、右心室，通过VSD入左心室、主动脉、降主动脉、股动脉的轨道。如封堵靠近心尖部的VSD，需要从颈静脉拉出导丝，建立轨道（图10-10）。

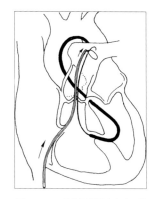

图10-10 圈套器经右心系统入肺动脉，套住经左心室通过室间隔缺损、右心室至肺动脉的导引钢丝，建立经动脉—室间隔缺损—静脉的轨道

（5）沿轨道导丝从静脉端插进输送长鞘至左心室，然后退出鞘内扩张器和导丝，保留长鞘在左心室主动脉瓣下，或左心室靠近心尖部。

（6）根据造影测量的缺损直径选择封堵器，封堵器的直径应比造影直径大1～2 mm。将大小合适的封堵器与推送杆相连接，完全浸在生理盐水中拉入负载短鞘内，或通过负载导管的侧管注入浓肝素盐水排尽封堵器中的气体。再插入长鞘内向前推送。在透视和经食管超声或经胸超声指导下送达左心室，先放出左心室面的盘片，轻轻回拉至室间隔，通过手感、透视、超声及心室造影确定封堵器的位置，如位置合适，超声检查无明显分流，则可固定推送杆，回退鞘管，释放出右心室面的盘片（图10-11）。当左心室盘片

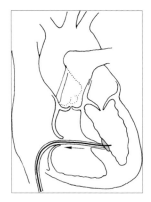

图10-11 经输送鞘管送入封堵过程

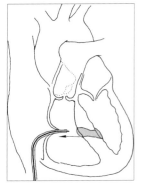

图10-12 封堵器释放示意图

释放后回拉时遇有阻力，可能是鞘管插入过深，进入二尖瓣腱索中，不可应用暴力牵拉，应将封堵器退回至室间隔缺损左心室面处再推出左心室盘片。否则可引起二尖瓣腱索断裂和二尖瓣关闭不全。

（7）重复左心室造影，检查有无分流，或存在另一部位的室间隔缺损。

（8）经超声检查证实不影响三尖瓣、二尖瓣启闭，左心室造影确定封堵器大小合适后可逆时针方向旋转推送杆，释放出封堵器（图10-12、图10-13）。撤除长鞘及所有导管，压迫止血。

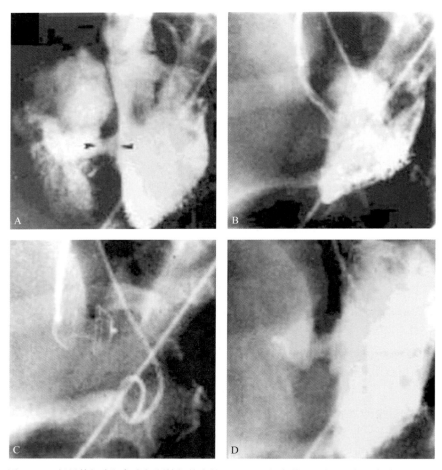

图10-13 经导管闭合肌部室间隔缺损的步骤。A. 左心室造影显示室间隔缺损部位和大小。B. 左心室面盘片释放后经猪尾导管造影，显示已到位。C. 释放出右心室面盘片。D. 封堵器释放后左心室长轴斜位造影，显示缺损完全闭合

2. 膜周部室间隔缺损封堵

（1）基本操作步骤与封堵肌部室间隔缺损相同。

（2）左心室造影：选用左前斜45°～
60°+头位25°～30°行左心室造影。根据造影结果
选择封堵器，选择的封堵器应比造影测量的直径大
1～2 mm。

（3）超声检查：通常选择心尖五腔心切面和
心底短轴切面。在心尖五腔心切面（图10-14）上
可清晰地显示室间隔缺损的上缘距主动脉瓣的距离。
心底短轴切面上适合封堵治疗的位置在9～11点钟
处。注意观察室间隔缺损及其邻近结构，如二尖瓣
的乳头肌、腱索。

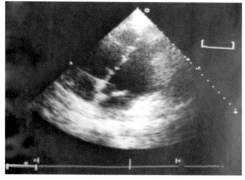

图10-14　心尖五腔心切面示缺损远离主动脉瓣

（4）经导管送入导引钢丝进入肺动脉，经股静脉送入圈套器，在肺动脉内套住导引钢
丝，拉至股静脉处，交换0.89 mm的泥鳅导丝，经导管送入上腔静脉，经圈套器套住，拉出
股静脉，建立经股动脉—室间隔缺损—股静脉的轨道。沿导引钢丝送入鞘管至主动脉，缓慢
回撤鞘管，一旦鞘管在主动脉瓣下，从动脉侧的导管推送导引钢丝，并达左心室尖部，沿导
引钢丝将鞘管送至心室尖部（图10-15～图10-18）。

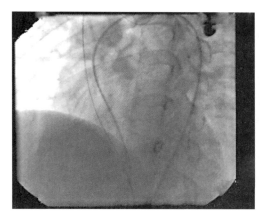
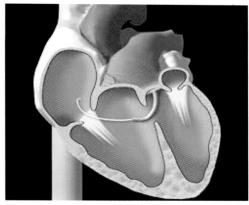

图10-15　导引钢丝经室间隔缺损进入右心室、右心房至上腔静脉

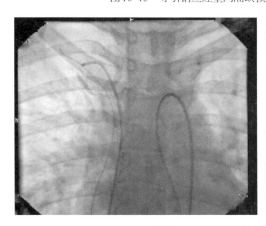
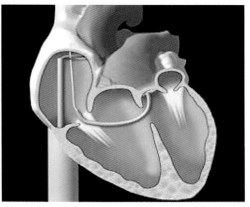

图10-16　圈套器在上腔静脉处抓住导引钢丝

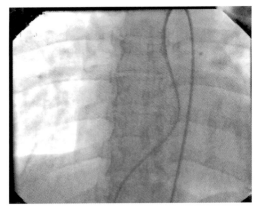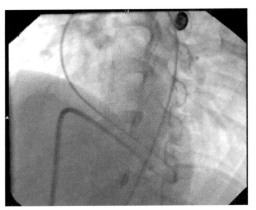

图10-17 导管沿导引钢丝从左心室经室间隔缺损进入右心室、右心房至下腔静脉 　　图10-18 输送鞘管沿导引钢丝进入左心室

（5）封堵器与输送杆相连接。AGA公司用于室间隔缺损封堵器的推送杆与房间隔缺损封堵器的输送杆不同。它由两部分组成，即输送杆和输送鞘管。输送鞘管为中空的导管，头端有一段金属管，金属管的头端的一侧为一平台，平台的作用是与封堵器的固定钢圈上的平台匹配，防止释放封堵器旋转推送杆时引起封堵器的位置改变。使用时，推送杆与推送导管相连接，再一起通过负载导管，然后将推送杆与封堵器连接，顺时针方向旋转3～4圈，拧紧后在将输送导管头端套在封堵器的固定钢圈上，应用血管钳夹紧输送杆，防止输送导管与封堵器的固定钢圈分离。将封堵器拉入负载导管内。

（6）经鞘管送入封堵器，封堵器达左心室后，缓慢回撤鞘管至流出道，在二尖瓣前叶和室间隔之间，通过超声确认。回撤鞘管，释放出第一盘，如位置合适，释放出右心室面的盘片。造影确认封堵器的位置和有无分流。如位置正确，无残留分流，则逆时针方向旋转推送杆，释放出封堵器（图10-19～图10-22）。

国产封堵器为对称型圆盘，边缘2 mm，因此应用于室间隔缺损边缘距主动脉瓣膜2 mm以上的患者，放置过程较偏心型封堵器容易，因为是对称型的，不需要调整封堵器的方向，笔者的体会是对室间隔缺损上缘距主动脉瓣2 mm以上，直径在3～10 mm的室间隔缺损，应用对称型封堵器操作简便，可减少X线的暴露时间，随访也极少出现后期的并发症，提示封堵器的对称型设计是可行的，临床应用是安全的。

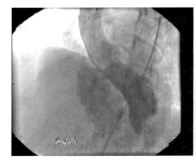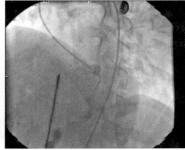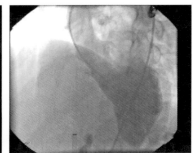

图10-19 封堵器植入前、释放前和释放后

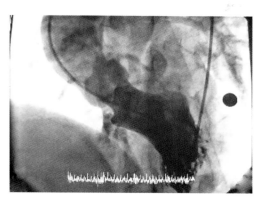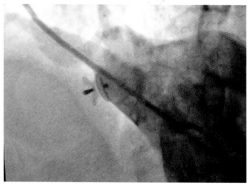

图10-20 漏斗形室间隔缺损应用国产对称型封堵器封堵前后造影

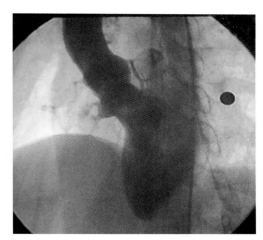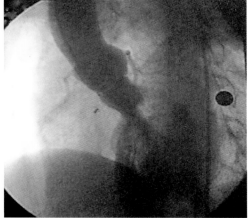

图10-21 双孔型室间隔缺损应用国产同心封堵器完全封堵

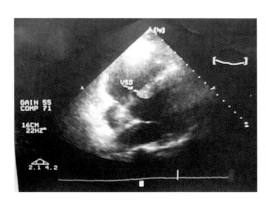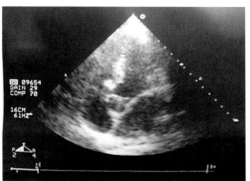

图10-22 膜周部室间隔缺损封堵器前后超声图像（国产封堵器）

3. 囊袋形（膜部瘤型）室间隔缺损的封堵·见本书的相关章节（图 10-23）。

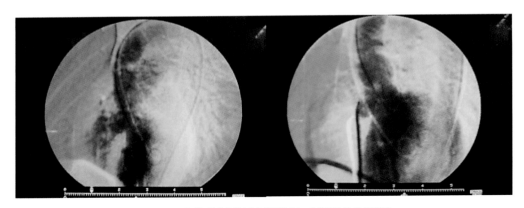

图 10-23　囊袋形膜周部室间隔缺损，封堵器后分流消失

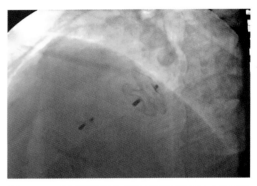

图 10-24　室间隔缺损合并房间隔缺损同时成功封堵

4. 嵴内型室间隔就缺损的封堵器治疗·见本书的其他章节。

5. 室间隔缺损合并房间隔缺损和（或）动脉导管未闭的治疗·室间隔缺损合并房间隔缺损或动脉导管未闭，如有适应证均可同时行封堵治疗，术前需确定是否可行介入治疗，如一个病变介入治疗后仍需要外科手术，则不应选择介入治疗。在室间隔缺损合并房间隔缺损介入治疗时，应首先治疗室间隔缺损，完成后再治疗房间隔缺损（图 10-24）。室间隔缺损合并动脉导管未闭时，应首先治疗动脉导管未闭，成功后再治疗室间隔缺损，这样可减少因导管在心腔内操作引起的封堵器脱位，提高治疗的安全性。

6. 心肌梗死后室间隔穿孔的封堵·封堵方法与肌部室间隔缺损相同。心肌梗死后室间隔穿孔患者的一般情况较差，导管刺激心内膜可出现期前收缩和室性心动过速，并可发生持续性室性心动过速和心室颤动及并发阿斯综合征发作，因此术前应做好应急准备。Szkutnik 等治疗的 7 例中 3 例发生心室颤动。本人应用国产封堵器成功治疗了 100 余例室间隔穿孔的患者，大约 10 例患者在术中发生持续性室性心动过速、心室颤动和阿斯综合征发作，经电复律恢复窦性心律，继续完成封堵治疗，未出现持续性心室颤动，除颤无效而死亡的病例。

■ 七、术后处理

（1）术后卧床 12 h。

（2）心电图遥测监护 3～5 日。

（3）静脉给予抗生素，术中一次，术后一次。

（4）口服阿司匹林 3～5 mg/（kg·d），疗程 6 个月。

（5）对大的室间隔缺损，应用肝素抗凝 3～5 日。

八、疗效及评价

笔者所在医院从2001年12月开始应用国产封堵器治疗膜部室间隔缺损和心肌梗死后室间隔穿孔，目前已成功治疗了1 000余例膜部室间隔缺损。早期主要治疗远离主动脉瓣的膜周部室间隔缺损，对膜部瘤型多出口的室间隔缺损和接近主动脉瓣的嵴内型缺损多放弃介入治疗。随着对缺损形态认知的提高和封堵器的改进，对膜部瘤型和嵴内型室间隔缺损也可成功封堵治疗。根据动脉导管未闭和房间隔缺损封堵治疗结果和动物实验研究的组织学观察，以及镍钛合金在医疗领域的长期应用结果分析，远期疗效应无置疑。笔者将封堵器放置在实验动物的心脏室间隔内，3个月后封堵器表面形成光滑、透明的薄膜，封堵器镍钛丝周围无组织增生和炎症反应。这表明封堵器的生物相容性好。对急性心肌梗死并发室间隔穿孔，应用封堵器治疗疗效非常显著。肌部室间隔缺损外科治疗困难，术中如切开心肌，术后可发生与切口部位有关的心律失常，因此封堵治疗的疗效优于外科手术。膜部室间隔缺损的介入治疗可能出现的并发症是主动脉瓣关闭不全和房室传导阻滞，但是如能严格掌握适应证，术中严密超声监测和在释放前行心室造影和主动脉造影，可避免发生主动脉瓣关闭不全的并发症，但是对三度房室传导阻滞术后尚难预测和预防，目前房室传导阻滞的发生率为1%～2%，与外科手术的发生率相似，但是大多数可以恢复，极少需要安置人工心脏起搏器。

九、封堵治疗的问题和难点

1. 如何通过室间隔·介入治疗室间隔缺损要求有较好的心导管检查基础，在此基础上容易掌握操作技术。在开展此项技术的早期可能遇到的难点是如何建立经动脉—室间隔缺损—静脉的轨道。笔者体会从左心室侧导管容易通过室间隔，而经右心室侧则难以通过。通过室间隔的关键是选择通过室间隔的导管，常用JR、3DRCA、TIG、去头猪尾导管，导管容易从心室内跳出，有时需要改变导管形状。此外，有时建立轨道后导引钢丝卡在右心室的腱索内，输送鞘管不能推送到位，需要重新建立轨道，不可应用暴力通过导管，以免引起瓣膜结构的损伤。

2. 如何选择封堵器·肌部室间隔缺损选用的封堵器较单一，腰部直径4～18 mm可选择。关于封堵器应比室间隔缺损的直径大多少，文献上介绍选择封堵器的腰部直径应比室间隔缺损直径大1～2 mm。但是在实际工作中需要根据室间隔缺损的大小来定，如室间隔缺损直径小于6 mm，封堵器的腰部直径比室间隔缺损直径大1～2 mm是可行的，如室间隔缺损大于6 mm，封堵器的腰部直径要大3～4 mm，如室间隔缺损直径大于10 mm，封堵器的腰部直径可大于5 mm。

膜部室间隔缺损应视室间隔缺损的形态和距主动脉瓣的距离选择封堵器。如室间隔缺损距主动脉瓣的边缘小于2 mm应首选偏心型室间隔缺损封堵器；距主动脉瓣距离大于3 mm的可选择对称型封堵器或偏心型封堵器；对多孔型室间隔缺损可选择左心室面直径比腰部直径大8～12 mm、右心室盘片直径比腰部大4 mm的细腰型封堵器。

对于膜部瘤型的室间隔缺损，如入口小应封堵入口，如不能封堵入口，应选择偏心型封堵器可能更合适，因为在动物试验中发现，同心的封堵器应用此类室间隔缺损可能使膜部瘤增大。封堵器最好有部分在囊袋内，另一部分在左心室内。

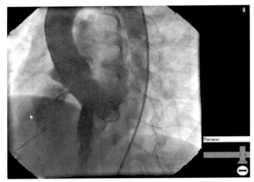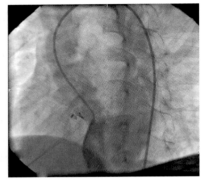

图10-25 偏心型封堵器，封堵器选择较合适、封堵器基本上保持体外的初始形状

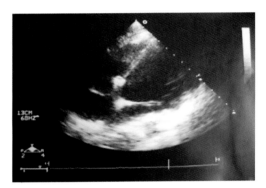

图10-26 同心封堵器，封堵器夹在室间隔缺损的两侧

封堵器选择是否合适，除了完全封堵室间隔缺损外，尚需要根据封堵器的形态判断，在透视下封堵器的两盘片应充分伸展，平整，保持在体外的初始形状，右心室侧不锈钢固定圈在凹面内，又稍突出于封堵器盘片外。超声显示封堵器长轴的长度较短，紧贴在室间隔的两侧（图10-25、图10-26）。

3. 封堵器放置位置的选择·有些室间隔缺损呈囊袋型，出口较小，如堵出口，可能使封堵器基本上位于右心室流出道处，有可能引起流出道梗阻。因此，应将封堵器放置在囊袋的入口处。

囊袋型室间隔缺损的封堵治疗难度较大，主要是因为出口多，有的出口在中间，有的出口偏上，有的偏下，中间型出口较容易封堵，偏上或偏下的出口封堵则需要选择合适的封堵器。首选偏心型封堵器。

（秦永文 张玉顺 许旭东）

参考文献

［1］高伟，周爱卿，余志庆，等.应用pfm Duct-Occlud弹簧圈封堵室间隔缺损——附2例报道［J］.介入放射学杂志，2004，12（增刊2）：124.

［2］胡海波，蒋世良，徐仲英，等.室间隔缺损膜部瘤的造影分型及介入治疗方法学研究［J］.中华放射学杂志，2005，39：81.

［3］李寰，张玉顺，刘建平，等.室间隔缺损经导管封堵术后高度房室阻滞［J］.中华心律失常学杂志，2005，9：55-56.

［4］李军，张军，石晶，等.膜部室间隔缺损形态、大小与封堵器的选择［J］.中国医学影像技术，2005，21：712-714.

［5］李军，张军，朱霆，等.肌部室间隔缺损封堵剖析［J］.心脏杂志，2005，17：273.

［6］秦永文，赵仙先，李卫萍，等.应用自制封堵器经导管闭合膜部室间隔缺损［J］.介入放射学杂志，2002，11：130.

［7］秦永文，赵仙先，吴弘，等.国产封堵器治疗膜周部室间隔缺损284例的疗效评价［J］.介入放射学杂志，2004，12（增刊2）：141.

［8］秦永文，赵仙先，吴弘，等.国产室间隔缺损封堵器的安全性和疗效评价［J］.中国循环杂志，2005，20：10-14.

［9］秦永文，赵仙先，吴弘，等.自制非对称型室间隔缺损封堵器的初步临床应用［J］.介入放射学杂志，2004，13：101.

［10］张玉顺，代政学，李寰，等.主动脉边缘不足2 mm膜周部室间隔缺损的介入治疗评价［J］.心脏杂志，2005，17：198.

［11］赵仙先，秦永文，王尔松，等.自制双盘状室间隔缺损封堵器经导管闭合小儿膜周部室间隔缺损［J］.第二军医大学学报，2003，24：1124-1126.

［12］赵仙先，秦永文，吴弘，等.嵴内型和肺动脉瓣下型室间隔缺损的经导管封堵治疗［J］.介入放射学杂志，2004，13：486.

［13］朱鲜阳，韩秀敏，侯传举，等.膜部室间隔缺损介入治疗的疗效分析［J］.介入放射学杂志，2004，13：108.

［14］朱振辉，刘延玲，王浩，等.超声心动图对膜周部室间隔缺损封堵术前形态学分型的初步探讨［J］.中华超声影像学杂志，2005，14：89-91.

［15］Al Senaidi KS, Al Maskary S, Thomas E, et al. Percutaneous closure of ventricular septal defects in 116 patients: experience with different devices［J］. Sultan Qaboos Univ Med J, 2020, 20: e352-e359.

［16］Bai Y, Xu XD, Li CY, et al. Complete atrio-ventricular block after percutaneous device closure of perimembranous ventricular septal defect: a single-center experience on 1,046 cases［J］. Heart Rhythm, 2015, 12: 2132-2140.

［17］Bu H, Yang Y, Wu Q, et al. Percutaneous puncture closure of postoperative residual ventricular septal defects without radiation［J］. Ann Thorac Surg, 2020, 109: e457-e459.

［18］Cambier PA, Kirby WC, Wortham DC. Percutaneous closure of the small (< 2.5 mm) patent ductus arteriosus using coil emborization［J］. Am J Cardiol, 1992, 69: 815.

［19］Esmaeili A, Behnke-Hall K, Schrewe R, et al. Percutaneous closure of perimembranous ventricular septal defects utilizing almost ideal Amplatzer duct occluder II: why limitation in sizes?［J］. Congenit Heart Dis, 2019, 14: 389-395.

［20］Gu M, You X, Zhao X, et al. Transcatheter device closure of intracristal ventricular septal defects［J］. Am J Cardiol, 2011, 107: 110-113.

［21］Gu X, Han YM, Titus JL. Transcatheter closure of membranous ventricular septal defects with a new nitinol prosthesis in a natural swine model［J］. Catheter Cardiovasc Interv, 2000, 50: 502-509.

［22］Holzer R, Balzer D, Amin Z, et al. Transcatheter closure of postinfarction ventricular septal defects using the new Amplatzer muscular VSD occluder: results of a U. S. registry［J］. Catheter Cardiovasc Interv, 2004, 61: 196-201.

［23］Holzer R, Balzer D, Cao QL, et al. Device closure of muscular ventricular septal defects using the Amplatzer muscular ventricular septal defect occluder: immediate and mid-term results of a U.S. registry［J］. J Am Coll Cardiol, 2004, 43: 1257-1263.

［24］Lock JE, Block PC, McKay RG, et al. Transcatheter closure of ventricular septal defects［J］. Circulation, 1988, 78: 361-368.

［25］Kalra GS, Verma PK, Singh S, et al. Transcatheter closure of ventricular septal defect using detachable steel coil［J］. Heart, 1999, 82: 395-296.

［26］Kaulitz R, Paul T, Hausdorf G. Extending the limits of transcatheter closure of atrial septal defects with the double umbrella device (CardioSEAL)［J］. Heart, 1998, 80: 54-59.

［27］Khoshhal SQ, Al-Mutairi MB, Alnajjar AA, et al. Transcatheter device closure of ventricular septal defects in children: a retrospective study at a single cardiac center［J］. Ann Saudi Med, 2020, 40: 396-402.

［28］King TD, Mills NL. Nonoperative closure of atrial septal defect［J］. Surgery, 1974, 75: 383-388.

［29］King TD, Thompson SL, Steiner C, et al. Secundum atrial septal defect nonoperative closure during cardiac catheterization［J］. JAMA, 1976, 235: 2506-2509.

［30］Latiff HA, Alwi M, Kandhavel G. Transcatheter closure of multiple muscular ventricular septal defects using Gianturco coils［J］. Ann Thorac Surg, 1999, 68: 1400-1401.

［31］Lock JE, Block PC, Mckay RG, et al. Transcatheter closure of ventricular septal defects［J］. Circulation, 1988, 78: 361-368.

［32］Lock JE, Rome JJ, Davis R, et al. Transcatheter closure of atrial septal defects. Experimental studies［J］. Circulation, 1989, 79: 1091-1099.

［33］Lock JE, Rome JJ, Davis R. Transcatheter closure of atrial septal defects: experimental study［J］. Circulation, 1989, 79: 1099.

［34］Masura J, Gavora P, Formanek A, et al. Transcatheter closure of secundum atrial septal defects using new self-centering Amplatzer septal occluder: initial human experience［J］. Cathet Cardiovasc Diagn, 1997, 42: 388-393.

［35］Pamukcu O, Narin N, Baykan A, et al. Mid-term results of percutaneous ventricular septal defect closure with Amplatzer duct occluder-II in children［J］. Cardiol Young, 2017, 27: 1726-1731.

［36］Rashkind WJ, Cusso CC. Transcatheter closure of a patent ductus arteriosus: successful use in a 3.5 kg infant［J］. Pediatr Cardiol, 1979, 1: 63.

［37］Rashkind WJ, Mullins CE, Hellenbrand WE, et al. Nonsurgical closure of patent ductus arteriosus: clinical application of the rashkind PDA occluder system［J］. Circulation, 1987, 75: 583-592.

［38］Ries MW, Kampmann C, Rupprecht HJ, et al. Nickel release after implantation of the Amplatzer occluder ［J］. Am Heart J, 2003, 145: 737-741.

［39］Schrewe R, Esmaeili A, Behnke-Hall K, et al. Fulminant cytomegalovirus myocarditis in an infant with concomitant large atrial and ventricular septal defects: medical intervention strategy for functional cardiac regeneration ［J］. Cardiol Young, 2018, 21: 1-3.

［40］Schubert S, Kelm M, Koneti NR, et al. First European experience of percutaneous closure of ventricular septal defects using a new CE-marked VSD occluder ［J］. EuroIntervention, 2019, 15: e242-e243.

［41］Shrestha M, Promphan W, Layangool T, et al. Feasibility and 1-year outcome of transcatheter closure of perimembranous ventricular septal defects with different devices ［J］. Catheter Cardiovasc Interv, 2019, 93: E30-E37.

［42］Sideris EB, Haddad J, Rao S, et al. The role of the 'Sideris' devices in the occlusion of ventricular septal defects ［J］. Pediatric Interventional Cardiology, 2001, 3: 349-353.

［43］Sideris EB, Walsh KP, Hadad JL, et al. Occlusion of congenital ventricular septal defects by the buttoned device ［J］. Heart, 1997, 77: 276-280.

［44］Thanopoulos BM, Tsaousis GS, Konstadopoulou GN, et al. Transcatheter closure of muscular ventricular septal defects with the Amplatzer ventricular septal defect occluder: initial clinical application in children ［J］. J Am Call Cordial, 1999, 33: 1395-1399.

［45］Walavalkar V, Maiya S, Pujar S, et al. Percutaneous device closure of congenital isolated ventricular septal defects: a single-center retrospective database study amongst 412 cases ［J］. Pediatr Cardiol, 2020, 41: 591-598.

［46］Wang L, Xie L, Ruan W, et al. Percutaneous-perventricular device closure of ventricular septal defect: mid-term follow-up ［J］. BMC Surg, 2020, 20: 208.

［47］Xu X, Liu S, Liu X, et al. Percutaneous closure of postinfarct muscular ventricular septal defects: a multicenter study in China ［J］. J Cardiol, 2014, 64: 285-289.

第十一章
不同类型室间隔缺损的介入治疗及经典病例解析

第一节·嵴内型室间隔缺损的介入治疗

室间隔缺损（VSD）发病率占先天性心血管畸形的12%～20%。近年来随着对VSD解剖形态研究的深入、操作技术的提高和封堵器材的发展，在我国经导管VSD封堵术已成为常规治疗方法。嵴内型室间隔缺损（intracristal ventricular septal defects，IVSD）由于位置的特殊性，其介入治疗有一定的难度，选择封堵器不合适，有可能引起主动脉瓣关闭不全。

■ 一、嵴内型的应用解剖

1. VSD和干下型VSD的解剖差异·室间隔由位于主动脉根部无冠窦和右冠窦之间瓣叶下有一小块三角形纤维组织的"膜性室间隔"和绝大部分肌部组成。许多学者从发生学角度习惯将漏斗部的肌部称为漏斗部，这样室间隔就分为膜部、肌部和漏斗部3部分。漏斗部室间隔部分或全部肌肉缺如，称为漏斗型VSD。缺损位于左、右心室流出道，多系圆锥部间隔融合不良所致，又称流出道VSD、圆锥VSD或嵴上型VSD。国外文献报道，该型占5%～7%，在我国和日本约占29%，男性明显多于女性。漏斗型VSD分为嵴内型（Ⅰ型）和干下型（Ⅱ型）VSD（图11-1）。

嵴内型VSD位于室上嵴结构之内，四周均为肌肉缘，实际就是开口在右心室流出道的肌性缺损。缺损的上缘是由肌性流出道间隔和独立的肺动脉下漏斗部共同组成的肌肉桥将肺动脉瓣环与主动脉瓣的右冠瓣叶隔开，而后者附着在左心室表面。当缺损上缘的肌肉发育不良时，主动脉瓣叶脱垂入缺损中。而干下型VSD位置偏前偏左，位于肺动脉瓣下方，室上嵴上方。其显著特征是既没有肌性流出部间隔，也没有独立的肺动脉下漏斗部的后部，上缘由肺动脉瓣环构成，没有肌肉组织，缺损也邻近主动脉右冠瓣，最高可达右冠瓣与左冠瓣交界处，缺损上缘仅由一纤维组织缘将主动脉和肺动脉瓣隔开。漏斗型VSD后下缘常常有一肌束将三尖瓣环分隔开，所以这类缺损远离希氏束。

在漏斗型VSD病例，一方面高速的左向右分流可将主动脉瓣叶拉向下方，使瓣叶延长，

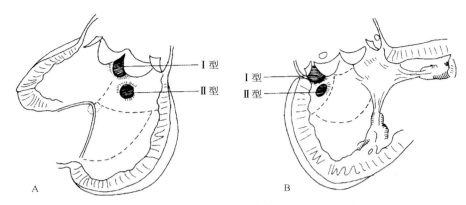

图11-1 漏斗型VSD。A.右心室面；B.左心室面

脱入右心室流出道，易引起主动脉瓣脱垂和主动脉瓣关闭不全。另一方面当嵴内型VSD缺损上缘的肌肉发育不良时，或在部分干下型VSD，可因主动脉右冠状瓣缺乏支撑和长期血流冲击更易致主动脉瓣脱垂和关闭不全。轻者脱垂瓣叶遮住VSD上缘减少左向右分流，重者瓣叶经缺损脱垂进入右心室流出道，造成轻度梗阻和明显主动脉瓣关闭不全（图11-2）。脱垂的瓣膜遮挡室间隔缺损口致使VSD分流口较小，应用超声检查和心脏听诊，往往低估室间隔缺损的大小。

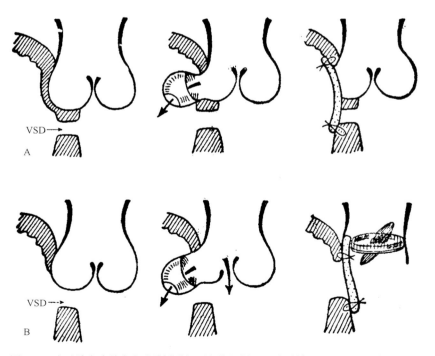

图11-2 主动脉窦瘤并发主动脉瓣关闭不全的机制。A.合并嵴内型VSD主动脉右冠窦下有肌肉支托，不易出现关闭不全；B.合并干下型VSD，主动脉右冠窦下无肌肉支托，容易并发主动脉关闭不全

漏斗型VSD一般很少自然闭合，部分病例因为分流直接喷射入肺动脉，容易早期形成肺动脉高压。主动脉瓣脱垂和主动脉瓣关闭不全的程度与缺损的大小和年龄的大小有一定的关系。随年龄增长，主动脉瓣脱垂和主动脉瓣关闭不全的发生率逐渐增高，为5% ～ 10%。缺损越大，脱垂的可能性越大。为了避免后期的并发症，大的漏斗型VSD应早期治疗。但是在临床上，有不少患者为小的漏斗型VSD，特别是嵴内型VSD，因期望自行愈合，另外对血流动力学影响不大，故未行治疗。随着年龄的增大，有些患者发生主动脉瓣反流，不得不进行外科手术或介入治疗。

2. 嵴内型VSD介入治疗的依据·漏斗型VSD靠近主动脉瓣和肺动脉瓣，封堵治疗要考虑两个问题：一个是稳固性问题，封堵后有无移位的可能性；另一个是封堵治疗有可能影响动脉瓣的启闭。由于嵴内型VSD四周均为肌肉缘，特别是缺损的上缘有肌肉桥与肺动脉瓣环相隔，组织坚韧，可以考虑封堵治疗后有较好的稳固性。如缺损与肺动脉瓣间有2 ～ 3 mm及以上的组织（在空间上，肺动脉瓣比主动脉瓣的位置要高），如选择合适的封堵器就有可能不影响主动脉瓣的启闭。

对于干下型VSD，缺损上缘缺少肌肉组织、仅由肺动脉瓣环构成。一般认为封堵治疗稳固性差，特别是选择封堵器过大，有可能在缺损的上缘即肺动脉瓣处撕裂，导致封堵器脱落，故不适宜封堵治疗。亦有学者认为，右心室的室上嵴的组织较坚韧，能够固定封堵器，如不影响主动脉瓣膜，有可能行封堵治疗。虽然临床上有封堵治疗干下型VSD的个案报道，但由于无超声心动图图像，仅有X线造影，而后者不能区分是嵴内或干下型VSD，故不被人们承认。

二、嵴内型VSD超声检查

1. 超声检查方法和诊断标准·嵴内型VSD完全依赖超声心动图诊断，超声心动图可于胸骨旁左心室长轴、大血管短轴及心尖五腔观等多切面观察缺损口的大小，并可观察彩色多普勒分流束宽度。于大血管短轴及右心室流出道长轴切面测量缺损残缘距肺动脉瓣及三尖瓣的距离，于大血管短轴及胸骨旁左心室长轴观察缺损残缘与主动脉瓣距离及交界处的关系。

嵴内型VSD的判断标准为：① 大血管短轴观，室间隔回声失落或其分流束位于11点半至1点半位置；② 大血管短轴观，缺损左上缘与肺动脉后瓣根部尚有距离；③ 胸骨旁左心室长轴观，缺损或其分流束上缘紧邻主动脉右瓣根部。

2. 嵴内型VSD超声检查难点及注意事项

（1）嵴内型VSD大小难以确定：嵴内型VSD位置较高，部分患者可伴有轻度主动脉右冠瓣脱垂，部分遮挡缺损口，测量时可导致缺损口的低估。超声心动图应根据多切面观察有无主动脉瓣脱垂。胸骨旁左心室长轴观察右冠瓣环的连线可判断右冠瓣脱垂情况，脱垂的右冠瓣根部往往超过瓣环连线水平进入左心室流出道及部分遮挡缺损口，大血管短轴观脱垂的右冠瓣叶往往遮挡缺损口，影响VSD位置的判断和缺损口大小的准确测量。此时，于大血管短轴观由上向下轻微来回摆动探头多可发现瓣叶遮挡处回声较薄，而缺损口处为肌性回声，缺损口缘回声较厚；采用上述扫描手法时结合彩色多普勒观察大血管短轴观过隔分流宽度多可较准确地判断缺损口大小。嵴内型VSD口大小的正确判断，对选用合适大小的封堵器、提高手术的成功率有着至关重要的作用。

（2）区别干下型VSD：嵴内型VSD与干下型VSD容易混淆，在此需要仔细鉴别，因为干下型VSD是封堵术的禁忌证。鉴别点为：① 缺损的部位，大血管短轴切面上嵴内型VSD一般位于11点至1点时钟位置，而干下型VSD位于1点时钟位置之后。但有时肺动脉位置较低，干下型VSD可位于1点时钟位置之前。② 缺损与肺动脉瓣的关系，干下型VSD位于肺动脉瓣下，与肺动脉瓣环间没有任何室间隔残端，而嵴内型VSD与肺动脉瓣环之间尚有一定距离。③ 彩色血流的特点，大血管短轴切面上，嵴内型VSD的分流基本上与室间隔垂直，以红色为主的花色血流直接射入右心室流出道，而干下型VSD的分流与室间隔几乎平行，分流过室间隔后直接斜向射入肺动脉，为短暂的以红色为主的花色血流过后，随即为以蓝色血流为主的花色血流（图11-3～图11-6）。

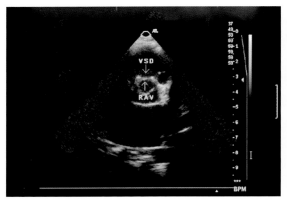

图11-3　嵴内型VSD二维图

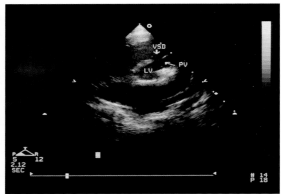

图11-4　干下型VSD二维图

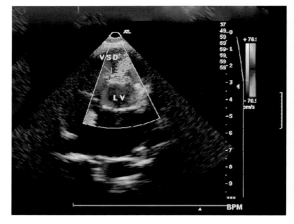

图11-5　嵴内型VSD彩色图

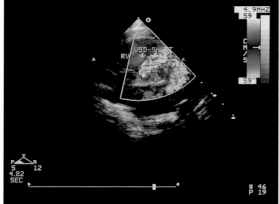

图11-6　干下型VSD彩色图

（3）超声测量主动脉瓣环的周径：对决定是否适合封堵治疗意义较大。如缺损大，主动脉瓣环相对小，植入的封堵器左心室盘片的直径大于瓣环周径的50%有可能影响主动脉瓣的关闭。例如，主动脉瓣环直径为10 mm，缺损直径为8 mm，计算出的瓣环周径为3 mm，选择10 mm封堵器封堵，封堵器的左心室盘片直径为16 mm，大于瓣环直径的50%，封堵器植入后可凸入左心室流出道，引起主动脉瓣环变形，导致主动脉瓣关闭不全。因此，在临床应用中应注意测量主动脉瓣环的直径，如封堵器的左心室盘片直径大于主动脉瓣环的50%，或接近50%，应避免选择封堵治疗。

■ 三、左心室造影的缺陷

由于嵴内型VSD造影的特殊性，特别列出，希望引起重视。嵴内型VSD的位置靠后，不同于膜部VSD，常规角度造影（左前斜45°加头位25°）往往不能显示分流口及大小。而采用左前斜60°～90°、头位20°～30°的体位或右前斜35°～45°左心室造影，造影时可见造影剂自主动脉右冠窦下方直接喷入肺动脉瓣下区，肺动脉主干迅速显影，可以清楚显示缺损的位置、缺损与主动脉瓣的关系。但特别注意，造影不能准确估测缺损的大小，造影的结果不能反映室间隔缺损的实际大小，需要结合超声检查结果综合判断其大小。左心室造影亦不能显示缺损与肺动脉瓣之间有无距离，而难以与干下型VSD区别。

■ 四、介入治疗

1. 适应证与禁忌证·哪些嵴内型VSD可以封堵治疗，尚无统一的标准。笔者根据近百例嵴内型VSD封堵治疗的经验，提出其适应证，以供参考：① 嵴内型VSD缺损直径≤8 mm，儿童一般应≤7 mm；② 缺损残端距肺动脉瓣距离要2 mm以上；③ 缺损残端距主动脉右冠和左冠瓣交界或右冠和无冠瓣交界的距离1 mm以上；④ 轻微主动脉瓣脱垂不并发主动脉瓣反流且缺损较小；⑤ 左心室应有不同程度的扩大。

其禁忌证为：① 嵴内型VSD合并严重的肺动脉高压和右向左分流而有发绀者；② 嵴内型VSD局部解剖结构不适合进行介入治疗或缺损过大者。

2. 嵴内型VSD大小的确定·超声心动图可以从多切面多角度观察嵴内型VSD，提供缺损的大小。但对于多数嵴内型VSD，由于主动脉瓣或多或少遮挡缺损口，易造成对缺损口的低估，应采用二维超声心动图及彩色多普勒血流图多切面、多角度测量其最大径。另外，超声医师的经验亦有助于嵴内型VSD大小的判断，即使有经验的超声医师，也会低估嵴内型VSD的大小。

左心室造影仅能判断缺损的位置，起到标记效果，不能反映室间隔缺损的实际大小。必要时，在建立轨道后放置较粗大的鞘管，再行左心室造影，由于鞘管托起主动脉瓣，可以较好地反映室间隔缺损的大小。需要根据超声检查结果综合判断。

3. 封堵器的选择·嵴内型VSD很少用普通对称型封堵器，主要用偏心型封堵器，有两种：① 偏心型封堵器，Amplatzer封堵器和国产偏心封堵器（北京、深圳）的左心室侧盘片上缘为0.5 mm的边缘，下缘为3～4 mm。均可用于嵴内型VSD，国内、外均有成功的报道。由于实际应用时，封堵器腰部直径比缺损大，左心室侧盘片上缘要明显大于0.5 mm，这样应用的范围较小。有时，对应用此类封堵器有明显主动脉瓣反流的病例，更换较小一个型号或相同零边偏心型封堵器，可能无主动脉瓣反流发生。另外，这类封堵器每一型号相差2 mm，使得选择封堵器的精确性较差。② 国产零边偏心型封堵器（上海），封堵器腰部长2 mm，腰部直径自4～16 mm，两盘片的边缘呈不对称，左心室侧的盘片上缘边缘为0，下缘为6 mm，右心室侧的盘片比腰部直径大2 mm，每一型号相差1 mm。对缺损距主动脉瓣小于2 mm的嵴内型VSD选择零边偏心型封堵器较安全，放置后对主动脉瓣的影响较小。应用范围广。缺点：下缘为6 mm，如选择封堵器偏大，实际下缘要更大。虽然嵴内型VSD距离传导束较远，仍有发生传导阻滞的可能。有嵴内型VSD封堵后发生传导阻滞的报道。如在建立轨道后放置鞘管时再行左心室造影，由于鞘管托起主动脉瓣，可以较好地反映室间隔缺损的大小。

封堵器大小的选择较困难，难点是造影缺损显示不清，通常结合超声选择。可根据超声多普勒血流束的宽度选择封堵器。如缺损口在3 mm，通常应选择比缺损口大2～3 mm的零边偏心型封堵器，如缺损口在4～7 mm，可选择比缺损口大3～5 mm的零边偏心型封堵器。也可根据输送鞘管通过情况判断室间隔缺损口的大小，如7 F鞘管不容易通过，提示小缺损，应用3～5 mm的封堵器即可；如7 F鞘管容易通过，听杂音未减轻，超声检查穿隔血流未减少，提示缺损相对较大，选择封堵器应根据超声测量的直径选择适当大小的封堵器。

4.嵴内型VSD介入治疗操作技巧

（1）建立动脉—VSD—静脉轨道：与常用的封堵器操作相同。难点是嵴内型VSD的位置高，靠近主动脉瓣，导管不容易从左心室通过VSD孔进入右心室。可通过选择导管前端有90°角的导管在左心室内缓慢向主动脉瓣膜处移动，到位时可见导管相对固定，此时轻轻推送导丝可见导丝进入肺动脉。导丝达肺动脉后，导管通常仍在左心室内，此时不要急于将导管送入右心室，应保持导管在原位，待建立轨道后再将导管送入右心室。如在未建立轨道前推送导管，导管可向左心室尖方向移动将导引钢丝弹出。

（2）导入输送长鞘：由于必须用偏心型封堵器，需要调整方向性，封堵器不能在主动脉瓣上释放，只能在左心室释放封堵器，但嵴内型VSD紧邻主动脉，操作过程中输送鞘管不易压入左心室，易退回右心室，此时可通过"间接法"压送输送鞘管，选择前端有弯曲的、柔软输送鞘管，或更换较小输送鞘管等措施容易完成操作。

（3）封堵器定位和放置：嵴内型VSD靠近主动脉瓣，对封堵器放置的位置要求较高，必须准确调整封堵器的放置角度，保证封堵器的长边指向心尖部，短边指向主动脉瓣。准确定位的操作关键在体外不在体内。在操作过程中首先必须保证鞘管在左心室内有一定的长度，其次是鞘管的大小与封堵器匹配，当封堵器从鞘管送出后能容易退回到鞘管内。为了保证封堵器零边朝上，一般在体外通过将负载短鞘插入长鞘内时控制长边的方向，通常要确保长边向下指向时钟5～7点钟位置，如一次不成功，将封堵器拉出鞘管，重新调整方位送入封堵器，一般1～2次能获得准确的定位。如封堵器的长边指向心尖，回拉封堵器和输送鞘管，使封堵器贴近室间隔缺损的左心室侧，不宜过度用力，有阻力时固定推送杆，回撤输送鞘管，送出右心室盘片。如封堵器稳定，大小合适，行左心室造影和主动脉根部造影，确定疗效和对主动脉瓣的影响。如无分流和主动脉瓣反流，释放出封堵器（图11-7）。

■ 五、嵴内型VSD封堵治疗的并发症和评价

嵴内型VSD远离传导束，封堵治疗不易引起传导阻滞。但距离主动脉瓣太近，且常伴主动脉瓣脱垂，普遍担心的问题是：封堵器是否会引起主动脉瓣反流，封堵器是否会移位。由于使用偏心型封堵器，主动脉侧封堵器伞盘无边，故大多病例对主动脉无影响。少数合并

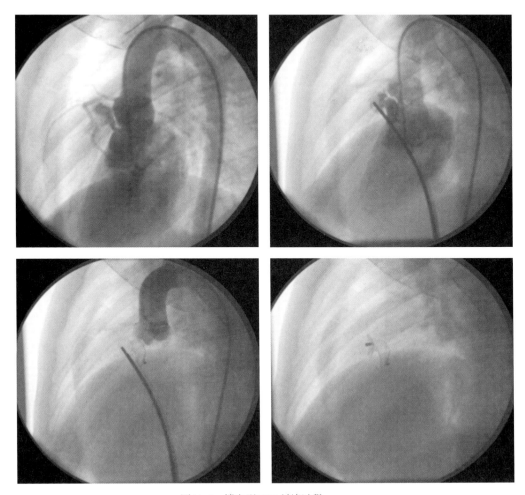

图11-7 嵴内型VSD封堵过程

轻微主动脉瓣脱垂者，由于偏心型封堵器主动脉侧伞盘无边，且放置后左心室侧伞盘面"托住"主动脉右冠瓣，对其也无明显影响。意思也就是，只要嵴内型VSD符合介入治疗的标准，治疗是可行和安全的，没有严重的并发症。由于嵴内型VSD的周边缘全为肌肉缘，理论上讲亦易于固定封堵器，不发生移位。笔者成功封堵的近百例嵴内型VSD患者，术后均无残余分流，8例有主动脉瓣微量反流。随访有1例封堵器有移位，该例超声心动图及X线左心室造影测量缺损口5～7 mm，第一次选8 mm封堵器封堵，释放封堵器左盘即拉入右心室；第二次选12 mm封堵器，封堵良好，无分流，释放后腰径8.2 mm。术后1个月超声心动图复查即发现大血管短轴观封堵器近肺动脉侧一侧向右心室移位，封堵器移位侧与室间隔之间发现3 mm缝隙，彩色多普勒此处以红色为主五彩镶嵌室水平左向右分流，分流束面积2.5 cm²，最大流速458 cm/s。术后1个月、3个月、6个月及1年追踪随诊，至1年后上述缝隙减小至1.5 mm，分流束面积减小为1.6 cm²，最大分流速度减小至398 cm/s。发生移位的原因不清楚，可能与该例选择的偏心型封堵器左盘大边较小（3～4 mm）有关。但有5例嵴内型VSD，在放置封堵器后出现中量主动脉瓣反流而放弃封堵治疗。可见对于嵴内型VSD尚有许多问题需要探索。

有学者对348例膜周部VSD患者和47例嵴内型VSD行介入封堵治疗，两组总成功闭合率分别为97.4%（337/348）和78.7%（37/47），失败的原因是缺损过大，即使使用较大的封堵器仍有明显的残余分流，或者主动脉瓣中-重度关闭不全有关。嵴内型VSD组4例（8.5%）患者在封堵器边缘有轻微的残余分流。3例术后4个月随访残余分流消失，但在另一例患者中持续了3年。在膜周部VSD组，44名（12.6%）受试者在手术结束时出现轻微的残余分流。在3个月时，只有3名（0.9%）患者仍然有一个微不足道的残余分流，在随后的3～4年随访中持续存在。嵴内型VSD组左心室舒张末期内径（LVDD；43.84±8.02 mm，46.14±8.65 mm，P=0.02）和左心室收缩末期内径（LVSD；27.86±4.86 mm，29.24±5.65 mm，P=0.04）下降。然后，在随访的第1年（第3个月、第6个月和第12个月），左心室直径没有明显变化。而在膜周部VSD组，LVDD（44.25±8.29 mm对46.69±8.56 mm；P<0.01）和LVSD（27.98±5.15 mm对29.36±5.72 mm；P=0.01）在关闭后的第1个月下降。第3个月，与第1个月相比，LVDD（42.52±8.12 mm比44.2±58.29 mm；P=0.02）和LVSD（27.04±4.81 mm比27.98±5.15 mm；P=0.040）进一步减少。然后，在第6个月和第12个月，左心室直径没有明显变化。说明两种VSD介入闭合成功率高，长期随访结果有利。

嵴内型VSD封堵的常见问题有：① 概念不清，将干下型VSD误认为嵴内型VSD，通常认为常规位左心室造影显示不清，左前斜60°～90°+头位20°～30°造影发现的缺损就是嵴内型VSD，而忽略了超声心动图的作用。其实超声心动图是区分嵴内型或干下型VSD的唯一指标。干下型VSD大血管短轴观紧邻肺动脉瓣，一般难以封堵成功。② 误认为左心室造影测量的缺损大小是缺损的真实大小，嵴内型VSD左心室造影仅能判断缺损的位置，起到标记效果，不能反映室间隔缺损的实际大小。超声检查采用多切面观察可测定缺损大小。实际上要将超声、左心室造影和临床特征相结合进行综合分析，才能准确判断缺损的大小。③ 封堵器选择不当，由于主动脉瓣遮挡缺损口，左心室造影往往低估嵴内型室间隔缺损的实际大小，应采用二维超声心动图及彩色多普勒血流图多切面、多角度测量其最大径，根据最大径选择封堵器。必须选择偏心型VSD封堵器，零边封堵器设计和应用可减少封堵器对主动脉瓣的影响，使应用范围增加。近年来，虽有个别应用对称型封堵器封堵嵴内型VSD的报道，但从解剖学上分析，选择对称型封堵器是不合适的。虽暂时主动脉瓣无反流，远期仍有可能对主动脉瓣产生影响。

第二节·膜周部室间隔缺损并发膜部瘤的介入治疗

■ 一、概述

左心室造影显示膜周部VSD的形态大致可分为4种类型，即漏斗型、窗型、管状和囊袋状（膜部瘤型）。在吴龙报道的1 006例VSD患者中，膜部瘤型VSD占11.73%。对膜部瘤型VSD也可分为漏斗型、囊袋型、菜花型和弯管型4种类型。从病理上室间隔膜部瘤分为真性和假性两种，真性室间隔膜部瘤是心脏室间隔膜部向右侧心腔囊袋状突起的一种先天性畸形。朱亚彬报道7例真性室间隔膜部瘤患者，术中见到室间隔膜部纤维组织增生，形成囊袋状瘤样突入右心室腔，长0.8～1.5 cm，基底部直径1.0～2.0 cm，囊袋顶部有4～6 mm的穿孔，瘤体和三尖瓣无粘连。朱亚彬报道12例假性室间隔膜部瘤，术中见缺损直径0.6～1.0 cm，周边由隔瓣和前瓣或前隔瓣交界，以及部分增生粘连的腱索构成，并无向右心腔突出的囊袋壁，注水试验可见部分三尖瓣反流，向右心室膨出的部分多为增生肥厚的三尖瓣组织。通常认为膜部瘤型VSD是室间隔缺损愈合过程中形成的。由于血流冲击、纤维组织沉着、粘连等因素，三尖瓣隔瓣易与VSD周边粘连，融合，纤维化，促使VSD闭合，同时三尖瓣在长期高压作用下，易发生瘤样变，形成室间隔膜部瘤的一部分。膜部瘤的形成从功能上减小了VSD，但可能引起三尖瓣关闭不全、主动脉瓣脱垂、右心室流出道梗阻和细菌性心内膜炎。此外，膜部瘤完全闭合后还可能发生破裂。在未手术的室间隔缺损患者中，主动脉瓣膜反流的发生率在5.5%～18%。在膜部瘤的患者中，主动脉瓣脱垂的发生率为6.25%。VSD的大小可能是主动脉瓣脱垂和反流的重要因素，随着时间延长，膜部瘤患者VSD的减小，但是小的缺损可产生高速血流，通过形成的负压作用牵拉主动脉瓣进入VSD处，最终引起主动脉瓣脱垂和反流。因此，对膜部瘤型VSD合并主动脉瓣脱垂的患者应积极治疗。超声心动图对膜部瘤有较高诊断价值，在心尖四腔或五腔切面上，在三尖瓣隔瓣处沿VSD边缘可见收缩期向右心腔呈囊袋状突出，舒张期则消失或平复即可确诊。真性膜部瘤一般呈球状或锥状，直径一般不超过3.0 cm，长1～2 cm，囊壁薄而光滑，厚度均匀，回声细淡；假性室间隔膜部瘤则表现为室间隔膜部的半圆形不规则膨出，壁较厚，活动受限，收缩期粘连的隔瓣轻度凸向右心室腔。以往的治疗方法是外科手术，近年来试图采用介入治疗替代外科手术。术前造影显示膜部瘤型VSD的左心室面入口通常较大，右心室面的出口小，可以有多个出口，出口间可以相距较远。按照小孔放置目前进口或国产的偏心型或对称型封堵器，则不能覆盖其他缺损孔，如选择大直径封堵器，因腰部伸展受限，两侧盘片则形成球形。因此，膜部瘤型VSD介入治疗有一定的难度，术后容易残留残余漏。笔者针对膜部瘤型VSD的解剖特点设计了细腰大边型的封堵器，其左心室面大，可将多个出口完全覆盖，且细腰部分与出口的直径相适应，封堵器放置后能充分伸展，达到了完全覆盖入口的目的，同时封堵器形状恢复好，不占有过多的心腔，因而不引起流出道狭窄。临床应用也显示此种封堵器治疗囊袋型VSD的即刻疗效好，只要在术中完全封堵VSD的出口，术后均无残余分流。随访期间也未发生其他并发症。

■ 二、术前检查

1. 超声检查・超声心动图对术前病例选择和判断极为重要。通常应用经胸超声完全可以做出正确的测量和能否介入治疗的判断。与膜周部介入治疗分要求相同，常规观察3个切面，即心尖五腔心切面、心底短轴切面和左心室长轴非标准切面。观察的指标有膜部瘤的位置、出入口的大小、瘤壁的厚度、活动度、左右心室面破口部位、数量、方向，以及瘤体与三尖瓣、主动脉瓣的关系。膜部瘤入口的上缘与主动脉瓣右冠瓣的距离等。当膜部瘤较小时（左心室面入口直径＜5 mm），膜部瘤入口的上缘与主动脉瓣右冠瓣的距离应至少不小于1 mm；如果膜部瘤左心室面入口直径≥10 mm，膜部瘤的出口的上缘与主动脉瓣右冠瓣的距离不应小于2 mm。对膜部瘤入口的上缘与主动脉瓣右冠瓣的距离的要求主要是考虑放置封堵器的边缘对主动脉瓣的影响。另外，还需在术前测量右心室流出道前向血流速度、三尖瓣口血流流速等，以便与术后比较，判断封堵器植入后是否引起流出道狭窄和对三尖瓣的影响。

2. 左心室造影· 术前左心室造影的投影体位与膜部室间隔缺损一致，取左前斜位 45°～60°，加头向成角20°～30°，造影剂的量按1～1.5 ml/kg。观察VSD的部位、形态、数量、出入口直径、出口的方向、出口间的距离、入口与出口与主动脉瓣的关系等，以作为封堵器型号选择的参考标准。

超声膜部瘤总的检出率较造影略低，但超声对膜部瘤的形态、位置、内壁等情况的显示较造影直观。应将超声和造影检查结果结合起来分析，全面考虑。

膜部瘤型VSD介入治疗的适应证如下。

（1）缺损直径3～10 mm。

（2）缺损孔距离主动脉瓣和三尖瓣2 mm以上。

（3）缺损的左心室面可被封堵器的左心室盘片完全覆盖。

■ 三、操作过程

1. 麻醉· 成人应用1%利多卡因局部麻醉，小儿在氯氨酮基础麻醉。

2. 穿刺· 穿刺股动脉和股静脉。

3. 左心室造影· 经股动脉鞘管插入猪尾导管至左心室，取左前斜位45°～60°+头位25°行左心室造影，确定缺损的大小及位置。

4. 建立股动脉—VSD—股静脉的轨道· 造影后经股动脉送入Judkin右冠状动脉造影导管至左心室，经左心室将导管通过室间隔缺损处进入右心室，送入导引钢丝至肺动脉或上腔静脉，再经股静脉送入圈套器，套住导引钢丝，并拉出体外，建立股动脉—股静脉轨道。

5. 送入长鞘至左心室尖部· 沿轨道钢丝经股静脉侧送入6～10 F长鞘管至主动脉瓣上，通过推送经股动脉插入的导管，将导引钢丝和导管一起送入左心室尖处，再沿导引钢丝送入输送鞘管至左心室近心尖处，撤出导引钢丝和扩张管。

6. 送入封堵器· 将推送杆与封堵器连接，拉入负载导管内，再将负载导管插入长鞘内，在X线透视下向前推送至左心室，先打开第一盘，轻轻回拉，使其与室间隔的左心室面贴靠，回拉有阻力，再通过心脏超声观察封堵器的位置，确定第一盘贴靠左心室面，固定推送杆，回撤鞘管，释放出第二盘片。如听诊杂音消失，再次行左心室造影观察封堵效果，并通过经胸超声确定封堵器不影响主动脉瓣和三尖瓣的启闭后，逆钟向旋转推送杆，释放出封堵器。

■ 四、术中及术后处理

术中经静脉注射肝素100 U/kg，术后口服阿司匹林2～3 mg/（kg·d），时间为6个月。静脉应用抗生素3～5日，并连续心电监护7日。所有患者于出院前、术后1个月、6个月和1年复查心脏超声和心电图。

■ 五、封堵器的选择

膜部瘤型VSD的左心室面入口通常较大，右心室面出口较小。由于膜部瘤的形态复杂，其大小、出入口的位置、出入口间的长度，囊壁厚薄均有较大的差异。根据左心室造影大致可分为漏斗型、漏斗管型、喷头型和囊袋型4种，其中以漏斗型最常见。不同类型的膜部瘤型VSD在封堵方法和封堵器的选择上应有所不同。

1. 漏斗型·如漏斗型膜部瘤左心室面入口直径在12 mm以内，出口的上缘距离主动脉瓣膜2 mm以上，一般选择对称型或偏心型封堵器封堵VSD左心室面即可达到完全封堵，方法与不合并膜部瘤的VSD封堵相同。术中将左心室盘完全覆盖膜部瘤左心室基底部，右心室盘从膜部瘤右心室面破口拉出后打开，使封堵器腰部卡在出口处，右心室盘将整个瘤体夹住移向室间隔左心室面。如VSD上缘距主动脉瓣4 mm以上，应选择细腰型封堵器，这样能保证完全封堵器入口，同时封堵器的右心室面相对较小，放置后盘片可以保持平整，对三尖瓣的影响较小，且不影响右心室流出道，封堵器的腰部直径应比出口直径大1～2 mm或相等。如VSD上缘距主动脉瓣右冠瓣2 mm以上，可选择对称型封堵器，腰部直径应比出口直径大1～3 mm。如果VSD上缘距主动脉瓣小于2 mm且大于1 mm，可选择与VSD左心室面破口大小相同的零边偏心型封堵器，将封堵器的零边准确放置在主动脉瓣下。

2. 漏斗管型·一般缺损直径较小，入口与出口间的距离较长，放置封堵器后封堵器的左心室面可张开，而右心室面不能充分张开，呈现丁字型外观，此种类型的VSD选择弹簧圈封堵可能更合适。对直径较大的漏斗管型VSD，可应用对称型或偏心型封堵器，封堵器腰部直径比出口直径大1～2 mm。

3. 喷头型膜部瘤的封堵·此型VSD的出口多，出口方向不一致，出口间的距离不一。在选择封堵器时需要考虑的问题是能否完全覆盖入口，封堵器是否影响主动脉瓣、三尖瓣的启闭，以及对右心室流出道的影响。一般主张完全封堵左心室面入口，这样左心室基底部被完全覆盖后右心室面多发破口的血流就自然被堵闭。如果选择封堵右心室面出口，应选择大孔送入鞘管，以保证封堵器的腰部能充分展开。通常选择细腰封堵器可以达到封堵左心室的入口，且不影响三尖瓣和流出道。其他种类的封堵器也可选择，但是必须完全封堵入口，且封堵器应能较好地展开。

4. 囊袋型膜部瘤的封堵·囊袋型膜部瘤一般左心室基底部直径较大，多在10 mm以上，瘤体也大，入口与出口均大于10 mm，缺损的上缘距主动脉瓣应大于3 mm，可选择对称型封堵器，封堵器腰部直径应比缺损直径大3～4 mm。如出口小，可选择细腰型封堵器，封堵器腰部直径比缺损直径大1～2 mm。

总之，由于VSD膜部瘤的大小、位置、形态、破口多种多样，应根据具体情况，灵活地选择封堵的部位及封堵器型号，总的原则是在不影响主动脉瓣、三尖瓣功能的基础上，达到完全阻止穿隔血流的目的，并减少并发症的发生。

▇ 六、操作技巧

（一）导管如何通过缺损口

膜部瘤型VSD建立轨道时大部分较容易，其中漏斗型和囊袋型膜部瘤由于左心室面破口较大，应用右冠状动脉造影导管寻找其左心室面破口时较为容易。多出口的室间隔缺损，出口的指向影响导管的顺利通过，如出口与室间隔头向成角，应用右冠状动脉造影导管不易进入缺损孔，因为导管头端指向下，推送导引钢丝时导管容易跳出，对此选择乳内动脉造影导管则容易进入缺损孔。如出口指向下，与室间隔足向成角，应用右冠状动脉造影导管容易进入缺损孔。多出口型VSD，主要难度是如何保证进入大孔，或远离主动脉瓣的缺损孔。可将导管放置在囊袋内造影，通过造影显示大缺损孔的位置。根据造影的路标寻找缺损口。另外可应用猪尾导管切除头端一部分，根据缺损孔的部位决定导管头端的长短与角度。有一种膜部瘤室间隔缺损呈弯曲管道型，应用超滑导引钢丝容易通过，以0.032″的导引钢丝较好。

（二）封堵器的放置

放置封堵器前应将输送鞘管送入左心室尖处，鞘管选择应适当，以保证封堵器选择不合适时可顺利回收。鞘管最好是前端有180°的大弯，在主动脉瓣上容易压向心尖部，鞘管放置心尖部不易穿入二尖瓣腱索，避免引起二尖瓣的损伤。封堵器的左心室面推出后回拉，如有阻力可能是卡在二尖瓣腱索上，应将封堵器回收入鞘管内，回撤鞘管至左心室流出道处再送出封堵器。待封堵器完全张开后回拉至VSD的左心室面，如囊袋较长，则必须保证封堵器的右心室面在囊袋的右心室面，影像上出现"腰征"。封堵器释放前必须常规行左心室造影，观察封堵器是否完全封堵入口和对主动脉瓣的影响。如完全覆盖入口，且卡在缺损口处方可释放出封堵器。

■ 七、膜部瘤型室间隔缺损的并发症与预防

1. 三尖瓣关闭不全·曾有介绍囊袋型室间隔缺损，放置封堵器后出现三尖瓣大量反流，行外科手术中发现封堵器夹在三尖瓣上，影响三尖瓣关闭导致大量反流。因此，在释放前应反复超声检查，确定封堵器与三尖瓣的关系，比较术前与术后三尖瓣反流的变化，如出现明显的三尖瓣反流不应释放封堵器。

2. 残余漏·发生术后残余漏的原因是封堵器未能完全覆盖缺损口，见于多孔型VSD。为了避免残余漏，术中在封堵器释放前行左心室造影，如封堵器未能全部覆盖出口，应更换封堵器，保证完全覆盖出口。

3. 房室传导阻滞·囊袋型VSD以隔瓣后型VSD较多，缺损与房室传导系统的关系比较密切，传导束在VSD的后下缘通过，封堵器放置后可压迫传导束引起三度房室传导阻滞。术中如发生三度房室传导阻滞不应释放封堵器，术后发生的三度房室传导阻滞一般经临时心脏起搏和应用肾上腺皮质激素治疗可恢复，时间多在3周内。

第三节·肌部室间隔缺损的介入治疗

室间隔缺损是最常见的先天性心脏病（约占20%）。其中5%～20%是完全位于肌部的VSD，整个缺损的边缘为肌性组织。肌部VSD又进一步分为前部、后部、中部和心尖部。最常见的位置是在室间隔心尖部，其次是在肌部的中部和前部。少数缺损呈多孔状（"瑞士奶酪"）。从右心室面观，肌部VSD通常是多发的。其中部缺损常常位于粗大的隔束的后方，心尖部缺损位于心尖附近，难以发现和修补。位于前部的缺损往往较小，多发而且扭曲。"瑞士奶酪"型的多发肌部VSD，可涉及室间隔的各个部分，外科手术修补极其困难。

肌部VSD的大小决定了血流动力学的改变。小到可以不产生任何症状，也可以达到引起肺动脉高压和充血性心力衰竭。

VSD有自然闭合的可能性，估计为20%～50%。绝大多数在5岁前关闭。VSD自行关

闭与其类型有关，小于0.5 cm膜周部VSD的自然关闭可能性最大，小型肌部VSD也有可能自然关闭，而肺动脉下型VSD的关闭可能性极小。

自1987年开始Rashkind和纽扣式装置已经被用来封堵肌部VSD。但其主要缺点是需要较大的输送鞘（11 F），操作技术复杂，释放后封堵器无法重新定位和回收，影响二尖瓣、三尖瓣、主动脉瓣和残余分流的发生率很高（25% ~ 60%）。Amplatzer肌部VSD封堵器是唯一的专为封堵肌部VSD研制的装置。自从1998年首次用于临床患者以来，已成为国际上应用最广泛和最有效的肌部VSD封堵器。同时国产的肌部VSD封堵器在Amplatzer肌部VSD封堵器基础上进行了改进，并应用于临床治疗中。

对于大部分肌部VSD患者，如果缺损距离心脏瓣膜不是很近，而且外科手术很难达到缺损的位置，可以采用经皮导管封堵方法。如患儿年龄特别小或低体重，伴有充血性心力衰竭者，由于外周血管直径的限制，可以采取镶嵌治疗的方法，即在手术室通过胸部小切口，在心脏不停跳下进行经心室穿刺封堵。

■ 一、封堵器

肌部VSD封堵器是由镍钛合金丝编织而成的，具有自膨能力的双盘状装置（图11-8A）。合金丝的直径为0.004 ~ 0.005 in。连接两盘片部分的腰部长度7 mm，左、右心室面的盘片比腰部直径大8 mm。三层聚酯纤维膜用聚酯线牢固地缝合在两个盘片和腰部。

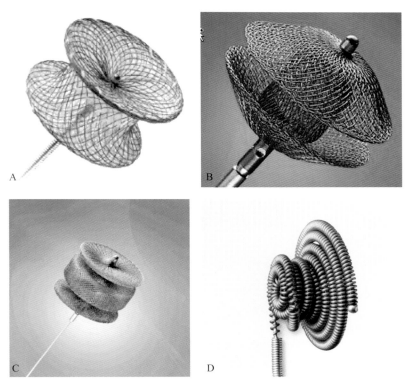

图11-8　封堵器种类。A. 肌部VSD封堵器；B. Amplatzer动脉导管第二代封堵器（ADO Ⅱ）；C. Amplatzer第二代血管塞（Plug Ⅱ）；D. pfm弹簧圈

右心室面盘片的不锈钢帽含有内螺纹，用于连接封堵器和推送杆。封堵器根据腰部的直径，有 4 ～ 18 mm 大小的不同规格，每个规格之间相差 2 mm。根据封堵器的大小，输送鞘管直径分为 6 ～ 10 F。对于一些并不特别大的肌部 VSD 也可使用 Amplatzer 动脉导管第二代封堵器（ADO Ⅱ）（图 11-8B）、第二代血管塞（图 11-8C）或可控弹簧圈（图 11-8D）。封堵的机制是 VSD 被封堵器封堵，封堵器内血栓形成和最终的完全内皮化。

■ 二、介入治疗指征

2011 年中国医师协会心血管内科分会先天性心脏病工作委员会发布了常见先天性心脏病介入治疗中国专家共识，其中肌部 VSD 封堵的适应证为：① 经心脏超声证实的肌部 VSD，通常 > 3 mm；② 有临床症状或血流动力学上有明显分流的患者（心脏超声心动图提示左心室扩大）。封堵的禁忌证：① 重度肺动脉高压伴心室水平双向或右向左分流者，肺血管阻力 > 8 Wood 单位；② 活动期感染性心内膜炎，心内有赘生物或脓毒血症。

2015 年发布的《儿童常见先天性心脏病介入治疗专家共识》建议的肌部 VSD 介入治疗Ⅰ类指征为：年龄 ≥ 3 岁，有临床症状或有左心容量负荷增加表现，肺体循环血流比 > 1.5；Ⅱa 类指征为体重 ≥ 5 kg，有临床症状或有左心容量负荷增加表现，肺体循环血流比 > 2.0。而对于体重 < 5 kg 或伴有其他的心脏缺损、需要进行外科修复的患者，应选择穿刺右心室前壁途径进行封堵。

■ 三、心导管术前评估

术前心脏超声可评估缺损的大小、数量和位置。接近二尖瓣瓣尖水平的短轴切面上，肌部前部缺损位于 12 点钟和 1 点钟位置之间；肌部中部缺损位于 9 ～ 12 点钟位置；流入道的缺损位于 7 ～ 9 点钟位置；房室瓣水平的四腔心切面可显示心尖部、肌部中部和流入道缺损。

■ 四、封堵器的植入

1. 经皮穿刺方法

（1）操作途径通常选择股动脉、股静脉途径。如果 VSD 位于肌部的前部，可选择股静脉途径。但如果缺损位于肌部的中部、后部或者心尖部，也可选择右侧颈内静脉途径。

（2）在封堵手术过程中，应给予肝素抗凝，并保持活动凝血时间（ACT）在 200 s 以上。

（3）常规行左、右心导管检查术，评估分流的程度（Qp/Qs 值）和肺循环阻力。

（4）左心室造影的投照体位因室间隔缺损位置的不同而异。对于肌部前部的缺损，可采用左前斜位 60°+ 头位 20° 的投照体位（图 11-9）。而在左前斜位 35°+ 头位 35° 行左心室造影可以明确肌部室间

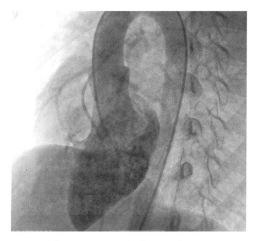

图 11-9　左心室造影显示肌部 VSD

隔中部、心尖部和后部缺损。

（5）根据左心室造影心室舒张末期测量的缺损大小再结合心脏超声报道，选择比缺损大 1～2 mm的封堵器。

（6）在5 F切割猪尾导管指引下，将0.032″泰尔茂超滑导丝从左心室通过缺损孔，送至肺动脉的分支（图11-10A）或上腔静脉（图11-10B）。

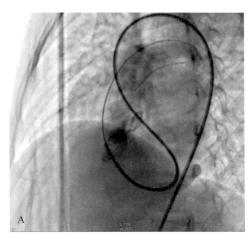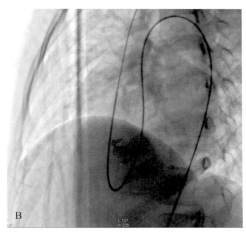

图11-10 导丝从左心室通过缺损孔，送至肺动脉分支（A）或上腔静脉（B）

（7）一旦泰尔茂超滑导丝通过缺损孔进入肺动脉分支或上腔静脉，接下来用圈套器套住导丝，并将导丝由颈静脉或股静脉拉出，完成动静脉轨道的建立。

（8）沿导丝经股静脉插入合适的输送鞘管，直至鞘管头端到达升主动脉，结合切割猪尾导管，将鞘管压到左心室。如经颈内静脉途径则输送鞘管较容易进入左心室，而且输送鞘管也不容易发生打折。间隔后部的VSD（有时心尖部的缺损）应首选导丝从颈内静脉拉出，以减小输送鞘管的弯曲度，避免导管通过VSD时受阻。

（9）将封堵器在装有生理盐水的容器中拉入装载导管内，排气后并与输送鞘管连接。在X线透视下将封堵器推送到输送鞘的末端，释放封堵器的左心室面盘片。经经胸心脏超声检查左心室面盘片未与二尖瓣腱索纠缠在一起，将整个输送系统一起拉向室间隔，并进一步回撤鞘管将封堵器腰部释放入室间隔内，再放出右心室面盘片。

（10）经左心室造影和超声心动图检查证实封堵器位置良好（图11-11），逆时针方向旋转推送杆，释放封堵器。

（11）复查超声心动图评估有无残余分流，了解三尖瓣、二尖瓣和主动脉瓣的功能。如果还存在另外的肌部VSD（多发或"瑞士奶酪"型肌部

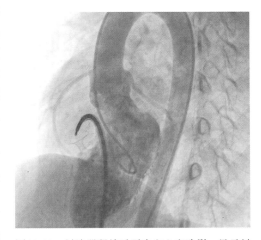

图11-11 封堵器释放后再次左心室造影，显示封堵形态位置良好、缺损封堵完全

VSD），重复上述过程，继续进行另外缺损的封堵。

少数情况下，输送鞘管无法经股静脉或颈内静脉通过VSD时，或右心室面分流口不很大，且VSD边缘距离主动脉瓣远，可考虑通过经股动脉逆行途径，从左心室送入输送鞘管进行肌部VSD的封堵。目前可选择的封堵装置有肌部VSD封堵器（图11-12A）、ADO Ⅱ（图11-12B）、第二代血管塞和可控弹簧圈。后三种封堵器械都是可控装置，容易操作，并易回收，且输送鞘管仅为4～5 F，减少了婴幼儿外周动脉血管的损伤，使低龄、低体重患儿的肌部VSD也能接受介入治疗。

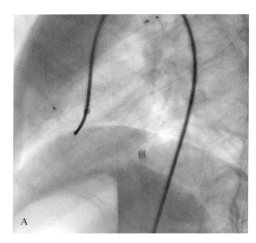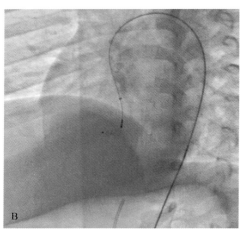

图11-12　经主动脉逆行释放封堵器。A. 肌部VSD封堵器；B. Amplatzer ADO Ⅱ

2. 经心室穿刺方法·2011年美国AHA儿童心脏病心导管检查及介入治疗指征科学声明指出，对于低体重婴儿（＜5 kg）的肌部VSD或合并其他需要在心脏直视手术下修补缺损的患者，不适合行经皮穿刺封堵手术，声明推荐该类患儿行内外科镶嵌、穿刺右心室前壁的途径封堵肌部VSD。与单纯经皮穿刺介入治疗相比，它不受年龄、体重和血管途径的限制。

在气管插管全身麻醉和持续的经食管超声引导下进行。心前区小切口打开心包后，暴露右心室表面。用超声寻找一个适合行右心室穿刺而不会损伤乳头肌的位置。通常在右心室近膈面处取冠状血管裸区，用5-0 Prolene线带垫片做"U"字缝合，插入20号穿刺针，在TEE的导引下，导入0.035″导丝，通过肌部VSD，进入左心室腔，退出穿刺针，沿导丝送入适当输送鞘管过VSD进入左心室腔，在TEE证实输送鞘管在左心室，并排气后，连接装载肌部VSD封堵器的装载导管，推送出封堵器左盘面，回撤整个鞘管使左盘面贴紧室间隔左心室面，再释放封堵器腰部和右盘面，使右盘面贴紧室间隔右心室面。在经食管超声证实封堵器位置良好，无残余分流，无房室瓣活动障碍后，释放封堵器。之后右心室表面缝线脱开圈套、打结。

■ 五、随访

术后第1日、术后1个月、3个月和6个月进行心电图和超声心动图检查。术后常规服用阿司匹林3～5 mg/（kg·d）或其他的抗血小板药物6个月。之后随访时间长短则根据术后6个月的检查结果来定。

■ 六、可能的并发症

1. 封堵器脱落或移位·很少见。可能脱落至左心室、主动脉、右心室或者肺动脉。主要原因是封堵器选择过小或未将封堵器放在合适的位置上。脱落的封堵器可以用圈套器捕获并取出。

2. 心律失常·在导管操作和放置封堵器时，可能会出现室性心律失常，通常是一过性的。心脏希氏束与膜周部VSD的后下上限和流入道肌部VSD的前上上限有关联，其他部位的缺损大多与心脏的传导神经组织无关。所以肌部VSD封堵后很少有完全性房室传导阻滞发生。

3. 溶血·溶血并发症较少见。通常发生在大型肌部VSD或多发肌部VSD患者中，多与残余分流有关，如残余分流很明显，需要再次心导管造影，尝试再次封堵。如经内科保守治疗溶血现象不能消除，需要外科干预。

4. 心脏穿孔·可能是术中导管刺激和细导丝引起心脏穿孔所致。对于大型肌部靠心尖的VSD，此时经股静脉途径大的输送系统有时很难通过缺口，粗暴操作也会致心脏穿孔。此时可选择经颈静脉途径为好。

5. 瓣膜反流·术中封堵器对瓣膜结构或主动脉瓣下间隔的损伤，可能会引起三尖瓣、二尖瓣和主动脉瓣反流。因此，在封堵手术前和术中释放封堵器前，用心脏超声评估瓣膜反流情况极为重要。在用导丝探查心尖部肌部VSD建立动静脉轨道时，避免导丝穿过二尖瓣和三尖瓣腱索。

6. 空气栓塞·在使用大的输送长鞘时由于鞘管打折或鞘管顶端顶在心室壁，此时回血可能容易发生空气栓塞。熟练的操作导管和交换导丝的技术能极大地减少这种并发症的发生。

■ 七、结果

2004年在美国使用Amplatzer肌部VSD封堵器封堵先天性肌部VSD的注册研究，采用前瞻性的、非随机的方法，涉及14个医疗中心。75例患者，平均年龄1.4岁（0.1～54.1岁），进行了总数83次封堵手术（经皮介入封堵术77例，经心室介入封堵术6例）。肌部VSD平均直径7 mm（范围3～16 mm），78次手术中有34人（43.6%）发现为多发肌部缺损孔（2～7个缺损孔）。83例中有72例（86.7%）封堵器成功植入。其中有17例（20.5%）放入多个封堵器（2～3个）。75名患者中有8人（10.7%）出现与手术相关的并发症，其中出现脑血管意外3人，死亡2人，封堵器脱落2人，心脏穿孔1人。术后完全封堵率24 h为47.2%（34/72），6个月为69.6%（32/46），12个月为92.3%（24/26）。提出结论是Amplatzer肌部VSD封堵器在先天性肌部VSD治疗中安全并有效。

2017年伍洋子等报道了51例先天性肌部VSD的经皮封堵经验。患者平均年龄为4.82岁（年龄范围：1～16岁）。术前经胸超声心动图测量肌部VSD直径为4.82±2.51 mm，10例患儿为多发缺损。51例中8例心导管检查提示无血流动力学意义中止介入治疗，1例术中沿轨道输送长鞘管时出现心跳骤停中止操作，抢救成功后择期行外科手术，其余46例均介入治疗成功，成功率为97.6%，最长随访时间4年。术后1日心脏超声提示9例存在微量残余分流，其中多发缺损者7例，单一缺损者2例。4例存在轻度三尖瓣反流，随访至6个月时仅2例合并轻度三尖瓣反流。1例术后6个月新出现轻度主动脉反流，随诊至术后1年时反流程度无明显变化。无死亡病例。5例心电图在术后第1日出现左前分支阻滞，均予以激素治疗，其中3例在术后1年恢复为正常心电图，无完全性房室传导阻滞及完全性左束支阻滞等发生。

李军等报道12例经皮肌部VSD封堵术中，9例手术成功患者的VSD位置以中部较多。3例封堵未成功者可能的原因：① 大型VSD（缺损大小≥主动脉口者），2例缺损口大且左右心室面缺口大小相同，缺损大小与主动脉口比值≥1.4。国外文献报道肌部VSD封堵选择条件缺损大小通常≤12 mm，而本组2例缺损均＞12 mm。② 缺损位于右心室流入道部，由于右心室流入道的肌部VSD在心内膜下有传导组织经缺损前上缘通过，较易出现严重心律失常。有2例当封堵器伞盘贴近肌部VSD时，即刻出现完全性房室传导阻滞，而放弃封堵术。③ 有1例缺损位于室间隔与右心室前联合处，同时，缺损口左右心室面呈角度，不在同一平面上，且右心室面缺损口较小，可造成肌部VSD封堵轨道建立困难。

■ 八、小结

肌部VSD的经导管封堵或镶嵌治疗方法目前已较成熟。肌部VSD封堵器是专为封堵肌部VSD而设计的。由于其所具备的特殊优点，使它成为封堵肌部VSD最有效的封堵器。有时合理选用标签外的封堵器来进行复杂的肌部VSD封堵，也可能得到意想不到的惊喜。

第四节 · 儿童膜周部室间隔缺损的介入治疗

室间隔缺损是最常见的儿童先天性心脏病，它可以单独发病，合并房间隔缺损、动脉导管未闭或瓣膜病变的复合先天性心脏病，或作为复杂先天性心脏病的一个组成部分，如法洛四联症、三尖瓣闭锁、大动脉转位、肺动脉瓣闭锁等。儿童单纯VSD的疾病进程有下列3种情况：3岁以内有自然愈合的趋势，非限制型VSD需要干预，限制型VSD可伴随终身。

儿童先天性VSD的形成是由于妊娠早期胎儿室间隔延迟关闭所致，具体原因包括基因突变、染色体病变（如心–手综合征）和其他环境因素。儿童VSD按照其发生的部位可分为许多种，为了便于临床指导治疗，VSD在儿童中应用的分类分为：膜（周）部、肌部、大动脉下和心内膜垫型。大动脉下和心内膜垫型首选外科手术矫治，膜（周）部和肌部首选介入治疗。

儿童VSD的介入治疗需要全身麻醉，必要时甚至需要在呼吸机通气支持下进行操作。此外，儿童患者年龄小、体重轻，手术耐受程度低，宜严格掌握手术时间，避免出血过多和操作时间过长。因此，临床上应当严格把控VSD的介入指征，包括年龄条件和解剖条件。传统意义的Ⅰ类适应证包括年龄≥3岁的膜周部VSD（缺损＜12 mm、上缘距主动脉右冠瓣≥2 mm、无主动脉瓣脱垂及主动脉瓣反流）；年龄≥3岁、中量分流以上（肺体循环血流比＞1.5）的肌部VSD。随着我国儿童VSD介入封堵技术的发展与成熟，尤其是近10年以来的快速进步，对适应证的把握逐渐放宽，对于2～3岁的儿童，如果缺损大小及解剖条件适合者，介入封堵亦可获得很好的治疗效果（图11-13）。尤其对于VSD合并主动脉瓣脱垂的儿童，尽早封堵VSD、阻止分流，能够避免主动脉瓣脱垂的加重，减少主动脉瓣反流的发生，从而避免外科手术瓣膜整形。

然而，就算年龄指征的放宽，介入封堵儿童的体重通常需要＞10 kg，以减少并发症的发生。在儿童VSD介入治疗的适应证把握中，需要密切关注下列解剖结构特点：主动脉瓣的启闭、是否脱垂及反流、二叶瓣等畸形；三尖瓣腱索的结构、隔瓣与缺损的位置关系、是否反流等（图11-14～图11-18）。这对于封堵器的选择及封堵效果的判断、并发症的发生至关重要。

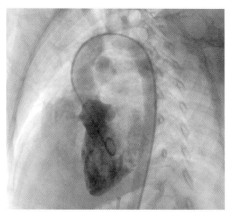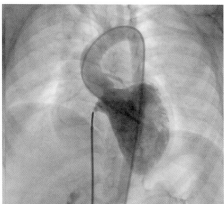

图11-13　2岁男孩、体重12 kg，对称5 mm VSD封堵器封堵室间隔缺损

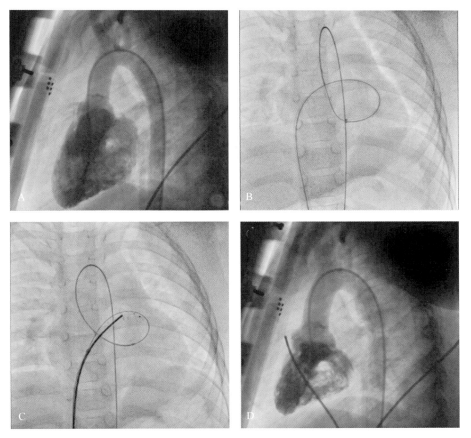

图11-14　6岁男孩，体重22 kg，心脏超声提示VSD（肌部），行心导管检查（造影）。A. 侧位（90°）造影见室水平左向右分流；B. 建立轨道；C. 肌部6 mm VSD封堵器封堵缺损；D. 封堵后侧位（90°）造影见分流消失

随着国产VSD封堵器的研制，VSD封堵器的种类越来越丰富，除了对称型、小腰大边型、偏心型封堵器之外，对称型中又出现高腰型（腰长4 mm、5 mm，传统对称型腰长3 mm），小腰大边型中又增加边长3 mm的类型（传统小腰大边型增加边长4 mm）。此外，PDA封堵器、ADO II 封堵器也有用于封堵VSD，且取得良好的封堵效果。近年来，传统小腰大边型和偏心型封堵器的应用逐渐减少，研究发现它与房室传导阻滞、左前分支传导阻滞的发生密切相关。临床发现高腰型封堵器能够减轻对室间隔的压迫，因此在膜部瘤型、长管型VSD封堵中的应用逐渐增加，ADO II 封堵器因其柔软、活动性好、对组织的压迫少，在高位流出道甚至嵴内型VSD的封堵中有特殊的用途。

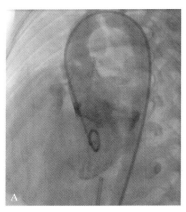 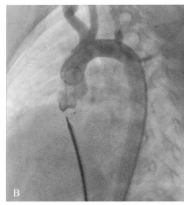 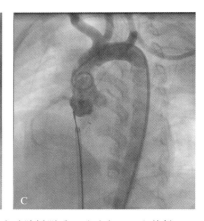

图11-15　3岁女孩，体重11 kg，心脏彩超提示室间隔缺损2～3 mm，伴有主动脉瓣脱垂，无反流。A. 左前斜60°＋头位20°造影见VSD、位置较高，主动脉瓣脱垂；B. 对称5 mm（腰长4 mm）封堵器封堵，主动脉瓣上造影，见封堵器紧贴主动脉右冠瓣，右冠瓣受压可见压迹；C. ADO II 封堵后主动脉瓣上造影，右冠瓣迹消失，主动脉瓣活动良好，无反流

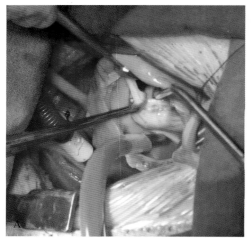 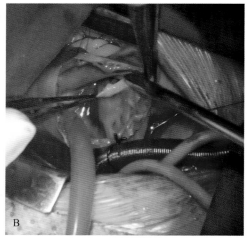

图11-16　4岁男孩，13.5 kg，使用小腰大边5 mm封堵器封堵VSD，术后复查发现三尖瓣大量反流，右心房扩大。外科手术探查可见隔瓣腱索及乳头肌活动受限（A）和后瓣腱索断裂（B）

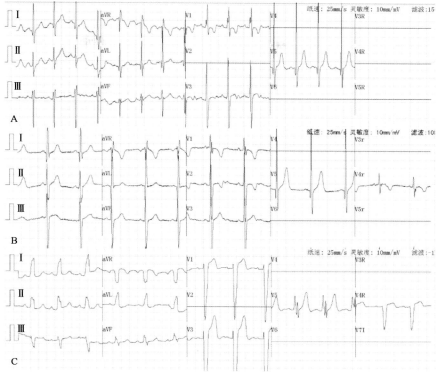

图11-17 3岁男孩，体重15 kg，封堵前心电图提示不完全性右束支传导阻滞（A），小腰大边8 mm VSD封堵器封堵后第2日复查心电图未见明显变化（B），封堵后1年心电图提示完全性左束支传导阻滞（C）

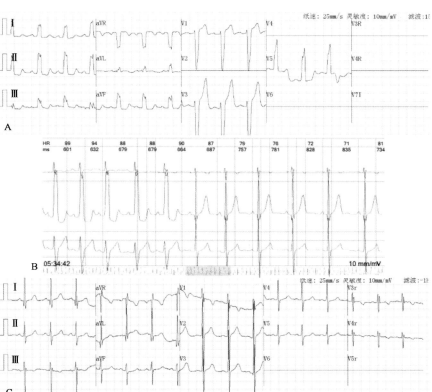

图11-18 封堵器取出后2日心电图提示完全性左束支传导阻滞（A），取出后20日Holter提示间歇性完全性左束支传导阻滞（B），取出后2个月心电图提示窦性心律（C）

与成人相比，儿童VSD介入治疗并发症的发生率高，并发症种类也有所不同。血管并发症的发生率较高，包括股动静脉瘘、股动脉假性动脉瘤、股动脉栓塞等，儿童血管穿刺和止血压迫有技巧和要求，在一些单位，通过血管超声定位下穿刺能够显著减少血管并发症的发生。

瓣膜损伤类并发症，由于儿童VSD多为先天性，其发生与形成与成人继发于冠心病的VSD明显不同，它们与瓣膜的关系较为密切。苏州大学附属儿童医院2004年开始开展VSD介入手术以来，瓣膜并发症的发生占并发症总数的42%，占所有VSD介入总例数的5%。先天性VSD的自然愈合中，右心室的结构如三尖瓣的腱索在缺损附近粘连、包裹，形成膜部瘤，因此在封堵VSD中，容易发生三尖瓣腱索缠绕，影响瓣膜启闭，导致反流，主要原因包括在封堵建轨道过程中，导丝缠绕三尖瓣腱索，导致封堵过程腱索或乳头肌损伤；封堵器选择不合适，右心室面过长，影响瓣膜活动。VSD最容易发生在膜部，但又不局限于膜部，多累及周边，统称为膜周部。膜周部VSD与主动脉瓣关系密切，VSD位置太高，封堵器容易影响主动脉瓣活动，导致反流增加、心室扩大、心力衰竭等，临床应用中需要合理地选择封堵器。偏心型封堵器是一种选择，然而随着临床应用的展开，它的心律失常、左前分支阻滞、房室传导阻滞，尤其远期并发症的发生受到重视。近年来偏心型封堵器的应用逐渐减少。ADO II封堵器因其柔软的特性，对瓣膜的损害减少，在高位VSD封堵的应用中受到青睐，研究发现它的即刻封堵成功率约为71.8%，未增加瓣膜损伤的风险，随访期间未发生传导阻滞，然而它的主要弊端是残余分流的发生率增加，不适用于封堵较大的缺损。

此外，心律失常也是儿童VSD封堵的重要并发症，包括操作相关和封堵相关，分为短期并发症和远期并发症。由于儿童患者年龄小、体重轻，在操作过程中容易损伤房室结、传导束、心肌等结构，引起房室传导阻滞、束支阻滞、室性期前收缩等。其中，操作相关的房室传导阻滞，是手术过程中心跳骤停的重要原因之一。发生传导阻滞或左束支阻滞，通常需要停止操作、避免刺激，等待恢复正常的传导。如果心率严重减慢，导致心输出量下降，则需要适当使用血管活性药物维持循环。完全性左束支阻滞通常不会导致急性的循环紊乱，然而长期持续的左束支阻滞会导致心脏逐步扩大，甚至心功能逐渐减退，造成心肌病。此外，左束支阻滞是VSD封堵的心律失常远期并发症中最常见的类型，通常在术后复查过程中发现。室性期前收缩通常是操作刺激造成的，在结束操作及刺激后绝大多数能够恢复。

山东省立医院自2002年开展VSD封堵手术以来，共成功封堵VSD 1 120例，其中房室传导阻滞和左束支阻滞的并发症发生占封堵总数的3%。短期严重心律失常并发症的发生通常需要尽快取出封堵器，以避免远期心脏扩大和心力衰竭。儿童VSD封堵不同于成人，对术程中和围手术期的不适症状能够清楚地描述，对手术医师及术后观察有极大帮助，因此儿童VSD封堵需要临床医师密切、持续的监护及观察，轻柔操作，耐心调整。

根据广东省心血管病研究所数据显示，自2011—2016年以来共成功实施了1 288例儿童VSD封堵手术，技术成功率达到了97.2%。其中严重并发症发生率为2.4%，包括机械性溶血、封堵器脱落、股动脉栓塞、房室传导阻滞、完全性左束支传导阻滞、严重瓣膜反流和瓣膜狭窄。通过多因素分析显示并发症与患者年龄、封堵器直径相关。结果提示选择年龄大的患者、熟练操作技术、降低手术时间、避免使用直径过大封堵器可降低并发症的发生率。

总的来说，儿童VSD封堵为儿童先天性心脏病的治疗打开了一扇崭新的大门，大大减轻外科手术创伤，缩短术后恢复时间，减少围术期感染的发生，为广大儿童带来了福音。

第五节 · 室间隔缺损介入治疗病例

病例 1

患者，男性，17岁，发现心脏杂音10余年。术前心电图：窦性心律不齐。超声检查：室间隔缺损为嵴下型。主动脉长轴切面：嵴内型，缺损直径约0.3 cm。短轴切面：缺损位于10～11点钟位置，大小约4.5 mm，缺损距离三尖瓣膈瓣6.2 mm（图11-19）。术中造影见室间隔缺损距离主动脉瓣1 mm。测肺动脉压20/3（10）mmHg。选择腰部直径为8 mm的零边偏心型封堵器（图11-20），即刻造影显示无残余分流。超声观察封堵器对主动脉瓣、二尖瓣、三尖瓣无影响，未见残余分流。听诊杂音明显减轻。释放封堵器。术后复查心电图、动态心电图正常。

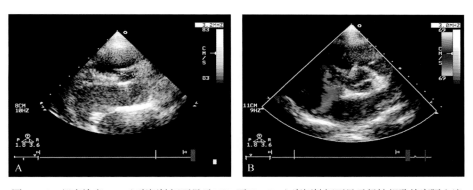

图11-19 超声检查。A.心底短轴切面显示VSD开口；B.心底短轴切面显示经缺损孔的穿隔血流

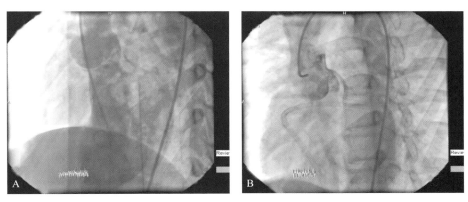

图11-20 封堵过程。A.术前左心室造影（左前斜加头位）；B.鞘管通过缺损孔后主动脉造影（左前斜加头位）

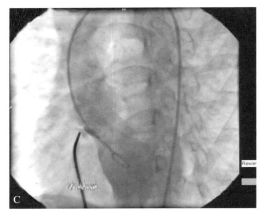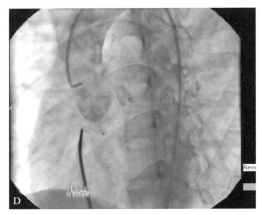

图11-20（续） C. 封堵器放置后左心室造影（左前斜加头位）；D. 封堵器放置后主动脉造影（左前斜加头位）

解析： 本例为嵴内型VSD，左心室造影显示VSD紧贴主动脉瓣，分流少，缺损大小不能准确测量。选择7 F鞘管，鞘管容易通过。超声测量缺损直径4.5 mm，以此直径选择8 mm的封堵器。由于缺损接近主动脉瓣，故选择零边偏心型封堵器。封堵器释放后封堵完全，封堵器的定位标志指向心尖部，表明封堵器定位准确。该例缺损的位置可能在右冠窦与无冠窦之间，如封堵器定位不准确，则封堵器的零边不能指向两个瓣的三角形间隙，封堵器的有边部分必然影响主动脉瓣关闭。准确放置零边的方向极为重要。封堵器的腰部受压，提示封堵器偏大，实际缺损在4 mm左右。封堵器放置后不影响主动脉瓣启闭，且零边偏心型封堵器如选择偏小，放置后可发生移位，零边偏心型封堵器可选择比超声测量直径大3～4 mm。

病例 ②

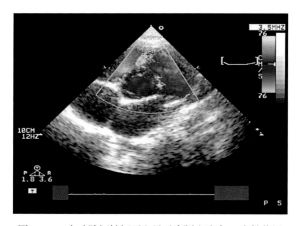

图11-21 主动脉短轴切面上显示穿隔血流在12点钟位置

患者，女性，8岁，发现心脏杂音4个月。术前心电图正常。超声检查：VSD为嵴内型，缺损直径5 mm，离主动脉瓣1 mm（图11-21）。术中左心室造影见VSD位置高，缺口显示不清。分流量较大。测右心室压42/16（25）mmHg，肺动脉压36/14（23）mmHg，左心室压117/6（51）mmHg。选择腰部直径为12 mm的零边偏心型封堵器，即刻造影显示无残余分流（图11-22）。超声观察封堵器对主动脉瓣、二尖瓣、三尖瓣无影响，未见残余分流。听诊杂音明显减轻。释放封堵器。术后复查心电图提示窦性心动过速，ST-T改变。

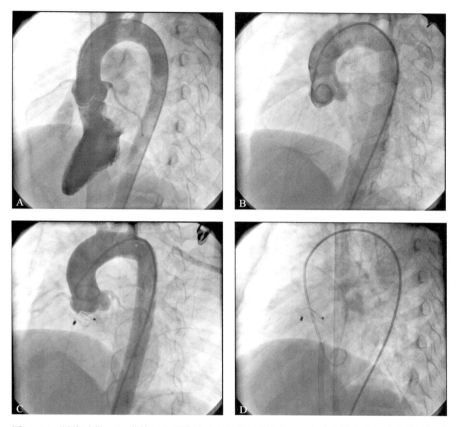

图11-22 封堵过程。A. 术前左心室造影（左前斜加头位）；B. 主动脉瓣上造影（左前斜加头位）；C.封堵器释放后主动脉瓣上造影（左前斜加头位）；D.封堵器释放后（左前斜加头位）

解析：本例为嵴内型VSD，缺损大小根据左心室造影难以确定。选择封堵器主要根据超声测量的结果和多普勒血流束的宽度决定，超声测量的直径为5 mm，多普勒血流束分散，据此推测VSD直径大于5 mm，故选择腰部直径12 mm的封堵器，封堵器到位后腰部完全展开，提示VSD直径至少10 mm，选择的封堵器大小合适，放置位置准确。如左心室造影显示封堵器过大，测量封堵器的腰可明确缺损准确直径，为更换封堵器的准确选择提供依据。封堵器的上缘接近主动脉瓣，未引起主动脉瓣的反流。术后随访未出现并发症。

病例 3

患者，女性，30岁，发现心脏杂音28年。术前心电图正常。超声检查：心腔大小正常，VSD为嵴内型，大动脉短轴切面显示缺损位于10～11点钟位置，缺损直径3 mm（图11-23）。术中造影见缺损位于嵴内，缺口直径3 mm。测肺动脉压21/3（10）mmHg。选择腰部直径7 mm的零边偏心双盘状封堵器，即刻造影未见残余分流，主动脉瓣上造影无反流（图11-24）。超声证实封堵器对主动脉瓣、二尖瓣、三尖瓣无影响。听诊杂音完全消失，释放封堵器。术后复查心电图正常，动态心电图正常，无房室传导阻滞和束支传导阻滞发生。

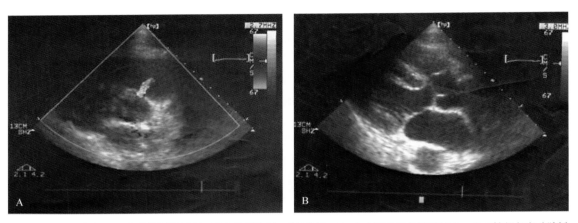

图11-23 超声检查。A. 主动脉短轴切面，显示缺损位于1点钟位置；B. 左心室长轴非标准切面，显示缺损与主动脉瓣的关系

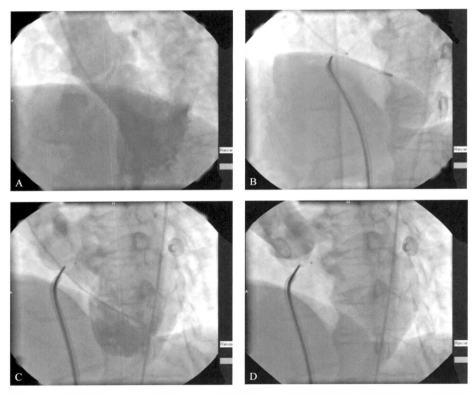

图11-24 封堵过程。A. 左心室造影；B. 封堵器形态；C. 封堵器到位后左心室造影；D. 封堵器到位后主动脉造影

解析：本例为嵴内型VSD。超声心底短轴切面上显示缺损在1点钟位置，左心室长轴非标准切面缺损与主动脉瓣间无距离，VSD紧贴主动脉右冠瓣。根据超声多普勒血流束测量VSD直径为3.5 mm，缺损距离肺动脉瓣3 mm。此位置的VSD能否封堵治疗的关键是VSD距离肺动脉瓣的距离，如大于2 mm，缺损直径小于5 mm，一般可封堵成功。左心室造影

未能显示VSD的大小。封堵器的选择主要依据多普勒血流束的宽度，超声测量的直径为3.5 mm，血流束集中，提示为小型VSD。选择封堵器7 mm，封堵器到位后未引起主动脉瓣反流，左心室造影无分流。此例VSD位置高，封堵器放置后未引起主动脉瓣关闭不全，提示封堵器放置在主动脉右冠瓣和无冠瓣之间的三角区，封堵器的零边准确放置在三角区的位置，可以不影响主动脉瓣的关闭。另外，本例成功封堵还与缺损距肺动脉瓣有一定的距离有关。从解剖上看，肺动脉瓣膜的附着点呈半月形，附着点下方为流出道的肌性组织，组织坚韧，封堵器可牢固固定，到位后不易发生移位。

病例 ④

患者，女性，24岁，发现心脏杂音23年。术前心电图正常。超声检查：VSD位于三尖瓣隔瓣下，缺损间距约5 mm。五腔心切面：VSD隔瓣后漏斗型，VSD大小0.5 cm，三尖瓣反流量4.9 ml，短轴切面：VSD位于9点钟位置，距三尖瓣1 mm，距主动脉瓣7 mm（图11-25）。术中造影见室间隔缺损呈小漏斗型，直径约3 mm。测肺动脉压26/13（18）mmHg。选择腰部直径为5 mm的细腰型双盘状封堵器，即刻造影显示无残余分流（图

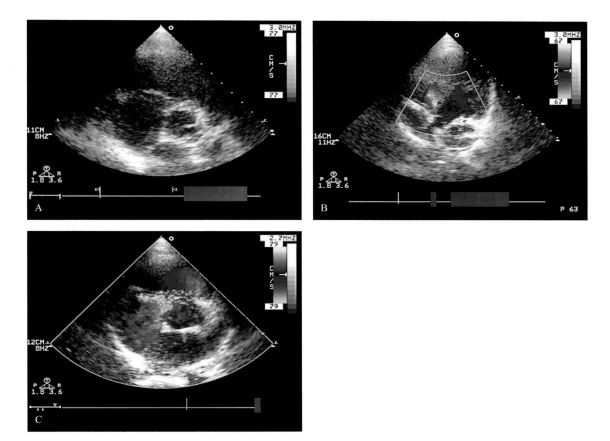

图11-25　超声检查。A. 主动脉短轴切面，缺损位于9点钟位置；B. 心尖五腔心切面，穿过血流处为缺损孔；C. 心底短轴切面上显示穿过血流

11-26）。超声观察封堵器对主动脉瓣、二尖瓣、三尖瓣无影响，未见残余分流。听诊杂音明显减轻。释放封堵器。术后复查心电图正常。

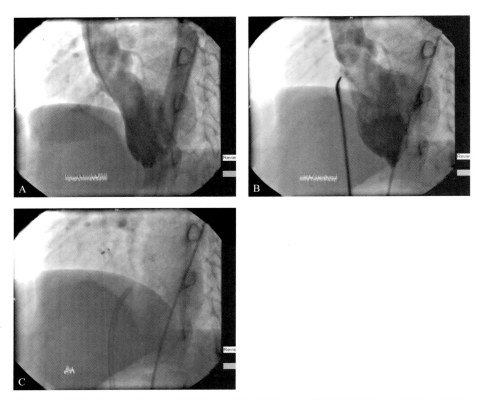

图11-26　封堵过程。A.术前左心室造影（左前斜加头位）；B.封堵器到位后左心室造影（左前斜加头位）；C.封堵器释放后（左前斜加头位）

解析：本例膜周部VSD，缺损小，远离主动脉瓣，可选择对称或细腰型封堵器，因缺损距离三尖瓣较近，选择对称型封堵器腰部直径往往要大一点，因此选择细腰型封堵器，细腰型封堵器左心室面盘片比腰部直径大8 mm，右心室盘片比腰部直径大4 mm，5 mm的细腰型封堵器完全覆盖缺损左心室面，腰部无受压征象，提示封堵器大小合适。超声检查无三尖瓣反流，术后未发生房室传导阻滞。

病例 ⑤

患者，男性，5岁，发现心脏杂音5年。术前心电图：窦性心律不齐。超声检查：VSD位于膜周部，缺损大小约4 mm。五腔心切面：VSD位于膜周部，缺损大小约4 mm，距主动脉瓣3.7 mm，三尖瓣反流量2.0 ml，短轴切面：VSD位于9～10点钟位置，缺损距三尖瓣2.5 mm（图11-27），术中左心室造影见VSD呈管状，直径约3 mm。测肺动脉压27/5（11）mmHg。选择腰部直径为5 mm的对称型封堵器，即刻造影显示无残余分流（图11-28）。超声观察封堵器对主动脉瓣、二尖瓣、三尖瓣无影响，未见残余分流。听诊杂音明显减轻。释放封堵器。术后复查心电图正常。

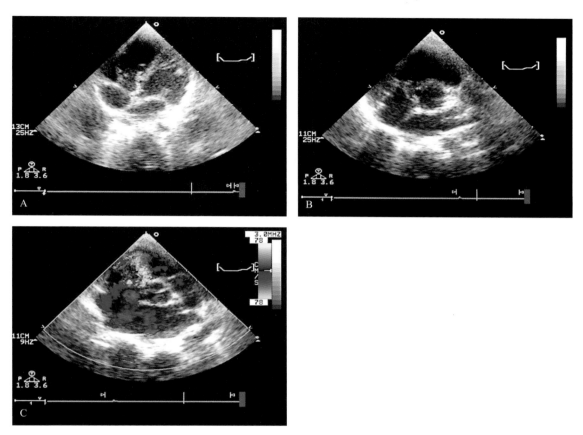

图11-27　超声检查。A. 心尖五腔心切面，显示缺损口远离主动脉的右冠瓣；B. 心底短轴切面，缺损位于9点钟位置；C. 心底短轴切面，多普勒显示穿隔血流

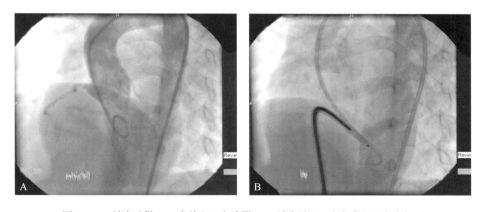

图11-28　封堵过程。A. 术前左心室造影；B. 封堵器左心室盘在左心室内打开

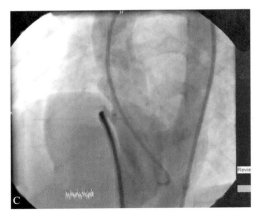
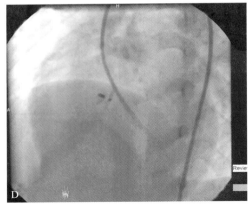

图11-28（续）　C.封堵器到位后左心室造影；D.封堵器释放后

　　解析：本例为膜部瘤型VSD，超声心底短轴切面上显示缺损呈膜部瘤型，有的切面上呈长管状。左心室造影VSD呈长管状，出口处直径4 mm，缺损单一，选择5 mm对称型封堵器完全封堵，封堵器释放后两侧盘片充分展开，选择的封堵器与缺损的解剖完全吻合，结果显示左心室造影的长管状征象可能是高速血流束，并非管状VSD，也可能是缺损的管壁较薄，封堵器的右心室盘片将其撑开。

病例 ⑥

　　患者，男性，3岁，发现心脏杂音3年。术前心电图正常。超声检查：五腔心切面：VSD位于膜周部，距主动脉瓣3 mm，三尖瓣瞬时反流量为1.8 ml。短轴切面：VSD位于9～10点钟位置，出口大小约2.5 mm，与隔瓣粘连（图11-29）。术中左心室造影见VSD呈漏斗型，直径约6 mm。测肺动脉压31/6（16）mmHg。选择腰部直径为10 mm的对称型封堵器，即刻造影显示无残余分流（图11-30）。超声观察封堵器对主动脉瓣、二尖瓣、三尖瓣无影响，未见残余分流。听诊杂音明显减轻。释放封堵器。术后复查心电图提示完全性左束

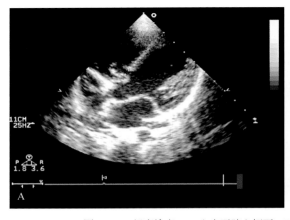
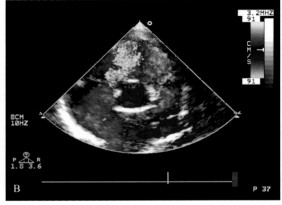

图11-29　超声检查。A.心尖五腔心切面；B.心底短轴切面上显示缺损口位于9点钟位置

支传导阻滞，动态心电图提示室内传导阻滞，予以地塞米松 5 mg 静推 × 3 日，泼尼松 5 mg，3 次/日，口服。

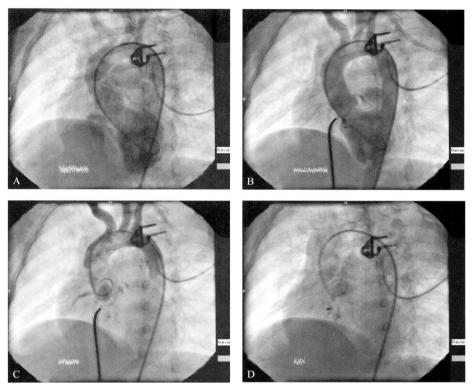

图 11-30　封堵过程。A. 术前左心室造影（左前斜加头位）；B. 封堵器到位后左心室造影（左前斜加头位）；C. 封堵器到位后主动脉造影（左前斜加头位）；D. 封堵器释放后（左前斜加头位）

　　解析：左心室造影显示 VSD 呈漏斗型，出口与室间隔成角。建立动静脉轨道时选择乳内动脉造影导管容易通过缺损处。选择 10 mm 零边偏心型封堵器。封堵器放置后腰部充分展开，封堵完全，对主动脉瓣无影响。封堵器选偏大，但是释放后封堵器的腰部完全展开提示 VSD 缺损口并非正圆形，可能呈不规则形，或 VSD 的伸展性好。术后并发完全性左束支传导阻滞，可能与封堵器偏大压迫其所覆盖的组织有关。从防止束支传导阻滞的角度考虑，选择对称型封堵器可能更好，但对称型封堵器的边缘长，可能影响主动脉瓣的关闭。

病例 7

　　患者，男性，8 岁，平时体健。术前心电图正常。超声检查：心底短轴切面 11 点钟方向连续性中断，缺损间距 3 mm；距离主动脉瓣 5 mm，距三尖瓣隔瓣 7 mm，从膜部斜行到肌部。大动脉短轴切面显示缺损位于 11 点钟位置，大小约 3 mm，距离主动脉右冠瓣

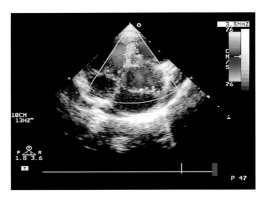

5 mm，距三尖瓣膈瓣7 mm（图11-31）。术中左心室造影见VSD呈管型，出口直径2 mm。测右心室压19/-1（10）mmHg，左心室压98/60（75）mmHg。选择腰部直径为4 mm的双盘状对称型封堵器，即刻造影显示无残余分流（图11-32）。超声观察封堵器对主动脉瓣、二尖瓣、三尖瓣无影响，未见残余分流。听诊杂音消失。释放封堵器。术后复查心电图示不完全性右束支传导阻滞。

图11-31　短轴切面，缺损接近12点钟位置

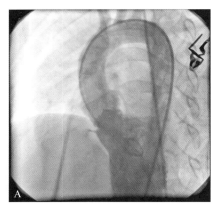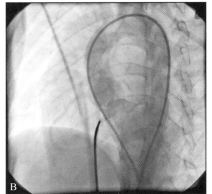

图11-32　封堵过程。A. 左心室造影（左前斜加头位）；B. 封堵器到位后左心室造影（左前斜加头位）

　　解析：左心室造影显示为小VSD，出口与室间隔成角。建立动静脉轨道时选择前端大于90°弯曲的导管容易通过VSD处。缺损小可选择对称型和偏心型封堵器。本例选择4 mm对称型封堵器，造影及术中超声显示封堵器大小合适，但术后并发了不完全性右束支传导阻滞，提示不论大小VSD封堵治疗均有可能发生束支传导阻滞，应加强术后随访。

病例 8

　　患者，男性，4岁，发现心脏杂音4年，平时体健。体检发育正常，体重16.5 kg，胸廓无畸形，未触及震颤，胸骨左缘第3～4肋间可闻及4级粗糙收缩期杂音。超声检查（图11-33）：VSD为膜周部，缺损间距约6 mm。肝肾功能正常。术中左心室造影见VSD呈多出口漏斗型，最大出口直径5 mm。测右心室压39/4（19）mmHg，肺动脉压36/9（22）mmHg，左心室压159/-30（58）mmHg。选择10 mm（A4B2）的双盘状封堵器，即刻造影显示无残余分流（图11-34）。超声观察封堵器对主动脉瓣、二尖瓣、三尖瓣无影响，未见残余分流。听诊杂音消失。释放封堵器。术后复查心电图提示不完全性右束支传导阻滞，动态心电图提示间歇性完全性右束支传导阻滞。

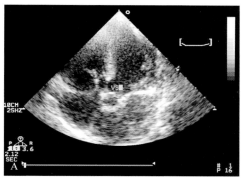
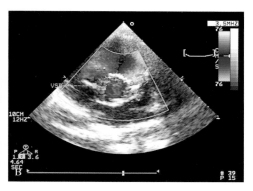
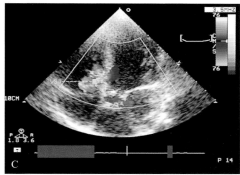

图11-33 超声检查。A. 心尖五腔心切面，缺损接近主动脉瓣；B. 主动脉短轴切面，缺损位于10点钟位置；C. 心尖五腔心切面，彩色多普勒显示缺损位置和大小

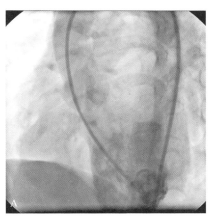
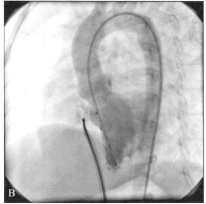
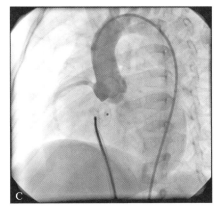

图11-34 封堵过程。A. 术前左心室造影（左前斜加头位）；B. 封堵器到位后左心室造影（左前斜加头位）；C. 封堵器放置后主动脉造影（左前斜加头位）

解析：该病例为膜周部VSD，超声显示心尖五腔心切面上缺损接近主动脉的右冠瓣，缺损呈多孔型。缺损的入口紧靠主动脉的右冠瓣。左心室造影缺损入口较大，出口多，选择细腰型封堵器完全封堵。封堵器的腰部未能充分展开，是封堵器放置一个小孔中所致。封堵器的左心室面已经展开并完全覆盖了缺损开口。主动脉瓣上造影无主动脉瓣反流，超声检查无三尖瓣反流，达到了封堵的目的。本例超声心尖五腔心切面上，缺损距离主动脉瓣近，左心室造影显示缺损距主动脉瓣尚有足够的距离，提示超声检查的结果有一定的局限性，具体患者能否行介入治疗需要综合判断。术后发生不完全性右束支传导阻滞，动态心电图提示间歇性完全性右束支传导阻滞，可能与封堵器放置后产生张力和对其周围组织压迫有关。

病例 9

患者，女性，3岁，发现心脏杂音3年。术前心电图正常。超声检查（图11-35）：先天性心脏病，VSD。VSD位于膜部，呈囊袋型，囊袋深约3.4 mm，大动脉短轴切面显示缺损位于10点钟位置，大小约5 mm，缺损距离主动脉瓣2 mm。术中造影见VSD呈小漏斗型。测左心室压94/–17（47）mmHg。选择腰部直径为6 mm的零边偏心型封堵器，即刻造影显示无残余分流（图11-36）。超声观察封堵器对主动脉瓣、二尖瓣、三尖瓣无影响，未见残余分流。听诊杂音明显减轻。释放封堵器。术后复查心电图提示窦性心动过速，ST-T改变。

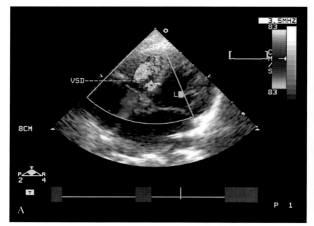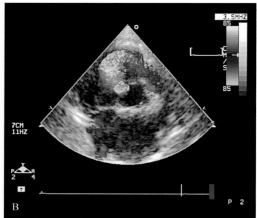

图11-35 超声检查。A.心尖五腔心切面，缺损口远离主动脉瓣；B.缺损位于9点钟位置

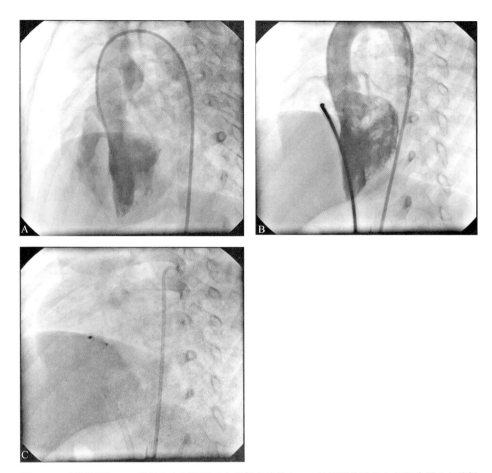

图11-36 封堵过程。A.术前左心室造影（左前斜加头位）；B.封堵器放置后左心室造影（左前斜加头位）；C.封堵器释放后（左前斜加头位）

解析：该病例为膜周部VSD，左心室造影显示呈漏斗型，距离主动脉瓣2 mm，如选择对称型封堵器可能与主动脉瓣接触，选择零边偏心型封堵器较合适，封堵器放置后其上缘相对远离主动脉瓣，无解剖上的接触。

病例 ⑩

　　患者，男性，4岁，发现心脏杂音4年。术前心电图正常。术前超声检查：VSD位于膜部，大动脉短轴切面显示缺损位于10点钟位置，大小约2 mm，缺损距离主动脉瓣4 mm（图11-37）。

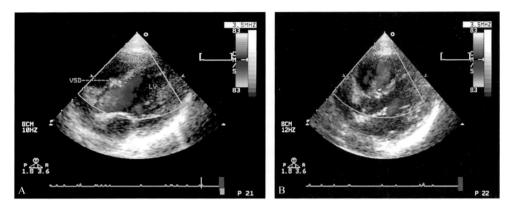

图11-37　超声检查。A.心尖五腔心切面，穿隔血流远离主动脉瓣；B.心尖五腔心切面，显示经室间隔缺损的穿隔血流

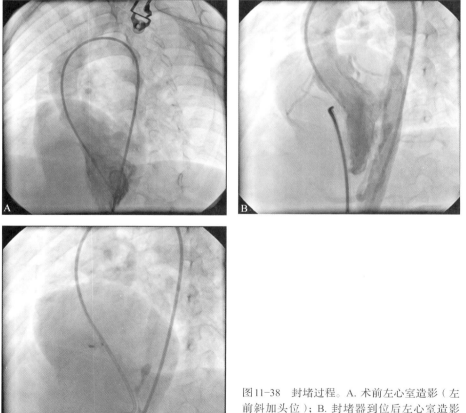

图11-38　封堵过程。A.术前左心室造影（左前斜加头位）；B.封堵器到位后左心室造影（左前斜加头位）；C.封堵器释放后（左前斜加头位）

术中造影见VSD呈小漏斗型，出口直径3 mm。测左心室压96/10（41）mmHg。选择腰部直径为4 mm的双盘状对称型封堵器，即刻造影显示无残余分流（图11-38）。超声观察封堵器对主动脉瓣、二尖瓣、三尖瓣无影响，未见残余分流。听诊杂音明显减轻。释放封堵器。术后复查心电图提示窦性心动过速。

解析：左心室造影显示VSD呈漏斗型，缺损直径3 mm。此种VSD最适合封堵治疗，操作也容易。小的VSD介入治疗中应尽可能选择边缘短的直径与VSD直径相匹配的封堵器。直径可以与造影测量值一致，或大1 mm。以减少对VSD周围组织的压迫。

病例 11

患者，女性，12岁，发现心脏杂音12年。术前心电图正常。超声检查（图11-39）：VSD为嵴下型，大动脉短轴切面显示缺损位于10 ～ 11点钟位置，大小约4 mm，缺损距离主动脉瓣1.5 mm，距离三尖瓣约9 mm。入院后介入治疗，术中造影见VSD呈囊袋型，出口直径2 mm。测肺动脉压26/11（19）mmHg。选择5 mm偏心型封堵器，即刻造影显示无残

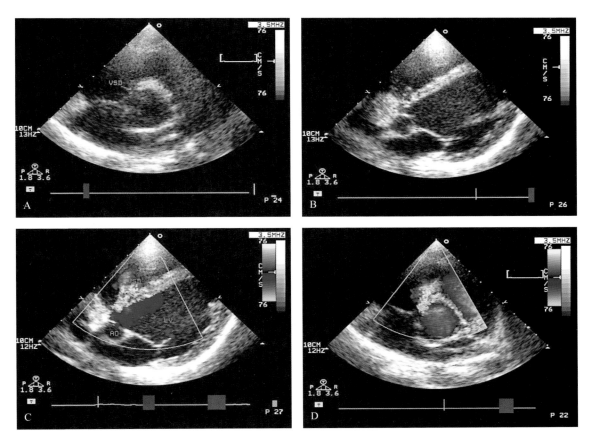

图11-39　超声检查。A.心底短轴切面；B.心尖五腔心切面；C.心室五腔心切面，显示穿隔血流；D.心底短轴切面，显示缺损口在10点钟位置

余分流（图11-40）。超声观察封堵器对主动脉瓣、二尖瓣、三尖瓣无影响，未见残余分流。听诊杂音消失。释放封堵器。术后第1日查心电图提示完全性右束支传导阻滞，4日后复查传导阻滞消失。

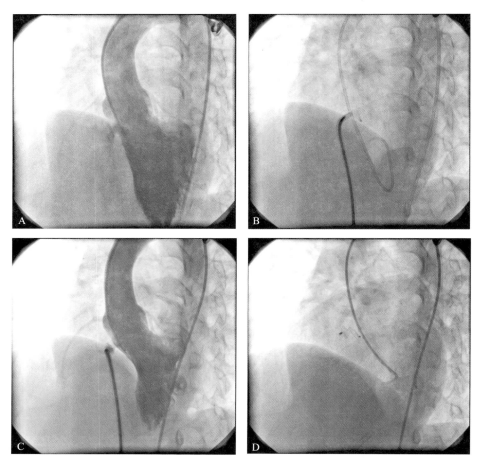

图11-40 封堵过程。A. 术前左心室造影（左前斜加头位）；B. 封堵器指向标记指向心尖（左前斜加头位）；C. 封堵器放置后左心室造影（左前斜加头位）；D. 封堵器释放后（左前斜加头位）

解析：该病例为膜周部VSD，左心室造影显示VSD距离主动脉瓣2 mm左右，缺损直径为4 mm，呈漏斗型。可以选择对称型和零边偏心型封堵器，但是如应用对称型封堵器，封堵器的边缘有可能影响主动脉瓣关闭，因此选择零边偏心型封堵器更为合适。封堵器释放后封堵完全，封堵器的定位标志指向心尖部，封堵器的左心室面的主动脉侧与主动脉瓣无接触，提示大小合适，定位佳。封堵器相对远离主动脉瓣，对主动脉瓣无近期和远期不良影响的顾虑。

病例 ⑫

患者，女性，3岁，发现心脏杂音2年。术前心电图正常。超声检查（图11-41）：VSD为嵴下型，大动脉短轴切面显示缺损位于10点钟位置，大小约4 mm，缺损距离主动脉瓣6 mm，距离三尖瓣约3.7 mm。左心室造影见VSD呈囊袋型，出口直径4 mm。测右心室压35/6（18）mmHg，肺动脉压31/8（15）mmHg。选择6 mm（A4B2）的双盘状封堵器，即刻造影显示无残余分流（图11-42）。超声观察封堵器对主动脉瓣、二尖瓣、三尖瓣无影响，未见残余分流。听诊杂音消失。释放封堵器。术后复查心电图正常。

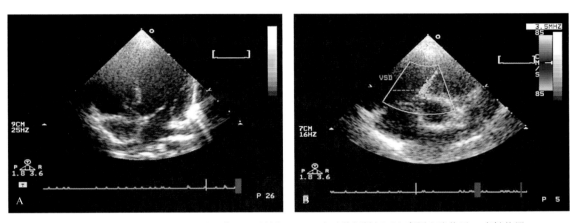

图11-41 超声检查。A.心尖四腔心位置显示缺损口；B.主动脉短轴切面上穿隔血流位于11点钟位置

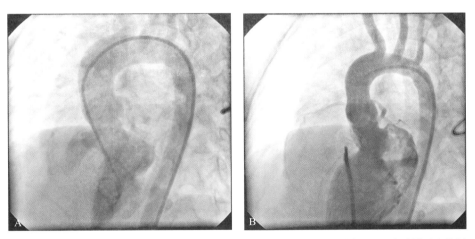

图11-42 封堵过程。A.术前左心室造影（左前斜加头位）；B.封堵器到位后左心室造影（左前斜加头位）

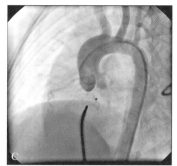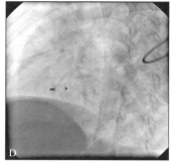

图11-42（续）　C.封堵器到位后主动脉造影（左前斜加头位）；D.封堵器释放后（左前斜加头位）

解析：本例为膜部瘤型VSD，入口大，出口有3个，每个出口均不大，出口间相距一定的距离。介入治疗的要点一是选择哪一出口放置封堵器，其中中间的出口较大，应首选，其次是选择向下的出口。二是如何准确进入拟进入的出口。可行的解决方法是选择过室间隔导管头端的角度，成90°角容易进入中间的出口，角度大于90°的导管则容易进入向下的出口，本例选择猪尾导管切除部分头端，使远端呈90°，术中顺利通过中间孔。三是选择封堵器。中间出口的直径约为4 mm，选择6 mm的细腰型封堵器，左心室面直径14 mm，放置后左心室面完全覆盖入口，且不影响主动脉瓣关闭。

病例 ⑬

患者，男性，3岁，发现心脏杂音1年余。术前心电图正常。超声检查（图11-43）：VSD为嵴下型，大动脉短轴切面显示缺损位于10～11点钟位置，大小约2.3 mm，缺损距离主动脉瓣2 mm，距离三尖瓣约8 mm。术中左心室造影见VSD呈漏斗型，入口直径约4 mm，出口直径约3 mm。选择腰部直径为4 mm的零边偏心型封堵器，即刻造影显示无残余分流（图11-44）。超声观察封堵器对主动脉瓣、二尖瓣、三尖瓣无影响，未见残余分流。听诊杂音消失。释放封堵器。术后复查心电图提示窦性心动过速。

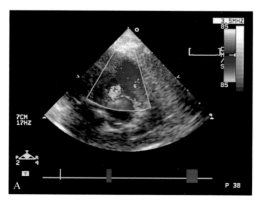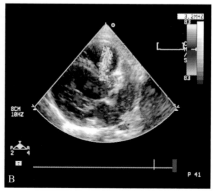

图11-43　超声检查。A.心底短轴切面，穿隔血流处为室间隔缺损的部位；B.左心室长轴切面显示经室间隔缺损的穿隔血流

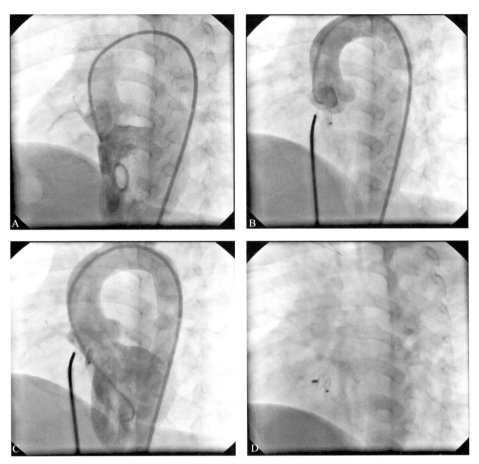

图11-44 封堵过程。A.术前左心室造影；B.封堵器到位后主动脉造影；C.封堵器到位后左心室造影；D.封堵器释放后

解析：左心室造影显示VSD距离主动脉瓣2 mm左右，缺损直径3 mm，呈漏斗型。VSD与室间隔头向成角，可以选择对称型和零边偏心型封堵器，选择零边偏心型封堵器更为合适。封堵器释放后封堵完全，封堵器接近主动脉瓣，但不影响主动脉瓣的功能，达到了治疗目的，避免了对主动脉瓣的影响。

病例 14

患者，女性，12岁，发现心脏杂音1年。术前心电图正常。超声检查（图11-45）：VSD位于肌部靠近膜部，大小约3 mm。入院后行介入治疗，术中造影见VSD呈管型，出口直径3 mm。选择腰部直径为5 mm的双盘状对称型封堵器，即刻造影显示无残余分流（图11-46）。

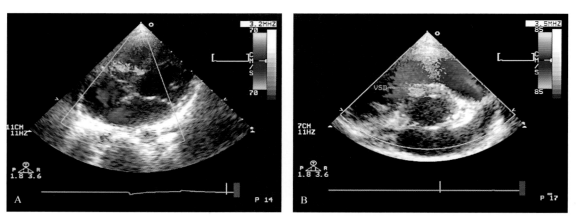

图11-45　超声检查。A.心尖五腔心位置，缺损远离主动脉瓣；B.心底短轴切面，显示经VSD的穿过血流

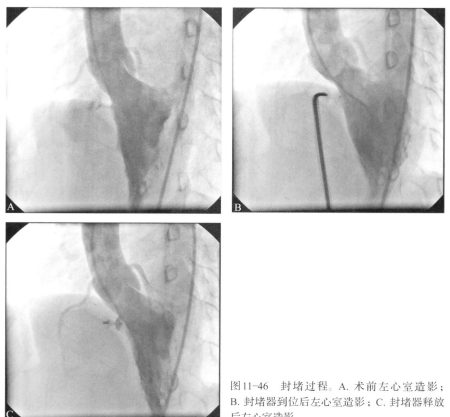

图11-46　封堵过程。A.术前左心室造影；B.封堵器到位后左心室造影；C.封堵器释放后左心室造影

超声观察封堵器对主动脉瓣、二尖瓣、三尖瓣无影响，未见残余分流。听诊杂音消失。释放封堵器。术后复查心电图正常，复查心脏超声提示患者卵圆孔未闭、VSD封堵成功。

解析： 本例的难点是肌部VSD，建立轨道的难度较大。主要是缺少专用的过间隔导管。在本患者建立轨道过程中，先后选用Judkins右冠造影导管、右心导管，切除部分头端的猪尾导管，最后是切除部分头端的猪尾导管通过了缺损孔。小的肌部VSD，如缺损在3 mm以下，可以不封堵，大部分可以自行愈合。本例患者已经12岁尚未闭合，提示自行愈合的可能性小。此外，随着年龄的增加，影响升学、就业、婚姻家庭等问题，故是否封堵小VSD，需要综合考虑。

（秦永文 张玉顺 高 伟 刘廷亮 钱明阳 吴 弘）

参考文献

［1］黄劲松，吴若彬，肖学钧，等.成人单独心室间隔缺损的解剖分型与临床合并症［J］.解剖研究，2002，24：149-151.

［2］李军，张军，朱霆，等.肌部室间隔缺损封堵剖析［J］.心脏杂志，2005，17：273-278.

［3］刘锦纷，高伟，祝忠群，等.术中应用Amplatzer封堵器关闭婴儿多发性肌部室间隔缺损［J］.介入放射学杂志，2005，14：344-345.

［4］孙锟，李奋，张智伟，等.儿童常见先天性心脏病介入治疗专家共识［J］.中华儿科杂志，2015，53：17-24.

［5］伍洋子，谢育梅，钱明阳，等.儿童经皮封堵肌部室间隔缺损的中期疗效评价［J］.中华实用儿科临床杂志，2017，32：974-977.

［6］张军，李军，石晶，等.超声心动图在嵴内型室间隔缺损封堵中的作用［J］.心脏杂志，2005，17：275-278.

［7］张玉顺，代政学，贾国良，等.国产双盘封堵器经导管治疗膜部室间隔缺损疗效的初步评价［J］.心脏杂志，2002，14：518-520.

［8］张玉顺，朱鲜阳，张军.先天性心脏病介入治疗与超声诊断进展［M］.西安：世界图书出版公司，2005：196-203.

［9］赵鹏军，余志庆，高伟，等.新型动脉导管未闭封堵器治疗室间隔缺损的效果［J］.中华心血管病杂志，2012，40：817-820.

［10］中国医师协会心血管内科分会先天性心脏病工作委员会.常见先天性心脏病介入治疗中国专家共识二、室间隔缺损介入治疗［J］.介入放射学杂志，2011，87：92.

［11］周爱卿，高伟，余志庆，等.应用Amplatzer室间隔缺损封堵器经导管逆向关闭肌部室间隔缺损一例［J］.中华心血管病杂志，2001，29：600.

［12］朱晓东，薛金兴.心脏外科指南［M］.北京：人民交通出版社，1990：268-275.

［13］Arora R, Trehan V, Kumar A, et al. Transcatheter closure of congenital ventricular septal defects: experience with various devices［J］. J Interv Cardiol, 2003, 16: 83-91.

［14］Bacha EA, Cao QL, Galantowicz ME, et al. Multicenter experience with perventricular device closure of muscular septal defects［J］. Pediatr Cardiol, 2005, 26: 169-175.

［15］Chen Z, Yu Z, Su L, et al. Transcatheter closure of muscular ventricular septal defects using the Cardi-O-Fix plug［J］. Cardiol Young, 2021, 22: 1-4.

［16］De Leval MR, Pozzi M, Starnes V, et al. Surgical management of doubly committed subarterial ventricular septal defects［J］. Circulation, 1988, 78: III40-III46.

［17］Feltes TF, Bacha E, Beekman RH 3rd, et al. Indications for cardiac catheterization and intervention in pediatric cardiac disease: a scientific statement from the American Heart Association［J］. Circulation, 2011, 123: 2607-2652.

［18］Gu M, You X, Zhao X, et al. Transcatheter device closure of intracrista ventricular septal defects［J］. Am J Cardiol, 2011, 107: 110-113.

［19］Haddad RN, Gaudin R, Bonnet D, et al. Hybrid perventricular muscular ventricular septal defect closure using the new multi-functional occluder［J］. Cardiol Young, 2020, 30: 1517-1520.

［20］Hijazi ZM. Device closure of ventricular septal defects［J］. Catheter Cardiovasc Interv, 2003, 60: 107-114.

［21］Hijazi ZM. Device closure of ventricular septal defects［J］. Catheter Cardiovasc Interven, 2003, 60: 107−114.

［22］Holzer R, Balzer D, Cao QL, et al. Amplatzer muscular ventricular septal defect investigators. Device closure of muscular ventricular septal defects using the Amplatzer muscular ventricular septal defect occlude: immediate and mid-term results of a U.S registry［J］. J Am Coll Cardiol, 2004, 43: 1257−1263.

［23］Inglessis I, Landzberg MJ. Interventional catheterization in adult congenital heart disease［J］. Circulation, 2007, 115: 1622−1633.

［24］Jacobs JP, Burke RP, Quintessenza JA, et al. Congenital heart surgery nomenclature and database project: ventricular septal defect ［J］. Ann Thorac Surg, 2000, 69: S25−S35.

［25］Kenny D, Morgan G, Bajwa A, et al. Evolution of transcatheter closure of perimembranous ventricular septal defects in a single centre ［J］. Catheter Cardiovasc Interv, 2009, 73: 568−575.

［26］Kenny D, Tometzki A, Martin R. Significant aortic regurgitation associated with transcatheter closure of perimembranous ventricular septal defects with a deficient aortic rim ［J］. Catheter Cardiovasc Interv, 2007, 70: 445−449.

［27］Komai H, Naito Y, Fujiwara K, et al. Surgical strategy for doubly committed subarterial ventricular septal defect with aortic cusp prolapse ［J］. Ann Thorac Surg, 1997, 64: 1146−1149.

［28］Minette MS, Sahn DJ. Ventricular septal defects ［J］. Circulation, 2006, 114: 2190−2197.

［29］Qin Y, Chen J, Zhao X, et al. Transcatheter closure of perimembranous ventricular septal defect using a modified double-disk occluder ［J］. Am J Cardiol, 2008, 101: 1781−1786.

［30］Rudolph AM. Ventricular septal defect ［M］ //Rudolph AM. Congenital diseases of the heart: clinical-physiological considerations. 2nd ed. Armonk, NY: Futura Publishing Company, 2001: 197−244.

［31］Sim EK, Grignani RT, Wong ML, et al. Influence of surgery on aortic valve prolapse and aortic regurgitation in doubly committed subarterial ventricular septal defect ［J］. Am J Cardiol, 1999, 84: 1445−1448.

［32］Taqatqa AS, Caputo M, Kenny DP, et al. Surgical repair of left ventricular pseudoaneurysm following perventricular device closure of muscular ventricular septal defect ［J］. J Card Surg, 2016, 31: 697−699.

［33］Thanopoulos BD, Tsaousis GS, Karanasios E, et al. Transcatheter closure of perimembranous ventricular septal defects with the Amplatzer asymmetric ventricular septal defect occluder: preliminary experience in children ［J］. Heart, 2003, 89: 918−922.

［34］Ting Cui, Wanfeng Sun, Yanhong He, et al. The feasibility and safety of interventional occlusion treatment of intracristal ventricular septal defects: clinical report of 56 Cases ［J］. Cardiology, 2017, 137: 218−224.

［35］Yang J, Yang L, Wan Y, et al. Transcatheter device closure of perimembranous ventricular septal defects: mid-term outcomes ［J］. Eur Heart J, 2010, 31: 2238−2245.

［36］Zhou DX, Pan WZ, Guan LH, et al. Transcatheter closure of perimembranous and intracristal ventricular septal defects with the SHSMA occluder ［J］. Catheterization and Cardiovascular Interventions, 2012, 79: 666−674.

第十二章
室间隔缺损合并其他心血管
畸形的同期介入治疗

两种或两种以上的心血管畸形同时存在，称为复合性先天性心脏病。随着先天性心脏病介入治疗技术的日益成熟，单纯性先天性心脏病的介入治疗已取得了满意的疗效。近年来，国内外相继开展了复合性先天性心脏病的同期介入治疗研究，如房间隔缺损合并肺动脉瓣狭窄、房间隔缺损合并动脉导管未闭、肺动脉瓣狭窄合并动脉导管未闭、室间隔缺损合并房间隔缺损等。其优点是通过一次介入手术可同时治疗两个或两个以上的先天畸形，减轻了患者多次手术的痛苦和经济负担。经导管同期治疗室间隔缺损合并其他心血管畸形，与单纯治疗室间隔缺损和其他心血管畸形有所不同，对于术者介入治疗的技术要求较高，对不同复合畸形的适应证选择、治疗先后策略和术后处理也有所不同。

上海长海医院心内科从2001年开始使用自主研发的双盘状镍钛合金封堵器进行膜周部室间隔缺损介入治疗，至2003年底治疗例数已达250余例。当时鲜有室间隔缺损合并其他心血管畸形的同期介入封堵，我们于国内外率先开展这一介入技术，并在2004年报道了4例患者经导管同期封堵膜周部室间隔缺损合并房间隔缺损的经验，证实了这一技术的可行性、安全性。此外，我们也较早开展了房间隔缺损合并肺动脉瓣狭窄、房间隔缺损合并动脉导管未闭、动脉导管未闭合并肺动脉瓣狭窄的同期介入治疗，均证实了经导管同期治疗复合型先天性心脏病的可行性和安全性。2004—2012年我们共对56名室间隔缺损合并其他复合型先天性心脏病成功进行同期介入治疗，其中室间隔缺损合并房间隔缺损32例，室间隔缺损合并动脉导管未闭17例，室间隔缺损合并肺动脉瓣狭窄7例。56例患者成功进行同期介入治疗，49例患者植入2个封堵器，7例患者进行了肺动脉瓣球囊扩张术。术后2年随访，55例患者封堵器在位，症状显著改善。仅有1例室间隔缺损合并房间隔缺损患者，术中植入5 mm室间隔缺损封堵器和32 mm房间隔缺损封堵器，术后2个月出现三度房室传导阻滞，并进行永久心脏起搏器植入。

本中心在室间隔缺损合并其他心血管畸形同期介入治疗上积累了丰富经验，本章将重点介绍室间隔缺损合并房间隔缺损、动脉导管未闭、肺动脉瓣狭窄和瓦氏窦瘤破裂的同期介入治疗方法，尤其明确介入适应证、禁忌证、手术先后顺序及操作要点。

第一节 · 室间隔缺损合并房间隔缺损的同期介入治疗

室间隔缺损合并房间隔缺损是最常见的复合型先天性心脏病。室间隔缺损和房间隔缺损均属于左向右分流性先天性心脏病，两种疾病单独存在时均可以导致肺动脉高压。在合并存在的情况下，左向右分流量增加，使肺血管的血流量增加，但是否会加速肺动脉高压的形成，目前缺乏相关的研究。随着先天性心脏病介入技术的不断发展完善，大部分室间隔缺损和房间隔缺损患者可以通过介入治疗得到治愈。

同期封堵治疗室间隔缺损和房间隔缺损，原则上先行室间隔缺损封堵治疗，再行房间隔缺损封堵治疗，原因主要包括以下两点：① 室间隔缺损封堵后部分患者可能存在封堵器植入影响主动脉瓣或者三尖瓣启闭，严重时需要回收封堵器，放弃封堵而转至外科手术，这种情况下就没有必要进行房间隔缺损封堵治疗，以免增加患者的经济负担；② 若先行房间隔缺损封堵，后续进行室间隔缺损时或建立动静脉轨道时的导管、导丝操作可能对房间隔缺损封堵器造成影响，引起封堵器移位甚至脱落等并发症。

一、同期行介入治疗的适应证

室间隔缺损合并房间隔缺损，同期行介入治疗的指征如下。
（1）继发孔型中央型房间隔缺损，缺损直径≤30 mm。
（2）缺损上下边缘有5 mm以上的房间隔组织，缘离冠状窦和肺静脉5 mm以上。
（3）有手术适应证的膜周部和肌部室间隔缺损。
（4）室间隔缺损直径在3 ～ 12 mm。
（5）室间隔缺损上缘距主动脉瓣右冠瓣2 mm以上，下缘距三尖瓣2 mm以上。
（6）室间隔缺损外科手术后残余漏。
（7）合并轻到中度肺动脉高压，而无右向左分流者。
（8）患者年龄＞3岁，体重＞10 kg。

二、禁忌证

（1）伴有右向左分流的肺动脉高压患者。
（2）筛网状房间隔缺损。
（3）干下型室间隔缺损。
（4）严重肺动脉高压合并左向右分流者。
（5）合并其他需外科手术治疗的心脏畸形。

三、操作方法

（1）在局部麻醉或全身麻醉下按常规穿刺右侧股动脉、股静脉，分别置入防漏鞘管。
（2）行右心导管检查，测量肺动脉压力、右心室压力，计算Qp/Qs。
（3）行左心室造影检查，判断室间隔缺损的位置、形状和大小，明确室间隔缺损是否适合封堵治疗。如缺损不适合治疗，则转外科手术治疗。

（4）按常规建立动静脉轨道行室间隔缺损封堵术，并经左心室造影和心脏彩色超声检查，明确封堵效果。如封堵可靠，释放封堵器，进行下一步治疗。

（5）退出输送鞘管，重新插入股静脉鞘管，再按常规行房间隔缺损封堵术（图12-1）。

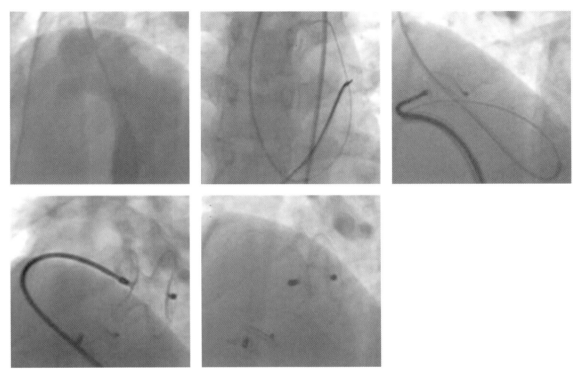

图12-1　经导管室间隔缺损合并房间隔缺损介入治疗

（6）封堵成功后，拔出股动脉、股静脉鞘管，同前处理伤口（第六章第二节），无菌纱布敷盖，返回病房。

四、术后处理

（1）股动脉伤口若采用股动脉缝合器，回到病房6 h后可起床活动，若采用压迫止血则卧床12～24 h后可起床活动。

（2）测血压每30 min 1次，共6次；心电监护或遥测3～5日，观察有无新发的传导阻滞、房性心律失常或室性心律失常。

（3）静脉应用抗生素1～2日，预防感染。

（4）抗凝治疗按房间隔缺损封堵后原则处理，皮下注射低分子肝素2～3日，口服阿司匹林3～5 mg/kg，3个月后改服阿司匹林100 mg，服用6个月后停药。

（5）术后复查心脏超声。

五、注意事项

术后抗血小板按房间隔缺损封堵后的原则处理，心电监护则按室间隔缺损封堵术的方法进行，两者均应兼顾。

第二节·室间隔缺损合并动脉导管未闭的同期介入治疗

室间隔缺损和动脉导管未闭均属于左向右分流性先天性心脏病，两种疾病单独存在时均可以导致肺动脉高压。合并存在的情况下，左向右分流量增加，可使肺血管的血流量明显增加。而且由于左心室和右心室之间以及主动脉和肺动脉之间的压力阶差大，分流量较大，会加速肺动脉高压的形成。因此，一旦诊断明确，应及早治疗，以免由于严重肺动脉高压的形成而使患者失去介入治疗的最佳时机。室间隔缺损合并动脉导管未闭时，应首先治疗动脉导管未闭，成功后再治疗室间隔缺损，降低因导管在心腔内操作引起室间隔缺损封堵器脱落的风险。

■ 一、同期行介入治疗的适应证和禁忌证

室间隔缺损合并动脉导管未闭，同期行介入治疗的适应证和禁忌证取决于室间隔缺损是否适合介入治疗，因为目前几乎100%的动脉导管未闭可行介入治疗。具体参见室间隔缺损介入治疗的适应证和禁忌证。

■ 二、操作方法

（1）按常规行穿刺右侧股动脉、股静脉，分别置入防漏鞘管。

（2）行右心导管检查，测量肺动脉压力、右心室压力，计算Qp/Qs。

（3）先送入猪尾导管行左心室造影和主动脉根部造影，判断室间隔缺损的位置、形状和大小，有无合并主动脉瓣关闭不全或Valsalva窦瘤破裂等，明确室间隔缺损是否适合封堵治疗。

（4）再后撤猪尾导管至动脉导管未闭开口上方2 cm处行主动脉造影，左侧位观察动脉导管未闭的大小和形态。

（5）建立动脉—室间隔缺损—静脉轨道行室间隔缺损封堵术，并经左心室造影和心脏超声检查明确封堵效果。

（6）按常规建立动脉—未闭动脉导管—静脉轨道行动脉导管未闭封堵，并行主动脉造影判断封堵效果（图12-2）。

（7）封堵成功后，拔出股动脉、股静脉鞘管，同前处理伤口（第六章第二节），无菌纱布敷盖。

■ 三、术后处理

同室间隔缺损封堵术。

■ 四、注意事项

如造影发现室间隔缺损不适合封堵治疗，如患者经济条件允许，也可以行动脉导管未闭封堵，以后再行室间隔缺损外科手术修补，这样可使外科手术操作简单化，从而缩短心脏停搏时间。

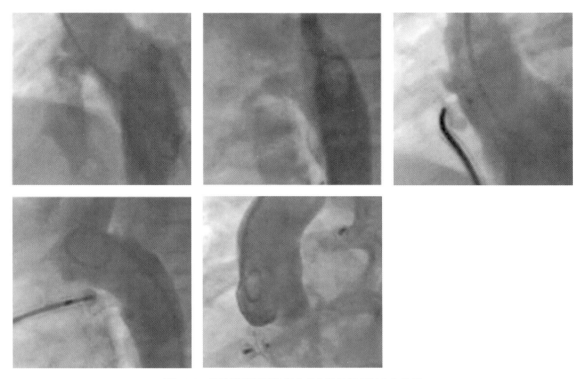

图12-2 经导管室间隔缺损合并动脉导管未闭介入治疗

第三节 · 室间隔缺损合并肺动脉瓣狭窄的同期介入治疗

室间隔缺损合并肺动脉瓣狭窄临床相对少见，室间隔缺损使肺循环血流量增加，而肺动脉瓣狭窄使肺循环血流量减少。因此，这两种畸形同时存在时可避免肺动脉高压的形成。室间隔缺损合并肺动脉瓣狭窄的封堵治疗，应先行肺动脉瓣狭窄球囊成形术，后行室间隔缺损封堵术。因为肺动脉瓣球囊成形术后，右心室压力下降，可使导管较容易从右心房进入右心室，从而减少操作难度。

■ 一、同期行介入治疗的适应证和禁忌证

（1）适合行介入治疗的室间隔缺损，具体参见室间隔缺损介入治疗适应证。
（2）瓣膜型肺动脉瓣狭窄，跨肺动脉瓣压力阶差 ≥ 40 mmHg。

■ 二、操作方法

（1）按常规行穿刺右侧股动脉、股静脉，分别置入防漏鞘管。
（2）行右心导管检查，测量右心室压力和肺动脉压力，计算两者的峰值压差和Qp/Qs。
（3）行左心室造影，判断室间隔缺损的位置、形状和大小，明确室间隔缺损是否适合封堵治疗。
（4）再行右心室造影，左侧位观察肺动脉瓣狭窄的类型和程度，测量肺动脉瓣环直径。

（5）按常规行肺动脉瓣狭窄球囊扩张术。

（6）扩张成功后，重新插入股静脉鞘管，建立动静脉轨道，行室间隔缺损封堵术。并经左心室造影和心脏彩色超声检查，明确封堵效果（图12-3）。

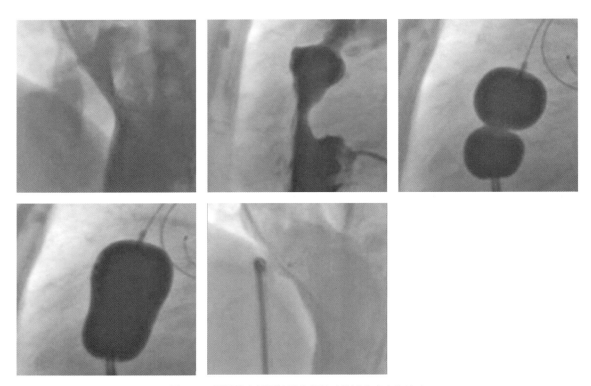

图12-3　经导管室间隔缺损合并肺动脉瓣狭窄介入治疗

（7）封堵成功后，拔出股动脉、股静脉鞘管，局部压迫止血，无菌纱布敷盖，返回病房。

■ 三、术后处理

同室间隔缺损封堵术。

■ 四、注意事项

右心室造影只能使用侧孔右心导管或猪尾导管，不能使用端孔右心导管或端侧孔右心导管，以免引起心室穿孔。

第四节·室间隔缺损合并下腔静脉肝段缺如的同期介入治疗

室间隔缺损（VSD）是最常见的先天性心脏畸形，经导管介入封堵治疗因创伤小、恢复快已在临床广泛应用。

下腔静脉肝段缺如是一种罕见的先天性胚胎发育异常导致的血管畸形，其发生率占先天性心脏病的0.6%～2.9%，常并发其他心内畸形，约1/4并发心脏位置异常，往往在经下腔静脉径路心导管检查或介入治疗时被意外发现而确诊。下腔静脉肝段缺如的发生与胚胎发育密切相关，在胚胎第6周，内脏原基左右分侧，心脏结构发育分隔旋转时期下腔静脉干未能与肝静脉干连接，血液从后肾段经过奇静脉或半奇静脉回流入心脏，肝静脉直接回流入右心房，是多脾综合征最常见的并发畸形。

室间隔缺损合并下腔静脉肝段缺如更为罕见。VSD介入封堵治疗通常需要建立股动静脉轨道，但当术中发现下腔静脉肝段缺如时，通过股静脉建立动静脉轨道变得较为困难，即便在建立股动脉—左心室—VSD—右心室—上腔静脉—奇静脉或半奇静脉—下腔静脉—股静脉轨道后，往往因轨道路径过于迂曲，难以经股静脉途径对VSD进行封堵。这时往往需要通过其他途径进行封堵，可通过颈静脉途径、锁骨下动脉途径或股动脉途径进行封堵。因为目前临床常规VSD封堵器输送鞘多为6～9 F，故经颈静脉途径或者锁骨下静脉途径均可植入，如何选择入路多依据术者的习惯及临床经验。穿刺右侧颈内静脉或右侧锁骨下静脉，建立股动脉—左心室—VSD—右心室—右侧颈内静脉或右侧锁骨下静脉轨道。沿轨道导丝送入VSD输送鞘，经上腔静脉至右心室，后通过VSD进入左心室，随后植入VSD封堵器。

随着介入心脏病学技术的发展，介入封堵器材的改进，应用第二代Amplatzer动脉导管未闭封堵器（ADO Ⅱ）仅经股动脉逆行插管行VSD封堵术，取得较好疗效。对于静脉入路有一定变异，特别是下腔静脉肝段缺如的患者，该方法不失为一个良好的术式选择。

虽然也有研究尝试使用传统的VSD封堵器经动脉途径逆行插管植入来完成VSD的封堵，但由于传统VSD输送鞘管较粗、较硬（均在6 F以上），可能会对儿童患者的动脉造成更大的损伤；且其固有弯度更适合静脉植入，经动脉植入时对左心室的刺激可能会诱发更多的心律失常，从而限制了其被用于经股动脉的逆行VSD封堵术。ADO Ⅱ的输送鞘管直径为4～5 F，明显小于6 F以上的输送系统，而且柔韧性良好，可以通过比较迂曲的径路；该输送鞘管还可以直接通过普通的血管鞘送入，不需要在送上输送鞘管前先交换出血管鞘，从而减轻了反复交换鞘管过程中的可能造成的血管损伤。正是由于ADO Ⅱ及其输送系统的上述优点，使其有可能被用于VSD的封堵术。

此外，ADO Ⅱ的两个盘状结构较其腰部半径大3 mm，这要求VSD的上缘距邻近主动脉瓣的距离应不小于3 mm；ADO Ⅱ最大直径目前只有6 mm，使其无法封堵更大的VSD；这都在一定程度上限制了ADO Ⅱ在VSD封堵术中的应用。目前，一些国产动脉导管未闭封堵器、室间隔缺损封堵器及血管塞也可使用4～5 F输送鞘管，而且封堵器直径更大，在经动脉途径VSD封堵术中应用前景值得期待。

综上所述，先天性心脏病介入治疗前常规彩超检查时，应注意上下腔静脉情况，特别需注意下腔静脉肝段缺如等畸形。如介入封堵过程中发现导管导丝并非经正常的下腔静脉开口进入右心房，而是经奇静脉或半奇静脉上行，直到上腔静脉后方折返后经上腔静脉开口进入右心房，此时应高度怀疑下腔静脉肝段缺如，可行造影明确诊断。若确诊为下腔静脉肝段缺如合并VSD，可选择颈静脉途径、锁骨下静脉途径或股动脉途径进行VSD封堵术。

第五节 · 室间隔缺损合并卵圆孔未闭的同期介入治疗

卵圆孔是胎儿发育所必需的一个生命通道，出生后大多数人原发隔和继发隔相互贴近、粘连、融合，逐渐形成永久性房间隔，若3岁以上未完全融合，则将遗留的裂隙样通道称为卵圆孔未闭（patent foramen ovale，PFO）。研究发现1～29岁PFO发生率为30%，30～79岁为25%，＞80岁以上为20.2%。一般认为成人PFO的发生率约为25%。而室间隔缺损（VSD）是临床上常见的先天性心脏病，因此临床上常有VSD合并PFO的病例，本章主要讨论VSD合并PFO患者是否同期介入治疗及其注意事项等问题。

一、PFO介入治疗现代观点

PFO相关综合征的提出源于对反常栓塞的认识和证实。反常栓塞的概念最早在1877年时由德国病理学家Cohnheim提出，随之不断被尸检证实。1985年，Nellessen等首次用超声证实了PFO处骑跨血栓。1994年，Brogno等不仅在PFO处发现骑跨血栓并于左、右心房内检测到血凝块，为反常栓塞提出了直接证据。因此，PFO有"脑的后门"之称，甚至有人提出"洞在心，病在脑"的理论。已发现不明原因脑卒中、偏头痛、斜卧呼吸-直立型低氧血症及神经减压病等都与PFO有关。遗憾的是，临床上找到PFO处骑跨血栓的概率极低，大多数反常栓塞的诊断仍为推测性。因而PFO究竟是作为"无辜的旁观者"还是"参与者"，一时间成为争论的焦点。

国外早期以单中心的回顾性研究为主，大多数得到了阳性的结论。1992年，Bridges等首先开始介入关闭PFO预防卒中再发的研究，封堵36例反常栓塞患者的PFO，随访3年中97%未再发生栓塞。此后，许多临床观察性研究均证实，封堵PFO预防脑栓塞复发是一种安全、有效的方法。Wahl等对比分析了308例患者PFO封堵与抗凝/抗血小板治疗随访10年的结果，发现封堵治疗可明显降低PFO患者的死亡率，显著降低卒中和短暂性脑缺血发作（transient ischemic attack，TIA）发生率。Agarwal等对39项经导管封堵PFO（8 185例）和19项药物治疗（2 142例）研究进行meta分析，得出的结论是预防反常栓塞性脑血管事件复发，封堵优于药物治疗。Gafoor等对3 819例行经导管封堵PFO的患者进行meta分析发现，卒中年复发率为0.47%，TIA为0.85%。但这些研究都是非RCT结果，使得RCT的结果备受期待。

与单中心观察性研究结果不同，早期关于经导管封堵PFO是否优于药物治疗的3项RCT均得出了阴性的结果，相继发表于2012—2013年的 N Eng J Med。由于试验设计、纳入标准不合理，封堵器原因等各种因素，3项RCT广受批判。另有一项RCT对比了Amplatzer、StarFlex和Helex三种封堵器，随访5年结果发现，卒中复发风险与封堵器有关，与药物治疗相比，使用Amplatzer封堵器封堵PFO可使卒中复发的相对危险下降61%。因此，提出了封堵PFO的有效性取决于所使用封堵器的概念。期待已久的3项RCT结果并未能解决有关经导管封堵PFO的争议，封堵术的支持者强调PFO的封堵效果与封堵器相关，而反对者则会强调3项RCT均未显示出该手术的获益。"封堵应慎重，要确定是否获益"，人们期待着更多的RCT及远期随访结果。

随着RESPECT研究的阳性长期随访结果公布，2016年11月，美国FDA最终批准了Amplatzer PFO封堵器的临床应用，使得PFO介入治疗终于迎来了春天。2017年9月，N Engl J Med刊登了包括CLOSE、REDUCE和RESPECT研究远期随访结果的3项阳性RCT结果，从而把这一技术又提升到了前沿。2018年，JACC杂志发表了一项关于高危PFO的

DEFENSE研究，发现对于大型PFO、合并房间隔瘤或原发间隔活动度大的PFO，相比单纯药物治疗，经导管封堵PFO能降低卒中的发生/复发概率。上述RCT研究结果与早期CLOSURE Ⅰ、RESPECT短期随访和PC研究的结果大相径庭，从而催生了各国指南/专家共识的更新。

二、PFO封堵的最新共识/指南

（一）国外指南

2017年，加拿大卒中最佳实践建议首先更新了其卒中的二级预防指南，将经导管封堵PFO提高到A级证据水平。随后，2018年德国神经病学学会等更新了其PFO合并隐源性卒中的处理指南，其中对年龄介于16～60岁的隐源性卒中患者（经心内科和神经内科专科评估），如果PFO合并有中到大量右向左分流（right-to-left shunt，RLS）者，建议经导管封堵PFO（推荐级别Ⅰ类，证据水平A）；对于不接受经导管封堵PFO的患者，抗凝药并不优于抗血小板药物治疗，推荐阿司匹林或氯吡格雷进行二级预防（推荐级别Ⅱ类，证据水平B）；经导管封堵PFO并发症如心房颤动、心脏压塞和肺栓塞等少见，不影响对封堵器植入的建议水平（推荐级别Ⅰa类，证据水平A）。同年，英国医学杂志（BMJ）专家临床指南意见指出，对于年龄<60岁，伴有隐源性卒中的PFO患者，在降低卒中复发风险方面，经导管封堵PFO加抗血小板治疗优于单纯抗血小板治疗（强推荐）。2019年，来自欧洲8个科学学会的专家，撰写了PFO管理的欧洲共识，将年龄上限放宽至65岁，认为年龄18～65岁的隐源性卒中、TIA或系统性栓塞患者，经评估后若认为PFO与临床事件为因果关系，建议经导管封堵PFO。同年，法国、希腊和意大利等国均更新了相关指南或共识，提高了PFO封堵的级别。2020年4月底，美国神经病学学会组织了神经内科、心脏内科和影像科等学科的专家制定了PFO与卒中的二级预防指南，提出：① 拟行PFO封堵术的患者，应对其进行适当而全面的评估，以排除卒中的其他发病机制（证据水平B）；② 确定存在其他高风险卒中机制的患者，不应按常规建议行PFO封堵术（证据水平B）；③ <60岁的PFO患者，栓塞性脑梗死未确定其他卒中机制，建议行PFO封堵术（证据水平C）；④ 选择药物治疗而不接受PFO封堵术的患者，推荐抗栓治疗，如阿司匹林或抗凝药（证据水平C）等。

（二）中国指南/共识的变迁

2015年时，虽然国际上尚无明确PFO封堵的指南，但我国学者根据最新国外研究进展，结合国内经验，提出了中国专家处理PFO的建议，建议合并大量右向左分流（right-to-left shunting，RLS）和高危解剖因素的PFO，根据临床症状，可行经导管PFO封堵术。同年，美国TCT会议上公布RESPECT研究的长期随访结果，发现对于年轻人（<60岁）、合并房间隔瘤（atrial septal aneurysm，ASA）和大量RLS患者获益更多，其中ASA和大量RLS患者CS发生率相对风险下降75%，获益更大，亦为入选大量RLS和高危解剖因素PFO提供了证据。

2017年，我国首先更新了PFO预防性封堵术中国专家共识，建议：① 不明原因脑卒中（cryptogenic stroke，CS）/TIA合并PFO，有1个或多个PFO的解剖学高危因素；② CS/TIA合并PFO，有中到大量RLS，合并1个或多个临床高危因素；③ PFO相关脑梗死/TIA，有明确深静脉血栓形成（deep vein thrombosis，DVT）或肺栓塞，不适宜抗凝治疗者；④ PFO

相关脑梗死/TIA，使用抗血小板或抗凝治疗仍有复发；⑤ CS或外周栓塞合并PFO，有右心或植入器械表面血栓；⑥ 年龄＞16岁（有明确反常栓塞证据者，年龄可适当放宽）者，建议行经导管PFO封堵术。

相比起国外循证医学证据和专家共识/指南的不断更新，我国结构性心脏病的专家亦联合神经内科、影像科等相关学科专家，在全面总结国内外最新进展的基础上，于2021年初制定了PFO相关卒中预防的中国指南。该指南建议：① 年龄介于16～60岁，血栓栓塞性脑梗死伴PFO患者，未发现其他卒中发病机制，PFO伴ASA或中到大量RLS或直径≥2 mm，建议行经导管封堵PFO术（Ⅰ类，A级）。② 传统血管风险因素（如高血压、糖尿病、高脂血症或吸烟等）少，全面评估（包括长程心电监测除外心房颤动）后没有发现其他卒中机制，PFO伴房间隔瘤或中到大量RLS或直径≥2 mm，年龄＞60岁、≤65岁者（特殊情况年龄可以适当放宽），建议行经导管PFO封堵术（Ⅱa类，C级）。③ 年轻、单一深部小梗死（＜1.5 cm），PFO伴ASA或中到大量RLS或直径≥2 mm，无小血管疾病的危险因素如高血压、糖尿病或高脂血症等，建议行经导管PFO封堵术，且年龄可以适当放宽（Ⅱa类，C级）。④ PFO相关卒中，合并有明确的DVT或PE患者，不具备长期抗凝条件，建议行经导管封堵PFO术（Ⅱa类，B级）。

■ 三、VSD合并PFO介入治疗及注意事项

（一）适应证

（1）具有VSD和PFO均具有介入治疗指征，不合并必须行外科手术治疗的其他心脏畸形。

（2）具有VSD介入治疗指征，术前偶尔发现PFO，无PFO相关综合征的证据，但具有高危PFO的特征，即PFO合并ASA、PFO较大、PFO有静息RLS或大量RLS、长隧道PFO、PFO合并过长的下腔静脉瓣（＞10 mm）或希阿里氏网（CN）。

（3）具有VSD介入治疗指征，术前偶尔发现PFO，无PFO相关综合征的证据，不具有高危PFO的特征，与心外科同时处理PFO一样：封堵PFO是因为要封堵VSD，应与患者或家属充分沟通获得谅解，并明确获益和危害。

（4）具有介入治疗指征的VSD合并肺动脉高压患者，发现PFO，同时行PFO封堵缺少临床数据，后果难以评判。不建议同时处理PFO。

（二）介入治疗顺序

对于先天性心脏病复合畸形的介入治疗，总体原则是先做技术难度大的，后做简单的，且后期的操作不影响治疗的效果为宜。VSD合并PFO介入治疗时，一般先封堵VSD，再行PFO封堵治疗。若VSD封堵不成功，则放弃介入治疗。应注意VSD介入治疗时，右心导管容易直接通过PFO到左上肺静脉，应与肺动脉鉴别。

（三）并发症和术后用药

VSD介入治疗术后主要观察有无传导阻滞和溶血，术后可能应用激素，以减轻组织水肿。PFO介入治疗安全性高，但要注意有无心脏压塞。抗血小板治疗可延长1年。

（四）PFO分流判断的准确性

超声发泡试验是判断PFO分流的最主要方法，但缺乏准确性及统一性，有假阳性，如

肺动静脉畸形（包括轻微或弥散的肺动脉静脉畸形、肝脏疾病）均可混淆发泡试验的结果，使左心房内充满微气泡信号。而健康人群在特殊情况下亦可出现阳性结果，如运动、月经周期改变、妊娠等。一些研究中心虽然对分流量有严格的定义，但将仅有几个微气泡信号者也纳入PFO的诊断标准，显得不够严谨。临床应用中，应认识到不同超声检查方法在判断PFO上的可靠性。

（1）在MIST试验中，70%通过食管超声心动图检查已经确诊的PFO在进一步的心导管术中未发现PFO。10%经食管超声心动图检查确诊的PFO，在由3人以上心脏病专家组建的团队手术操作中无法通过房间隔。我们的体会是，不管是经胸或经食管超声心动图，即使诊断为PFO，需要结合右向左分流量来综合考虑。超声诊断PFO，声学造影为大量分流且符合PFO分流的时间特征，基本可确诊。

（2）另一个误区就是PFO的大小，常用经食管超声心动图TEE测量静息大小来判断实际大小，进一步判断PFO为大型、中型或小型。Schuchlenz等对100名经食管超声心动图发泡试验确诊PFO的患者进行球囊测量和封堵手术，发现66% PFO实际直径大小被经食管超声心动图低估，只有经股静脉注射对比剂后经食管超声心动图的测量值才与实际大小相关。其根本原因在于PFO结构的特殊性，原发隔软、摆动大，不同人群有差异。正确方法，应经食管超声心动图测量PFO大小结合右向左分流量。

（3）食道超声心动图与经颅多普勒超声（TCD）：实际上，能安静接受经食管超声心动图检查的患者并不一定能真实配合激发试验。经食管超声心动图检查为少量气泡的，不能判定有无缺损及缺损大小。由于经食管超声心动图不能对分流量进行定量，在RCT随机临床试验研究中亦没有广泛应用。相对地，TCD可以提供更可靠的分流信息，以及准确的体内测量值。

四、经导管PFO封堵术

由于VSD介入治疗已有专章叙述，在此仅讨论PFO封堵治疗。

1. 封堵器 · 目前中国批准应用的经皮PFO介入治疗的封堵器为Amplatzer PFO或ASD封堵器，以及类似的国产Cardi-O-Fix PFO封堵器。

（1）Amplatzer PFO封堵器：类似于Amplatzer ASD封堵器，但有不同。它包括两个具有记忆效应、能自我膨胀的盘片，中间通过一短、细而易弯曲的腰部连接。两个盘片由0.005″镍钛合金丝编制而成，中间充填聚酯纤维膜。有3点不同于ASD封堵器，首先，不是自中心封堵器；其次，仅有4个型号，分别为18 mm、25 mm、30 mm和35 mm；最后，腰部长度及直径均为3 mm。PFO封堵器型号以右盘大小来定，不像ASD封堵器是以腰部直径大小而定的。18 mm和30 mm封堵器左、右盘大小相等，亦为18 mm和30 mm，25 mm和35 mm封堵器左盘分别为18 mm和25 mm。18/25 mm、30/30 mm和25/35 mm，由于封堵卵圆孔理论是防止发生反常栓塞即封堵RLS，故右盘＞左盘。

（2）Amplatzer ASD封堵器：PFO封堵器应用前，Amplatzer ASD封堵器已成功使用于所有PFO患者。使用合适的ASD封堵器可以避免PFO的偏心放置和闭合不全。但一般封堵器大小难以选择，易过大选择封堵器，使封堵器过厚，有可能增加远期并发症。长管型PFO中，由于ASD封堵器腰部短，封堵器到位相当困难。但对于合并ASA或较大PFO裂隙者，适宜用ASD封堵器。对于间隙＞10 mm，建议使用球囊测量其大小，并使用相应大小ASD封堵器可能更好。如果TEE显示间隙仅几毫米，则使用PFO封堵器。

（3）Cardi-O-Fix PFO封堵器：为国产封堵器，由北京华医圣杰医疗公司生产，为目前国产唯一经中国SFDA批准的可应用于临床的PFO专用封堵器。类似于Amplatzer PFO封堵器，但型号更全，除与Amplatzer相似的4个型号外，还有25/25 mm等。封堵器的质量与性能与进口的封堵器无差别，价格仅为进口同类产品的1/2左右。

2. 如何通过PFO · PFO介入治疗难点之一就是导管如何通过PFO通道。当PFO位于下腔静脉进右心房入口对面时，1/3的患者不需特别操作，导丝或导管就可直接通过PFO。不能直接通过PFO则需多功能导管引道，当导管头端位于肝静脉水平以下，且指向脊柱方向时，将导丝朝向房间隔方向前送，1/3的患者用这一方法通过PFO。如果将导丝J形头端拉直仍不能通过PFO，则需要在后前位透视下，用多功能导管头端沿房间隔中部滑动寻找PFO。一旦导管头端到达卵圆窝区域，则从8点钟到2点钟位置，前后旋转导管，以使其通过PFO。亦可在右心房的下部，先将导管指向患者左侧（3点钟方向），边前送导管边顺时针（向后）旋转导管大约1/4圈（6点钟方向），操作应轻柔连续完成，有时需要重复这一操作。仅在极少数情况下需要使用泰尔茂直头导丝或可操控的冠状动脉导丝通过PFO。

3. 封堵器选择方法

（1）大多数PFO，选择25 mm PFO封堵器。由于简单PFO占介入治疗的45%，此类PFO基本可以用25 mm封堵器；复杂PFO，亦有相当比例可以选择25 mm封堵器。因此，为防止过大选择封堵器，可先常规尝试选择18/25 mm中等大小封堵器，如用力不大就将左心房伞拉入右心房，则需换25 mm封堵器。

（2）PFO具有以下特征时，如因巨大的ASA而担心发生血栓栓塞时、活动度大的原发间隔（≥6.5 mm）、长管形的PFO、第二间隔特别厚或粗大的主动脉根部凸出并紧靠卵圆窝，而担心封堵器的盘片对主动脉造成侵蚀时，则直接选择35 mm的PFO封堵器。

（3）对于巨大PFO，选择ASD封堵器。

（4）无论选择何封堵器，都要考虑左、右侧伞盘与主动脉的关系，以防密切接触而发生主动脉侵蚀。

4. 封堵过程 · 根据选择的封堵器选择输送长鞘，沿导引钢丝送入输送长鞘。生理盐水浸湿封堵器，连接封堵器与推送钢丝，将封堵器装入负载导管内，注意排尽封堵器及鞘管内的气体。将负载导管插入长鞘管内，在透视监测下沿鞘管送入封堵器，打开左心房侧伞盘，回撤至PFO的左心房侧，然后固定输送导丝，继续回撤鞘管打开封堵器的右心房侧伞。在左前斜位45°～60°+头位20°～25°透视下，封堵器呈"工"字形张开，少许用力反复推拉输送杆，封堵器应固定不变。TTE心尖四腔心切面上和剑下两房心切面上，封堵器夹在PFO处房间隔的两侧；心底短轴切面上可见封堵器与主动脉抱成"V"字形。再从传送鞘管推入造影剂，观察无RLS。如达到上述条件，可操纵输送杆释放封堵器。撤出鞘管，压迫止血。释放封堵器后，再次从送鞘管推入造影剂，观察分流情况（图12-4和图12-5）。大多数封堵器释放后无造影剂通过房间隔进入左心房。

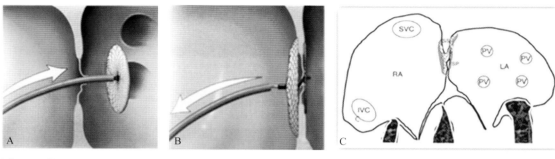

图12-4　使用Amplatzer PFO封堵器封堵PFO模式图。A. PFO封堵器左侧伞盘在左心房侧打开；B. 封堵器夹闭PFO；C. 植入几个月后心内膜包裹封堵器，显示为灰色部分。RA：右心房；LA：左心房；SVC：上腔静脉；IVC：下腔静脉；PV：肺静脉

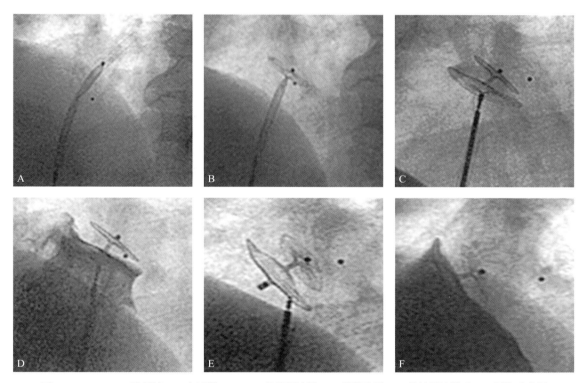

图12-5　Amplatzer法封堵PFO全过程。A～C. 放置封堵器；D. 鞘管造影；E. 释放封堵器后；F. 释放后造影

五、VSD合并PFO介入治疗实例分析

（一）病例介绍

1. 病史·女性，20岁，55 kg，自幼发现心脏杂音，因恐惧未治疗。入院前5年反复头痛发作，伴有恶心、呕吐、双眼眶憋胀，无畏光。头痛多位于双颞部，与月经周期、受凉、劳累有关。对症治疗效果不佳。曾行头颅MRI、脑电图等检查未见异常。日常活动不受限，

剧烈活动无口唇发绀，无蹲踞现象。查体：血压120/80 mmHg，心率80次/分，心律齐，心音有力，胸骨左缘第3～4肋间可闻及3/6级收缩期杂音，可扪及震颤。

2. 辅助检查·经胸超声心动图提示：① 室间隔缺损（嵴内型），室间隔12点钟至1点钟位置连续中断，断端回声增强，测缺损大小，左心室面9 mm，右心室面7 mm，缺损口距肺动脉瓣下3 mm，彩色血流示：心室水平左向右分流（图12-6）。② 卵圆孔未闭，剑下两腔切面示：房间隔第一隔与第二隔呈"交错样"改变，彩色血流示房水平卵圆窝处可见细小左向右分流（图12-7）。

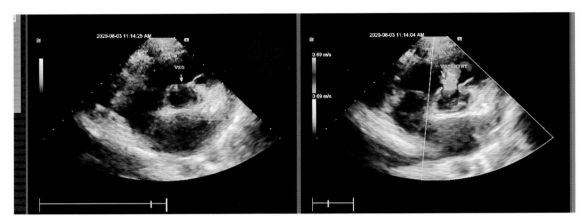

图12-6　主动脉短轴切面：室间隔缺损（嵴内型）

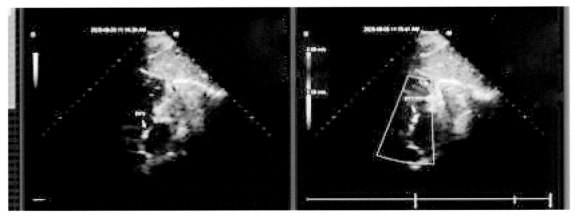

图12-7　剑下两房切面：卵圆孔未闭

经胸右心射血造影提示：静息状态下右心显影后左心内未见微气泡显影，行 Valsalva 动作后即刻左心内探及大量微气泡（整个心腔浑浊）。经颅多普勒发泡试验提示：监测右侧大脑中动脉双深度（55～60 mm）血流信号，注射激荡盐水，静息状态下 10 s 内未监测微栓子信号，行 Valsalva 试验后 10 s 内监测到大量（帘状）微栓子信号（图 12-8、图 12-9）。

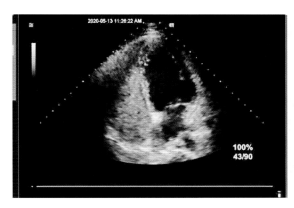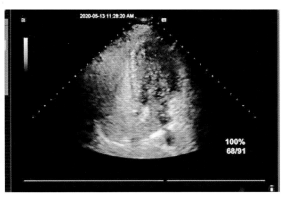

图12-8　左图：静息状态下右心显影后左心内未见微气泡显影，右图：Valsalva 动作后即刻左心内探及大量微气泡（整个心腔浑浊）

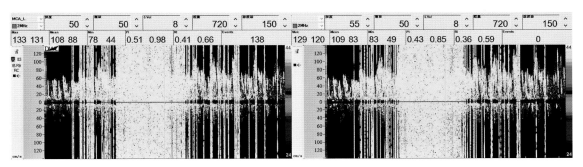

图12-9　cTCD 显示 Valsalva 试验后 10 s 内监测到大量（帘状）微栓子信号

（二）封堵过程

1. **心导管检查**·局麻下行 VSD+PFO 封堵术。术中选择穿刺右股动、静脉，置入 6 F 血管鞘。经股静脉送入 6 F 多功能导管测压显示：右心房压 12/1 mmHg，右心室压 53/0 mmHg，肺动脉压 46/17 mmHg。

2. **左心室造影**·经动脉送入猪尾导管至左心室，在左前斜 70° 加头 25° 左心室造影及升主动脉造影，观察缺损大小和主动脉瓣有无反流。测量缺损大小 6.8 mm，紧邻主动脉，主动脉瓣无反流（图 12-10）。

3. **室间隔缺损封堵术**·经股动脉 5 F 右冠状动脉造影导管至左心室，并置入室间隔缺损处，沿导管送入 260 cm 超滑导丝经右室至肺动脉，经股静脉送入圈套器至肺动脉，套牢导丝末端并拉出体外，建立动静脉轨道。由于超声测量缺损大小：左心室面 9 mm，右心室面 7 mm，虽然左心室造影测量缺损较小，根据嵴内型室间隔缺损的特点，仍考虑参考超声测量大小选封堵器。另外，缺损较大，先使用对称型封堵器。选择 12 mm 对称型封堵器，到

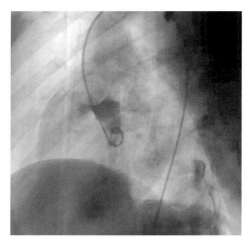 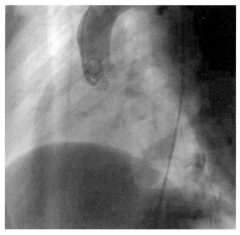

图 12-10　左心室造影见室间隔缺损，未见明显的主动脉瓣脱垂

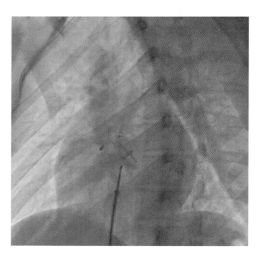

图 12-11　PFO 封堵器到位

位后，再重复左心室造影见室间隔缺损被完全堵闭，主动脉瓣上造影未见主动脉瓣反流。复查心脏超声见封堵器位置好，无残余分流。

4. 卵圆孔未闭封堵术·经股静脉送右心导管至右心房，经 PFO 至肺静脉，沿导管送入 260 cm 加硬导丝至左上肺静脉，再沿导丝送入 9 F 的输送鞘，植入 25 mm PFO 封堵器（图 12-11）。复查心脏超声见封堵器位置好，无残余分流。

5. 围术期处理及随访·术后常规使用低分子肝素，0.4 ml，2 次/日，皮下注射；口服阿司匹林0.1，1 次/日，氯吡格雷 50 mg，1 次/日，连服 6 个月。术后第 3 日复查经胸心脏超声提示封堵器位置固定，形态良好，心室水平封堵器下方可见细小左向右分流，心房水平未见左向右分流。复查心电图与术前相比无明显变化。术后随访 6 个月，复查右心声学造影提示静息状态及 Valsalva 动作下右心显影后左心内未见微气泡显影。经胸心脏超声检查封堵器位置固定，形态良好，心室水平及心房水平均未见左向右分流。患者偏头痛症状消失。

（三）经验及体会

该患者经体检和心脏超声检查明确为先天性心脏病，室间隔缺损和卵圆孔未闭，属于复合性心脏畸形。青年女性，自幼诊断 VSD，但近 5 年有偏头痛症状，传统治疗头痛的药物无效，严重影响患者的生活质量。结合右心声学造影和经颅发泡试验检查结果，高度考虑偏头痛与 PFO 有关。当然不能除外单纯的室间隔缺损引起偏头痛发作的可能。考虑到偏头痛病因的复杂性，存在封堵后症状改善不明显的可能，术前向患者充分谈明。据此，该患者既有卵圆孔未闭，又有室间隔缺损，两者均应治疗。根据"先难后易，先复杂后简单"的原则，选择先封堵室间隔缺损，后封堵卵圆孔未闭的治疗策略。

第六节·室间隔缺损合并瓦氏窦瘤破裂的同期介入治疗

瓦氏窦瘤是由于瓦氏窦或主动脉窦部组织发育不全，缺乏正常的肌层和弹力组织，在主动脉内高压血流的作用下窦壁逐渐变薄，并向外扩张而形成的囊袋状突起。当主动脉内压力骤然升高时，可使窦瘤破入邻近的心腔或大血管，称为瓦氏窦瘤破裂，其中右冠窦破入右心房或者右心室较为常见。外科手术曾是治疗的首选策略，传统的Sakakibara分型和Ring分型基于瓦氏窦部位和破入的心腔或大血管进行分类，这两种分型对于外科术式的选择具有重要指导意义。

近年随着介入水平的提高，瓦氏窦瘤的封堵治疗量和介入操作难度也在不断提升。基于对瓦氏窦瘤破裂封堵的丰富经验和大量病例，上海长海医院心内科在国际上首次提出了瓦氏窦瘤的造影分型：Ⅰ型窗型、Ⅱ型瘤样、Ⅲ型管状和Ⅳ型其他少见形态，其中窗型最为常见。根据不同造影分型，我们进一步提出了封堵器介入治疗策略，Ⅰ型和Ⅱ型可以选择小腰大边型封堵器，Ⅲ型可以选择肌部封堵器（图12-12）。少见分型Ⅳ型可能是风向袋或者长管型结构，需要根据具体形态选择封堵器甚至研发特制封堵器。我们曾报道过1例右冠窦破入右心房的巨大风向袋型瓦氏窦瘤，直径41 mm × 34 mm是迄今发表文献中最大的瓦氏窦瘤

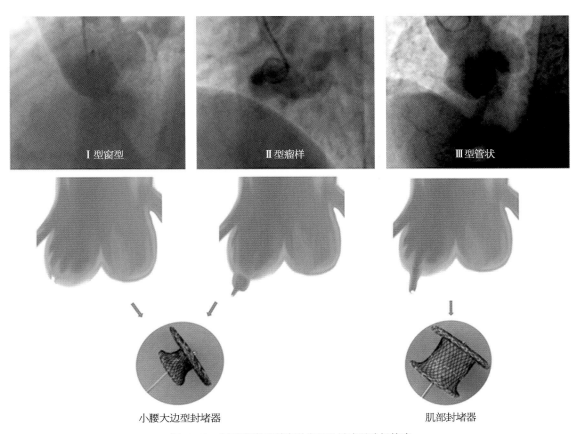

图12-12　瓦氏窦瘤破裂造影分型及封堵器选择策略

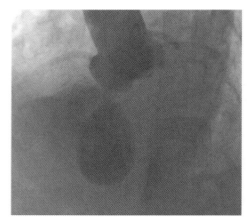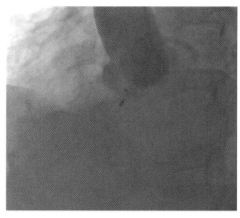

图12-13 巨大瓦氏窦瘤破裂封堵治疗

（图12-13），通过植入国产6 mm双盘状封堵器成功进行封堵。

室间隔缺损是瓦氏窦瘤破裂最常见的合并症，占26% ～ 53%。传统观点一直把室间隔缺损合并瓦氏窦瘤破裂作为介入治疗的禁忌证。上海长海医院心内科在该领域勇闯禁区，对于瓦氏窦瘤合并室间隔缺损进行了封堵尝试并积累了丰富的经验。我们的经验是首先尝试封堵瓦氏窦瘤破裂，成功后再治疗室间隔缺损；如果瓦氏窦瘤封堵失败则可考虑外科手术一站式修补瓦氏窦瘤和室间隔缺损；如果室间隔缺损是干下型，也直接进行外科手术一站式处理瓦氏窦瘤和室间隔缺损；如果室间隔缺损是膜周部，则可以通过心脏超声、心导管检查分别评估瓦氏窦瘤破裂和室间隔缺损是否可以进行介入治疗。瓦氏窦瘤根据造影形态可以选择小腰大边型或肌部封堵器，更好匹配瓦氏窦瘤的形态并减少对主动脉瓣膜的影响。合并的室间隔缺损则可以选用零边偏心型封堵器，减少对主动脉瓣膜的影响。1993—2013年上海长海医院心外科对20例瓦氏窦瘤破裂患者进行了外科手术，其中有12名患者合并干下型室间隔缺损，成功进行了同期一站式手术修补。2005—2012年上海长海医院心内科对25例瓦氏窦瘤破裂患者进行封堵治疗，其中5例患者合并膜周部室间隔缺损，笔者对其中3例患者成功进行了瓦氏窦瘤合并室间隔缺损同期封堵治疗，另2例患者术后4 h和8 h分别出现了严重溶血，经保守治疗无效后转至外科手术。

在临床诊治瓦氏窦瘤破裂患者时，笔者发现心脏超声有时会遗漏室间隔缺损的诊断，尤其是干下型时容易受到脱垂的主动脉瓣或者瓦氏窦瘤壁遮挡，经胸心脏超声可能会漏诊室间隔缺损的诊断。Tsung等对212例瓦氏窦瘤破裂外科手术患者进行超声检查回顾性研究，提出需要在术前认真评估超声，以防遗漏室间隔缺损，必要时进行经食管心脏超声检查。鉴于室间隔缺损是瓦氏窦瘤破裂最常见的合并症，我们的经验是对于心脏超声未报的瓦氏窦瘤破裂患者除了主动脉瓣上造影，也需要常规进行左心室造影来明确是否合并室间隔缺损；当瓦氏窦瘤封堵器试封堵到位后，还需要通过听诊明确杂音是否消失，如果杂音依然存在也需要考虑合并室间隔缺损或其他合并症可能。

简而言之，瓦氏窦瘤破裂合并室间隔缺损，对于介入指征的把握、术者操作水平和封堵器治疗策略要求更高，术前进行严格的适应证筛选，术中选择合适的封堵器，介入治疗较之外科手术具有更少的创伤、更高的成功率和经济学效价比。

一、适应证和禁忌证

（1）适合于行介入治疗的室间隔缺损，具体参见室间隔缺损介入治疗适应证。

（2）瓦氏窦瘤直径≤16 mm，破口距离右冠状动脉开口＞5 mm。

二、操作方法

（1）按常规行穿刺右侧股动脉、股静脉，分别置入防漏鞘管。

（2）行右心导管检查，测量肺动脉压力、右心室压力，计算Qp/Qs。

（3）先送入猪尾导管至主动脉根部造影，观察破裂瓦氏窦瘤的大小、出口和入口等。

（4）再送入猪尾导管行左心室造影，判断室间隔缺损的位置、形状和大小，明确室间隔缺损是否适合封堵治疗。

（5）建立动脉—破裂瓦氏窦瘤—静脉轨道行瓦氏窦瘤封堵术，并经主动脉根部造影和心脏彩色超声检查明确封堵效果。

（6）按常规建立动脉-室间隔缺损-静脉轨道行封堵，并行左心室造影和主动脉根部造影判断封堵效果，以及是否影响主动脉瓣启闭功能（图12-14）。

（7）封堵成功后，拔出股动脉、股静脉鞘管，同前处理伤口（第六章第二节），无菌纱布敷盖。

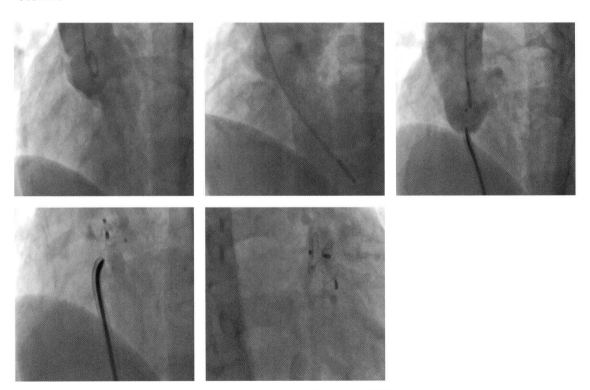

图12-14 经导管室间隔缺损合并瓦氏窦瘤破裂介入治疗

▓ 三、术后处理

同室间隔缺损封堵术。

▓ 四、注意事项

对于复杂瓦氏窦瘤破裂，一些较大破口术后可能出现溶血风险，或者需要联合使用几种封堵器，术后可能出现脱落，可以先行瓦氏窦瘤破裂封堵，暂不进行室间隔缺损封堵。一旦出现并发症、保守治疗无效时，则直接转外科手术，避免了封堵器的植入。

（徐仲英　刘凤璇　赵仙先）

参考文献

［1］陈少萍，秦永文，赵仙先，等.室间隔缺损伴下腔静脉畸形的经颈内静脉导管封堵治疗一例［J］.中华心血管病杂志，2007，35：280.

［2］刘璟，庞继恩.经锁骨下静脉封堵室间隔缺损合并下腔静脉畸形一例［J］.中华放射学杂志，2011，45：889-890.

［3］秦永文.室间隔缺损介入治疗的规范化讨论［J］.介入放射学杂志，2004，13：189-192.

［4］张戈军，徐仲英，蒋世良，等.第二代Amplatzer动脉导管未闭封堵器经股动脉逆行插管行室间隔缺损封堵术疗效评价［J］.临床荟萃，2015，30：601-604.

［5］张翔，吕蓉，吴天.下腔静脉畸形的CT诊断［J］.中国临床医学影像杂志，2007，18：366-368.

［6］张玉顺，蒋世良，朱鲜阳.卵圆孔未闭相关卒中预防中国专家指南［J］.心脏杂志，2021，32：1-10.

［7］赵仙先，秦永文，熊文峰，等.经导管同期封堵治疗膜周部室间隔缺损合并房间隔缺损［J］.介入放射学杂志，2004，13：111-113.

［8］赵仙先，秦永文，郑兴，等.经导管同期治疗复合型先天性心脏病的疗效和安全性［J］.中国循环杂志，2004，19：56-58.

［9］中国医师协会心血管内科医师分会.卵圆孔未闭处理策略中国专家建议［J］.心脏杂志，2015，27：373-379.

［10］中华医学会心血管内科分会，中国医师协会心血管内科分会.卵圆孔未闭预防性封堵术中国专家共识［J］.心脏杂志，2015，32：209-214.

［11］Agarwal S, Bajaj NS, Kumbhani DJ, et al. Meta-analysis of transcatheter closure versus medical therapy for patent foramen ovale in prevention of recurrent neurological events after presumed paradoxical embolism［J］. JACC Cardiovasc Interv, 2012, 5: 777-789.

［12］Anderson CE, Edmonds LD, Erickson JD. Patent ductus arteriosus and ventricular septal defect: trends in reported frequency［J］. American journal of epidemiology, 1978, 107: 281-289.

［13］Bridges ND, Hellenbrand W, Latson L, et al. Transcatheter closure of patent foramen ovale after presumed paradoxical embolism［J］. Circulation, 1992, 86: 1902-1908.

［14］Brogno DJ, Lancaster G, Rosenbaum M. Embolus Interuptus［J］. N Engl J Med, 1994, 330: 1761-1762.

［15］Burton EC, Olson M, Rooper L. Defects in laterality with emphasis on heterotaxy syndromes with asplenia and polysplenia: an autopsy case series at a single institution［J］. Pediatr Dev Pathol, 2014, 17: 250-264.

［16］Chen F, Li SH, Qin YW, et al. Transcatheter closure of giant ruptured sinus of Valsalva aneurysm［J］. Circulation, 2013, 128: e1-e3.

［17］Cheng TO, Yang YL, Xie MX, et al. Echocardiographic diagnosis of sinus of Valsalva aneurysm: a 17-year (1995-2012) experience of 212 surgically treated patients from one single medical center in China［J］. International Journal of Cardiology, 2014, 173: 33-39.

［18］Cohnheim J. Thrombose und Embolie［M］//Vorlesungenüber Allgemeine Pathologie. Berlin: Hirschwald, Vol 1, 1877: 134.

［19］Dev V, Goswami KC, Shrivastava S, et al. Echocardiographic diagnosis of aneurysm of the sinus of Valsalva［J］. American Heart Journal, 1993, 126: 930-936.

［20］Diener HC, Grau AJ, Baldus S, et al. Cryptogenic stroke and patent foramen ovale: S2e guidelines［J］. Der Nervenarzt, 2018, 89: 1143-1153.

［21］Edwards JE, Burchell HB. The pathological anatomy of deficiencies between the aortic root and the heart, including aortic sinus aneurysms［J］. Thorax, 1957, 12: 125−139.

［22］Gafoor S, Franke J, Boehm P, et al. Leaving no hole unclosed: left atrial appendage occlusion in patients having closure of patent foramen ovale or atrial septal defect［J］. J Interv Cardiol, 2014, 27: 414−422.

［23］Hagen PT, Scholz DG, Edwards WD. Incidence and size of patent foramen ovale during the first 10 decades of life: an autopsy study of 965 normal hearts［J］. Mayo Clin Proc, 1984; 59: 17−20.

［24］Hoffman JIE, Kaplan S. The incidence of congenital heart disease［J］. J Am Coll Cardiol, 2002, 39: 1890−1900.

［25］Hornung M, Bertog SC, Franke J, et al. Long-term results of a randomized trial comparing three different devices for percutaneous closure of a patent foramen ovale［J］. Eur Heart J, 2013, 34: 3362−3369.

［26］Jameel AA, Arfi AM, Arif H, et al. Retrograde approach for device closure of muscular ventricular septal defects in children and adolescents: using the Amplatzer muscular ventricular septal defect occluder［J］. Pediatr Cardiol, 2006, 27: 720−728.

［27］Kerkar PG, Lanjewar CP, Mishra N, et al. Transcatheter closure of ruptured sinus of Valsalva aneurysm using the Amplatzer duct occluder: immediate results and mid-term follow-up［J］. European heart journal, 2010, 31: 2881−2887.

［28］Kuijpers T, Spencer FA, Siemieniuk RAC, et al. Patent foramen ovale closure, antiplatelet therapy or anticoagulation therapy alone for management of cryptogenic stroke? A clinical practice guideline［J］. BMJ, 2018, 362: k2515.

［29］Lee PH, Song JK, Kim JS, et al. Cryptogenic stroke and high-risk patent foramen ovale: the DEFENSE-PFO trial［J］. J Am Coll Cardiol, 2018, 71: 2335−2342.

［30］Liu S, Chen F, Xu X, et al. Echocardiographic diagnosis of sinus of Valsalva aneurysm［J］. International Journal of Cardiology, 2014, 176: 510.

［31］Liu S, Xu X, Chen F, et al. Angiographic features of ruptured sinus of Valsalva aneurysm: new classification［J］. Journal of Cardiology, 2014, 64: 139−144.

［32］Liu S, Xu X, Ding X, et al. Comparison of immediate results and mid-term follow-up of surgical and percutaneous closure of ruptured sinus of Valsalva aneurysm［J］. Journal of cardiology, 2014, 63: 239−243.

［33］Liu S, Xu X, Zhao X, et al. Percutaneous closure of ruptured sinus of Valsalva aneurysm: results from a multicentre experience［J］. EuroIntervention: journal of EuroPCR in collaboration with the Working Group on Interventional Cardiology of the European Society of Cardiology, 2014, 10: 505−512.

［34］Mas JL, Derex L, Guérin P, et al. Transcatheter closure of patent foramen ovale to prevent stroke recurrence in patients with otherwise unexplained ischaemic stroke: expert consensus of the French Neurovascular Society and the French Society of Cardiology［J］. Arch Cardiovasc Dis, 2019, 112: 532−542.

［35］Mas JL, Derumeaux G, Guillon B, et al. Patent foramen ovale closure or anticoagulation vs. antiplatelets after stroke［J］. N Engl J Med, 2017, 377: 1011−1021.

［36］Mckenzie JA, Edwards W, Hagler DJ. Anatomy of the patent foramen ovale for the interventionalist［J］. Catheter Cardiovasc Interv, 2009, 73: 821−826.

［37］Messé SR, Gronseth GS, Kent DM, et al. Practice advisory update summary: patent foramen ovale and secondary stroke prevention: report of the guideline subcommittee of the American Academy of Neurology［J］. Neurology, 2020, 94: 876−885.

［38］Nellessen U, Daniel WG, Matheis G, et al. Impending paradoxical embolism from atrial thrombus: correct diagnosis by transesophageal echocardiography and prevention by surgery［J］. J Am Coll Cardiol, 1985, 5: 1002−1004.

［39］Ntaios G, Tzikas A, Vavouranakis E, et al. Expert consensus statement for the management of patients with embolic stroke of undetermined source and patent foramen ovale: a clinical guide by the working group for stroke of the Hellenic Society of Cardiology and the Hellenic Stroke Organization［J］. Hellenic J Cardiol, 2020, 61: 435−441.

［40］Phoon CK, Villegas MD, Ursell PC, et al. Left atrial isomerism detected in fetal life［J］. Am J Cardiol, 1996, 77: 1083−1088.

［41］Pristipino C, Sievert H, D'Ascenzo F, et al. European position paper on the management of patients with patent foramen ovale. General approach and left circulation thromboembolism［J］. Eurointervention, 2019, 14: 1398−1402.

［42］Reller MD, Strickland MJ, Riehle-Colarusso T, et al. Prevalence of congenital heart defects in metropolitan Atlanta, 1998−2005［J］. The Journal of pediatrics, 2008, 153: 807−813.

［43］Ring WS. Congenital heart surgery nomenclature and database project: aortic aneurysm, sinus of Valsalva aneurysm, and aortic dissection［J］. The Annals of thoracic surgery, 2000, 69: S147−S163.

［44］Sakakibara S, Konno S. Congenital aneurysm of the sinus of Valsalva. Anatomy and classification［J］. American Heart Journal, 1962, 63: 405−424.

［45］Saver JL, Carroll JD, Thaler DE, et al. Long-term outcomes of patent foramen ovale closure or medical therapy after stroke［J］. N Engl J Med, 2017, 377: 1022−1032.

［46］Søndergaard L, Kasner SE, Rhodes JF, et al. Patent foramen ovale closure or antiplatelet therapy for cryptogenic stroke［J］. N Engl J Med, 2017, 377: 1033−1042.

［47］Taaffe M, Fischer E, Baranowski A, et al. Comparison of three patent foramen ovale closure devices in a randomized trial (Amplatzer versus Cardioseal-StarFlex versus Helex occluder)［J］. Am J Cardiol, 2008, 101: 1353−1358.

［48］Tarantini G, D'Amico G, Baracchini C, et al. Documento di posizione della Societa Italiana di Cardiologia Interventistica (SICI-GISE): gestione del forame ovale pervio in presenza di tromboembolia cerebrale o sistemica criptogenetica-versione 2020［J］. Giornaleitaliano Di Cardiologia, 2020, 21(4 suppl 2): 50S−59S.

［49］Wahl A, Jüni P, Mono ML, et al. Long-term propensity score-matched comparison of percutaneous closure of patent foramen ovale with medical treatment after paradoxical embolism［J］. Circulation, 2012, 125: 803−812.

［50］Wang Q, Zhu X, Duanzhen Z, et al. Simultaneous transcatheter therapy for perimembranous ventricular septal defect combined with patent ductus arteriosus［J］. J Card Surg, 2017, 32(6): 370−375.

［51］Wein T, Lindsay MP, Côte R, et al. Canadian stroke best practice recommendations: secondary prevention of stroke, sixth edition practice guidelines, update 2017［J］. Int J Stroke, 2018, 13: 420−443.

［52］Xu Q, Peng Z, Rahko PS. Doppler echocardiographic characteristics of sinus of Valsalva aneurysms［J］. American Heart Journal, 1995, 130: 1265−1269.

［53］Xu XD, Bai Y, Chen XL, et al. Simultaneous transcatheter treatment of perimembranous ventricular septal defect and other congenital cardiopathies［J］. Heart, Lung & Circulation, 2014, 23: 1169−1174.

第十三章
外科术后室间隔
残余漏的介入治疗

　　室间隔缺损（VSD）是最常见的先天性心脏病（congenital heart disease，CHD），若包括合并其他畸形的 VSD，其可占所有 CHD 的 50% 以上。自 1954 年 Lillehei 首次进行 VSD 修补术以来，外科手术修补一直被认为是 VSD 治疗的金标准。1966 年 Rashkind 等首先应用球囊房间隔造口术治疗完全性大动脉转位等重症 CHD 婴儿，开创了 CHD 介入治疗之先河。尤其是近 30 年来医学材料和医疗器械的不断改进，经导管介入治疗取得了长足的进展，多种 CHD 可采取介入治疗方法获得完全治愈，对于 VSD 来讲，根据缺损解剖位置，部分可行介入治疗，也成为 VSD 治疗的重要手段之一。外科开胸手术仍是绝大多数合并 VSD 的复杂 CHD 标准治疗方法，如法洛四联症、右心室双出口、部分 VSD（大缺损、干下型、伴主动脉窦明显脱垂等）。无论何种手术方法都存在一定的心律失常、心力衰竭、残余漏、残余梗阻等并发症发生率，其中外科修补术后 VSD 残余漏是术后最常见的并发症。文献报道外科修补术后室间隔缺损残余漏发生率为 0.7% ～ 38.1%，一般在 5% 左右，其中单纯 VSD 修补术后残余漏发生率减低，3.8% ～ 10%，一般不超过 7%，而法洛四联症、右心室双出口等复杂 CHD 修补术后残余漏发生率较高，可达 23.5% ～ 36.8%。报道的残余漏发生率不一致，也可能与不同的诊断方法有关。刘宝山等根据症状和体征对残余漏的检出率仅为 6.4%，而 Rychik 等采用彩色多普勒超声心动图的检出率则为 38%。室间隔残余漏严重者可造成血细胞的破坏、感染性心内膜炎、心力衰竭等，往往需要再次手术治疗。

■ 一、外科修补术后室间隔残余漏的发生原因

　　外科修补术后室间隔残余漏的原因与以下因素有关：

　　（1）外科手术技术方面：Kirklin 认为手术技术不正确是发生残余漏的主要原因，通常包括以下几点。

　　1）补片选择过小，缝针间距太大（＞3 mm）。

　　2）膜部或流入部 VSD 往往靠近 His 束，为防止发生房室传导阻滞，要求采取"远而浅"的缝合方法，但修补时缝针太浅在打结时或心脏复跳后撕脱而发生残余漏。

　　3）打结不确切而松脱或不够紧而留有间隙，或打结太紧造成心肌组织撕裂。

4）较大缺损直接缝合，缝合后张力较大，对缺损边缘心肌的切割力大，心脏复跳或血压升高后容易撕脱而产生残余漏。

5）应用连续缝合补片修补 VSD，如果选择补片过小，缝线直接对心肌的切割增多，心脏复跳后心肌收缩也容易产生心肌的撕裂。

6）在隔瓣下方和缺损边缘处以及隔瓣上方与主动脉瓣环边缘处转移缝合时，因转移针缝线不正确或连续缝合未压好补片出现"猫耳"皱褶；在处理右心室流出道异常肌束和肥厚心肌时剪除过多，失去完整的心内膜，容易使局部缝线顺肌纤维方向撕脱；还有三尖瓣隔瓣基底部瓣膜组织薄弱和缝线受力不均导致缝合线被撕脱，均可产生残余漏。

7）对 VSD 合并双腔右心室及法洛四联症患者，处理流出道异常肌束和术毕未仔细检查残余漏。

8）采取心脏不停跳情况下缝合 VSD 时，左心室血流经缺损口喷入右心室，未处理好而影响手术视野及手术操作，盲目缝合导致 VSD 修补术后残余漏。

（2）外科手术视野显露不清：对于较大的合并膜部室间隔瘤的 VSD、法洛四联症的嵴下型或对位不良的 VSD、三尖瓣隔瓣后 VSD 等情况下，VSD 后缘三尖瓣隔瓣与主动脉右冠瓣拐角处形成一穹隆结构，所在位置高，无论经右心房入路还是心室入路手术，均不易完整显露缺损边缘，另外此处位于室上嵴下方，相对肥厚的室上嵴也增加 VSD 显露的难度。巨大膜部 VSD 后缘高，被三尖瓣、主动脉瓣、室上嵴等结构遮盖，亦可能遗漏残余漏。此外，靠近心尖部或乳头肌下方的肌部 VSD，由于往往多发，呈奶酪状，也不容易显露清楚，如果缝合不确切、盲目进行缝合而容易产生残余漏。

（3）多发性 VSD 漏诊：术前对于多发性 VSD 未做出准确的诊断，加上术中探查不仔细导致遗留残余漏口，这也是导致室间隔残余漏的原因之一。国内报道 11 例多发 VSD 术前均未诊断出，肌部室间隔缺损往往为多发，呈"奶酪状"，如果术中未仔细检查残余漏口，容易遗漏。对于合并膜部室间隔瘤的 VSD 本身不属于多发性缺损范畴，但在右心室面的膜部瘤顶端可见多个出口，若不仔细探查缺损的基底部或未发现腱索或瓣膜覆盖的小分流口，也容易造成术后残余漏。

（4）感染性心内膜炎：VSD 患者是感染性心内膜炎的高危人群，同时感染性心内膜炎也是 VSD 修补术后的重要并发症之一，无论术前感染性心内膜炎未有效控制或是术后并发感染性心内膜炎，都可造成心肌组织局部糜烂、坏死、导致补片侵蚀穿孔，从而发生残余漏，产生心室水平的左向右分流。

（5）急性心肌梗死后室间隔穿孔：除先天性 VSD 外，还有一种特殊类型的 VSD，即急性心肌梗死后室间隔穿孔，如果在急性期进行外科手术修补，由于心肌周围组织水肿严重，部分组织会进一步坏死，导致死亡率增加的同时，修补术后残余漏的发生风险也较高。

■ 二、外科术后室间隔残余漏的好发部位

超声心动图可以诊断外科术后室间隔残余漏，但较难描述残余漏的确切部位，所以统计关于 VSD 外科术后残余漏发生部位的文献较少。三尖瓣前、隔瓣基底周围区域邻近主动脉瓣和传导束等重要结构、可利用缝合的坚固组织少、三尖瓣叶和腱索的遮挡造成 VSD 边缘暴露不清，因此室间隔残余漏好发于该区域。心室漏斗皱褶是流出道 VSD 修补术后残余

漏的好发部位之一。由于周缘裂隙较多、邻近主动脉瓣，显露困难、进针盲目是残余漏的主要原因。并且由于压力较高，一旦发生残余漏，难以自愈，且易撕裂，漏口更加明显。法洛四联症修补术中可能因VSD的后下角不易暴露，为避免损伤传导束，缝合组织太少或太浅而造成组织撕脱，因此导致修补术后残余漏主要部位是缺损的后下角，文献报道约发生率为50%，国内也有报道单纯大型VSD修补术后残余漏部位也多半发生在后下角处。缺损的后下缘是缝合危险区，又是转移针穿越处，是残余分流的另一个好发部位。吴明营等通过16例VSD残余漏二次手术发现，补片修补术后VSD残余漏发生部位多见于三尖瓣隔瓣根部和缺损后下角，即三尖瓣隔瓣向下缘肌肉转移针处。高文根等通过总结37例VSD残余漏二次手术发现，残余漏的好发部位分别是三尖瓣隔瓣根部或缺损的后下角、第二和第一转移针处。

■ 三、外科术后室间隔残余漏的诊断

临床表现：VSD外科修补术后听诊若发现心脏杂音重新出现，需高度怀疑术后残余漏。杂音表现为胸骨左缘第3、4肋间粗糙的收缩期杂音，可伴有收缩期震颤，杂音往往于术后1～3日出现，因为术后患者血压升高、心肌收缩力增强，缝线切割导致心肌撕裂，从而发生残余漏。当然也有部分残余漏发生在术后即刻，如合并多发室间隔膜部膨出瘤VSD未完全修补所有出口，或多发肌部VSD遗漏分流。多数患者术后1～3日心前区可闻及心包摩擦音，其范围较广，收缩期和舒张期均可闻及，不传导，不伴有震颤，随着术后时间延长逐渐减弱。对于残余漏明显的患者术后可能出现严重血红蛋白尿或大量分流导致的顽固性心力衰竭，甚至有发生感染性心内膜炎的风险。

辅助检查如下。

1. 超声心动图 · 是发现室间隔残余漏最敏感、可靠、无创的首选检查方法。二维超声心动图选择非标准左心室长轴切面、大动脉短轴切面、四腔心及五腔心切面等连续观察，可以确定残余漏的位置与VSD补片的关系、漏口的左心室侧、右心室侧大小，以及距离主动脉瓣和三尖瓣的距离。彩色多普勒超声检查可以直接显示室间隔水平残余分流束。

2. 左心室造影检查 · 是诊断室间隔残余漏的金标准，左心室长轴位造影可显示心室水平左向右分流束，并可准确测量漏口位置、左右心室侧的大小，以及判断漏口距离主动脉瓣距离。

■ 四、外科术后室间隔残余漏的预后转归

外科术后室间隔残余漏的预后和转归主要与残余漏大小、产生原因及其产生的血流动力学改变有关。残余漏由于是缝隙分流，分流面积较超声提示相同直径的室间隔缺损小，自然愈合概率较大，因此对于残余漏很小的患者可自行闭合，但大部分患者则会长期存在。其愈合机制可能与心内膜包裹补片、纤维化形成及漏口处血栓形成相关。目前认为室间隔残余漏越小，分流束越窄，自然愈合的可能性就越大。一般残余漏<3 mm，没有血流动力学意义，在3～30个月可能发生自行愈合，如果超过12个月仍不能闭合者，可以根据实际情况决定是否处理。对于≥3 mm的残余漏不容易自行愈合，且感染性心内膜炎发生率高，尤其是法洛四联症根治术后右心室流出道梗阻已解除，若合并较大的残余漏，大量左向右分流导致肺血流增多，严重者可引起肺水肿，所以应尽早处理。Dodge-Khatami等随访观察了198

例外科术后VSD患者（包括单纯VSD、法洛四联症、完全房室隔缺损等疾病），其中分流束＜2 mm残余漏患者83%在术后1年内自然愈合，分流束＞2 mm患者9例，随访3年仅有3例发生自然愈合。Rychick等报道了57例分流束宽度＜4 mm的外科术后室间隔残余漏患者，37例在300±210日内分流消失。另外有研究认为，残余分流处分流频谱最大速度也可以作为判断残余漏能否自行闭合的一个量化指标，当速度＜2 m/s时，较容易自然愈合，而＞2 m/s时则很难自然愈合。因为漏口最大分流速度越小，说明分流处血流发生扭曲、折返现象，从而降低了分流速度，提示漏口受到补片结构、瓣叶周围结构等遮挡，这为局部血栓形成及周围组织结构粘连、机化创造了有利条件，这些因素正是室间隔残余漏自然愈合的主要因素。

彩色多普勒诊断室间隔残余漏的过程中，也许可以提示哪些残余漏后期可以自行愈合，哪些后期不能愈合而需要手术修补，但是目前仍然没有具体的明确界定标准。综合既往报道及笔者的临床经验，建议如下：① 彩色多普勒测量分流束宽≤2 mm且分流速度≤2 m/s时，术后正常随访观察；② 分流束宽介于2.1～4.9 mm或分流速度＞2 m/s时，应建议每3～6个月进行定期复查；如随访中出现较严重临床症状，残余漏造成患者严重血红蛋白尿、贫血、亚急性细菌性心内炎或影响心功能恢复，经保守治疗无明显改善者，宜尽早再次手术；③ 分流束宽≥5 mm，且分流速度＞2 m/s时，则建议尽早外科手术或介入封堵，避免并发症发生及病情进一步加重。

五、外科术后室间隔残余漏的外科治疗

外科修补术后室间隔残余漏的治疗可采用外科二次开胸手术及介入治疗，是否需要干预，应根据残余分流程度决定，若残余漏口小（微量分流，彩色血流宽度＜1 mm；少量分流，彩色血流宽度1～2 mm），心腔无明显扩大且临床症状轻者，可选择随访观察；而对于漏口大，临床症状明显且心腔进行性扩大者，应选择外科再次手术或介入封堵治疗。上海长海医院曾报道一组病例，VSD和法洛四联症外科手术3 675例，术后发生残余漏41例（发生率为1.1%，残余漏直径＜3 mm有9例），再次外科手术修补32例，其中有10例在第一次VSD修补完毕术后即刻发现立即修补，术后早期在心内直视下修补残余漏12例，术后6个月以上手术修补残余漏10例。上述32例患者中发生切口与纵隔感染各1例，死亡3例，死亡患者均为术后晚期再次手术者，死因为重度低心输出量综合征和多脏器功能衰竭。

室间隔残余漏再次外科手术出血较多，止血相对困难，出血量为400～1 500 ml。对于外科修补术后患者而言，由于第一次开胸术后纵隔及胸腔严重粘连，正常组织结构破坏，术中分离困难，增加手术视野暴露难度，手术难度加大，容易损伤心脏及大血管，甚至发生难以控制的大出血，手术风险增高；同时体外循环会增加心肌缺血再灌注损伤、灌注肺、脑血管意外等并发症的发生，故无论是医师还是患者本人都不愿接受二次手术。

六、外科术后室间隔残余漏的介入治疗

随着VSD介入治疗技术的广泛开展和技术的成熟，对大部分外科术后室间隔残余漏也可通过介入方法进行治疗，国内外已有较多经导管封堵外科术后室间隔残余漏并取得满意疗效的文献报道，因其创伤小、术后恢复快、较外科手术更经济等优点，使得更多外科术后室间隔残余漏的患者选择了介入封堵治疗。

（一）介入治疗时机

外科术后室间隔残余漏介入治疗时机非常重要。由于一般外科修补术后3～6个月缺损周围组织与补片发生粘连、纤维化、瘢痕形成，对于较小漏口有可能自行闭合；由于残余漏口周围组织不牢固，过早封堵治疗有可能扩大漏口，导致封堵伞脱落或移位。因此，介入封堵时机选择距首次外科手术至少6个月，此时周围组织结构比较牢固。而对于不产生血流动力学改变的<3 mm的残余漏，可观察至1年以上，不能闭合者可以根据实际情况决定是否处理。基于介入治疗较好的安全性与有效性，也有学者认为残余漏是否需要治疗并不完全取决于残余漏口的大小，只要技术上可行的患者就可以考虑介入治疗。尽管小的残余漏无明显血流动力学意义，但其存在有并发感染性心内膜炎风险，而且还会对患者的心理、升学和就业等产生不利影响。

（二）适应证与禁忌证

1. 适应证·关于外科术后室间隔残余漏的手术适应证与单纯VSD介入治疗适应证基本相同，主要适应证为如下。

（1）各种心内畸形伴VSD行外科矫治术后出现的室间隔残余漏者。

（2）有血流动力学改变的室间隔残余漏，缺损直径3～14 mm者。

（3）不合并室间隔残余漏相关的主动脉窦脱垂及中度以上主动脉瓣反流者。

（4）不合并其他需要再次外科手术的心脏结构性疾病者。

2. 禁忌证

（1）感染性心内膜炎，心内有赘生物，或其他感染性疾病者。

（2）封堵器安置处有血栓存在，导管插入径路有静脉血栓形成者。

（3）重度肺动脉高压伴双向分流或右向左分流者。

（4）合并出血性疾病者。

（5）合并明显肝肾功能异常者。

（三）操作方法

外科术后室间隔残余漏介入封堵方法、技术规范和操作步骤也与常规单纯VSD介入治疗基本一致，术后残余漏能否成功封堵治疗的关键在于轨道建立及输送鞘管的推送。目前残余漏介入治疗没有专用的封堵器械，封堵器类型及尺寸的选择也是参考普通VSD介入封堵原则。目前常用的VSD介入封堵器主要有国产对称型、小腰大边型或偏心型封堵器，也有用美国AGA公司生产的第二代动脉导管未闭封堵器（ADO II）进行VSD封堵的文献报道。主要介入操作过程如下（图13-1）。

（1）常规消毒后铺巾，婴幼儿选择全身麻醉，能配合的儿童和成人在局麻下操作，麻醉后穿刺右侧股动、静脉，常规给予肝素100 U/kg静脉推注。

（2）经右股动脉送入猪尾导管至左心室，取左前斜位45°～60°+头位20°～25°行左心室造影，以清晰显示室间隔残余漏的形态、部位，测量室间隔残余漏的直径及与主动脉瓣的距离，若漏口靠近主动脉瓣或术前心脏超声提示主动脉窦脱垂或主动脉瓣明显反流，需进一步行主动脉根部造影，评估主动脉窦脱垂情况及有无主动脉瓣反流。

（3）通常采用右冠状动脉造影导管或剪切后塑形的猪尾导管作为通过漏口的导管，经主动脉逆行至左心室，导管内置入260 cm超滑泥鳅导丝于左心室经室间隔残余漏口至右心室，将超滑泥鳅导丝插入右心室并推送至肺动脉或上腔静脉，再由股静脉送入端孔导管与圈套

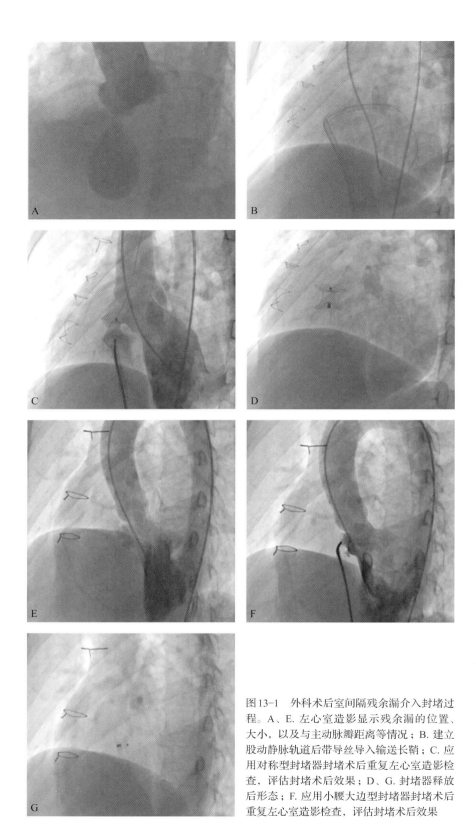

图13-1 外科术后室间隔残余漏介入封堵过程。A、E. 左心室造影显示残余漏的位置、大小，以及与主动脉瓣距离等情况；B. 建立股动静脉轨道后带导丝导入输送长鞘；C. 应用对称型封堵器封堵术后重复左心室造影检查，评估封堵术后效果；D、G. 封堵器释放后形态；F. 应用小腰大边型封堵器封堵术后重复左心室造影检查，评估封堵术后效果

器，套住位于肺动脉或上腔静脉的泥鳅导丝，由股静脉拉出体外，建立右股静脉—右心房—右心室—室间隔残余漏—左心室—主动脉—右股动脉轨道。

（4）由右股静脉沿轨道插入合适的输送鞘管至右心房与过漏口的导管对接，用两把止血钳分别钳夹导引导丝两端，牵拉右冠或剪切后塑形的猪尾导管，同时推送输送鞘管至主动脉弓部，缓缓后撤输送鞘管至主动脉瓣上方。从动脉侧推送导丝与导管至左心室，此时缓慢回撤输送鞘管至主动脉瓣下，沿导引导丝顺势送入左心室，撤去导引导丝与传送鞘管内鞘管。

（5）封堵器的选择：总的原则与单纯VSD介入治疗基本相同，所选择封堵器能达到完全阻止过隔血流的目的，且不影响主动脉瓣及三尖瓣功能，避免并发症的发生。一般所选封堵器的直径较造影测量直径大至少2 mm。漏口距主动脉右冠窦2 mm以上者，可选用对称型封堵器；不足2 mm者，可选用偏心型封堵器，将封堵器的零边准确放置在主动脉瓣下；囊袋型多出口且拟放置封堵器的漏口上缘距离主动脉窦4 mm以上，可选用小腰大边型封堵器，此类型封堵器有可能完全覆盖VSD的入口，根治残余漏；对于残余漏细长、迂曲者，常规类型室间隔缺损封堵器不适合者，可尝试应用ADO Ⅱ封堵器。

对于外科术后室间隔残余漏封堵器的选择，建议首选对称或大小边型封堵器；除非室间隔残余漏紧靠主动脉瓣下，才考虑偏心型封堵器（图13-2）；ADO Ⅱ封堵器材质柔软，操作灵活，可顺向或逆向释放，因其双层双盘、中间腰部的特殊网织结构，可通过4 F输送鞘管，对于形状特殊、角度异常的残余分流，具有一定优势（图13-3）。

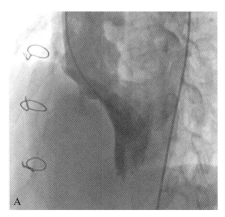
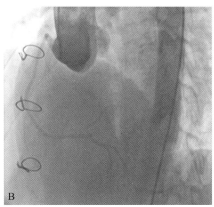
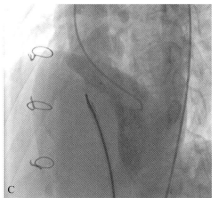

图13-2 采用偏心型封堵器封堵外科术后室间隔残余漏。A. 左心室造影显示残余漏紧靠主动脉瓣；B. 主动脉根部造影提示主动脉右冠窦脱垂；C. 应用偏心型封堵器封堵后重复左心室造影

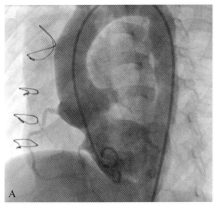
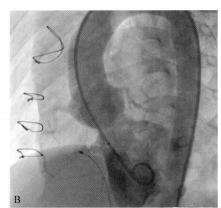
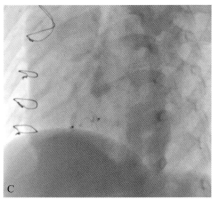

图13-3 采用ADOⅡ封堵器封堵外科术后室间隔残余漏。A. 左心室造影显示残余漏细长、扭曲、成角；B. 应用ADOⅡ封堵器封堵后重复左心室造影；C.封堵器释放后影像

（6）封堵器放置及效果判定：将封堵器与传送钢缆相连接，经输送短鞘插入输送系统，将封堵器送达输送长鞘末端，在X线引导下，将左侧伞盘释放，同时回撤输送鞘管与传送钢缆，使左侧伞盘与室间隔相贴合，确定好位置后再固定传送钢缆回撤输送鞘管释放出封堵器腰部及右侧伞盘。重复心脏超声观察封堵器位置、有无残余分流、有无主动脉瓣及三尖瓣损伤；随后重复左心室及主动脉造影，确认封堵效果及观察有无主动脉瓣反流。对于缺损大，建立轨道困难者，可选择较大输送长鞘，保留泥鳅导丝，待评估封堵效果满意后撤出导丝。

（7）在X线及心脏超声检查评估效果满意后释放封堵器，撤出传送钢缆和输送鞘管，纱布加压包扎止血。

（四）外科术后室间隔残余漏与单纯VSD介入治疗差异

由于外科手术后解剖改变和特点，外科术后室间隔残余漏与单纯VSD介入治疗存有不同之处，主要表现在以下方面。

（1）由于残余漏口多为不规则形状，分流束方向偏斜、扭曲，导引导丝不易通过。即使导引导丝通过，建立轨道和导入传送鞘管仍可能比较困难。建立轨道时如用右冠造影导管难以直接通过，需要调整各个角度进行尝试，仍然不能顺利通过者，可根据漏口位置和形状选用切除部分尾端的猪尾导管并进行塑形。

（2）建立轨道过程中、推送长鞘通过残余漏口及封堵器释放过程操作要十分轻柔，以避免补片进一步撕脱。

（3）如果残余漏口位于缺损后下缘，往往靠近心脏传导系统，心导管操作过程及封堵器的选择方面需注意房室传导阻滞的问题，封堵术后需密切观察心电图的变化情况。

由于残余漏多是补片与缺损边缘的部分撕脱所致，术前超声及术中左心室造影均不易完全显示缺损的全貌，必要时需多角度、多体位进行造影评估；利于封堵器固定妥当，提高完全封堵率，选择封堵器的型号应较普通VSD介入治疗所选择的封堵器型号适当增大。

（五）并发症

1. 心律失常 · 术中导管、导丝、鞘管操作过程中，均可能发生一过性室性期前收缩、室性心动过速、束支传导阻滞等心律失常，改变导丝、导管和输送鞘管位置和方向后消失，不需要特殊处理。与单纯VSD介入封堵一样，残余漏封堵术中或术后均可能出现三度或高度房室传导阻滞和左束支阻滞等，考虑可能与残余漏发生的部位靠近传导系统、术中操作损伤及封堵器局部压迫水肿有关。秦永文教授曾报道1例术后3日发生完全性房室传导阻滞，经应用激素治疗2周后恢复，随访1年余，房室传导功能正常，提示残余漏封堵术后发生的房室传导阻滞也可能恢复。结合笔者经验，外科术后室间隔残余漏介入治疗术后出现三度或高度房室传导阻滞和左束支阻滞的发生率很低，考虑可能与补片和外科术后室间隔残余漏周围组织纤维化、瘢痕形成等因素有关。

2. 封堵器移位、脱落 · 与封堵器选择偏小、操作不当有关，脱落的封堵器可用圈套器捕获后取出，介入取伞不成功则需外科手术取出。室间隔残余漏形态不规则，对于边缘薄弱者封堵器选择往往稍偏大（大于缺损3～4 mm），因此术后极少发生封堵器脱落。

3. 三尖瓣关闭不全 · 与残余漏部位、操作方式和封堵器大小有关。对于靠近三尖瓣的残余漏，可选择小腰大边型封堵器，以减少封堵器对三尖瓣的影响。术中建立轨道时应确认导引导丝未经三尖瓣腱索中通过。此外释放封堵器前心脏超声需仔细评估封堵器是否影响三尖瓣功能，若发现明显三尖瓣反流，应放弃介入治疗而采取外科手术方式。

4. 主动脉瓣关闭不全 · 一般与封堵器选择和操作不当有关。对于漏口距离主动脉瓣不足2 mm者，如选择对称型或小腰大边型封堵器，可能会导致封堵器影响主动脉瓣关闭。在封堵过程中操作不当或主动脉瓣本身缺陷，导管或输送鞘管对主动脉瓣造成损伤，也可导致明显的主动脉瓣反流。

5. 残余分流 · 明显的残余分流见于多孔型室间隔残余漏患者，封堵器未能完全覆盖入口和出口，对于多个出口且相距较远的残余漏，可考虑应用1枚或2枚封堵器封堵多个出口，如不能完全覆盖，一般不建议封堵。秦永文教授曾报道一组11例外科术后室间隔残余漏患者，介入封堵术后随访1个月至4年，仅有1例仍存在残余分流，未发生溶血。

6. 溶血 · 与存在残余分流相关，高速血流通过封堵器可引起溶血，表现为酱油色尿、寒战、贫血、肾功能不全等，对于术后存在残余漏的患者，应严密观察，轻度溶血者，停用抗凝药物，静脉滴注止血药，口服或静脉滴注碳酸氢钠，若出现急性严重性贫血，应及时外科手术取出封堵器。

7. 其他 · 心脏压塞、神经系统并发症、局部血栓形成、穿刺部位血管损伤、局部血肿等。

综上所述，外科术后室间隔残余漏是伴有VSD的先天性心脏病畸形与单纯VSD外科修补术后最常见的并发症，轻症者常不需要处理，对于残余漏较大或因残余漏引发其他临床症状者常常需要再次外科手术或介入封堵治疗进行干预。再次开胸手术风险将显著增加，随着单纯VSD介入治疗技术的推广、普及，以及VSD介入器械的不断研发和改进，介入治疗愈加成熟与安全，且介入治疗创伤小、操作相对安全、避免了再次开胸的痛苦与风险、疗效确切、住院时间短、与外科相比花费少等优点，介入治疗成为此类患者的首选治疗方法。尽管如此，仍需注意此类患者适应证的选择和注意避免并发症。

（王琦光）

参考文献

[1] 戴海龙、鲁一兵、张伟华，等.先天性心脏病外科术后残余分流介入治疗 [J].昆明医科大学学报，2013，34：79-81.

[2] 丁仲如、秦永文.先天性心脏病外科术后残余漏的诊疗探讨 [J].心血管病学进展，2008，29：363-365.

[3] 高炜、余志庆、李奋，等.先天性心脏病外科术后残余病变的介入治疗 [J].临床儿科杂志，2011，29：613-616.

[4] 高文根、汪曾炜、张仁福，等.室间隔缺损修补后残余漏的外科治疗 [J].中华外科杂志，2004，42：462-464.

[5] 谷兴琳、戴约、钱龙宝，等.室间隔缺损残余漏的防治和转归 [J].中华胸心血管外科杂志，1996，12：282-283.

[6] 李军、吴乃森、路少林，等.室间隔缺损修补术残余分流预防及其预后的超声评价 [J].青岛医学院学报，1999，35：194-196.

[7] 李军、张军、薛洁，等.超声心动图在外科修补术后室间隔残余漏介入封堵治疗中的应用 [J].中国医学影像技术，2008，24：588-590.

[8] 刘宝山、郝士威、姬崇温，等.室间隔缺损的外科治疗 [J].解放军医学杂志，1998，13：3711.

[9] 刘志平、赵龙、李淑珍，等.微创经胸小切口室间隔缺损封堵术临床分析 [J].中国心血管病研究，2017，15：26-29.

[10] 潘世伟、刘迎龙、萧明第，等.残余室间隔缺损的外科治疗 [J].中国循环杂志，1994，9：338-340.

[11] 秦永文、赵仙先、吴弘，等.应用国产封堵器闭合室间隔缺损修补后残余漏 [J].介入放射学杂志，2007，16：516-519.

[12] 申长生、李波、成亚东，等.室间隔缺损修补术后残余分流14例临床分析 [J].河北医药，2001：198-199.

[13] 汪曾炜、刘维永、张宝仁.心脏外科学 [M].北京：人民军医出版社，2003，911-991.

[14] 王晓明、郭兰敏、邹承伟，等.室间隔术后发生残余分流的发生原因及处理 [J].山东医药，2001，41：5-6.

[15] 吴明营、余翼飞、李功来，等.室间隔缺损修补后残余漏16例 [J].中华胸心血管外科杂志，2002，18：248-249.

[16] 肖家旺、王琦光、张端珍，等.先天性心脏病术后房、室间隔残余分流的介入治疗 [J].中国介入心脏病学杂志，2020，28：500-505.

[17] 张向立、王立成、边涛，等.76例室间隔缺损修补术后残余分流分析 [J].中国医学创新，2012，09：104-105.

[18] 张永恒、袁真真、陈权，等.室间隔缺损修补术后残余分流的临床分析 [J].心血管病学杂志，2009，28：130-131.

[19] 赵璐、刘芳、吴琳，等.先天性心脏病术后残余室间隔缺损介入治疗及中长期随访 [J].中国循证儿科杂志，2014，9：371-376.

[20] 中国医师协会心血管内科分会先天性心脏病工作委员会.常见先天性心脏病介入治疗中国专家共识二、室间隔缺损介入治疗 [J].介入放射学杂志，2011，20：87-92.

[21] Belli E, Houyel L, Serraf A, et al. Transaortic closure of residual intramutal ventricular septal defect [J]. Ann Thorac Surg, 2000, 69: 1496-1498.

[22] Dodge-Khatami A, Knirsch W, Tomaske M, et al. Spontaneous closure of small residual ventricular septal defects after surgical repair [J]. Annals of Thoracic Surgery, 2007, 83: 902-905.

[23] Fabrega Sabate J, Rodes-Cabau J, Piechaud JF, et al. Percutaneous closure of a mid-muscular residual ventricular septal defect using the Amplatzer (TM) device [J]. Anales Espanoles de Pediatria, 2002, 57: 66-69.

[24] Kidd L, Driscoll, Gersony WM, et al. Second natural history study of congenital heart defect. Results of treatment of patients with ventricular septal defects [J]. Circulation, 1993, 87(2 suppl): 138-151.

[25] Kirklin JW. Cardiac Surgery[M]. 2nd ed. New York: Wiley Sons, 1993, 797-800.

[26] Knauth AL, Lock JE, Perry SB, et al. Transcatheter device closure of congenital and postoperative residual ventricular septal defects

[J]. Circulation, 2004, 110: 501−507.

[27] Lillehei CW, Cohen M, Warden HE, et al. The results of direct vision closure of ventricular septal defects in eight patients by means of controlled cross circulation surgery [J]. Gynecology and Obstetrics, 1955, 101: 446−466.

[28] Rashkind WJ, Miller WW. Creation of an atrial septal defect without thoracotomy. A palliative approach to complete transposition of the great arteries [J]. JAMA, 1966, 196: 991−992.

[29] Rychik J, Norwood WL, Chin AJ. Doppler color flow mapping assessment to residual shunt after closure of large ventricular septal defects [J]. Circulation, 1991, 84: 53−61.

[30] Yang SC, Novello R, Nicolson S, et al. Evaluation of ventricular septal defect repair using intraophageal echocardiography: frequency and significance of residual defects in infants and children [J]. Echocardiography, 2000, 17: 681−684.

第十四章
急性心肌梗死并发
室间隔穿孔的介入治疗

第一节·概　述

急性心肌梗死后发生室间隔破损，导致心室水平出现左向右分流，又称梗死后室间隔破裂或梗死后室间隔缺损，简称室间隔穿孔（ventricular septal rupture，VSR）。冠状动脉造影发现，心肌梗死后VSR部位相关的动脉完全闭塞，侧支循环少，当室间隔全层的梗死后才能形成穿孔。1845年Latham首先描述了在急性心肌梗死后的尸检中VSR的解剖学特征；1983年Brunn在临床病例中做出诊断；1957年Cooley等对1例急性心肌梗死后1周VSR患者首次成功地进行了手术修复术；1962年美国Mayo Clinic开展外科手术矫治此类病变。

心肌梗死后VSR是急性心肌梗死患者较少见而严重的并发症，死亡率极高，在急性心肌梗死的患者中，其发生率为0.2%～2%。一旦出现VSR，患者病情危重，自然预后极差。2004年Holzer等报道急性心肌梗死的患者有0.2%发生VSR。心肌梗死溶栓后的患者，VSR平均发病时间为1日，没有血液重建的患者，VSR平均发病时间为3～5日，亦有患者也可能在心肌梗死后2周时发生VSR。有学者发现心肌梗死相关血管的早期再开放与心肌梗死后24 h内发生VSR密切相关。患者为多支血管病变，尤其是左前降支的血管病变（前室间隔）占心肌梗死后VSR的60%～75%。与之相反的Mark等报道一组18例患者中，后间隔VSR占56%，仅有21.4%的患者有3支血管病变。GUSTO-1研究中41 021例接受溶栓治疗的急性心肌梗死患者中84例出现VSR，发生率为0.2%，VSR患者30日死亡率明显高于无VSR的患者（73.8%与6.8%），手术修复组的VSR患者远期预后明显好于药物治疗组，存活率分别为94%与47%。GRACE研究中60 198例患者，有273例（0.45%）为心脏破裂，其中游离壁破裂118例；室间隔破裂155例（0.26%），心脏破裂者住院死亡率为58%，无心脏破裂者为4.5%。大量左-右分流的VSR患者，单用药物治疗的死亡率1周内为50%，1个月内高达90%。由于患者心功能非常差，血流动力学不稳定等因素，手术修复的操作难度极大，尽管目前器械和手术方法的不断进步，但手术死亡率仍高达20%～87%。

第二节 · 室间隔穿孔的病理解剖及病理生理改变

一、病理解剖

心肌梗死后VSR按照Becker 和van Mantgem病理分型分为3种类型：Ⅰ型，无心室壁变薄，穿孔呈裂隙状，常发生于急性心肌梗死24 h之内。Ⅱ型，梗死的心肌坏死成缓慢腐蚀撕裂，常发生于急性心肌梗死24 h之后。Ⅲ型，室间隔破裂，同时合并心肌明显变薄的室壁瘤。VSR也可分为简单型和复杂型，简单型多为穿透型破裂，多位于室间隔前部；复杂型VSR有较长的匐形隧道，心肌撕裂范围广泛且形成夹层，多位于室间隔的后部。

1. VSR 好发部位 · VSR发生部位同冠状动脉分布有关系。左前降支完全闭塞致前壁急性心肌梗死伴VSR多位于前间隔远端2/3处，即室间隔心尖部；右优势型的右冠状动脉或左优势型的回旋支完全闭塞，导致急性心肌梗死伴发的VSR则位于后间隔近端的1/3处。室间隔前间隔穿孔常见占66% ～ 78%，后间隔穿孔少见占17% ～ 22%。图14-1显示VSR的位置，下壁心肌梗死后VSR常发生在1 ～ 3个部位，前壁心肌梗死后VSR较常发生在3 ～ 5个部位。

2. VSR 形态、数目及大小 · 前间隔VSR多为单纯型，即室间隔两侧直接贯通，且处于同一水平，不论手术或介入治疗相对容易；后间隔VSR的形状差异很大，边缘不

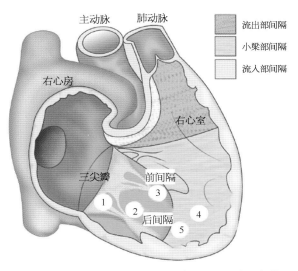

图14-1　急性心肌梗死后VSR的示意图。VSR发生部位：1. 后基底部间隔；2. 后间隔中部；3. 前间隔中部；4. 心尖部前间隔；5. 心尖部后间隔

规则通常为复杂型，即通道出口可能远离心肌梗死部位，在室间隔上有不规则的迂曲隧道，有时甚至是斜穿过室间隔，常伴心肌内出血和撕裂，给手术或介入治疗增加困难。单个裂口VSR占67% ～ 89%，也可有多发小的穿孔，VSR直径多为1 ～ 2 cm，最大可达5 cm。

3. VSR 时冠状动脉的侧支循环 · 冠状动脉并非终末动脉，其间有许多直径为20 ～ 350 μm的吻合支，在正常情况下处于关闭状态，没有重要的功能意义。当冠状动脉发生完全闭塞或次全闭塞（狭窄达99%）时，这些吻合支开放，逐渐发展成为有功能意义的侧支循环。冠状动脉造影发现，在心绞痛患者中至少需1个月才能形成明显的侧支循环。1998年Ilia等报道心肌缺血病程超过12个月的患者组侧支循环发展良好率明显高于病程短于1个月的患者组。首发广泛前壁急性心肌梗死患者，VSR均位于前间隔下段近心尖处，这可能是因为室间隔供血主要来自左前降支的室间隔支，左前降支近、中段的急性闭塞，室间隔供血突然中断，侧支循环又未能形成而致室间隔梗死，在左心室压力负荷下发生破裂。因此，丰富的侧支循环可降低VSR的发生率。

4. VSR与其他并发症的关系·急性心肌梗死并发VSR几乎均为透壁性心肌梗死，因此室壁瘤发生率很高，国外报道为35%～40%，国内报道为81.3%，而急性心肌梗死后仅合并室壁瘤无VSR者约12.4%；复杂型VSR常伴乳头肌断裂致二尖瓣关闭不全，其中重度二尖瓣关闭不全占10%；下壁或前壁急性心肌梗死，若伴发VSR时常伴有右心室梗死。

■ 二、病理生理

与先天性室间隔缺损的左心室容量负荷不同，心肌梗死后VSR均以右心室压力负荷急剧增加为特点。VSR发生后，由于突发心室水平左向右分流，使心排量急剧下降，其下降程度与VSR大小、左右心室功能、肺循环阻力和体循环阻力的大小及两者之间的比值有关。一般VSR发生后，50%以上的患者迅速发生心力衰竭及心源性休克。早期心脏大小正常，两心室压力阶差增大，右心室无法适应VSR突然所致的左向右分流而出现右心容量负荷增加，肺循环血流量增多，右心衰竭；同时引起左心房、左心室容量负荷过重，使左向右分流进一步增多，继而左心室前向的血流下降，射血量减少致使左心室衰竭。当发生左心衰竭时，由于收缩压的降低，可使左向右分流速度下降，分流量也相应减少。通常认为VSR与冠状动脉分布相关，左前降支完全闭塞会导致左心室广泛性坏死而造成的左心功能不全，是前间隔穿孔患者产生充血性心力衰竭和心源性休克的决定因素；继发于右优势型冠状动脉完全闭塞致使包括右心室梗死的下壁广泛坏死，其右心衰竭是后间隔破裂患者发生充血性心力衰竭和心源性休克的主要原因。后间隔穿孔的患者大多是右冠状动脉的闭塞，主要表现为右心室功能不全，常伴乳头肌坏死或功能紊乱而引起二尖瓣关闭不全，导致血流动力学进一步恶化。后间隔穿孔相对于前间隔穿孔的手术死亡率更高。左心室持续处于高输出状态，血流经VSR处进入低阻力的右心室，致使肺循环血流量急剧增加。此时，由于左至右的分流，超声心动图估测射血分数容易产生误差，虽然提示左心室功能尚好，但实际上已经很差了。右心导管或经床旁Swan-Ganz导管检查和采取股动脉或桡动脉血样，通过血氧分析可计算出左向右分流量，监测肺动脉压、肺血管阻力和肺毛细血管嵌压，将有益于指导临床治疗。

第三节·临床表现与诊断

心肌梗死后VSR患者，可以在胸骨左缘下段或心尖内侧闻及新出现的粗糙的全收缩期杂音，有些病例心尖区最响亮，1/2患者可触到收缩期震颤，收缩期杂音常向左腋下传导。部分患者能听到心包摩擦音，大约20%的患者也可出现急性二尖瓣关闭不全的体征。早期左心功能保持相对较好时肺水肿表现不明显，依其左向右分流量的大小，可在几小时内发生心源性休克。即便积极抢救，也有部分患者在短期内由于进行性血流动力学恶化而死于充血性心力衰竭或心源性休克。Cooley报道126例急性心肌梗死后VSR手术前的临床表现，58%心源性休克，65%右心衰竭，44%肾衰竭和16%多脏器衰竭。因此，急性心肌梗死后VSR患者自然预后极差。

急性心肌梗死后数小时至几日内，心前区迅速出现全收缩期杂音伴震颤，同时伴有急剧的血流动力学变化及右心衰竭的症状和体征，是VSR诊断的主要线索。胸部X线片显示肺充血或左心系统增大，但对VSR诊断无特异性。心电图可显示ST段抬高，对判定VSR部位有一定参考价值，但不能作为诊断指标。超声心动图和彩色多普勒显像可以明确诊断VSR（图14-2），清楚显示VSR部位、大小、心室水平左向右分流和心功能，并可估测肺动脉压力。Smyllie等报道脉冲和连续多普勒超声心动图的诊断准确率为95%，彩色血流多普勒的诊断准确率为100%。胸骨旁长轴、心尖长轴和剑下长轴最容易看到基底部VSR，心尖部VSR在四腔位显示最清楚。右心导管检查术能准确测量血流动力学，如左向右分流量，心排量、肺动脉压和肺小动脉嵌压。VSR需与乳头肌断裂所致二尖瓣关闭不全鉴别。单纯乳头肌断裂首先表现为左心衰竭的症状和体征，其收缩期杂音一般不伴有震颤，而当VSR与乳头肌断裂并存时，常需行彩色多普勒超声心动图确诊。由于VSR的形状和解剖病变较为复杂，二维和三维超声心动图检查作用有限，笔者推荐使用CTA或MRI，可以更好地了解VSR的解剖结构。

冠状动脉造影是VSR患者手术或介入治疗必须进行的有创检查，文献报道VSR部位与冠状受累范围相关，前间隔穿孔多为单支病变（63%～88%），后间隔穿孔多支病变占多数（54%～61%）。多支冠状动脉病变，VSR较大（≥15 mm）合并巨大室间隔膨出瘤或有乳头肌断裂时常需外科手术修补，同时行冠状动脉搭桥术治疗，单支冠状动脉病变、VSR≤15 mm可行介入治疗择期PCI，因此患者必须接受冠状动脉造影，确定治疗方案，但要注意病情危重时冠状动脉造影可加重病情发展，引起心律失常和肾功能障碍等。

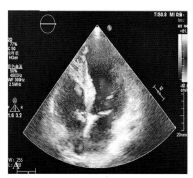
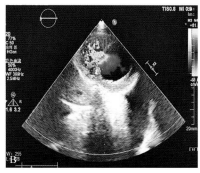
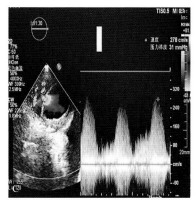
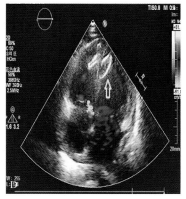
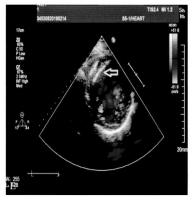

图14-2　心肌梗死后VSR封堵术前（A～C）及术后（D、E）经胸心脏超声图像。术前心尖四腔心切面（A）与心室短轴切面（B）显示过室间隔心尖部大量左向右分流束；C. 多普勒超声测量跨VSR的血流速度。封堵术后心尖四腔心切面（D）与心室短轴切面（E）显示封堵器位置及形态良好，未见明显残余分流。注：红色箭头为VSR部位；黄色箭头为VSR封堵器

第四节·室间隔穿孔的治疗方法

一、基础治疗

基础治疗为内科保守治疗，为减少VSR左向右分流，增加左心室排血量以满足主要脏器灌注的需要。但不论用减少前负荷的硝酸甘油，还是用降低体循环阻力的硝普钠，均无法达到减少左向右分流，增加心排量而阻止血流动力学进行性恶化的目的。有条件的医院，在主动脉内囊反搏（intra-aortic balloon pump，IABP）辅助下，同时适当配用多巴胺和多巴酚丁胺，可使部分患者血流动力学有一定改善，具有为这些患者创造手术或实施介入治疗的益处。Sulzgruber 等对11 641例急性心肌梗死患者中28例发生梗死后VSR，采用Cox回归危险分析评估长期生存的预后，10例（35.7%）幸存，平均随访9年。年龄越小（$P=0.023$）和入院时收缩压越高（$P=0.018$）是长期生存的重要预测因素。VSR后48 h收缩压是强有力的独立生存预测因子，血流动力学稳定性和心源性休克的程度是临床上梗死后VSR患者生存的重要因素。为了延迟手术时间临床医师采用了多种策略，如充分的液体治疗、高剂量的药物、IABP、呼吸机、体外膜肺氧合（extracorporeal membrane oxygenation，ECMO）的循环支持，提供血流动力学稳定性和心肌瘢痕形成的时间，但选择手术修复的最佳时机仍然有争议。Singh 等分析3 373 206例确诊ST段抬高的心肌梗死患者，其中10 012例（0.3%）合并VSR。这些患者60%年龄在65岁以上，49.7%为下壁心肌梗死和41.1%为前壁心肌梗死，平均住院时间7（3.0 ~ 13.5）日，仅有7.65%接受干预治疗，手术修复7%，介入治疗0.65%，36.5%的患者使用了循环机械支持装置，最常用的是IABP（96%）。住院死亡率仍然高达30.5%（从2001年41.6%下降至2013年23.3%）。年龄、心源性休克和住院心脏骤停是住院死亡率的重要预测因素。Crenshaw 等回顾性分析急性心肌梗死后合并VSR的患者，对体征、血流动力学、影像学、经皮介入治疗、手术时机和结果进行了分析。生存组收缩压较高（145 mmHg vs 98 mmHg，$P < 0.01$），平均动脉压高（96 mmHg vs 76 mmHg，$P=0.03$），心率较低（75次/分 vs 104次/分，$P=0.05$）。VSR后手术时间为6.5 ± 3.7日，存活者与非存活者差异有统计学意义（9.8日 vs 4.3日，$P=0.01$）。存活者术前使用IABP的天数较长（6.5日 vs 3.2日，$P=0.36$），术后使用ECMO的天数较长（4.5日 vs 2日，$P=0.35$）。30日总死亡率为71.4%，手术死亡率为60%。血流动力学稳定和延迟至9日后手术与生存率的提高有显著相关性。

二、外科手术治疗

截至目前，美国心脏病学会（ACC）、美国心脏协会（AHA）、欧洲心脏病学会（ESC）推荐原则是，心肌梗死后VSR的患者，无论处于何种状态均应立即手术治疗。多数专家认为急性心肌梗死后VSR诊断明确，当Qp/Qs > 2 ∶ 1，具有心源性休克、严重心力衰竭、血尿素氮升高和多脏器功能不全早期征象者是急症手术（VSR后48 h以内）的指征。急症手术的依据是这类患者大多于1周内死亡，经内科各种措施治疗后病情趋于稳定者不到5%。尽管病情不稳定者急诊手术死亡率可高达69% ~ 71%，但仍可挽救一部分重症患者的生命，免于患者在等待中死于心源性休克、充血性心力衰竭和肾衰竭。择期手术（VSR后＞2周，一般为3～6周）的依据是早期病变区组织脆弱，不易缝合，手术补片破裂发生率高（28%）和术后死亡率高。因此，破裂口较小和VSR后血流动力学比较稳定的患者，在内科精心治疗2周以上再实施手术，可使手术死亡率降低至10%。

外科手术修补VSR的原则是，切除梗死区坏死的心肌组织，防止缝合口延迟性穿孔，仔细检查乳头肌有无断裂，进行修复或瓣膜替换，尽量采用补片缝合VSR使其无张力，手术缝线必须穿过正常健康组织，并用垫片加固，防止心肌撕裂和瓣膜牵拉变形。根据VSR的部位可以选择以下方法：① 心尖间隔穿孔修补（Doggett法）；② 前间隔穿孔修补法；③ 后间隔穿孔修补法；④ 双片修补法；⑤ VSR旷置修补法；⑥ 经右心房切口慢性心肌梗死后VSR修补法。

关于修补VSR同时是否行冠状动脉旁路移植术的问题，2003年Barker等在1997—2002年为65例急性心肌梗死后VSR实施心内修补术，有42例（64.6%）接受了冠状动脉旁路移植术。冠状动脉旁路移植术患者中有92.9%为多支血管病变。对术后30日、1年、2年和4年的存活率进行比较，单纯修补VSR患者为79.1%、58.8%、49.1%和32.2%；VSR修补并冠状动脉旁路移植术者为96.2%、91.6%、88.8%和82.8%。因此，接受冠状动脉旁路移植术明显有益于降低中期死亡率。推荐急性心肌梗死后VSR伴有多支血管病变者应常规作血管重建术。

■ 三、经导管介入封堵治疗

急性心肌梗死后VSR外科手术可明显改善患者的生存率，但术后仍有很高威胁生命的并发症，住院死亡率在10%～71%。外科手术修补VSR的患者存在两个主要问题：① 28%患者发生补片裂开和（或）出现新的VSR。VSR复发会使患者突然恶化而死于心源性休克或充血性心力衰竭。② 复发者再次外科手术的死亡率比较高，为13%～31%。外科医师一般都不愿意为患者进行第二次手术，因此风险较外科手术低的介入治疗可能成为大部分VSR患者的主要抢救治疗手段。

（一）实施介入治疗的综合条件和注意事项

（1）实施介入治疗的医院应具备PCI、室间隔缺损封堵的技术和设备条件。

（2）除非病情危急而医院或患者本人不具备手术条件，否则患者最好在急性心肌梗死2周后行介入治疗。

（3）急性心肌梗死后VSR，在选用封堵器的试封堵过程中，有使破裂口扩大的风险，因此最好在急性心肌梗死后2～3周，患者血流动力学相对平稳，且能耐受平卧2 h以上者可行介入治疗。

（4）破裂口大小要诊断精确，一般破裂口伸展直径≥15 mm不适合介入治疗。

（5）封堵前应做详细的超声心动图检查，明确VSR位置及其与周围组织关系：前壁急性心肌梗死并VSR时破裂口多在前间隔心尖附近，而下壁急性心肌梗死合并VSR时破裂口常位于左、右心室基底部的游离壁上，相对靠近二尖瓣和三尖瓣，封堵器展开后可能影响瓣膜启闭而引发瓣膜的关闭不全，应避免选用Amplatzer房间隔缺损封堵器。

（二）常用器材、封堵器和输送鞘管

（1）常用器材包括股动静脉穿刺针、动静脉鞘管、猪尾导管、右冠状动脉造影导管、直径0.032″长260 cm泥鳅导丝、普通右心导管和圈套器。

（2）封堵器，国外多采用Amplatzer心肌梗死后肌部室间隔缺损封堵器（图14-3）或Amplatzer房间隔缺损封堵器，后者容易造成溶血，目前很少使用。国内多选用自主研发的心肌梗死后VSR封堵器，由上海形状记忆合金材料有限公司生产（图14-4）。此种封堵器与普通肌部室间隔缺损封堵器不同，腰部直径为14～28 mm，每一型号相差2 mm，左侧盘片直径比腰部直径大14 mm，右侧盘片直径比腰部直径大4 mm，腰部长度为10 mm。这种封堵器封堵成功率高，传导阻滞发生率较低。

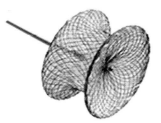 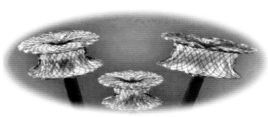 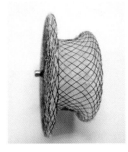
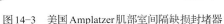

图14-3　美国Amplatzer肌部室间隔缺损封堵器　　　　　　图14-4　上海形状记忆合金材料有限公司生产的心肌梗死后VSR封堵器

（3）输送鞘管为10～14 F，最好用抗折鞘，以防操作时折曲不能顺利输送封堵器，再重建轨道而增加手术时间和患者风险。

（三）介入治疗的操作方法

操作方法与封堵先天性膜部或肌部室间隔缺损的步骤基本一致。

（1）局部麻醉行股动静脉穿刺（或右颈内静脉），图14-5展示VSR的介入治疗路径。经股静脉进入右心房，穿刺房间隔后将导管和260 cm泥鳅导丝送入左心室，通过VSR进入肺动脉，穿刺右颈内静脉送入圈套器至肺动脉套住导丝，建立从股静脉—房间隔—左心室—VSR—颈内静脉的轨道，目前临床上基本不采用此种方法。常用的是经动脉入路，将导管和导丝进入左心室，穿过VSR送入肺动脉，经股静脉或右颈内静脉送入圈套器至肺动脉套住导丝，建立从股动脉—VSR—股静脉或颈内静脉的轨道方法。术中注意抗凝，用肝素100 U/kg。

（2）猪尾导管左心室造影，确定破裂口大小、位置和数目，造影的角度多采用左前斜位40°～45°，头侧20°～25°，能充分显示肌部VSR。

（3）经股静脉或颈静脉行右心导管测肺动脉压和采血样分析血氧含量，计算左向右分流量和肺血管阻力。

（4）选用右冠导管进入左心室后，经导管送入直径0.032″，长为260 cm泥鳅导丝并通过破裂口进入右心室至肺动脉或右上腔静脉。

（5）从股静脉或右颈内静脉送入端孔导管，将导管尖端送达至泥鳅导丝到达的部位后，经导管送入圈套器，圈套住泥鳅导丝并拉出体外，建立起动脉—VSR—静脉的轨道。

（6）经静脉沿轨道导丝送入适当直径输送鞘管到左心室，再经输送鞘管送入合适的封堵器，应该选择带导丝方法传送封堵器以防鞘管折曲。

（7）封堵器的选择：急性心肌梗死后，早期VSR周边组织正处于溶解和坏死过程中，破裂口直径有逐渐扩大趋势，为防止封堵后的封堵器脱落和封堵后大量的残余分流，选择封堵器的腰径应大于破裂口直径的50% ~ 80%。在急性心肌梗死后4 ~ 6周封堵时，因VSR周围组织瘢痕形成，其封堵器直径可按造影测量的缺损直径大4 ~ 6 mm进行选择。

（8）置入封堵器：在左心室内打开封堵器左侧伞盘，回拉紧贴破裂口的左心室侧后随即后退输送鞘管释放右心室侧伞盘，切忌过分牵拉使封堵器滑落至右心室造成破裂口增大。经超声和左心室造影证实封堵器位置稳定可靠，无明显分流，则可释放封堵器（图14-6、图14-7）。

（9）撤出鞘管后缝合或压迫动静脉穿刺口，加压包扎，结束操作。

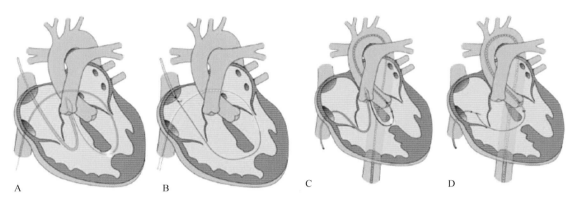

图14-5　介入治疗心肌梗死后VSR轨道建立的示意图。A、B. 经股静脉路径，穿刺房间隔后将导管和导丝送入左心室，通过VSR进入肺动脉，沿右颈内静脉送入圈套器至肺动脉套住导丝，建立从股静脉—房间隔—左心室—VSR—颈内静脉的轨道；C、D. 经动脉路径穿刺股动脉，导管和导丝经主动脉进入左心室，通过VSR将导丝送入肺动脉，经股静脉送入圈套器至肺动脉套住导丝，建立从股动脉—VSR—股静脉的轨道

引自Assenza GE, McElhinney DB, Valente AM, et al. Transcatheter closure of post-myocardial infarction ventricular septal rupture. Disty Circ Cardiovasc Interv, 2013, 6: 59-67

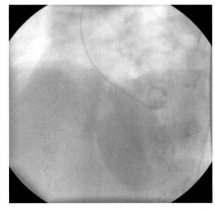
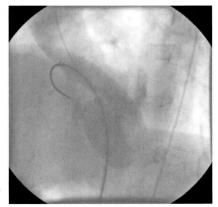

图14-6　心肌梗死后VSR患者，于穿孔后21日左心室造影，见肌部室间隔明显膨出，穿孔直径12 mm，置入24 mm直径国产心肌梗死后VSR封堵器

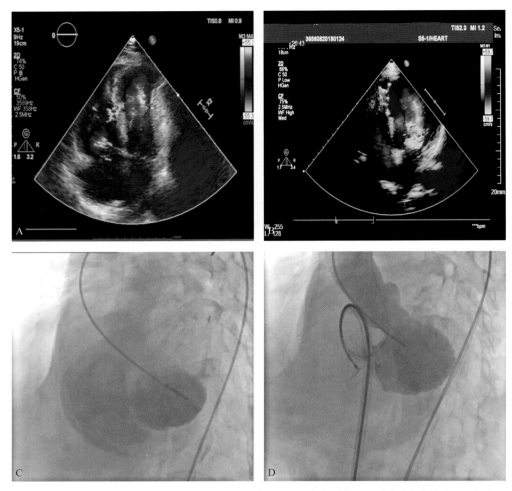

图14-7　患者，男性，79岁，心肌梗死后VSR 22日选用26 mm直径国产VSR封堵器成功封堵。A. 经胸心脏超声四腔心切面显示通过肌部VSR的彩色分流；B. 经胸心脏超声四腔心切面封堵术后图像，可见封堵器位置良好无彩色血流通过；C. 封堵术中左心室造影显示VSR；D. 带导丝置入封堵器后左心室造影图像，无对比剂通过室间隔

第五节·选择关闭室间隔穿孔的时机

■ 一、外科手术关闭室间隔穿孔的时机

自Cooley等外科手术修补室间隔穿孔以来，外科手术治疗被证明成为改善VSR患者预后的有效手段。手术修复能将住院死亡率从90%降低到33%～45%，但早期手术修复VSR也与30日的高死亡率（34%～37%）有关，急性心肌梗死后易碎的心肌增加了复发性VSR的风险。目前的指南均推荐急性心肌梗死后VSR的患者应急诊外科手术。2003年Cerin等报道58例急性心肌梗死并发VSR患者，平均14±12日手术，14例行左心室重构术，47例同时行冠状动脉搭桥术，1周内手术的患者死亡率为75%，而大于3周的患者手术死亡率为16%，3周后手术的

患者死亡率不到30%，小于3周手术的患者死亡率为50%。Cinq-Mars等回顾性研究34例急性心肌梗死后VSR手术治疗患者的死亡率，通过术前的临床表现和超声心动图变量采用单因素和多因素分析。平均年龄69±7岁，其中44%为女性，前间隔穿孔11例占32%，后间隔穿孔23例占68%，24例（71%）患者为心源性休克。VSR修复的中位时间为7日，30日手术死亡率为65%，后间隔穿孔组死亡率为74%，前间隔穿孔组死亡率为46%，同时冠状动脉搭桥术不影响早期或晚期存活。多因素分析发现，年龄较大（$HR=1.11$，$P=0.0001$）和VSR与手术间隔较短（$HR=0.90$，$P=0.015$）是30日和长期死亡率的独立预测因素。Papalexopopulou等荟萃分析发现，VSR后3～7日手术的患者死亡率为52.4%，1周至1个月手术的患者死亡率为7.5%。表明死亡率与急性心肌梗死后VSR手术的时间密切相关，充分提示患者能度过急性期达3周以后的择期手术具有良好的预后。已经证实急性心肌梗死后VSR的血运重建和介入或外科修补术可以改善患者的预后，但如何选择心肌梗死后VSR手术修补的最好时机一直存在争议。1977年Daggett等将43例急性心肌梗死后VSR的患者按照行外科手术时间分为3组，VSR后21例血流动力学不稳定患者，在21日内行手术修补术死亡率为52%（11/21）；3～6周手术者死亡率降至14%（1/7），6周后手术者无1例死亡，但仅有19%（8/43）患者能坚持到6周手术。来自美国胸外科医师学会（The Society of Thoracic Surgeons National Database）注册登记资料显示，1999—2010年经外科手术修补心肌梗死后VSR 2 876例患者，男性1 624（56.5%）例，平均年龄68±11岁。1 869例（65.0%）术前使用IABP，急诊手术1 430例（49.7%），手术死亡率为42.9%（$n=1 235$），心肌梗死后VSR 7日以内的手术死亡率为54.1%（1 077/1 990），7日以后手术死亡率为18.4%（158/856）。心肌梗死发生时间和VSR修补时间的长短（＞21日）与死亡率有明显相关性（$P<0.01$），手术间隔时间越短死亡率越高，小于6 h手术死亡率最高，择期手术死亡率为13.2%（56例），急诊手术死亡率为56.0%（680例），补救手术死亡率为80.5%（173例）。最常见的死亡原因为心源性76.7%（$n=947$），肺部疾病3.5%（$n=43$），神经系统疾病3.2%（$n=40$），感染2.9%（$n=36$），肾脏疾病1.9%（$n=23$），其他6.5%（$n=80$）。急性心肌梗死后VSR超过3日至4周的住院死亡率为52.4%，1～4周住院死亡率为7.56%。手术时间取决于患者血流动力学状态，VSR≥15 mm伴有血流动力学明显恶化者应尽早行手术修补。已发表的文献证实，患者在药物、IABP或ECMO维持下血流动力学稳定，能度过危险期2～3周后手术成功率高，死亡率低。因此，外科医师更倾向于VSR后3～4周手术，此时穿孔周围坏死组织稳定，形成瘢痕，补片易于固定。

▌ 二、经皮导管介入封堵室间隔穿孔的时机

介入封堵VSR的最好时机和远期疗效一直存有争议。1998年Lee等报道应用Amplatzer室间隔缺损封堵器为急性心肌梗死后VSR修补术后残余漏的患者实施介入治疗，取得良好效果。国内应用封堵器对急性心肌梗死后VSR进行介入治疗的文章报道陆续增加。2004年Holzer等用新型Amplatzer肌部室间隔缺损封堵器为18例VSR患者进行介入治疗，5例在穿孔后6日完成，其余患者在14～98日完成介入治疗，成功16例，未发生与操作有关的死亡。30日内死亡率为28%，存活11例，随访中位数为332日，提示应用Amplatzer封堵器治疗急性心肌梗死后VSR安全有效，但远期效果仍需通过长期随访做出结论。经导管治疗死亡率的经验欠缺，其效果相对于外科手术有所提高，文献荟萃亦提示介入封堵的时间与成功率和死亡率密切相关，见表14-1。

表14-1 经皮介入治疗心肌梗死后VSR的手术死亡率和预后研究报道

作者、日期、杂志	入组患者	患者特征		术后30日内死亡率	年龄（岁）	封堵时间≤2周 n/N（%）（日）	封堵时间≥2周 n/N（%）（日）	结果	备注
		心源性休克	仅行经皮介入修复 [a]						
Tai S, et al. 2018, Cardiology	2007—2017, n=20	—	n=19 (95%)	21% (n=4)	63±9.845	— (—)	15/20 (23) (14~62)	长期全因死亡率为53%	VSR患者急性期死亡风险极高女性，入院时严重心功能不全患者任急性期死亡率极高
Premchand RK, et al. 2017, Indian Heart J	2005—2015, n=7	n=4 (57.1%)	n=5 (71.4%)	57.2% (n=4)	58.29±9.8	5/5 (100) (5.29±2.73)日	0	长期全因死亡率为60%	心源性休克、前壁心肌梗死、蛇形VSR是死亡的重要危险因素
Trivedi KR, et al. 2015, Arch Cardiov Dis	2006—2012, n=6	n=4 (66%)	n=6 (100%)	50% (n=3)	75 (76~85)	3/6 (50)	3/6 (50)	长期全因死亡率为50%	为改善预后，建议采用手术和（或）经皮穿刺的方法积极寻求心肌梗死后室间隔缺损的闭合
Calvert PA, et al. 2014, Circulation	1997—2012, n=53	—	n=47 (89%)	34% (n=18)	72±11	29/53 (55) [7 (5~12)]	24/53 (45) [7 (5~12)]	长期全因死亡率为42%	经皮封堵术是一种有效的治疗方法，尤其是极高危患者，虽然死亡率仍然很高，但存活出院的患者长期预后良好
Xu Xudong, et al. 2014, J Cardiology	n=42	n=16 (38.1%)	n=39 (92.9%)	12.8% (n=5)	65±4	9/42 (21) [7 (5~12)]	33/42 (79) [30 (18~86)]	长期全因死亡率为17.9%	心梗后室间隔穿孔介入封堵术是一种安全有效的方法，有较高的手术成功率，如果能任穿孔时间超过14日进行手术，则有良好的效果
Zhu XY, et al. 2013, Euro Intervention	2001—2011, n=35	n=13 (37%)	n=35 (100%)	14% (n=5)	65 (57~72) (—)	13/35 (37) [5 (2~7)]	22/35 (63) 23 [18~36)]	长期全因死亡率为20%	心源性休克患者的住院死亡率显著升高

（续表）

作者、日期、杂志	入组患者	患者特征		术后30日内死亡率	年龄（岁）	封堵时间≤2周 n/N（%）（日）	封堵时间≥2周 n/N（%）（日）	结果	备注
		心源性休克	仅行经皮介入修复 a						
Assenza GE, et al. 2013, Cardiovas Interven	1988—2008 n=30	n=17（57%）	n=9（30%）	23%（n=7）	67±8	—（—）	30/30，[27（17～172）]	未获得长期随访数据	心源性休克显著增加术后30日内死亡风险
Sathananthan J, et al. 2013, J Invas Cardiology	1992—2012 n=9	n=4（44%）	n=7（78%）	33%（n=3）	—	—（—）	—（—）	长期全因死亡率为44%	心源性休克患者死亡率（75%，n=3）显著高于非心源性休克患者（20%，n=1）
Maltais S, et al. 2009, Ann Thorac Surg	1995—2007 n=12	n=9（75%）	n=12（100%）	42%（n=5）	68±9（52～85）	12/12（100）（4±4.4）	0	未获得长期随访数据	确诊室间隔穿孔到介入治疗的时间太短是术后30日内死亡率的独立预测因子
Thiele H, et al. 2008, Euro Heart J	2003—2008 n=29	n=16（55%）	n=29（100%）	66%（n=19）	71±8（58～84）	29/29（100）[1（1～3）]	0	长期全因死亡率为69%	心源性休克患者死亡率（88%，n=14）显著高于非心源性休克患者（38%，n=5）
Demkow M, et al. 2005, Euro Interven	1999—2005 n=11	n=3（27%）	n=10（90%）	27%（n=3）	68（52～81）	1/11（9）（2日）	10/11（91）（131±154）	长期全因死亡率为27%	所有存活者（n=8）均接受延迟手术（急性心肌梗死发作后4～56周），血流动力学稳定（处于慢性梗死阶段）
Holzer R, et al. 2004, Cath & Cardiov Inter	2000—2003 n=18	n=10（56%）	n=8（44%）	28%（n=5）	75（52～86）	5/18（28）≤6日	13/18（72）（14～95）	长期全因死亡率为41%	大多数心源性休克患者病情严重，并在术后6日死亡

注：a 无论是在经皮闭合术前还是术后，都没有尝试外科修复。

Calvert 报道 53 例心肌梗死后 VSR 患者的介入治疗结果，平均年龄 72 ± 11 岁，42% 为女性；19% 曾接受过外科手术。前壁心肌梗死 66%，下壁心肌梗死 34%，闭合 VSR 的时间为 13（5 ~ 54）日。89% 的患者成功置入封堵器。主要并发症为 3.8% 的术中死亡和 7.5% 的紧急心脏手术。封堵后 22% 分流量减少、63% 少量分流、16% 完全无分流。术后住院时间为 5.0（2.0 ~ 9.0）日。58% 的患者幸存出院，随访 395（63 ~ 1 522）日，4 例死亡（7.5%）。Turner 等报道介入治疗 24 例急性心肌梗死后 VSR 的患者，其中包括休克者，15 例即时介入治疗的患者存活超过 30 日（62.5%）。经过随访，22 例患者中有 12 例存活超过 1 年，最长的存活时间超过 7 年，提示即时行心肌梗死后 VSR 封堵术也可获得长期疗效。Thiele 等报道 29 例 VSR 后患者平均 1 日时间进行封堵，成功率 86%，残余分流、左心室破裂、栓塞事件发生率为 41%，30 日生存率为 35%，平均随访 730 日，生存率为 31%。2013 年笔者报道一组我国多中心资料，自 2001 年 4 月至 2011 年 9 月，介入治疗 35 例 VSR 患者，男 18 例，女 17 例，平均年龄 65 ± 6 岁。合并糖尿病 12 例，高血压 15 例，脑卒中史 6 例，心源性休克 13 例，心力衰竭 18 例。前壁心肌梗死 18 例，下或后壁心肌梗死 17 例。介入封堵的时间为 VSR 后 3 h 至 36 日，平均 18 日。单一穿孔 31 例，多孔 4 例。采用股静脉封堵径路 18 例，颈静脉径路 17 例，选用封堵器直径为 10 ~ 28 mm。9 例封堵术在 PCI 之后，24 例封堵术在 PCI 之前，2 例同时进行封堵和 PCI 术。单支血管病变 25 例，2 支血管病变 8 例，3 支血管病变 2 例。治疗结果为 30 例存活，存活率为 85.7%，死亡 5 例，其中 3 例为 VSR 后 2 周内封堵，2 例为 VSR 3 周后封堵。死亡原因为脑梗死并发脑出血、肺内感染、术中恶性心律失常、缺损巨大而放弃介入治疗行外科修补术后心力衰竭，封堵术失败后心力衰竭各 1 例。术后随访 9 ~ 96 个月，有 2 例死亡，6 例有少量残余分流，其他患者心功能明显改善。笔者认为经皮 VSR 封堵术是一种较为有效的治疗方法。

第六节 · 室间隔穿孔介入治疗并发症的防治

经导管封堵 VSR 与心血管疾病介入治疗的并发症相同，主要见于休克、心脏穿孔、血流动力学恶化、心室颤动、瓣膜损伤、封堵器栓塞、残余漏、出血、溶血等并发症。

1. 心源性休克 · VSR 患者病情严重，容易出现心源性休克，大多需 IABP 或 ICOM 机械循环维持，术中要严密监测血压、心率/心律和患者生命体征，维持患者相对平稳的状态，保障手术的进行，一旦发生心源性休克需积极抢救治疗，尽快完成介入封堵术。介入治疗中的操作有时会给患者带来一定的损伤，因此需要掌握娴熟的操作技巧，避免重复动作，缩短操作时间，最大限度地降低患者的风险。

2. 封堵器移位或脱落 · 由于 VSR 周围的心肌组织坏死，血栓形成，常有膨出瘤样的改变，当封堵器固定不充分时，置放封堵器后组织支撑力不够，或选择的封堵器偏小，均会发生封堵器移位和脱落。如果封堵器脱落于左心室或右心室，会出现频繁的室性期前收缩和室性心动过速，甚至是心室颤动，也可能封堵器栓塞至重要脏器，发生相应的器官缺血坏死，如腹痛、肾功能不全、截瘫、肠坏死、败血症等严重后果，常见肾衰竭而致死亡。封堵器脱落的主要原因是过低估测穿孔的大小，或者是穿孔周围组织进一步的坏死而导致破裂口变大致使封堵器移位。此种情况多发生于介入术中，也可见于介入术后。一定要准确判断封堵器材脱落的部位，避免盲目外科手术或介入抓取，给患者带来不必要的创伤。同时应根据介入医师的操作经验、患者情况及所在单位器械条件等来决定行介入处理还是外科手术，以防发生因介入所带来的次生并发症。术前要严格掌握适应证，仔细评估介入治疗的可行性，术中操作要规范，应选择合适的封堵器材，若不成功或栓塞重要脏器时应行紧急外科手术，以免延误病情，造成严重不良后果。

3. 心脏压塞 · 术中患者突感胸闷、胸痛、气短、心慌、烦躁不安或表情淡漠及意识丧失。表现为血压下降，脉压变小、心率增快或减慢，透视下可见心脏搏动减弱或消失。经胸超声心动图可见心包腔内液性暗区，首先考虑为心脏压塞，立即行心包穿刺将抽取的血液迅速通过股静脉穿刺鞘管注入体内回收，同时根据患者的体征和抽取的血液量判断破裂口大小，酌情选择继续心包引流或外科手术。避免发生心脏压塞，术者操作导丝导管及输送鞘管等，均应在透视下插送，仔细判断鞘管是否通过室间隔，不要将鞘管或封堵器送入左心室过多，造成室壁破裂。术中切忌暴力，以防操作不当引起心脏压塞，术后应严密观察病情，尤其是对术后突发胸闷、胸痛等症状者，应及时诊治。

4. 房室传导阻滞 · VSR封堵术中或术后，可出现束支和房室传导阻滞，需要严密监测。成功封堵后的传导阻滞多发生于术后1周内，也有发生于术后数月或数年。一般认为与导管刺激、介入器材直径选择过大、压迫、挤压摩擦室间隔造成局部水肿、瘢痕形成或缺损边缘靠近房室传导束有关。患者可有心悸、头晕、视物模糊或晕厥等症状。心电图示束支或房室传导阻滞改变，亦有心室为缓慢匀齐的交界性或室性逸搏心律。VSR封堵术后短期发生完全性右束支传导阻滞多见，逐渐演变为完全性左束支传导阻滞，或为三度完全性房室传导阻滞。封堵术后常规应用激素1周，一旦发生三度房室传导阻滞，需酌情植入临时起搏器。笔者多采用国内生产的VSR专用封堵器，厂家已将封堵器进行了改进，增加封堵器的腰部长度，右心室面封堵器边缘缩小至1.5 mm，减少了封堵器对穿孔周边组织的压迫，明显降低了束支或房室传导阻滞的发生率，并减轻对乳头肌附着处组织的压迫。若植入临时起搏器后3～4周仍为三度房室传导阻滞而未恢复窦性心律应植入永久性起搏器。

5. 术后溶血和残余分流 · 由于VSR处周围组织坏死、不规则穿孔和多处部位溃烂，封堵器很难完全覆盖，封堵后溶血和残余分流比较常见，尤其是选用Amplatzer房间隔缺损封堵器，其内中阻流膜较少，难以耐受来自左心室压力的高速血流冲击，可使红细胞和血小板破坏，多发生于术后1～24 h，也可在术后数周出现。由于血流阻断不彻底，容易出现溶血，表现为尿色变红或呈黑酱油色样，形成血红蛋白尿，同时伴有发热、黄疸、血红蛋白下降及乳酸脱氢酶升高等。防治措施为尽量选用专用的VSR封堵器，避免高速血流的残余分流；一旦发生术后溶血可使用激素、碳酸氢钠等碱化尿液，保护肾功能，大多数患者可减轻或自愈，若患者持续发热、溶血性贫血及黄疸、肾功能不全等应尽早外科处理。

6. 血小板减少 · 多见于封堵术后与选用较大型号封堵器或残余分流有关，使血小板发生聚集或破坏；个别与使用肝素或对封堵器过敏有关。血液检查示血小板减少，严重者可有出血倾向。在VSR术中应尽量选择较大的封堵器完全覆盖穿孔部位，彻底阻断血流减少残余分流，避免大量红细胞和血小板的聚集与破坏，降低溶血、血红蛋白尿或血小板减少的发生。一旦出现此并发症，应酌情给予激素、碱化尿液、控制血压、保护肾功能和输入血小板等对症治疗，若无效应采取外科手术取出封堵器。

7. 残余分流·由于VSR周边组织的坏死、变薄而形成膨出瘤，或呈多处小的裂口，封堵器难以完全覆盖，出现残余分流现象较多，听诊可闻及收缩期杂音，杂音的大小与残余分流量的多少相关，超声心动图或造影可以发现异常残余分流，但需谨记，80%VSR封堵术后均有残余分流存在，不能过分追求完美，反复交换封堵器往往会加大VSR破口而增加患者死亡率。术者要全面准确评估VSR大小，选择合适的封堵器，如果为多发缺损，可酌情采用特殊类型或双枚封堵器堵闭。封堵后应仔细核对残余分流量，在允许范围内可释放封堵器，停用抗凝或抗血小板药物，降低血压减轻压力负荷，使用激素和保护肾功能等治疗，大部分患者可以通过心功能的改善平稳度过，严重者择期手术治疗。

8. 二尖瓣、三尖瓣关闭不全·多发生于VSR位于或靠近二尖瓣、三尖瓣乳头肌附着处，或术中导管或导丝通过心室时穿过或缠绕腱索或乳头肌而致瓣膜结构损伤，或封堵器移位、随心脏搏动磨蚀影响瓣膜的功能。主要表现为封堵术后出现心前区收缩期杂音或原有的杂音增强，严重者可有心悸、气短、端坐呼吸、咯泡沫样血痰、颈静脉怒张、肝大、下肢水肿等心力衰竭表现。超声心动图显示心房心室增大，二尖瓣、三尖瓣叶、乳头肌及腱索结构异常情况，彩色多普勒可提示瓣膜反流的程度。可采用强心利尿等治疗，严重者应施行外科手术。防治措施是操作要规范，避免将导丝、导管或鞘管穿过心室内的腱索和乳头肌中，释放封堵器前需经超声心动图仔细观察封堵器的边缘是否影响瓣膜功能；术后应严格随访，观察瓣膜关闭不全的变化程度，加重者仍需外科手术修复。

9. 其他并发症·如血管并发症，包括出血、血肿、股动静脉瘘、股动脉假性动脉瘤、局部血栓形成、血管栓塞，感染性心内膜炎等，与常见先天性心脏病介入治疗的发生率相同，在此不详细叙述。

总之，VSR介入治疗的并发症引起危害相对较重，大多数并发症经过及时、正确、有效地处理可以不遗留严重后果；但若处理不及时或措施不当，则有导致严重功能障碍及死亡的风险。因此，术前要严格掌握适应证，与患者及其亲属进行充分沟通，交代VSR介入治疗的成功率及并发症等。术后严密监测，定期随访，一旦发生并发症，应根据各自医院的具体情况，选择恰当的处理方法，尽量避免次生并发症的发生，切忌给患者造成更加严重的后果。

第七节·典型病例

病例 ①

患者男性，71岁，因PCI支架置入术后2个月，心慌、气短10余日主诉于2013年9月9日入院，患者于7月20日11时突发胸骨后疼痛，伴大汗、胸闷、气短，当地医院诊断"冠心病，急性心肌梗死"，7月30日行冠状动脉造影检查显示左冠状动脉前降支开口40%狭窄，中段100%闭塞，血流TIMI 0级，回旋支远段30%～40%狭窄，左钝缘支开口40%狭窄，右冠状动脉迂曲，近中段呈动脉硬化改变，后降支开口20%狭窄，同时于前降支中远段预扩后植入Excel 2.5 mm×33 mm、2.5 mm×14 mm支架2枚，术中植入IABP。术后次日撤出IABP，患者无胸痛发作症状改善出院，继续药物治疗。10余日前患者心慌、气短加重，超声心动图提示心肌梗死后VSR，再次入院治疗。体征：血压86/50 mmHg。双肺呼吸音粗糙，心脏浊音界向左下扩大，心率67次/分，律齐，胸骨左缘第4～5肋间可闻及3/6级收缩期杂音，肺动脉瓣区第二心音增强。肝、脾肋下未触及，超声示左心室心尖部室壁瘤形成，心肌梗死后VSR1.2 cm，左心室射血分数0.59。诊断：① 急性心梗后室间隔穿孔，室壁瘤形成；② 冠心病，支架置入术后。2013年10月8日局麻下行冠状动脉造影、右心导管检查、左心室造影、VSR封堵术。常规位冠状动脉造影，前降支中段支架内血流通畅无狭窄（图14-8A、B）。行左前斜45° +头位25°左心室造影见室间隔中下部形成巨大室壁瘤，对比剂经室间隔心尖部分流至右心室，右心室面有多个出口，测量最大穿孔1.0 cm。行右心导管术，测肺动脉压42/12 mmHg，右心室压52/-1 mmHg。建立经股动脉—左心室—VSR—右心室—右股静脉的轨道后将F14长鞘经VSR导入左心室，选用上海形状记忆合金材料有限公司生产22号J-A7B3-10 VSR封堵器封堵穿孔处，重复左心室造影见有少量残余分流，释放封堵器（图14-8C、D）。术中超声提示心包积液中等量，行心包穿刺术，抽出不凝固红色液体约180 ml，由股静脉回输体内，留置心包引流管。局部加压包扎后在心电、血压监测、吸氧状态下送返监护病房。术中用肝素8 500 U。次日患者生命体征平稳，超声未见心包积液，撤出心包引流管，给予抗感染、抗血小板等治疗。术后复查超声心动图示穿孔处封堵器位置正

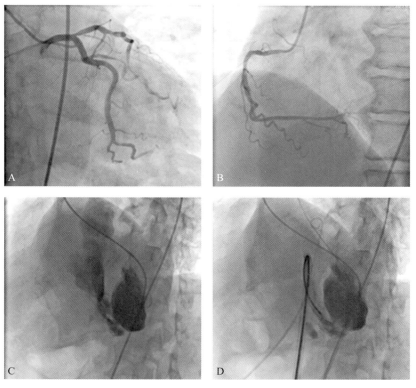

图14-8　病例1影像学图片。A. 左冠状动脉造影显示前降支中段支架置入后血流通畅无狭窄；B. 右冠状动脉造影正常；C. 左前斜45°+头位25°左心室造影，室间隔向右侧膨出形成巨大膨出瘤，右心室面显示多个VSR出口，最大1.0 cm；D. 选用22 mm直径国产VSR封堵器封堵后重复左心室造影少量对比剂通过室间隔显影

常，无明显血流通过；心电图为窦性心律，陈旧性广泛前壁、下壁心肌梗死。给予口服螺内酯片 20 mg/d，呋塞米片 20 mg/d，门冬氨酸钾镁片 3 片 / 日，硫酸氢氯吡格雷片 75 mg/d，阿司匹林肠溶片 100 mg/d，阿托伐他汀钙片 20 mg/晚，美托洛尔片 12.5 mg，每日 2 次。随访至今，患者状态良好。

病例 ②

患者男性，56 岁，因呼吸困难伴胸痛 2 个月，加重半月余于 2018 年 1 月 16 日入院。2017 年 11 月初自觉呼吸困难，胸骨后疼痛放射至后背，当地医院诊断"冠心病，心肌梗死"；给予抗血小板、抗动脉硬化等对症治疗，拒绝冠状动脉造影和 PCI 治疗，入院前半个月患者自觉呼吸困难加重，偶有胸痛，夜间不能平卧入睡，伴有咳嗽，尿少，双下肢水肿。体检：血压：92/60 mmHg，半坐位，心界向左下扩大，心率 103 次 / 分，律齐，胸骨左缘第 3、4 肋间可闻及 3/6 级收缩期杂音，肺动脉瓣区第二音增强。双肺可闻及细小水泡音，肝脾肋下未触及，双下肢水肿。超声心动图示心肌梗死后肌部室间隔穿孔 1.6 ～ 1.9 cm，左心室心尖部室壁瘤形成，二尖瓣轻度关闭不全、三尖瓣中度关闭不全，心包少量积液，左心室射血分数 0.43。心脏 X 线示心脏增大，心胸比率 0.63，双肺间质性肺水肿，右侧胸腔积液，主动脉硬化；心电图为窦性心动过速，陈旧性前间壁心肌梗死。实验室检查：BNP 4 513 pg/ml；血肌酐 139.29 μmol/L；血清钾 3.89 mmol/L；血清钠 138.0 mmol/L；D-二聚体 1.15 mg/L。诊断：① 充血性心力衰竭，心功能 Ⅳ 级；② 急性心肌梗死后 VSR，室壁瘤形成；③ 冠心病，心肌梗死；④ 二尖瓣、三尖瓣关闭不全。给予抗心力衰竭、控制心室率、调脂、抗凝、保肾等对症治疗后于 2018 年 1 月 23 日在局麻下行冠状动脉造影、右心导管检查、左心室造影、VSR 封堵术。

行常规位冠状动脉造影，左前降支 70% 狭窄，左主干、回旋支和右冠状动脉未见明显狭窄（图 14-9A、B）。行左前斜 45°+ 头位 25° 左心室造影见肌部室间隔向右侧膨出，测量 VSR 右心室面出口为 1.7 cm，左心室面室壁瘤直径为 5.0 cm。沿右股动脉送入 JR4 造影导管至左心室，经 VSR 达右心室，沿同一径路送入 260 cm 泥鳅导丝至右心室→肺动脉。另取 6 F 端孔导管经右股静脉—右心房—右心室—肺动脉，测肺动脉压 67/22 mmHg，右心室压 70/4 mmHg。送网套导管至肺动脉，顺利抓取泥鳅导丝，建立经股动脉—左心室—VSR—右心室—右股静脉的轨道，在 X 线监测下将 F14 传送鞘经 VSR 导入左心室，选用上海形状记忆合金材料有限公司生产的 28 号 A7B3-H10 VSR 封堵器，置于穿孔处，左心室造影无残余分流（图 14-9C、D），超声心动图显示封堵器位置正常后释放封堵器（图 14-9E、F）。术中经过顺利，局部加压包扎后安返病房。术中用肝素 6 000 U。术后给予阿司匹林肠溶片 100 mg/d，硫酸氢氯吡格雷片 75 mg/d，呋塞米 20 mg/d，螺内酯 20 mg/d，氯化钾缓释片 1 g/d；贝那普利片 2.5 mg/d；美托洛尔片 37.5 mg，每日 2 次，阿托伐他汀钙片 20 mg/ 晚；单硝酸异山梨酯缓释片 30 mg/晚，口服，7 日后治愈出院。

患者目前已随访 3 年，自诉无胸闷、气短等症状，正常上班工作。体检：双肺呼吸音清晰，心脏听诊无杂音。肝脾肋下未触及，双下肢无水肿。心电图示窦性心律，陈旧性前间壁心肌梗死。超声心动图未见室间隔残余分流，封堵器位置良好，左心室射血分数 0.60。

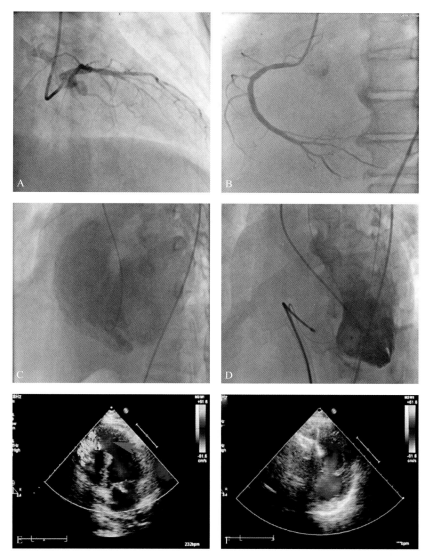

图14-9　病例2影像学图片。A. 左冠状动脉造影显示前降支70%狭窄；B. 右冠状动脉造影正常；C. 左前斜45°+头位25°左心室造影，测量左心室面室壁瘤直径为5.0 cm，右心室面VSR出口1.7 cm；D. 选用上海形状记忆合金材料有限公司生产的28 mm直径VSR封堵器，封堵后重复左心室造影未见明显对比剂通过室间隔；E. 经胸心脏超声四腔心切面，红色箭头标注心尖部室间隔穿孔处彩色血流；F. 封堵术后经胸心脏超声四腔心切面，蓝色箭头标注封堵器位置，无彩色血流通过

　　截至目前的文献报道认为，介入治疗是挽救心肌梗死后VSR的一种有效的救治方法，与外科手术相比较安全有效。介入治疗技术具有挑战性，也是一种可行性的选择，能获得较为理想的结果，但需要把握时机，严格掌握适应证。对无介入治疗适应证的患者，应早期积极外科治疗。急性期的患者由血流动力学状态决定治疗方案，患者病情不稳定，VSR大于15 mm，有多支冠状动脉病变，伴有巨大室间隔膨出瘤，射血分数低的患者应尽早行外科修补，切除膨出瘤重建左心室，同时行冠状动脉搭桥手术。在药物和机械辅助治疗下患者病情

相对稳定时，可观察2～3周后闭合VSR，介入治疗时应尽量选择专用VSR的封堵器封堵，PCI应在介入封堵1周后进行，可避免溶血等并发症。

（朱鲜阳　王琦光）

参考文献

[1] 郭静萱，李易，郭丽君，等.冠脉侧支循环及其临床意义［J］.中国介入心脏病学杂志，1999，7：1-3.

[2] 荆全民，韩雅玲，藏红云，等.介入性方法治疗冠心病急性心肌梗死合并室间隔穿孔（附3例报告）［J］.中国实用内科杂志，2003，23：670-672.

[3] 秦永文，赵仙先，李卫萍，等.经导管闭合急性心肌梗死并发室间隔穿孔一例［J］.中华心血管病杂志，2003，31：867.

[4] 王忠超，王琦光，张端珍，等.先天性心脏病介入治疗术中及围术期严重并发症分析［J］.中国介入心脏病学杂志，2019，27：382-390.

[5] 易定华，徐志云，王辉山，等.心脏外科学［M］.2版.北京：人民军医出版社，2016，675-683.

[6] 张端珍，朱鲜阳，韩雅玲，等.经导管室间隔穿孔封堵术的临床效果［J］.中国介入心脏病学杂志，2015，23：541-544.

[7] 朱鲜阳，韩秀敏，侯传举，等.心肌梗死后室间隔穿孔介入治疗成功一例［J］.中国介入心脏病学杂志，2004，12：125-126.

[8] Arnaoutakis GJ, Zhao Y, George TJ, et al. Surgical repair of ventricular septal defect after myocardial infarction: outcomes from the Society of Thoracic Surgeons National Database［J］. Ann Thorac Surg, 2012, 94: 436-443.

[9] Barker TA, Ramnarinne IR, Woo EB, et al. Repair of post-Infarct ventricular septal defect with or without coronary artery bypass grafting in northwest of England: a 5-year multi-institutional experience［J］. Eur J cardiothoracic Surg, 2003, 24: 940-946.

[10] Blanche C, khan SS, Matloff MD, et al. Result of early repair of ventricular septal defect after an acute myocardial infarction［J］. J Thorac Cardiovasc Surg, 1992, 104: 961-965.

[11] Calvert PA, Cockburn J, Wynne D, et al. Percutaneous closure of post-infarction ventricular septal defect: in-hospital outcomes and long-term follow-up of UK experience［J］. Circulation, 2014, 129: 2395-402.

[12] Cerin G, Di Denato M, Dimulescu D, et al. Surgical treatment of ventricular septal defect complicating acute myocardial infarction. Experience of a north Italian referral hospital［J］. Cardiovasc Surg, 2003, 11: 149-154.

[13] Cinq-Mars A, Voisine P, Dagenais F, et al. Risk factors of mortality after surgical correction of ventricular septal defect following myocardial infarction: retrospective analysis and review of the literature［J］. Int J Cardiol, 2016, 206: 27-36.

[14] Cooley DA. Postinfarction ventricular septal rupture［J］. Semin Thorac Cardiovasc Surg, 1998, 16: 100-104.

[15] Cooly DA, Belmonte BA, Zevis LB, et al. Surgical repair of ruptured interventricular septum following acute myocardial infarction［J］. Surgery, 1957, 41: 930-937.

[16] Crenshaw BS, Granger CB, Birnbaum Y, et al. Risk factors, angiographic patterns, and outcomes in patients with ventricular septal defect complicating acute myocardial infarction［J］. GUSTO-I (Global Utilization of Streptokinase and TPA for Occluded Coronary Arteries) Trial Investigators. Circulation, 2000, 101: 27-32.

[17] Deggett WM, Guyton RA, Mundth ED, et al. Surgery for post-infarct ventricular septal defect［J］. Ann Surg, 1977, 186: 260-271.

[18] Deja MA, Szostek J, Widemka K, et al. Post infarction ventricular septal defect: can we do better?［J］. Eur J cardiothoruc Surg, 2000, 18: 194-201.

[19] Gay RJ, Sethna D, Matloff JM. The role of cardiac surgery in acute myocardial infarction. I with mechanical complications［J］. Am Heart J, 1983, 106: 723-725.

[20] Holzer R, Balzer D, Amin Z, et al. Transcatheter closure of postinfarction ventricular septal defects using the new Amplatzer muscular VSD occluder: results of a U.S registry［J］. Catheter Cardiovasc Interv, 2004, 61: 196-201.

[21] Ilia R, Carmel S, Gueron M. Patients with coronary collaterals and normal left ventricular systolic function: clinical hemodynamic, and angiographic characteristics［J］. Angiology, 1998, 49: 631-625.

[22] Lee EM, Roberts DH, Walsh KP. Transcatheter closure of a residual postmyocardial infarction ventricular septal defect with the Amplatzer septal occluder［J］. Heart, 1998, 80: 522-524.

[23] Levine GN, Bates ER, Bittl JA, et al. 2016 ACC/AHA guideline focused update on duration of dual antiplatelet therapy in patients

with coronary artery disease: a report of the American College of Cardiology/American Heart Association Task force on clinical practice guidelines: an update of the 2011 ACCF/AHA/SCAI guideline for percutaneous coronary intervention, 2011 ACCF/AHA guideline for coronary artery bypass graft surgery, 2012 ACC/AHA/ACP/AATS/PCNA/SCAI/STS guideline for the diagnosis and management of patients with stable ischemic heart disease, 2013 ACCF/AHA guideline for the management of ST-elevation myocardial infarction, 2014 AHA/ACC guideline for the management of patients with non-ST-elevation acute coronary syndromes, and 2014 ACC/AHA guideline on perioperative cardiovascular evaluation and management of patients undergoing noncardiac surgery [J]. Circulation, 2016, 134: e123-e155.

[24] López-Sendón JI, Gurfinkel EP, Lopez de Sa E, et al. Factors related to heart rupture in acute coronary syndromes in the Global Registry of Acute Coronary Events [J]. Euro Heart J, 2010, 31: 1449-1456.

[25] Papalexopoulou N, Young CP, Attia RQ. What is the best timing of surgery in patients with post-infarct ventricular septal rupture? [J]. Interact Cardiovasc Thorac Surg, 2013, 16: 193-196.

[26] Parry G, Goudevenos J, Adams PC, et al. Septal rupture after myocardial infarction: is very early surgery really worthwhile? [J]. Eur Soc Cardiology, 1992, 13: 373-382.

[27] Pretre R, Rickli H, Ye Q, et al. Frequency of collateral blood flow in the infarct related coronary artery in rupture of the ventricular septum after acute myocardial infarction [J]. Am J Cardiol, 2000, 85: 497-499.

[28] Radford MJ, Johnson RA, Daggett WM, et al. Ventricular septal rupture: a review of clinical and physiologic feature and an analysis of survival [J]. Ciculation, 1981, 64: 545-553.

[29] Risseeuw F, Diebels I, Vandendriessche T, et al. Percutaneous occlusion of post-myocardial infarction ventricular septum rupture [J]. Neth Heart J, 2014, 22: 47-51.

[30] Schlotter F, de Waha S, Eitel I, et al. Interventional post-myocardial infarction ventricular septal defect closure: a systematic review of current evidence [J]. EuroIntervention, 2016, 17: 94-102.

[31] Singh V, Rodriguez AP, Bhatt P, et al. Ventricular septal defect complicating ST-elevation myocardial infarctions: a call for action [J]. Am J Med, 2017, 130: 863.

[32] Skillington PD, Davis RH, Luff AD, et al. Surgical treatment for infarct-related ventricular septal defect: improved early results combined with analysis of late function status [J]. J Thorac cardiovasc Surg, 1990, 99: 798-808.

[33] Smyllie JH, Sutherland GR, Geuskens R, et al. Doppler color flow mapping in the diagnosis of ventricular septal rupture and acute mitral regurgitation after myocardial infarction [J]. J Am Coll Cardiol, 1990, 15: 1449-1455.

[34] Sulzgruber P, El-Hamid F, Koller L, et al. Long-term outcome and risk prediction in patients suffering acute myocardial infarction complicated by post-infarction cardiac rupture [J]. Int J Cardiol, 2017, 227: 399-403.

[35] Szkutnik M, Bialkowski J, Kusa J, et al. Postinfarction ventricular septal defect closure with Amplatzer occluders [J]. Eur J Cardiothorac Surg, 2003, 23: 323-327.

[36] Tai S, Tang J, Tang L, et al. Management and outcome of ventricular septal rupture complicating acute myocardial infarction: what is new in the era of percutaneous intervention? [J]. Cardiology, 2018, 141: 226-232.

[37] Thiele H, Kaulfersch C, Daehnert I, et al. Immediate primary transcatheter closure of postinfarction ventricular septal defects [J]. Eur Heart J, 2009, 30: 81-88.

[38] Turner MS, Hamilton M, Morgan GJ, et al. Percutaneous closure of post-myocardial infarction ventricular septal defect patient selection and management [J]. Intervent Cardiol Clin, 2013, 2, 173-180.

[39] Xudong Xu, Suxuan Liu, Xin Liu, et al. Percutaneous closure of postinfarct muscular ventricular septal defects: a multicenter study in China [J]. J Cardiology, 2014, 64: 285-289.

[40] Zhang R, Sun Y, Sun M, et al. In-hospital outcomes and long-term follow-up after percutaneous transcatheter closure of postinfarction ventricular septal defects [J]. Biomed Res Int, 2017, 797: 1027.

[41] Zhu XY, Qin YW, Han YL, et al. Long-term efficacy of transcatheter closure of ventricular septal defect in combination with percutaneous coronary intervention in patients ventricular defect complicating acute myocardial infarction: a multicenter study [J]. Euro Intervention, 2013, 8: 1270-1276.

第十五章
室间隔缺损介入治疗
的单中心经验

第一节 · 三种特殊类型室间隔缺损并膜部瘤形成 介入治疗的单中心经验

室间隔膜部瘤是室间隔膜周部缺损处在血流长期冲击下纤维组织增生、覆盖、包裹、粘连而成的凸向右心室侧的膜状结构，是VSD自然闭合过程的关键阶段，属于VSD的一种特殊类型。其介入治疗的方法根据膜部瘤粘连牢固程度、缺损出口数量、大小和位置等情况也有所不同。下面笔者结合所在医院河北医科大学第一医院心肝中心（以下简称本中心）具体病历分享在某些特殊类型VSD并发膜部瘤形成介入治疗中的临床经验。

■ 一、VSD并膜部瘤形成，多出口缺损，且缺损之间距离较大

患者女性，21岁，胸骨左缘第3～4肋间可闻及5/6级收缩期杂音，伴明显震颤；左心室造影显示：VSD伴膜部瘤形成，基底部23 mm，出口多个，其中上下有两处较大出口，分别为7～8 mm、5 mm。

该病例的特点为室间隔膜部瘤多出口，且出口间距离较大（图15-1A）。建立导丝轨道后送9 F输送长鞘至左心室，造影显示输送长鞘通过靠下的缺损，置入12 mm小腰大边型封堵器，听诊胸骨左缘第3～4肋间仍有3级收缩期杂音。造影显示封堵器上缘仍有较大残余分流，测量约5 mm（图15-1B）；主动脉瓣上造影显示无冠状动脉窦瘤破裂，无主动脉瓣反流（图15-1C）。考虑仍存在大量残余分流，封堵效果不理想，且封堵器较瓣膜位置较远，遂决定再置入一个封堵器。选择8 F输送长鞘，带鞘造影显示鞘管通过封堵器上缘缺损，鞘管上缘距主动脉瓣距离4～6 mm（图15-1D）；置入10 mm小腰大边型封堵器，听诊杂音较置入第一个封堵器时明显减轻（1/6级）。造影显示两个封堵器固定好、形状好，对瓣膜无影响，无明显残余分流（图15-1E）。心脏超声提示三尖瓣从中度反流减少为微量反流。封堵效果理想，遂释放封堵器（图15-1F）。

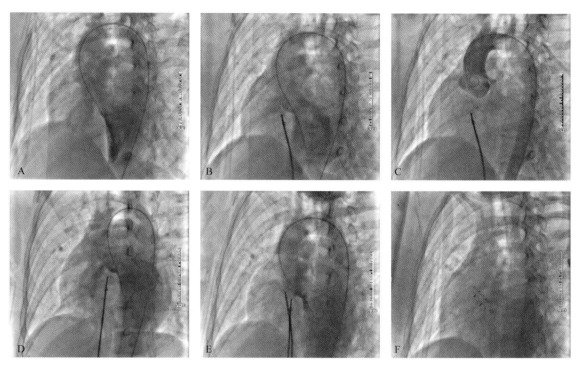

图15-1　A. 术中左心室造影可见VSD并膜部瘤多出口；B. 靠下缺损置入封堵器后造影，封堵器上缘仍可见大量分流；C. 主动脉瓣上显示无冠状动脉窦瘤破裂，无主动脉瓣反流；D. 带鞘造影显示鞘管通过封堵器上缘缺损；E. 置入第二个封堵器后造影提示无明显残余分流；F. 封堵器成功释放，形状及位置良好

对于这类膜周部室间隔多发缺损，且缺损间距离较大时，建议输送长鞘送至左心室后带鞘造影，这样做既可以明确鞘管通过的是否为封堵目标出口，也可以明确鞘管上缘距主动脉瓣的距离，并可以评估缺损的大小。对于此类多出口室间隔的封堵，应用常规对称型封堵器或偏心型封堵器，往往难以覆盖多出口，如选择大直径对称型封堵器，因封堵器腰部伸展受限，两侧盘片被挤压成球形，既对封堵部位造成过大挤压又易引起心室流出道狭窄。所以，对于VSD并膜部瘤形成，且为多出口缺损的封堵，推荐应用小腰大边型封堵器，其优点如下：① 封堵器的左心室面大，可将多个出口完全覆盖；② 小腰部分与出口的直径相匹配，封堵器置入后盘片能充分伸展，达到完全覆盖入口的目的；③ 封堵器形状恢复好，不占有过多的心腔，因而不引起流出道狭窄。当出口多且间距较远，单一封堵器仍不能覆盖VSD时，可根据残余分流大小及与主动脉瓣关系，植入第二个封堵器。

■ 二、膜部瘤粘连不牢固

患者女性，12岁，胸骨左缘第3～4肋间可闻及4/6级收缩期杂音伴震颤。左心室造影显示VSD并膜部瘤形成，估测缺损约为6.0 mm（图15-2A）。

起初选用8 mm封堵器，置入后行左心室造影未见明显残余分流（图15-2B），术中心脏彩超提示封堵器无明显残余分流，对瓣膜无影响后释放封堵器。但封堵器释放后即刻脱落至左肺动脉。经选用14 F输送长鞘管将封堵器取出（图15-2B～D）。再次左心室造影显示

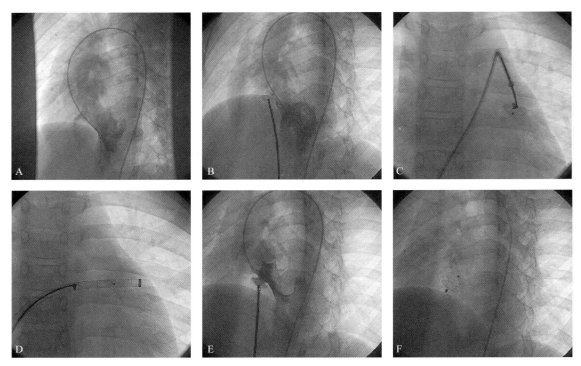

图15-2　A.术中左心室造影可见膜部瘤形成；B.置入8 mm封堵器后造影无明显残余分流；C.封堵器释放后脱落至左肺动脉，利用圈套器抓捕封堵器；D.封堵器回收至鞘管内；E.再次置入10 mm边4 mm封堵器（A4B2），造影提示无明显残余分流；F.封堵器成功释放，形状及位置良好

缺损较前增大。后经考虑选用并置入10 mm边4 mm封堵器（A4B2）。造影显示无残余分流（图15-2E），超声检查无明显残余分流，对瓣膜无影响，遂释放封堵器（图15-2F）。

该病例的特点为膜部瘤粘连不牢固，封堵器固定不牢脱落至左肺动脉，再者因选择封堵器偏小，左盘脱入瘤体内。该患者带鞘造影显示缺损距主动脉瓣距离＞4 mm，改用10 mm边4 mm封堵器（A4B2）封堵缺损入口获得成功。对于膜部瘤组织粘连不牢固的病例，封堵时必须封堵膜部瘤入口，避免造成封堵器的移位或脱落。而对于膜部瘤组织粘连牢固，则封堵膜部瘤入口、瘤体或出口一般不会造成封堵器移位或脱落。此时又分如下情况：① 如膜部瘤基底部距主动脉瓣距离≥2 mm，应尽可能封堵入口，达到既完全封堵缺损，又避免术后发生膜部瘤扩大。② 如缺损上缘靠近主动脉瓣，封堵入口可能对主动脉瓣产生影响，可考虑将封堵器左盘靠近主动脉瓣侧放置在囊袋内，封堵器左盘下部分在室间隔左心室侧（图15-3）。亦可封堵膜部瘤瘤体或出口，以避免封堵器对主动脉瓣产生影响。③ 对于大入口多出口的VSD类型，可选择小腰大边型封堵器进行封堵。

封堵多出口VSD，要注意输送鞘管尽量从多个出口中的最大出口通过，这样封堵器腰部直径伸展较大，封堵器左盘面直径亦相应较大，以求全部覆盖所有出口，达到完全封堵的目的。由于小腰大边型封堵器左心室面的盘片边缘较长，在选择时还需要考虑封堵器植入后对主动脉瓣的影响。因此，术前应准确测量膜部瘤基底部大小及与主动脉瓣的距离，术前及术后应常规行主动脉瓣上造影，以评估封堵器对主动脉瓣的影响。

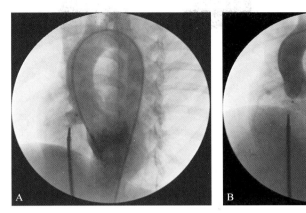

图15-3　A. 封堵器左盘靠近主动脉瓣侧放置在囊袋内，封堵器左盘下部分在室间隔左心室侧；B. 主动脉瓣上造影显示封堵器对主动脉瓣无影响

三、三尖瓣或腱索附着位置距VSD出口较近

患者女性，31岁，入院查体胸骨左缘可闻及4/6级收缩期杂音伴震颤；超声检查缺损6 mm；左心室造影显示室间隔缺损并膜部瘤形成，膜部瘤粘连不牢固，膜部瘤基底部测量21 mm，出口多个，其中一出口约6 mm；膜部瘤基底部距主动脉瓣距离约2 mm以上，三尖瓣及腱索附着位置距膜部瘤出口较近。建立通过VSD的导丝轨道后，送10 F输送长鞘至左心室，考虑膜部瘤出口较三尖瓣及腱索附着位置较近，选用普通VSD封堵器可能对三尖瓣及腱索产生影响，甚至封堵器右盘磨损瓣叶或腱索，造成严重三尖瓣反流。故选用16/18 mm PDA封堵器置入，听诊杂音消失。透视下显示封堵器腰征明显，左心室造影及主动脉瓣上造影均显示封堵器固定好，无残余分流，对主动脉瓣无影响（图15-4）。术中心脏超声检查显示三尖瓣无反流。

当三尖瓣或腱索附着位置距缺损口较近时，封堵器选择不宜偏大，封堵器释放前，心脏超声监测封堵器与瓣膜或腱索的位置关系，充分评估封堵器逐渐塑形致使盘片直径增大对瓣膜及其腱索所产生的迟发性影响；当三尖瓣或腱索附着位置距缺损口较近时，必要时可选择

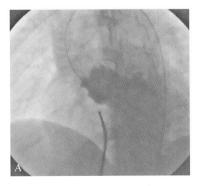
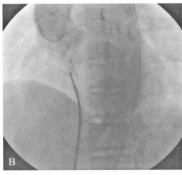
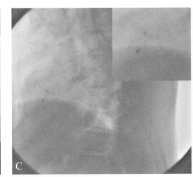

图15-4　利用PDA封堵器封堵VSD。A. 左心室造影显示封堵器固定良好，未见残余分流；B. 主动脉瓣上造影显示封堵器对瓣膜无明显影响；C. 释放后封堵器腰征明显，固定良好

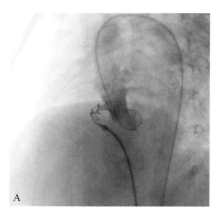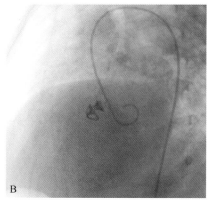

图15-5 利用弹簧圈封堵VSD。A. 左心室造影显示封堵效果良好，无明显残余分流；B. 释放后弹簧圈的形态

右心室伞盘边缘较钝的封堵器（如PDA封堵器）或弹簧圈等多样化封堵器，避免封堵器损伤三尖瓣瓣叶或腱索。由于弹簧圈较Amplatzer封堵器质地软，造成压迫周围组织、瓣膜及传导束的可能性小，对于这类缺损也是一个不错的选择（图15-5）。

第二节 · 封堵器置入时保留导丝封堵室间隔缺损技术

随着介入设备及介入器材的不断改进及介入水平的提高，多数VSD介入治疗可一次封堵成功，但对于有一定难度的VSD，如缺损较大、缺损距主动脉瓣较近或为零、嵴内型VSD和膜部瘤型VSD，尤其是膜部瘤组织粘连不牢固或为多出口的VSD等，有时需两次或两次以上更换封堵器尝试封堵才能成功。在常规方法封堵中，输送系统到位后即撤出导丝轨道，然后将封堵器送至病变处进行封堵，若封堵效果不满意，更换封堵器往往需重建导丝轨道。众所周知，建立动静脉导丝轨道是VSD介入治疗中相对较难和医患X线暴露时间较长的重要环节，另外重建轨道也会增加瓣膜、血管的损伤和心律失常发生的机会。

在临床工作中，笔者对一定难度的VSD尝试封堵器释放时保留轨道导丝的方法封堵治疗VSD，免除了一次封堵不成功需重建导丝轨道的程序，收到了良好的效果。该方法的操作步骤是：常规建立股静脉—右心室—VSD—左心室—股动脉导丝轨道，输送系统沿导丝轨道从右心室侧通过VSD进入左心室心尖部，此时，不按常规方法撤出导丝轨道，而是在保留该导丝轨道的情况下将封堵器沿输送系统送至病变处打开，然后行经胸超声（TTE）检查，如封堵效果不满意，则收回封堵器，按上述方法沿保留的导丝轨道更换封堵器，直至封堵效果满意再撤出导丝，左心室造影确认封堵成功后释放封堵器。根据笔者的经验，选择释放封堵器时保留导丝的方法封堵VSD，简单实用，但应注意以下几个问题：① 保留导丝释放封堵器时，因导丝占据了输送鞘管的一定空间，故输送鞘管应比常规方法所用鞘管型号相应大1～2号。② 撤出导丝前，先沿导丝从股动脉送入右心导管至封堵器处，以免撤出导丝时损伤主动脉瓣和心血管内膜。③ 确认封堵器置入成功后，应在X线影像监视下由股动脉侧缓慢、轻柔地撤出导丝，以免发生封堵器移位或脱落。④ 撤除导丝后一定要行TTE和左心室造影检查，确认封堵成功后释放封堵器。⑤ 由于此方法所用输送系统比常规方法大，为避免局部血管并发症，3岁以下儿童慎用此法。⑥ 对于一次封堵成功率较大的VSD，建议仍采用常规方法封堵。经临床实际应用，封堵器置入时保留导丝的方法封堵VSD安全、高效，特别适用于难度较大的VSD的封堵，该方法简化了更换封堵器时需重建轨道的程序，缩短了操作及透视时间，减少了并发症的发生，手术成功率高，疗效可靠，值得推广。

第三节 · 封堵器回收困难的解决办法

随着先天性心脏病介入设备、器材的不断改进及介入水平的不断提高，介入治疗先天性心脏病多数可一次封堵成功，但对于有一定难度的封堵，尽管封堵前通过TTE和造影明确了病变的形态、大小，但由于病变的复杂性，有时需要多次更换封堵器尝试封堵才能成功，而更换封堵器首先就需要对体内已经打开但未释放的封堵器进行收回。临床工作中，有时会遇到封堵器回收困难这一较棘手的问题，本中心总结导致封堵器回收困难的原因大致有以下几点：① 手术操作时间过长，输送长鞘长时间在体内较高温度下滞留而变软；② 在封堵器与输送长鞘的匹配选择上，封堵器相对较大或输送长鞘型号相对较小；③ 输送长鞘为非抗折鞘，质地较软；④ 大封堵器回收时需要的支撑力更大，所选的输送长鞘难以支撑。其他，如封堵器与缺损周围部分组织缠绕等情况。在这种情况下，如强行回收封堵器，不仅不能将封堵器收回至输送长鞘内，还有可能将封堵器从病变处拉出，造成局部组织撕裂，同时已打开的封堵器还会造成心脏及血管的损伤，引起严重并发症。在多年的临床实践中，笔者逐渐探索采用自行改造的输送长鞘回收封堵器的方法，收到了较好的效果。其方法如下：按常规方法难以将封堵器回收至输送长鞘内，可将患者体内输送长鞘退出，选用较大型号的鞘管在体外进行改造，先将长鞘管芯前端切掉少许，使长鞘管芯前端内腔能通过连接封堵器的传送杆，再将长鞘管芯前端切削、打磨、塑型使其前端呈圆锥状并与传送杆衔接处圆滑无明显缝隙，然后将自行改造的输送长鞘及内芯一起沿传送杆送至体内封堵器处，撤出长鞘内芯，回拉连接封堵器的传送杆，将封堵器回收至长鞘管内，而后换用其他型号封堵器进行封堵。在输送长鞘改造过程中，一定要注意以下几个问题：在选择输送长鞘改造时，要充分考虑到血管的承受能力，尤其是婴幼儿，一般选择较原鞘管大1～3号的输送长鞘；切削长鞘管芯的前端时一次只能切掉少许，反复尝试，使长鞘管芯前端内腔逐渐增大，直至内腔刚好能通过连接封堵器的传送杆；将长鞘管芯前端切削、打磨、塑型使其前端呈圆锥状并与传送杆衔接处圆滑无明显缝隙，尽量减少输送长鞘沿推送杆进入血管时对血管造成的损伤；向体内送入改造的输送长鞘时一定要在透视下进行，同时固定好与封堵器相连的推送杆，避免因推送杆过多移位带动封堵器损伤心脏。该方法简单、实用、安全、可靠，避免了因封堵器回收失败而进行的外科手术。这是处理封堵器回收困难的有效方法。

第四节 · 流出道肌部室间隔缺损介入封堵的单中心经验

对流出道型肌部VSD的判断标准主要依赖超声检查，即大血管短轴观室间隔回声失落或其分流束位于11点半到1点钟位置，胸骨旁左心室长轴切面观VSD或其分流束紧靠主动脉瓣的右冠根部。流出道型肌部VSD位置较高，部分患者可伴有主动脉右冠瓣脱垂，甚至遮挡缺损口，测量时可导致缺损口的低估。而正确判断缺损口大小，对选用合适大小的封堵器、提高手术的成功率有着至关重要的作用。根据本中心临床经验，通常应选择比缺损口大2 mm的偏心伞。如缺损口较大，可选择比缺损口大3～4 mm的偏心伞。本中心曾对3例缺损口为10 mm的缺损，选择了比缺损口大4 mm的偏心伞而封堵成功，从而进一步将流出道型肌部VSD适应证扩大为10 mm。但条件为不伴主动脉反流。对脱垂的判断，主要结合造影检查。主动脉瓣脱垂并非流出型肌部VSD介入治疗的禁忌证，对于不并发主动脉反流的主动脉瓣脱垂，可根据实际情况采取试验性封堵，如不合适，再行放弃介入治疗。本中心曾对40例流出道肌部缺损封堵患者进行了平均8.6个月的随访（1～12个月），所有随访病例中，无新增加的三尖瓣关闭不全、无主动脉瓣穿孔，2例出现少量主动脉反流者，1例出现封堵器微移位。无其他严重并发症发生。封堵器置入即刻及随访6个月内，左心室舒张末期内径（LVEDD）发生进行性缩小，而右心室舒张末期内径（RVEDD）及左心室射血分数（LVEF）未见明显变化。封堵器置入24 h，封堵器腰部直径较置入即刻发生轻微变化，随访1、3、6、12个月无明显变化。

根据笔者对流出道型肌部VSD的初步治疗经验，建议其适应证选择为：① VSD直径均在10 mm以内；② 不并发主动脉反流；③ 缺损上缘距肺动脉瓣2 mm以上。相对适应证：伴有轻-中度主动脉瓣脱垂未并发病理性主动脉反流者，可根据实际情况进行试验性封堵治疗。禁忌证：① 并发病理性主动脉瓣反流的流出道型肌部VSD；② 重度主动脉瓣脱垂；③ VSD缺损上缘距肺动脉瓣2 mm以下者不宜进行经导管封堵治疗。以上仅为本中心治疗经验，由于流出道型肌部VSD封堵治疗的例数有限，该方法尚需大规模多中心和长期观察随访及评估。

第五节 · 室间隔缺损并发主动脉瓣脱垂的介入治疗的单中心经验

VSD并发主动脉瓣脱垂（aortic valve prolapse，AVP）是一种相对常见的病理现象，在VSD患者中约占7.5%。其形成原因主要是高位VSD使主动脉瓣叶失去支持，同时通过VSD高速血流产生的负压作用造成瓣叶被拉拽，使其游离缘不断延长、脱垂。由于VSD可继发AVP、主动脉瓣关闭不全等，应尽早干预。根据外科经验，由于AVP为继发性改变，对于轻度AVP常无需处理，只要将VSD修补后即可阻止脱垂的进一步发展，从而为VSD并发AVP的介入治疗的可行性提供了依据。正常主动脉瓣呈圆弧形，边缘光整，启闭线等高。如果瓣叶脱垂，相应瓣窦向下延伸，边缘可出现切迹，局部隆凸或呈双重影，随心动周期有明显变化，以舒张末期显示更明显，并可凸向VSD或右心室流出道。升主动脉造影表现为主动脉瓣向下移位、变形、活动度差、轮廓不规则并有乳头状的突起，主动脉瓣关闭不全者可见造影剂向下反流入左心室，并可经过VSD进入右心室。超声心动图也能很好地显示AVP及其脱垂程度，从而为本病的介入治疗提供指导。并发AVP的VSD介入治疗的关键是避免封堵器损伤主动脉瓣及引起主动脉瓣关闭不全。为了解决好这个问题，对于VSD应该实施个体化介入治疗。笔者认为对于这部分VSD介入治疗时，应从多方面考虑手术过程。最主要的问题是如何选择封堵器、封堵器置入位置及封堵器放置技巧。对于嵴内型VSD，只要缺损直径＜10 mm，即可采用经导管封堵术，宜选择偏心型封堵器，且尽可能使脱垂的瓣膜避开偏心型封堵器的左盘上边角,以防相互摩擦损伤主动脉瓣。膜周部VSD并发AVP一般见于较大的VSD,可分为膜部瘤型及非膜部瘤型,如膜部瘤组织粘连牢固,且呈囊袋状,无论单出口或多出口,均可以考虑将封堵器置于囊袋内,避免封堵器与主动脉瓣直接接触。置于囊袋内的封堵器可根据出口情况选择对称型、偏心型或小腰大边型等。如膜部瘤出口为巨大单出口或膜部瘤组织粘连不牢固,或者VSD为巨大非膜部瘤型,则不适宜封堵。如果VSD大小适宜、无假性膜部瘤形成或假性膜部瘤右心室面粘连不牢固,仅伴主动脉瓣轻度脱垂,不伴主动脉瓣反流,则可选用偏心型封堵器对VSD的左心室面或膜部瘤入口处试封堵。因为超声和造影皆存在局限性,加之VSD类型及其周边形态千变万化,试验性封堵是必要的,如试封堵后超声或造影提示效果不佳应放弃封堵。封堵技巧对于伴有轻度AVP的VSD患者,如果缺损形态决定了必须封堵左心室基底部,那么需要选择零边偏心型封堵器,治疗成功的关键是正确放置封堵器,术中必须保证准确地将封堵器的零边指向主动脉瓣。因封堵器的标志是不锈钢固定圈,在透视下显示清楚,非常容易确定封堵器长边的方向。为了准确放置,首先是将鞘管送至左心室内,将封堵器拉入负载导管内,并记住长边在负载鞘管内的方向。将负载导管插入长鞘管时需要将长边指向术者对侧的方向,沿鞘管向前推送,推出导管时如封堵器长边未能指向心尖,应退出封堵器,重复上述过程。如封堵器的指示标记指向心尖,则将封堵器的左心室盘片充分展开,回拉至VSD的左心室面,如有阻力,固定推送杆,释放出右心室的盘片。在回拉封堵器前最好将猪尾导管送至左心室起标记室间隔位置的作用。封堵器到位后应行主动脉瓣上造影和左心室造影确定有无主动脉瓣反流和经室间隔的分流。如无主动脉瓣关闭不全,同时无左向右分流,则可释放出封堵器。如果情况允许将封堵器置入瘤体内,由于所置入封堵器边缘被瘤体包裹,放置后对于主动脉瓣相对更安全,条件是必须判断出瘤体是否粘连牢固。

本中心曾跟踪随访了27例(男性15例,女性12例,年龄2.5～18岁,平均7.9±4.2岁)VSD合并VAP且成功进行VSD封堵术的患者,通过平均18个月的近期随访发现,所有患者均未发生心内膜炎,封堵器钢丝断裂,新发主动脉瓣、二尖瓣和三尖瓣关闭不全,新发心律失常等并发症。事实上,主动脉瓣不停地运动,与封堵器可能发生相互作用,有可能引起主动脉瓣的穿孔。但近期随访结果未出现类似现象,可能原因为:① 主动脉瓣与封堵器之间有血流充填,起到了润滑作用;② 由于存在AVP,与正常相比主动脉的右冠瓣相对较长,封堵器置入后托起一部分瓣膜根部,其活动度较小,所以引起瓣膜损伤的可能小,不太可能引起主动脉瓣穿孔;③ 本组操作中特别避开零边偏心型封堵器的左盘上边角,可能也为主动脉瓣的功能保护起到了重要作用。由于封堵器具有一定的厚度,应用该方法可同时托起脱垂的主动脉瓣,这一点相比外科补片法修补VSD明显具有更大的优势和推广空间。总之,并发轻度AVP的VSD可以通过导管试行介入治疗,近中期的观察结果显示其封堵效果良好,远期疗效尚需进一步临床随访观察。

第六节 · 室间隔缺损介入治疗常见严重并发症处理的单中心经验

VSD封堵术被广泛认为是一种安全而可靠的治疗方法,但是临床工作中仍面临许多挑战,特别是三度房室传导阻滞、封堵器脱落、瓣膜损伤等严重并发症的发生为介入治疗过程增添了巨大的不确定性和风险。上述三种并发症虽然发病率不高，但如果未及早发现或处理不当则可产生严重后果。本节就上述三种严重并发症分享本中心相关临床经验。

一、三度房室传导阻滞

截至2019年12月，本中心共发生封堵术后三度房室传导阻滞9例，发生率约为0.48%。5例发生在封堵术后3～5日，其中1例经激素治疗1日后恢复正常，另外4例应用激素、临时起搏器治疗1～3日后心电图恢复正常；1例发生在封堵术后4日，经激素和临时起搏器治疗无效，外科开胸取伞修补术后即刻心电图恢复正常；2例封堵术后1年余发现三度房室传导阻滞并安装永久心脏起搏器；1例术后即刻出现一度房室传导阻滞及不完全性右束支传导阻滞，术后23日发展为完全性左束支传导阻滞，术后1、2、3、6个月复查仍为完全性左束支传导阻滞，术后1年复查发现三度房室传导阻滞，于外科行取伞修补术，术后13日心电图恢复正常。

患者男性，21个月，体重13 kg，主因"发现心脏杂音1年余"入院。入院查体：胸骨左缘第3、4肋间闻及3/6级收缩期杂音。心脏彩超提示：室间隔膜周部缺损并膜部瘤形成，左心室面4.3 mm，右心室面2.6 mm，缺损距主动脉瓣2.4 mm，距三尖瓣膈瓣3.4 mm，心室水平左向右分流。心电图未见明显异常（图15-6A）。选用6 mm的封堵器置入，超声心动图及心室造影显示封堵器固定好、无残余分流，对瓣膜无影响，释放封堵器。患者于术后复查心电图均为一度房室传导阻滞，不完全性右束支传导阻滞（图15-6B）。术后23日发展为完全性左束支传导阻滞（图15-6C），术后1、2、3、6个月复查仍为完全性左束支传导阻滞，术后1年复查发现三度房室传导阻滞（图15-6D），遂再次入院。复查心脏彩超均提示封堵器固定良好，未见心室水平分流。患者一般状况好，无黑矇及晕厥，听诊心脏无杂音。入院后转心外科行室间隔封堵器取出术及VSD修补术，术后患者心律未见明显改变，遂留置临时起搏器。术后第13日复查心电图恢复为窦性心律（图15-6E）。

各种类型的房室传导阻滞是VSD封堵术较为常见的并发症，多数传导阻滞为一过性，经激素治疗后心肌水肿逐渐减轻，传导阻滞可逐渐恢复。但是发生于术后1个月之后的高度房室传导阻滞通常不易恢复，如上述在VSD封堵术后1年发生迟发性三度房室传导阻滞，并在封堵器取出后恢复为窦性心律的病例，在国内外鲜见报道。笔者分析发生迟发性三度房室传导阻滞的原因有如下几点：① 封堵器相对VSD偏大，封堵器在体内逐渐塑形过程中产生持续张力，压迫VSD周围组织内传导系统，导致其器质性损伤。② 术后心脏收缩舒张运动时，室间隔与封堵器接触面的相对运动与反复摩擦，影响传导束。③ 封堵术后渐进持续的炎症反应和传导束瘢痕形成对传导束的影响。④ VSD较大，心脏血流动力学改变明显，对心肌组织损害重，心肌病理改变明显，同时其边缘更接近传导束，封堵术后缺损边缘组织纤维化、形成瘢痕，从而影响房室传导。⑤ 患儿年龄偏小，室间隔心肌发育相对偏薄，传导束纤细，封堵术后心肌水肿范围相对偏大更易累及传导束，且传导束更易受损。⑥ 早期（2008年之前）VSD封堵器腰部长度（即腰高）通常为2 mm，但实际VSD并非完全垂直于室间隔，部分VSD合并膜部瘤，故其病变管道长度往往＞2 mm，当封堵器腰部长度明显小于病变管道长度时，导致两伞盘回缩对室间隔产生持续挤压，引起传导束损伤，经技术改进封堵器腰部长度调整为3 mm及以上，大大减少此因所致的三度房室传导阻滞。据统计，本院VSD封堵器术后发生三度房室传导阻滞9例，其中7例发生在封堵器改进前，2例发生在封堵器改进后，与以上阐述相吻合。⑦ 应用偏心型封堵器封堵VSD，考虑到封堵器的稳定性，往往选择的封堵器较对称型封堵器偏大，封堵器伞盘及腰部对周围传导束的挤压损伤相对更大，且偏心型封堵器左侧伞盘下缘较长，而房室束及其分支通常位于室间隔膜部下方，故左侧伞盘更易引起三度房室传导阻滞和左束支传导阻滞，国外曾因应用偏心型封堵器封堵VSD发生三度房室传导阻滞概率高，在介入治疗VSD方面存在争议。⑧ 排斥反应。封堵术后早期发生三度房室传导阻滞，可应用糖皮质激素、异丙肾上腺素及临时心脏起搏器植入等方法逆转三度房室传导阻滞；封堵术后迟发三度房室传导阻滞，激素治疗可能缓解封堵器相关的心肌炎性水肿，但其长期疗效尚不确定，如激素及临时起搏器植入不能恢复窦性心律，则需植入永久心脏起搏器或者外科手术取伞。

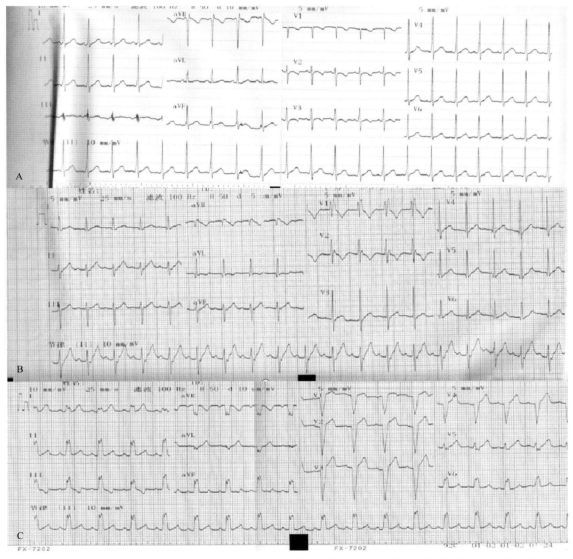

图15-6 A. 术前心电图；B. 术后当日心电图，提示一度房室传导阻滞，不完全性右束支传导阻滞；C. 术后23日发展为完全性左束支传导阻滞

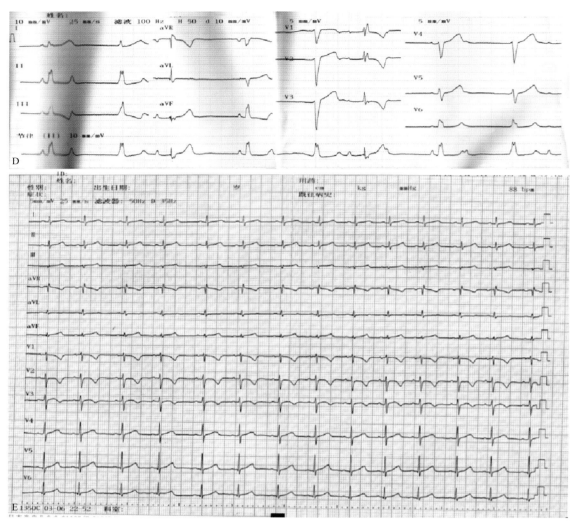

图15-6（续） D. 术后1年心电图显示为三度房室传导阻滞；E. VSD封堵器取出及VSD修补术后第13日心电图恢复为窦性心律

因此，为避免VSD封堵术后发生三度房室传导阻滞，本中心经验如下：① 术前监测超声心动图明确VSD解剖类型及亚型，尤其应高度警惕膜周流入部型和膜周肌小梁型。② 术中导丝、导管进入左心室腔不宜太深，当导管头端到达VSD水平面后再旋转方向寻找VSD，不宜长时间、反复刺激室间隔；术中导丝导管穿过室间隔、建立动静脉轨道及释放封堵器等操作动作轻柔快速，防止反复刺激、损伤传导束。③ 选择封堵器应个体化，不宜偏大，以免封堵器在体内逐渐塑形对周围组织及传导束产生较大压迫，尽可能置入直径与缺损接近的封堵器。④ 分析显示，VSD封堵患者多于术后3～5日发生各种心律失常，考虑此期为心肌水肿高峰期影响心脏传导，故术后常规应用激素5日改善心肌水肿，防止出现传导阻滞，一旦发生三度房室传导阻滞，应尽早积极合理应用激素，必要时植入临时心脏起搏器，如三度房室传导阻滞无法恢复应及时外科手术。⑤ 术后复查超声心动图及动态观察1～5日心电图，术后1、3、6、12、24个月定期随访超声心动图、心电图，做到心律失常早期发现、早期治疗。

■ 二、封堵器脱落

截至2020年，本中心共发生VSD封堵器脱落3例，发生率为0.16%，心尖部VSD封堵术后16 h封堵器脱落1例，VSD封堵术即刻封堵器脱落1例，VSD封堵术后第3日封堵器迟发脱落1例。

患者女性，12岁，主因发现心脏杂音12年入院，入院查体：胸骨左缘第3、4肋间可闻及2/6级收缩期杂音，心脏超声显示室间隔近心尖处连续中断，缺损约4.4 mm，距心尖约8.5 mm。左心室造影显示近心尖部缺损，直径约6.4 mm。置入12 mm肌部VSD封堵器，听诊心脏杂音消失，重复超声检查及左心室造影显示封堵器固定良好，无残余分流，遂释放封堵器（图15-7A、B）。术后16 h于心前区出现2/6级收缩期杂音，急行超声检查显示封堵器明显移位至左室心尖部，立即由心脏外科行移位封堵器取出及VSD修补术，术中可见封堵器位于左心室，挂于腱索上（图15-7C）。

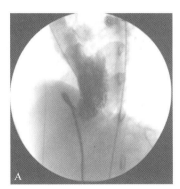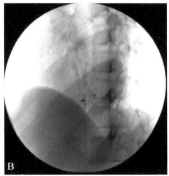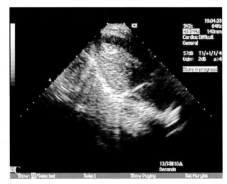

图15-7　A. 心尖部VSD置入封堵器后造影未见明显残余分流；B. 封堵器释放后位置及形态满意；C. 术后16 h心脏超声显示封堵器脱落至左心室

心尖部VSD因其特殊的位置导致其在介入治疗时有以下特点：① 建立动静脉轨道时导丝容易进入腱索下，从走行上较难判定导丝是否在腱索下；② 靠近心尖部的缺损，封堵伞不易张开，如置入封堵器过大甚至可造成室壁结构的扭曲；③ 心尖部室间隔与其他部位室间隔相比较厚，缺损管道较长，当缺损口左右心室面呈角度，不在同一平面上时，管状缺损病变则更长，当置入的封堵器长度明显小于心尖部缺损管道时易变形；④ 心尖部活动幅度相对较大，封堵伞不易固定，容易脱落。本例中，虽然置入的封堵器较实际缺损大5.6 mm（缺损6.4 mm，封堵器12 mm），但置入的封堵器厚度与病变管道长度不相适应，导致封堵器变形而固定不牢，随着心尖部较强的运动而脱落。

封堵器脱落是VSD介入治疗的严重并发症之一，多发生于封堵术中或术后1～3日，也有发生于术后1周以上甚至1年者。发生原因可能为病例选择不当、封堵器选择不当或操作不当。预防及处理建议：严格掌握适应证、规范操作；要结合患者年龄等具体情况，根据TTE和造影所见准确判断缺损的位置、大小、形态及膜部瘤组织粘连的牢固程度等特性，选择合适的封堵器和封堵部位。封堵器脱落后，如患者生命体征无明显异常，可尝试用异物钳抓取或用圈套器将其收入较大鞘管内收回体外，且必须由有经验的术者操作，否则会造成更严重的并发症。如收回失败或封堵器堵塞重要器官，应立即外科手术取出封堵器并修补VSD。

三、瓣膜损伤

（一）主动脉瓣损伤

由于VSD在解剖位置上紧邻主动脉瓣、三尖瓣，介入治疗中瓣膜损伤相关并发症的防治成为关注之重点。主动脉瓣关闭不全是VSD封堵术后的严重并发症之一，发生率约在2.0%，而三尖瓣关闭不全的发生率约为1.7%。本院VSD封堵术后出现主动脉瓣反流11例（轻度反流9例，中度反流2例），发生率为0.59%。

VSD距主动脉瓣距离太近，封堵后封堵器较易损伤主动脉瓣。对VSD封堵应严格掌握适应证，术中操作要规范，动作要轻柔，定位要准确。现将本中心经验总结如下：① 封堵器大小和类型选择要适当，当缺损口距主动脉右冠状瓣距离小于2 mm时，可选用偏心型封堵器封堵（位置放正）。② 伴有膜部瘤形成且粘连较牢固时可将封堵器置入瘤体内，避免对主动脉瓣产生影响，封堵器置入后一定要经超声心动图及造影（左心室造影及升主动脉造影）证实对主动脉瓣无影响后才可释放封堵器。③ 对于距主动脉瓣较近的VSD封堵，封堵器释放前要充分评估封堵器释放后发生旋转移位对瓣膜产生的即刻影响。封堵器释放前，虽然超声及造影检查提示封堵器并未对瓣膜产生影响，但封堵器释放后，牵拉封堵器的推送杆与封堵器分离的瞬间，封堵器发生旋转移位，即可造成主动脉瓣反流。④ 对于距主动脉瓣较近的VSD封堵，应注意选伞不宜偏大，封堵器释放前，也要充分评估封堵器逐渐塑形对瓣膜产生的迟发性影响。封堵器释放后，随着时间推移，镍钛记忆合金丝编制的封堵器在体内逐渐塑型，封堵器盘片厚度逐渐变薄，直径变大，致使左盘靠近主动脉瓣，造成主动脉瓣迟发反流。

（二）三尖瓣损伤

本院VSD封堵术后新出现的三尖瓣反流6例，发生率为0.32%，轻、中度反流4例，未做特殊处理，定期复查超声无变化。重度反流2例伴心脏增大，分别于术后第5日和术后7个月手术取伞。

患者男性，8岁，主因发现心脏杂音3年入院，入院查体：胸骨左缘第3、4肋间3/6级收缩期杂音。心脏彩超：室间隔膜周部连续中断；大动脉短轴切面：缺损5.2 mm/2.1 mm，TV 5.4 mm；五腔心切面：缺损4.3 mm/2.3 mm，据右冠窦3 mm。CDFI：收缩期可见左向右过隔血流束，峰值流速531 cm/s，压差113 mmHg。超声诊断：VSD（嵴下型心室水平左向右分流）。左心室造影可见VSD（6.3 mm/2.5 mm）（图15-8A），根据超声及造影检查结果选用5 mm封堵器，封堵器释放前左心室造影未见明显残余分流（图15-8B）。封堵器释放后形态良好，位置满意，造影未见明显残余分流（图15-8C）。术中心脏超声检查可见三尖瓣中度反流（图15-8D），流速249 cm/s，压差25 mmHg。术后1日复查心脏彩超：封堵器固定良好，室水平分流消失，三尖瓣瓣下腱索部分断裂、三尖瓣隔叶瓣脱垂伴三尖瓣中-重度反流，全心增大（图15-8E、F）。封堵术后5日行封堵伞取出术、VSD修补术及三尖瓣成形术，术

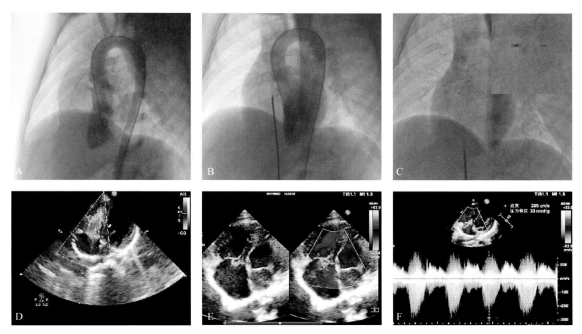

图15-8　A. 左心室造影可见VSD；B. VSD封堵后左心室造影；C. 封堵器释放后形态良好，位置满意，造影未见明显残余分流；D. 术中心脏超声检查可见三尖瓣中度反流；E、F. 术后1日复查超声：三尖瓣瓣下腱索部分断裂、三尖瓣隔叶瓣脱垂伴三尖瓣中、重度反流，全心增大

中可见封堵伞置于隔瓣下，完全封堵缺损；三尖瓣隔瓣游离缘部分腱索附着的乳头肌断裂；三尖瓣水球试水，隔瓣严重反流，部分缝合三尖瓣隔瓣游离缘与前瓣游离缘，造成双孔三尖瓣，三尖瓣再次试水，反流量较前明显减小，手术过程顺利。术后复查心脏超声：右心稍大，左心不大，室水平分流消失，三尖瓣成形术后CDFI：三尖瓣偏心性中度反流，偏向前外侧。患者恢复良好，2周后出院。

　　患者男性，3岁，胸骨左缘第3、4肋间可闻及3/6级收缩期杂音，无震颤。心脏超声：室间隔膜周部连续中断，呈瘤样突向右心室；大动脉短轴切面：缺损7.4 mm/3 mm，TV 1.9 mm；五腔心切面：缺损5.8 mm/3 mm，距右冠窦2.4 mm。各房室腔大小正常（注：右心室横径21 mm）；二尖瓣、三尖瓣轻度反流。左心室造影测量VSD为4.2 mm。

　　选用7 mm封堵器置入封堵，造影未见残余分流。超声及造影检查确认封堵器固定良好，位置满意，对右冠窦、三尖瓣无影响后释放封堵器。术后3日复查心脏超声显示封堵器固定良好，三尖瓣瓣体紧贴封堵器后缘，三尖瓣轻度反流，该患者于术后1周出院。术后6个月时复查心脏超声发现封堵器固定良好但封堵器紧贴三尖瓣瓣体，三尖瓣重度反流，右心室增大（注：横径32 mm）。该患者于封堵术后6个月行心外科手术，术中见封堵器压迫三尖瓣隔瓣，前瓣腱索断裂，行封堵器取出、室间隔缺损修补及三尖瓣成形术，手术过程顺利，术后2周出院。

　　这2例病例的特点都是膜部瘤出口距三尖瓣或瓣腱索附着位置较近，置入封堵器的右盘压迫、磨损三尖瓣或腱索，引起三尖瓣变形、损伤或腱索断裂，造成三尖瓣反流，加之置入的封堵器偏大且距瓣膜或腱索较近，即时检查未见异常，但随着封堵器释放后逐渐塑形而影响到瓣膜及其结构，外科手术进一步证实上述分析。

VSD与周围瓣膜结构关系密切，临床实践中，VSD介入治疗早期往往重视对主动脉瓣的影响而忽视对三尖瓣的影响。随着VSD介入治疗数量的增多，VSD介入治疗所引起的三尖瓣损伤已越来越受到人们的重视。

分析可能与三尖瓣损伤有关的原因如下：① 建立动静脉轨道时，导丝通过三尖瓣腱索下，此时如粗暴牵拉导丝、强行通过导管或长鞘管，即可损伤三尖瓣及腱索。② 封堵器释放时，旋转的输送钢揽与周围腱索、瓣膜及膜部瘤组织绞缠在一起，有可能撕脱三尖瓣腱索及瓣膜。③ 三尖瓣或腱索附着位置距缺损口较近，三尖瓣前腱索附着异常（在缺损口附近），置入封堵器的右盘压迫、磨损三尖瓣或腱索，引起三尖瓣变形、损伤或者腱索断裂，造成三尖瓣反流。④ 封堵器逐渐塑形对附近瓣膜及结构所产生的迟发性影响，置入的封堵器偏大且距瓣膜或腱索较近，虽然即时检查未见异常，但随着封堵器逐渐塑形而影响到瓣膜及其结构（图15-9）。

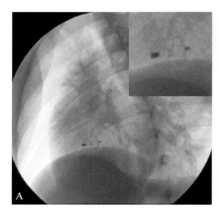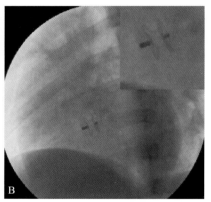

图15-9　A.封堵器即刻释放后的形态；B.封堵后6个月封堵器的形态

VSD介入治疗所致三尖瓣及其腱索损伤应引起介入医师的高度重视，由于造影无法判定封堵器对三尖瓣及其腱索的影响，术前超声应充分评估三尖瓣腱索和瓣膜的位置及其与缺损口周缘的关系，术中超声更应重视对三尖瓣的监测。为避免三尖瓣损伤，术中操作要规范，动作要轻柔，建立动静脉轨道时判断要准确，最好将导丝送至上腔或下腔静脉，以免轨道从腱索中通过。如果在建立轨道时，导丝出现明显角度，导管推送受阻，应重新建立轨道，切勿强行推送，避免输送长鞘、输送钢丝等对腱索及瓣膜的损伤。释放封堵器时，应将输送鞘管远端推进封堵器时再旋转推送杆，防止裸露的推送杆与腱索、瓣膜及膜部瘤组织缠绕。

第七节·先天性心脏病膜周部室间隔缺损自愈性闭合情况观察

目前介入手术和外科手术为绝大多数VSD的治疗提供了较为理想的治疗方案，但是否所有VSD都需进行手术治疗及如何选择治疗的时机仍是一个需要讨论的话题。与其他单纯性先天性心脏病一样，在一定生长发育过程中，VSD可以发生自然闭合（spontaneous closure，SC），对VSD患者自然闭合发生的概率及发生时间有更充分的认识，可以帮助我们制定更科学的治疗方案，避免过度干预带来的风险和副损伤。

笔者曾对石家庄地区156名单纯VSD的患者进行长达6年的跟踪随访，以评估VSD自然闭合的发生情况。156例研究对象中，男性82例，女性74例，入选时平均年龄3日。所有患儿于入选时、出生1个月、6个月及之后每半年检查超声心动图，随访至学龄前，观察6年内VSD的自然闭合发生率和自然闭合发生时间。将所有患儿按照缺损部位分为膜周部VSD组（112例）、漏斗部VSD组（20例）和肌部VSD组（24例），膜周部VSD组又根据有无膜部瘤形成分为膜部瘤形成组（59例）及无膜部瘤组（53例）；按照随访期间患儿是否发生自然闭合或手术闭合分为自然闭合组（88例）和手术组（39例），VSD患儿基本特征及自然闭合发生情况见表15-1。

表15-1 VSD患儿基本特征和6年内发生自然闭合及手术人数

项 目		膜周部VSD		漏斗部VSD	肌部VSD
		膜部瘤	非膜部瘤		
男/女（n）		29/30	27/26	12/8	14/10
不同自然闭合时间的人数（n）	1个月	4	2	0	2
	6个月	3	2	0	2
	1岁	1	0	0	1
	1.5岁	6	2	0	3
	2岁	12	3	1	5
	2.5岁	10	3	1	5
	3岁	3	1	0	2
	3.5岁	4	0	1	0
	4岁	0	0	0	0
	4.5岁	1	2	0	0
	5岁	0	0	0	0
	5.5岁	3	0	0	1
	6岁	2	0	0	0
手术治疗人数（n）		7	19	12	1

6年内，VSD发生自然闭合者共有88例（自然闭合组），因各种原因行手术治疗患者共39例（手术组）。自然闭合组中，缺损大小为3.9 ± 1.5 mm，自然闭合发生率为55.70%，自然闭合发生时间为2.2 ± 1.4岁。3组间比较，肌部VSD组自愈最多，膜周部VSD组次之，漏斗部VSD组最差（$P < 0.05$）；肌部VSD组自然闭合发生时间最早，膜周部VSD组次之，漏斗部VSD组最晚（$P < 0.05$）。与无膜部瘤组比较，膜部瘤形成组自然闭合发生率显著升高，自然闭合发生时间显著延后（均$P < 0.05$）。详见表15-2。手术治疗组39例患儿中膜部瘤形成7例，无膜部瘤19例，漏斗部12例，肌部1例。VSD缺损直径为6.3 ± 3.6 mm，自然闭合组88例患儿的VSD缺损直径为3.9 ± 1.5 mm，两者比较差异有统计学意义（$P < 0.05$）。

表15-2　6年内膜周部VSD组、漏斗部VSD组及肌部VSD组三组间的比较

组　　别	例　　数	VSD大小（mm）	自然闭合（n）/自然闭合率（%）	自然闭合时间（年）
膜周部VSD组	112	3.9 ± 1.5	64/57.14☆	2.3 ± 1.5☆
膜部瘤形成组	59	4.0 ± 1.5	49/84.48▲	2.4 ± 1.5▲
无膜部瘤组	53	3.5 ± 1.2	15/28.30	2.0 ± 1.4
漏斗部VSD组	20	3.6 ± 0.6	3/15.00	2.7 ± 0.8
肌部VSD组	24	4.1 ± 1.6	21/87.50★	1.9 ± 1.2★

注：☆和漏斗部VSD组比较$P < 0.05$；▲和无膜部瘤组比较$P < 0.05$；★与膜周部VSD组和漏斗部VSD组比较$P < 0.05$。

在6年内的观察期，VSD发生自然闭合共有88例，占全部VSD的55.70%，显示很多患儿出生后VSD会自行愈合，且较小的VSD多在出生后2～3岁自然闭合，这与Toshiharu等的研究相一致。这表明有的VSD不必急于治疗，在密切观察的情况下有自然闭合的可能性。但是在观察期间因为各种原因（如肺内感染、心力衰竭等）行手术治疗的VSD，其缺损均明显大于自然闭合患儿，说明比较大的缺损较难自愈，并且会引发严重的并发症。该项研究发现，自然闭合大多发生在3岁之前，随着患儿年龄的增长，自然闭合例数越来越少。年龄、缺损大小是发生自然闭合的重要影响因素，这与国内外学者的研究相一致。

VSD可以发生在构成心室间隔的心脏膜周部、漏斗部及心肌部，不同的心脏解剖部位有着不同的病理学特征、病理生理学及血流动力学特点，这些因素都影响着VSD的自愈过程。该研究中各类型VSD发生自然闭合的患儿中，膜周部有57.14%（64例），漏斗部有15%（3例），肌部有84.48%（21例）。3个部位的VSD自愈率对比，肌部VSD最高，膜周部次之，漏斗部最差，与Erol等的研究相似。肌部、膜周部和漏斗部VSD患儿自愈的平均年龄表明，肌部自然闭合时间最短，膜周部稍晚，而漏斗部自然闭合所需时间最长。膜部瘤是膜周部缺损在血流长期冲击下纤维组织增生、覆盖、包裹、粘连而成的凸向右心室的膜状结构，与右心室相通，其基底部为真正的VSD，向右心腔膨出部分可以由三尖瓣隔瓣、前瓣或腱索构成。一部分膜周部VSD患儿在出生时或出生后不久出现了膜部瘤形成，膜部瘤形成的自然闭合发生率为84.48%（49例），而无膜部瘤形成的膜周部VSD的自然闭合发生率仅有28.30%（15例），说明膜部瘤形成是VSD自愈趋势的一种表现。对于肌部VSD的自然闭合，可能与肌部室间隔持续发育、VSD处间隔肌肉黏着、心脏生长及肌细胞肥厚有关。另有研究显示，右心室射血损伤三尖瓣小叶导致粘连性膜部瘤形成、左向右分流、三尖瓣射流在缺损边缘沉积纤维蛋白、主动脉瓣脱垂及基质金属蛋白酶-9的结缔组织重塑都在自然闭合中产生了重要的作用，促进了自然闭合的发生。追踪观察中发现，大部分VSD的自然闭合出现在2.5岁以前，漏斗部VSD很少发生自然闭合，往往需要手术治疗。Toshiharu等关于漏斗部VSD很少自然闭合并且经常需要手术治疗的观点也支持该结论。基于以上结果，本中心认为，缺损较小的VSD患儿在出生后6年内有一半以上能自然闭合，尤其是肌部VSD和膜部瘤形成VSD大部分能够自行愈合；缺损较大的无膜部瘤形成的VSD和漏斗部VSD的自然闭合发生率较低，有可能引发严重的并发症，故建议手术治疗。但由于漏斗部VSD发生自然闭合的样本量太少、检查设备和检查诊断水平参差不齐，该结论有

待进一步大样本的研究证实。

（王　震　戚艳超）

参考文献

［1］高磊，刘君，郝咏梅，等.国产封堵器介入治疗室间隔缺损1 002例分析［J］.中国实用内科杂志，2013，33：631-634.

［2］蒋世良.膜周部室间隔缺损介入治疗的发展前景［J］.中国循环杂志，2015，30：1137-1138.

［3］解启莲，高磊，王震，等.室间隔缺损并发主动脉瓣脱垂的介入治疗及评价［J］.临床心血管病杂志，2007，626-628.

［4］解启莲，张密林，王震，等.流出道型肌部室间隔缺损介入治疗的临床研究［J］.临床心血管病杂志，2006，665-668.

［5］李军，张军，钱蕴秋，等.彩色多普勒显像对室间隔缺损合并主动脉瓣脱垂的诊断和鉴别［J］.中国超声医学杂志，1999，3-5.

［6］秦永文.常见先天性心脏病介入治疗中国专家共识二、室间隔缺损介入治疗［J］.介入放射学杂志，2011，20：87-92.

［7］王震，周谨，张密林，等.封堵器置入时保留导丝封堵室间隔缺损临床探讨［J］.临床心血管病杂志，2007，851-853.

［8］王震，周谨，张密林，等.先天性心脏病介入治疗中封堵器回收困难的处理［J］.中国现代医学杂志，2008，216-218.

［9］郑鸿雁，张智伟，李渝芬，等.儿童室间隔缺损封堵术后心律失常中远期随访结果分析［J］.临床儿科杂志，2014，32：601-606.

［10］周谨，刘影，董彦博，等.先天性心脏病室间隔缺损156例自发性闭合情况观察［J］.临床心血管病杂志，2019，35：946-949.

［11］Butera G, Carminati M, Chessa M, et al. Transcatheter closure of perimembranous ventricular septal defects: early and long-term results［J］. J Am Coll Cardiol, 2007. 50: 1189-1195.

［12］Butera G, Massimo C, Mario C. Late complete atrioven block after percutaneous closure of a perimembranous ventricular septal defect［J］. Catheter Cardiovasc Interv, 2006, 67: 938-941.

［13］Cozijnsen MA, Cozijnsen L, Maas AC, et al. A ventricular septal defect with a giant appendiform aneurysm of the membranous septum［J］. Neth Heart J, 2013, 21: 152-154.

［14］Ekici F, Tutar E, Atalay S, et al. The incidence and follow-up of isolated ventricular septal defect in newborns by echocardiographic screening［J］. Turk J Pediatr, 2008, 50: 223-227.

［15］Eroglu AG, Oztunç F, Saltik L, et al. Aortic valve prolapse and aortic regurgitation in patients with ventricular septal defect［J］. Pediatr Cardiol, 2003, 24: 36-39.

［16］Erol O, Sevket O, Keskin S, et al. Natural history of prenatal isolated muscular ventricular septal defects［J］. J Turk Ger Gynecol Assoc, 2014, 15: 96-99.

［17］Ghaderian M, Merajie M, Mortezaeian H, et al. Mid-term follow-up of the transcatheter closure of perimembranous ventricular septal defects in children using the Amplatzer［J］. J Tehran Heart Cent, 2015, 10: 182-187.

［18］Guidelines for the management of grown-up congenital heart disease (new version 2010)［J］. G Ital Cardiol (Rome), 2011, 12: 505-550.

［19］Miyake T, Shinohara T, Nakamura Y, et al. Spontaneous closure of ventricular septal defects followed up from < 3 months of age［J］. Pediatr Int, 2004, 46: 135-140.

［20］Tohyama K，Satomi G, Momma K. Aortic valve prolapse and aortic regurgitation associated with subpulmonic ventricular septal defect［J］. Am J Cardiol, 1997, 79: 1285-1289.

［21］Xu Y, Liu J, Wang J, et al. Factors influencing the spontaneous closure of ventricular septal defect in infants［J］. Int J Clin Exp Pathol, 2015, 8: 5614-5623.

［22］Yang L, Tai BC, Khin LW. A systematic review on the efficacy and safety of transcatheter device closure of ventricular septal defects (VSD)［J］. J Interv Cardiol, 2014, 7: 260-272.

［23］Zhang J, Ko JM, Guileyardo JM, et al. A review of spontaneous closure of ventricular septal defect［J］. Proc (Bayl Univ Med Cent), 2015, 28: 516-520.

［24］Zhao QM, Niu C, Liu F, et al. Spontaneous closure rates of ventricular septal defects (6,750 consecutive neonates)［J］. Am J Cardiol, 2019, 124: 613-617.

第十六章
室间隔缺损介入治疗
并发症的防治

室间隔缺损介入治疗已经成为一种成熟的治疗手段，积累了数以万计的病例，从目前现有循证医学数据来看，室间隔缺损介入治疗是一项安全、有效的介入治疗技术。但与其他心血管病介入治疗一样，也存在操作相关的风险和并发症。而且室间隔缺损介入治疗还可能会引起与室间隔缺损封堵器植入相关的特殊并发症。本章内容对此进行分类描述。

■ 一、与手术入路相关的并发症

（一）股静脉血栓形成

室间隔缺损封堵器一般经股静脉途径用较粗的鞘管送入体内，对于儿童患者尤其是室间隔缺损较大时，应用大直径的鞘管可引起股静脉损伤。此外，如果手术操作时间过长，反复推送鞘管，也可引起静脉损伤，导致静脉血栓形成。为了预防这一并发症，一般建议体重≤8 kg的婴幼儿静脉不宜选用≥9 F的鞘管，同时术中应规范肝素应用，70～100 U/kg。术后一旦有股静脉血栓形成，患者会感到局部肢体明显疼痛，肿胀，触诊静脉分布区变硬，有压痛。此时可对局部行热敷，口服抗血小板药物，必要时应用抗凝药物。

（二）股动脉血栓形成

室间隔缺损封堵治疗中所需的动脉鞘管较细，故对股动脉的损伤较轻。但若术中反复多次动脉穿刺可导致动脉内膜损伤，此外插管损伤动脉内膜、术后下肢制动、伤口加压过重、长时间而严重的动脉痉挛等均可致股动脉血栓形成。为预防该并发症，术后需每小时观察穿刺处渗血情况及股动脉搏动，鼓励患者尽早下床活动。一旦出现股动脉血栓，可在早期行溶栓治疗。另外，术后需要及时拔除鞘管，以免鞘管放置时间过长引起动脉内血栓栓塞。

（三）假性动脉瘤

室间隔缺损介入治疗中反复穿刺股动脉会造成局部大血肿形成，若为包裹性血肿，与动脉穿刺部位相通，即形成假性动脉瘤。通常表现为有压痛的波动性包块，可伴感染、出血，以及局部压迫、疼痛等症状。一般及时发现后，早期压迫止血和适当制动有一定的作用，如无效可在超声引导下压迫止血，效果较好，或在超声引导下注射凝血酶，促进瘤内血栓形成，治愈假性动脉瘤。

（四）股动静脉瘘

股动静脉瘘是因为在血管穿刺时穿刺针或鞘管同时穿过了静脉、动脉壁而形成，为预防此并发症，在行血管穿刺时，下肢应呈外展外旋位，使动静脉不重叠在一起。另外穿刺动脉时，尽量不要穿透对侧血管壁，送入导引钢丝前，穿刺针一定呈往外喷血状态，并且当送入导引钢丝有阻力时，应停止推送。对小儿患者应选择小儿专用的穿刺针，可提高一次穿刺的成功率，有助于减少与穿刺有关的血管并发症。

■ 二、与导管和导丝有关的并发症

（一）导管打结

室间隔缺损介入治疗需建立动静脉轨道，且术中需进行圈套操作，有可能会发生导管打结甚至折断等并发症。当在心腔内旋转或盲目推送心导管时，可使心导管在心房、心室内或大血管内打结。一旦发生打结时，可在透视下轻轻推送或轻轻回拉导管，同时进行顺时针方向或逆时针方向转动将结松解。但注意应全程X线下透视。也可经导管腔送入导引钢丝，增加张力松解扭结，避免使结越打越紧，发生死结。如已打成死结，无法松解，则只能将心导管轻轻抽出，使死结愈打愈紧，最后将心导管抽至死结无法通过的血管处，然后切开血管，取出导管。

（二）导丝断裂

室间隔缺损封堵术建立轨道时多应用2.6 m超滑亲水涂层泥鳅导丝，由于反复圈套，有可能引起导丝远端损伤，再次使用时可引起导丝折断。国内曾发生折断的导丝有随血流进入肺动脉，也有进入冠状动脉近端，均可应用圈套器取出，不需要外科处理。

（三）心脏压塞

导管或导丝引起的心脏压塞，多于术中与操作不规范有关。如术中封堵器未到位，术者在右心室内推送输送鞘管，试图在右心室经室间隔缺损至左心室，这就有可能造成右心室心壁穿孔，国内曾发生右心室流出道穿孔的病例。此外，室间隔缺损的输送鞘管较硬，只能在导引钢丝上操作，导引钢丝撤出后若再推送鞘管，有可能引起心壁穿孔。心壁穿孔常常出现急性心脏压塞。如一经超声确定，应立即行心包穿刺引流，若出血量少，血压稳定可继续观察。如出血不止，应行外科急诊处理。

（四）肾周或肝周包膜下出血

肾周或肝周包膜下出血国内均有报道。分析原因可能是经静脉送入导管时导管进入肾动脉或肾静脉或肝静脉，此时用力推送导引钢丝，导引钢丝穿破肝肾实质所致。主要表现为腹痛和低血压，血红蛋白明显降低，超声和腹部CT检查可明确诊断出血的部位。小量出血，血压稳定者可行保守治疗，经停用肝素，静脉给予鱼精蛋白中和肝素，并应用止血药物，必要时输血。如出血量大，经保守治疗无效，可行动脉造影明确出血部位，必要时行超选血管栓塞治疗，也可行外科手术治疗。

（五）其他少见血管损伤

室间隔缺损术中可引起冠状动脉损伤，如在使用各类导管从左心室面通过室间隔缺损时，导管可能会误入瓣上的右冠口，造成冠状动脉损伤，这属于罕见并发症。也有报道，在室间隔缺损介入治疗中，将输送鞘管误入冠状动脉左主干，引起冠状动脉夹层。此外，室间隔缺损介入治疗中也可能发生脑血管损伤，如果损伤颅内血管，可致患者脑出血，原因可能是术中送超滑导丝时，未全程X线透视，误将超滑导丝进入颅内血管，引起血管破裂出血。因此，应在透视下送入导管和导丝，以免导丝误入脑血管。

▦ 三、室间隔缺损介入治疗特殊并发症

（一）二尖瓣、三尖瓣腱索断裂

室间隔缺损介入治疗在建立动静脉轨道时，导引钢丝可能会经三尖瓣腱索内通过，引起腱索缠绕，此时在左前加头位投照上可见导管走行扭曲，通常应重新建立轨道，强行通过该导丝推送鞘管可引起腱索断裂。为了避免发生此类并发症，也有学者提出应用猪尾导管经三尖瓣至肺动脉，可减少进入腱索的机会，可避免引起三尖瓣损伤。如发生腱索断裂，并发重度三尖瓣关闭不全，应尽早行外科处理。另外，释放封堵器左心室盘面时，输送鞘管放置在左心室内，鞘管有可能从腱索间通过，此时送出封堵器或回拉时可有阻力感，如应用暴力则可引起二尖瓣的腱索断裂。

（二）三尖瓣关闭不全

室间隔缺损介入治疗引起三尖瓣关闭不全的原因有三方面：① 室间隔缺损的部位，隔瓣后型室间隔缺损与三尖瓣的关系密切，如封堵器植入后影响三尖瓣的关闭可引起明显的三尖瓣反流。因此封堵治疗术中，特别是放置大的室间隔缺损封堵器前，应观察封堵器对三尖瓣的影响，如出现三尖瓣反流，应放弃封堵治疗。② 操作损伤，经导管关闭室间隔缺损的操作过程中可能损伤三尖瓣及腱索。主要是轨道通过腱索，沿轨道钢丝送入导管或鞘管时强行推送，导致腱索断裂。因此，术中在建立轨道时，应确认导引钢丝不在三尖瓣的腱索中通过。此外，释放封堵器时，应将鞘管远端推进封堵器时再旋转推送杆，以防止与腱索缠绕。③ 封堵器植入影响三尖瓣启闭。封堵器边缘过长，特别是选择封堵器过大，腰部因室间隔缺损口小，封堵器腰部伸展受限，出现边缘相对较长，或封堵器的盘片形成球形外观，释放后占据较大空间，影响三尖瓣关闭。术中应行超声监测，如发现明显的三尖瓣反流，应放弃封堵治疗。

（三）主动脉瓣关闭不全

嵴内型室间隔缺损因其位置靠近主动脉瓣，因此介入治疗极有可能发生术后主动脉瓣关闭不全，主要原因是封堵器的左心室盘片边缘可能影响主动脉瓣。因此，在术中监测若出现主动脉瓣反流，均不应释放，应更换为小一个型号的封堵器，或选择零边偏心型封堵器。

（四）心律失常

室间隔缺损介入治疗最常见的术后心律失常主要为各种类型的传导阻滞和室性加速性自主心律。

1. 传导阻滞·室间隔缺损介入治疗中因导管或封堵器盘面刺激左心室面，可出现左束支传导阻滞，刺激右束支出现右束支传导阻滞。封堵器植入后可产生一过性束支传导阻滞或永久性束支传导阻滞，常见的为右束支传导阻滞，一般在3周内恢复，不需要特殊处理。少数术后并发左束支传导阻滞的患者可引起进行性心力衰竭加重，甚至死亡。目前有专家建议左束支传导阻滞未恢复的患者可经外科手术取出封堵器，若持续未恢复，也有给患者植入三腔心脏起搏器（CRT）来治疗并取得较好疗效。而最严重的是术后出现高度或三度房室传导

阻滞，患者往往会突发晕厥或阿斯综合征发作，不及时救治会危及生命。预防术后出现传导阻滞的措施有：① 严格掌握适应证，术前已存在传导阻滞的，不选择介入治疗。② 术中轻柔操作。③ 选择合适大小和类型的封堵器。封堵器放置到位后仔细观察封堵器的形状与张力，如不合适应及时更换小的型号；尽可能选择对称型封堵器；左心室面封堵器术前直径等于或大于膜部瘤直径 2～3 mm；封堵器释放前出现传导阻滞，放弃介入治疗。④ 膜部瘤体几乎不含心脏传导组织，将封堵器置入膜部瘤体内，选择封堵出口，尽量减少左心室面的封堵器直径，即可有效预防膜部瘤型室间隔缺损的介入治疗后传导阻滞的发生。⑤ 术后进行严格的心电监测至少1周，及时发现并早期处理传导系统并发症。⑥ 术后常规给予糖皮质激素 3～5日以减轻封堵器周围炎性水肿。⑦ 如果发生传导阻滞，不论有无临床症状，均应用肾上腺皮质激素进行治疗。⑧ 对于出现三度房室传导阻滞的患者，最安全的方法是安装临时起搏器。观察3周后仍未转复窦性心律，应植入永久起搏器。⑨ 对于部分患者，若在术后24 h内出现三度房室传导阻滞，也可考虑早期行外科手术取出封堵器，多数患者均可恢复窦性心律。

2. 室性加速性自主心律 · 室间隔缺损介入治疗术后出现间歇性加速性交界性心律或加速性室性自主心律伴干扰性房室脱节的概率约为29%，多发生在封堵器释放后的1周内，心室率在100次/分以内，不需要行特殊处理，可自行消失。也可在给予激素等治疗 3～7日后恢复正常。

3. 心室颤动 · 室间隔缺损介入治疗术中因导管或导丝的刺激有可能会发生室性心动过速、心室颤动，应在术中密切观察，及时除颤处理。而室间隔缺损术后较少出现心室颤动，但也有学者报道室间隔缺损介入术后出现窦性停搏，在此基础上再并发心室颤动，除颤后恢复。

（五）残余漏和溶血

此类并发症多见于多孔型的室间隔缺损介入治疗术后，原因可能是封堵器只封闭了部分缺损口，或两个缺口相距较远，封堵器未能完全覆盖。有残余漏就可能发生急性机械性溶血。发生溶血的原因可能是残余分流的血流束经过封堵器边缘或封堵器腰部无涤纶膜的部分通过，因此释放前如超声发现存在封堵器边缘的高速血流，应更换封堵器，否则有可能引起急性机械性溶血。如出现明显的急性机械性溶血，可给予碳酸氢钠碱化尿液，适当降压，补充容量，以防止急性肾衰竭。如经保守治疗无好转，可以采用其他类型的封堵器将残余漏口进行封堵或者行外科手术取出封堵器。

（六）封堵器释放后移位和封堵器脱落

封堵器放置后可发生移位，其原因是封堵选择偏小和释放时旋转或用力牵拉引起封堵器移位。也有将封堵器放置在囊袋内，误以为封堵器已经到位，释放后立即移位。术中如在保留导丝时输送封堵器，一定要观察到导引钢丝与封堵器的腰部贴靠在一起；如未能见到导引钢丝被压到封堵器的腰部，常常提示封堵器未到位或封堵器选择偏小。封堵器释放前应进行稳定性牵拉试验，评估是否稳定。封堵器放置后可发生脱落至肺动脉或主动脉内。通常室间隔缺损封堵器直径较小，脱落后可通过应用圈套器套住经导管拉出。

（七）死亡

室间隔缺损介入治疗术中发生死亡的病例极为罕见，国外有研究显示室间隔缺损介入术后长期随访的死亡患者中，仅1例死亡的原因是术中出现左心室壁破裂并发症，外科修补后患者因心力衰竭死亡。其他死亡病例的死因均于介入手术或封堵器无关。在室间隔缺损介入术后随访中有发生死亡的病例，可能与发生房室传导阻滞有关，或有其他原因。

（白　元　秦永文）

参考文献

［1］姚浩洁，马晓莉，代金玉.经皮室间隔缺损封堵术后迟发恶性室性心律失常1例［J］.中国医师进修杂志，2006，29：65-66.

［2］Bai Y, Liu J, Qin YW, et al. Percutaneous closure of perimembranous ventricular septal defect with modified double-disk occluder: what is the outcome at 10-year follow-up?［J］. Congenital Heart Disease, 2016, 11: 45-51.

［3］Bai Y, Xu X, Li C, et al. Complete atrioventricular block after percutaneous device closure of perimembranous ventricular septal defect: A single-center experience on 1046 cases［J］. Heart Rhythm, 2015, 12: 2132-2140.

［4］Bergmann M, Germann CP, Nordmeyer J, et al. Short- and long-term outcome after interventional VSD closure: a single-center experience in pediatric and adult patients［J］. Pediatric Cardiology, 2021, 42: 78-88.

［5］Bulut MO, Küçük M, Ballı Ş, et al. Treatment of severe hemolysis following Nit-Occlud Lê VSD coil implantation with Amplatzer duct occluder II［J］. Turk Kardiyol Dern Ars, 2016, 44: 593-596.

［6］Ghosh S, Sridhar A, Sivaprakasam M. Complete heart block following transcatheter closure of perimembranous VSD using Amplatzer duct occluder II［J］. Catheterization and Cardiovascular Interventions, 2018, 92: 921-924.

［7］Li Y, Zhou K, Hua Y. Whether heart blocks post perimembranous ventricular septal defect device closure remain threatening: how could Chinese experiences impact the world?［J］. Journal of Evidence-Based Medicine, 2017, 10: 5-10.

［8］Qin Y, Chen J, Zhao X, et al. Transcatheter closure of perimembranous ventricular septal defect using a modified double-disk occluder［J］. Am J Cardiol, 2008, 101: 1781-1786.

［9］Wu H, Qin Y, Zhao X, et al. Transcatheter closure of multi-hole perimembranous VSD with aneurysm: 3-year follow-up study［J］. Clin Res Cardiol, 2009, 98: 563-569.

［10］Xu XD, Liu SX, Bai Y, et al. Decreased tricuspid regurgitation following percutaneous closure of congenital perimembranous ventricular septal defect: immediate and 6-month echocardiographic assessment［J］. Heart Vessels, 2015, 30: 611-617.

第四篇

创新与展望

第十七章
室间隔缺损介入治疗
新技术的临床应用

第一节·漂导丝过间隔技术的临床应用

室间隔缺损（VSD）是常见的先天性心脏畸形，其中膜周部室间隔缺损是VSD最常见的解剖分型，大约占50%。随着介入技术的日趋完善，经皮介入封堵在我国已成为治疗膜周部室间隔缺损一项安全而有效的方法。在有经验的心脏介入中心，技术层面已经相当成熟，介入关键在于适应证的选择、操作技巧的选用和并发症的防治。

文献报道，房室传导阻滞是膜周部室间隔缺损介入术中和术后常见的并发症，在术中完全性房室传导阻滞（AVB）的发生率是1.2%，在术后早期AVB的发生率是1%～6.4%。引起AVB的原因，除了封堵器本身因素外，最重要的原因与介入术中建立动静脉轨道有关，导管和导丝反复对周围组织刺激易导致左右束支阻滞、心室内阻滞甚至AVB。由于室间隔膜部组织很小，传导系统位于缺损附近，因此在儿童患者中更易发生心律失常，而减少心律失常的发生的难点在于如何安全及有效地建立股动脉—左心室—室间隔—右心室—股静脉的轨道。由于右心室面肌小梁增多，三尖瓣附近有丰富的细小腱索，在建立轨道过程中往往导致导丝或导管缠住三尖瓣腱索，从而引起腱索断裂、瓣膜损伤等并发症，因此对于室间隔缺损在绝对适应证内行介入封堵时，操作技巧的选择就显得尤为重要。

目前多个心脏介入中心的经验认为漂导丝法和切割猪尾导管过室间隔法是相对安全有效的。传统的切割猪尾导管过室间隔法，常规操作步骤是术中采用左前斜60°+头位20°体位行左心室造影，清晰显示室间隔缺损的形态和大小，根据造影图像结果，应用头端切割至合适角度的猪尾导管或右冠状动脉造影导管作为过隔导管，同时在体外对导管前端进行塑形使其符合主动脉弓的弯曲度，便于导管经主动脉瓣进入左心室及增加导管转向的灵活度，当导管进入左心室后，将导管头端朝向室间隔缺损处探寻左心室面的入口，确定导管头端位于入口处后，将导管经VSD送入右心室面，然后轻送泥鳅导丝至肺动脉或上腔静脉。该种方法适合缺损较大及右心室面有多个破口的膜部瘤VSD患者，导管易于探寻左心室面入口。漂导丝过室间隔技术是将切割好的猪尾管停留在主动脉弓处，然后使用导丝探寻主动脉瓣并在瓣膜开放的瞬间顺势插入左心室，根据造影定位的缺损入口，探寻左心室面入口，轻轻推送导丝，利用血流动力学的特性，将导丝顺血流"漂"过室间隔缺损到达肺动脉处，然后将导管送入右心室面（图17-1A～F）。该种方法适合于单个较小的破口，以及左心室面入口较小的膜部瘤VSD患者，导管不易探寻到左心室面入口，可选用漂导丝过间隔技术。由于交换导丝前端较软，过隔时对室间隔的刺激相对较小，心律失常的发生率也相对较低。国内华益民教授团队曾比较漂导丝法和去头猪尾管过室间隔法在室间隔膜部缺损介入封堵治疗中的优缺点，他们认为去头猪尾管过室间隔法一次性建立轨道成功率高，但术中心律失常的发生率增加，因此对手术患者应权衡利弊。对于膜部室间隔缺损伴假性纤维瘤形成，且瘤体右心室面有多个破口，选择去头猪尾管过室间隔法成功率高；如果室间隔分流速度大，且室间隔左

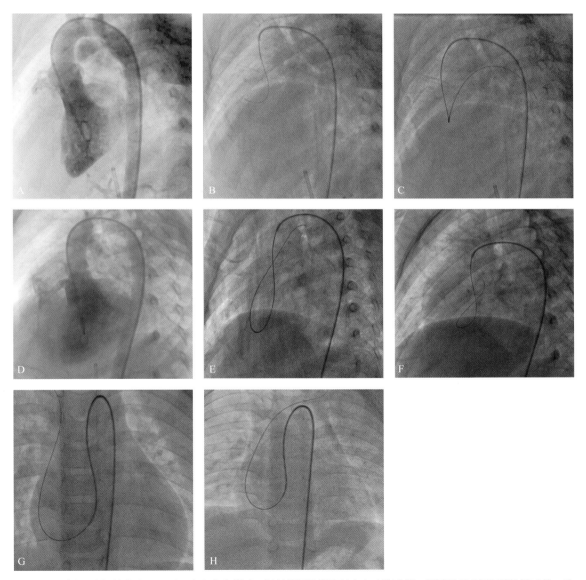

图17-1　漂导丝过间隔法（A～F）。左心室造影后，切割猪尾导管停留在主动脉弓部，泥鳅导丝室间隔到达肺动脉；改良漂导丝过间隔法；切割猪尾导管对向三尖瓣口，将泥鳅导丝送入上腔静脉（G、H）（图片来源：广东省人民医院）

心室面缺损小，建议优先使用漂导丝法。

为避免导管缠绕三尖瓣腱索，笔者所在的心脏介入中心已常规使用改良的漂导丝过间隔法，即在使用切割猪尾导管探寻左心室面入口后，使用泥鳅导丝经导管通过 VSD 送至肺动脉，然后将造影球管打成正位，泥鳅导丝收入导管中，调整导管头端对向三尖瓣口的位置，轻送导丝至上腔静脉或股静脉，并使用抓捕器抓住导丝，从而建立动静脉轨道（图 17-1G、H）。该种方法可适合于大部分 VSD 患者，包括膜部瘤患者，使用该种方法既减少了心律失常的发生，又避免了缠绕腱索，从而减少瓣膜损伤。国内武汉亚洲心脏病医院尚小珂等人也采用这种改良的漂导丝过间隔法回顾性分析了 451 例患者行膜周部 VSD 介入封堵治疗的操作技巧，按照术中使用改良漂导丝技术建立轨道和使用传统切割猪尾导管技术建立轨道分为两组，比较两种方式的手术时间、术中严重心律失常发生率、建立轨道成功率、总手术成功率及术后三尖瓣反流情况等。结果两组患者所使用的封堵器型号、类别差异无统计学意义，但改良漂导丝技术建立轨道法与传统法建立轨道比，手术时间缩短，心律失常发生率降低，术后出现三尖瓣反流的并发症低，因此改良漂导丝技术效果可靠，更具实用性，在膜周部 VSD 介入封堵术中可以完全取代传统方式建立动静脉轨道。

长久以来，VSD 介入封堵术的并发症一直受到广泛关注，如何提高操作技巧减少并发症是国内外的研究热点，其中最严重的并发症包括术中、术后心律失常 AVB 的发生及三尖瓣病变（三尖瓣狭窄或三尖瓣反流），而这两种并发症都与术中操作密切相关。AVB 的确切机制尚不清楚，但在动静脉轨道建立过程中发生 AVB 可以提示传导系统受到损害。根据解剖特点，膜周部 VSD 的下缘是房室束及其分支，Milo 等认为从房室束到 VSD 缺损边缘的距离只有 2～4 mm，并且左、右束支可包裹在缺损边缘残余的纤维组织中，因此在介入过程中，从导管、导丝探寻左心室面入口到导丝进入肺动脉或上腔静脉的过程中，都可以反复刺激传导系统，从而引起 AVB，尤其在儿童患者，传导组织范围小，周边的纤维组织薄弱，当心肌受到刺激、摩擦或挤压时，心肌组织更容易大面积水肿，累及心脏传导系统，从而引起心律失常。同时膜周部室间隔缺损，特别是膜部瘤患者与三尖瓣的解剖更为紧密，建立轨道时导丝或导管易缠绕三尖瓣腱索，强行操作会导致腱索断裂，进而导致三尖瓣反流。

对比两种方法，最大的区别在于过间隔时探查缺损所使用的是导丝还是导管。传统的切割猪尾导管法过间隔，导管较粗且较硬，导管的前端对室间隔局部组织的刺激强度大，尤其在缺损偏小，形态特殊时，反复刺激心内膜引起 AVB 的发生会直接影响术者对手术是否可行的判断，影响患者的预后。而漂导丝法与传统切割猪尾导管法建轨道相比，术中只有导丝刺激心内膜影响传导组织，并且该方法充分利用血流动力学的特点，导丝可以沿血流方向"漂移"，对心脏的"直接暴力"也就小得多，并且容易避免腱索缠绕和三尖瓣相关并发症的发生。然而，当遇到小缺损或者左右心室压差较小时，导丝在过室间隔时就存在困难。如果室间隔膜部瘤体于右心室面有多个破口时，那么导丝在"漂"过室间隔时就不一定能够抵达术者期望的缺损口，可控性差，这就要求术者对导丝有更好的控制力。

综上，笔者建议：① 对于膜部瘤 VSD 患者，如果左心室面缺损破口较小时，优先考虑使用漂导丝法，如果右心室面有多个破口时，建议选择去头猪尾导管过室间隔法；② 对于单一破口缺损，且有明显血流动力学意义的，为减少心律失常及三尖瓣相关并发症的发生，可以使用漂导丝过间隔法，导丝可随血流方向漂移至肺动脉远端，或经右心房室瓣进入上、下腔静脉，降低腱索损伤的风险。当然这两种方式可以相互运用，在介入术中，并非完全割裂，这取决于术者对技巧的掌握程度。考虑到儿科患者人群的特殊性，漂导丝法建立动静脉轨道可以代替传统的建立动静脉轨道的方法，减少导管和导丝对周围组织的刺激，从而降低手术过程中AVB的发生率及三尖瓣相关并发症的发生率。

第二节 · 穿刺膜部瘤壁建立室间隔缺损封堵的轨道

室间隔缺损封堵治疗中，建立通畅的轨道是成功封堵治疗的重要一步，成功与否决定室间隔缺损介入治疗的成败。难以建立轨道的常见原因是室间隔缺损孔开口方向怪异，应用目前可选择的过隔导管均难以到达室间隔缺损孔处；或膜部瘤型室间隔缺损，缺损孔附近为盲端的囊袋样结构，导管每次只能进入盲端的囊袋，见图17-2。如图所示缺损孔在盲端囊袋的下方，导管在缺损孔处不能停留，因此不能建立通过室间隔缺损孔的轨道。另外，多孔型室间隔缺损呈现牛角样分布，导丝进入任一孔道建立的轨道均难以应用一个封堵器完全封堵缺损孔，如能选择穿刺两孔中间穿刺建立轨道，可以达到封堵器与室间隔缺损拟封堵的缺损主轴向一致，可以达到完美封堵的目的。

▌一、材料

导管可选择MPA2导管或Amplatzer导管、PTCA用的导丝、Y型连接管、导丝导入针。

▌二、方法

1. 单导丝穿刺法 · 选择合适的过隔导管，要求导管必须同轴和稳定。选择室间隔缺损清晰的展开位，送入导管，导管到达拟穿刺的部位后有一定的后坐力。经导管注射少许造影剂，造影确认是否为选择的最佳穿刺点。将PTCA导丝的硬头经导管送入至导管的头端，轻轻来回旋转中向前推进，当导丝推出导管的远端5～10 mm时停止推进，造影确认导管头端位置和导丝进入的位置，如位置合适，可退出导丝的硬头，将导丝的软头沿导管向远端推送，如导管稳定，导丝软头可自由通过穿刺孔道。将导丝送入右心室和肺动脉，或导丝逆向通过三尖瓣，进入右心房和上下腔静脉。经圈套法建立轨道。在圈套住导丝后可将导管沿导引钢丝向右心室推进，如不能通过，可交换6 F大腔导引导管，经大腔导管送入0.032″超滑导丝沿进入穿刺孔的导丝（并行导丝技术）寻找穿刺孔。一旦超滑导丝进入右心室，可退出PTCA导丝，按常规建立轨道的方法操作。

2. 双导丝穿刺法 · 如过隔导管不稳定，可先应用一根PTCA导丝的硬头穿刺膜部瘤的壁，穿刺后导丝作为固定过隔导管的锚定导丝，使过隔导管头端稳定在拟穿刺处。再通过过隔导管送入另一根PTCA导丝的硬头穿刺膜部瘤的壁。穿刺成功后，调转导丝的软头通过穿刺孔，建立轨道。

■ 三、临床应用病例

病例 ➊

　　膜部瘤型室间隔缺损，室间隔缺损孔在膨出瘤的下方，导管容易进入膨出瘤的盲端腔内。反复尝试未能通过室间隔缺损孔。

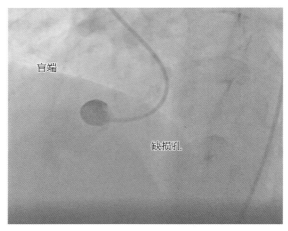

图17-2　室间隔缺损孔在囊袋型盲端下方，导管难以到达缺损孔

　　如何通过室间隔缺损孔？按照通常采用的方法，不可能建立通过室间隔缺损的轨道。穿刺膜部瘤可能是唯一的选择（图17-3～图17-8）。

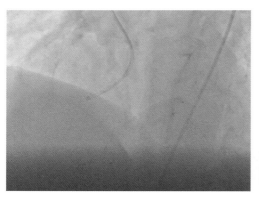

图17-3　应用PTCA导丝的硬头穿刺膜部瘤的盲端，然后换用PTCA导丝的软头，通过硬头穿过膜部瘤的壁，进入右心室

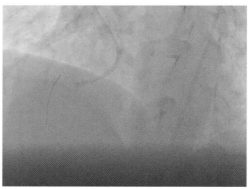

图17-4　PTCA导丝通过穿刺的孔道，进入右心室

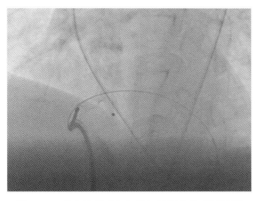

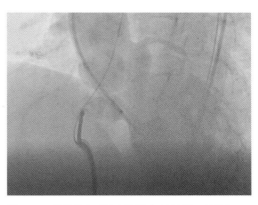

图17-5　建立轨道后保留导丝放置偏心型封堵器

图17-6　放置偏心型室间隔缺损封堵器，封堵入口，夹平膨出瘤

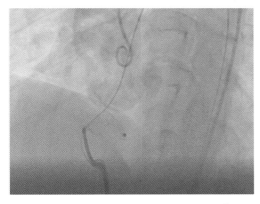

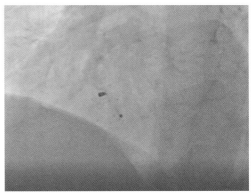

图17-7　主动脉瓣上造影显示封堵器上缘远离主动脉瓣

图17-8　释放出封堵器，显示腰部完全张开，零边向主动脉瓣侧

病例 ②

膜部瘤型室间隔缺损（图17-9～图17-14），应用多种导管未能将导丝进入室间隔缺损孔。

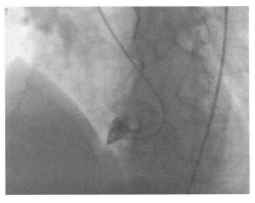

图17-9　AL导管在膜部瘤内造影。造影显示室间隔缺损为膜部瘤型，多出口，出口朝上

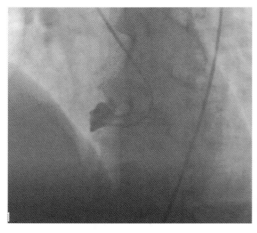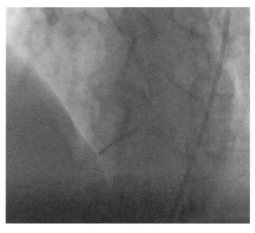

图17-10 AL导管顶在膜部瘤的下方，应用PTCA导丝的硬头穿刺盲端的囊袋壁。图示导丝穿过囊袋壁

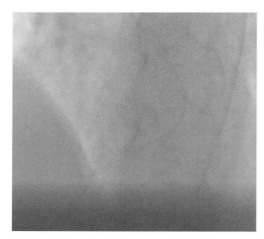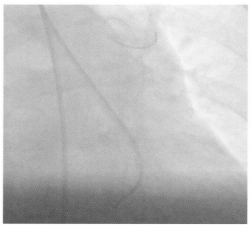

图17-11 退出穿刺导丝的硬头，改用导丝的软头顺利通过穿刺孔进入右心室，并进入肺动脉

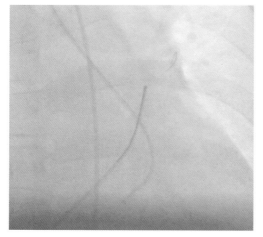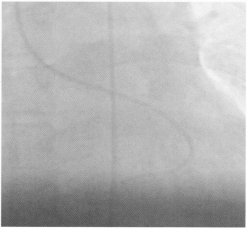

图17-12 在肺动脉内圈套PTCA导丝，建立轨道

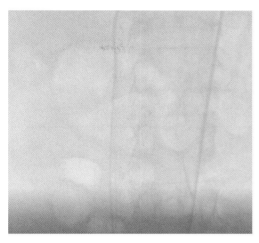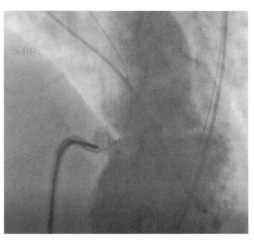

图17-13　沿PTCA导丝，送入0.032″导丝，建立　　图17-14　封堵室间隔缺损的入口，封堵器到位后造
轨道　　　　　　　　　　　　　　　　　　　　　　影示完全封堵

四、方法评价

穿刺囊袋壁建立室间隔缺损介入治疗轨道是完成室间隔缺损封堵治疗的有效方法。当遇到室间隔缺损孔应用导管难以到达时，值得尝试。

本文介绍的2例中，1例应用MPA2导管，另1例应用Amplatzer 左冠状动脉造影导管。这两种导管可以保持稳定的接触膜部瘤壁，在导丝的硬头穿过膜部瘤壁后可交换导丝的软头进入穿刺孔道，建立轨道。也可以选择其他过隔导管。选择导管要求时稳定，有后坐力，不然难以完成膜部瘤壁的穿刺。

PTCA导丝建立轨道后，通常可顺利沿导引钢丝送入导管至右心室。有时导管不能通过穿刺的孔道，可选择直径2 mm长15 mm PTCA球囊导管扩张穿刺点，扩张后导管非常容易通常穿刺孔。缺点是增加费用。从安全性考虑，此操作最安全和可靠。

当应用PTCA导丝建立轨道后，也可以将导管顶在室间隔缺损的左心室侧，在拉紧导丝的情况下，经导管送入0.032″超滑导丝，也有成功通过的病例。当超滑导丝进入右心室后，可退出PTCA导丝，通过圈套超滑导丝超滑导丝，建立轨道。

如果过隔导管不稳定，可先用一根PTCA导丝的硬头穿过膜部瘤的壁，以便稳定和锚定过隔导管，保证在另一根导丝的硬头穿刺时过隔导管稳定和导丝的软头容易找到穿刺孔进入右心室。

为了不损伤三尖瓣，穿刺钢丝不宜送入过多，一般5 ～ 10 mm即可。导丝硬头退出时应保持导管位置不变。在导丝软头通过穿刺孔时，应要避免缠绕腱索，在建立轨道时必须是顺畅的轨道，如轨道不顺，应退回导丝至导管的前端，重新在右心室内操作，最好是将导丝通过三尖瓣进入右心房和上下腔静脉，在上下腔静脉内圈套PTCA导丝，通常可建立顺畅的轨道。另外，为了减少导丝缠绕腱索，可选择小圈的猪尾导管通过三尖瓣进入肺动脉，再交换MPA2导管至肺动脉，在肺动脉内圈套PTCA导丝。出现腱索缠绕时，可选择球囊扩张穿刺孔，交换6 F PTCA用的导引导管至右心室，再在保留PTCA导丝轨道的基础上，经大腔导引导管送入 0.032″ 超滑导丝解除腱索缠绕（双导丝解除腱索缠绕方法见本书的相关章节）。

总之，穿刺法建立轨道是一种可行的操作技术，临床应用中，未发现引起心壁穿孔、三尖瓣和腱索的损伤。有限的病例结果提示该方法安全，可靠，在必要时可以选择应用的过隔方法。

第三节 · 经桡动脉室间隔缺损的介入治疗

室间隔缺损封堵治疗常规选择穿刺右侧股动脉和股静脉建立动静脉轨道，然而股动脉穿刺伴随局部血肿、假性动脉瘤、动静脉瘘甚至腹膜后血肿等并发症风险。患者手术结束后需拔除股动脉鞘管，加压包扎伤口、平卧24 h，舒适度较差、生活无法自理；若选择股动脉缝合器，需平卧4～6 h，但增加了患者的费用支出。冠状动脉介入治疗中，桡动脉入路已替代股动脉入路成为国内外指南推荐的首选路径，可有效降低股动脉穿刺各类并发症风险，提高了患者舒适度，也减少了患者的费用支出。

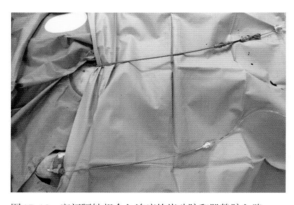

图17-15　室间隔缺损介入治疗的桡动脉和股静脉入路

亚洲成人男性桡动脉的平均直径是2.69 mm，女性是2.43 mm，可容纳5～6 F导管，具备了经桡动脉送入猪尾导管进行室间隔缺损介入治疗的解剖条件。上海长海医院心内科借鉴冠状动脉介入经验，于2015年率先开展经桡动脉室间隔缺损介入治疗（图17-15），至今已对50余例成人室间隔缺损患者进行桡动脉联合股静脉入路封堵治疗。我们在中国临床试验注册中心成功注册并完成了"经桡动脉与股静脉入路行室间隔缺损介入治疗的单中心随机对照研究"（注册号：ChiCTR1900020700），证实了桡动脉路径具有以下优势：① 避免股动脉穿刺相关并发症风险；② 经桡动脉入路导管、导丝易通过缺损，过隔导管无需事先塑形；③ 经桡动脉入路将输送鞘管压送到左心室更容易；④ 术后采用桡动脉压迫器压迫伤口，提高患者术后舒适度和生活自理能力；⑤ 缩短卧床时间和住院时间；⑥ 避免股动脉缝合器费用支出，减少整体住院费用。

■ 一、经桡动脉联合股静脉入路介入治疗的适应证

（1）年龄≥18岁或体重≥50 kg。

（2）Allen试验评估手部血液供应：患者右手握拳后，术者用双手同时按压右侧桡动脉和尺动脉，嘱患者反复用力握紧、张开手指数次至手掌发白，松开对右侧尺动脉的压迫，继续压迫桡动脉，观察手掌颜色变化；如10 s内颜色迅速变红，即Allen试验阴性，可以进行介入手术；如10 s颜色仍苍白，Allen试验阳性，表明手掌尺、桡动脉侧支循环不良，不应进行桡动脉介入手术。

（3）心脏超声显示室间隔缺损位于主动脉短轴9～12点钟方向。

（4）最大缺损直径＜14 mm。

二、禁忌证

（1）Allen试验阳性则排除桡动脉入路。

（2）伴有右向左分流的肺动脉高压患者。

（3）伴感染性心内膜炎。

（4）有出血倾向、明显肝肾功能异常。

（5）合并其他需外科手术治疗的心脏畸形。

三、操作方法

（1）常规消毒，局部麻醉下按常规穿刺右侧桡动脉、右侧股静脉，分别置入防漏鞘管，给予肝素（50～70 U/kg）。

（2）经股静脉行右心导管检查，测量肺动脉压力、右心室压力，计算Qp/Qs。

（3）经桡动脉插入5 F猪尾导管，逆行进入左心室，行左心室造影判断室间隔缺损的位置、形状和大小，回撤导管至主动脉瓣上再次造影，观察主动脉瓣有无脱垂及反流。如缺损不适合治疗，则转外科手术。

（4）经桡动脉交换5 F TIG造影导管或6 F JR4.0冠状动脉造影导管，送入超滑导丝经室间隔缺损至肺动脉或上腔静脉，用圈套器圈住后拉出体外，建立桡动脉—股静脉轨道，从股静脉送入鞘管行室间隔缺损封堵术，复查左心室造影和心脏超声检查，明确封堵效果。如封堵可靠，释放封堵器。

（5）封堵成功后，拔出股静脉鞘管，同前采用"8"字或者"Z"字法处理伤口（详见第六章第二节），桡动脉压迫器压迫桡动脉穿刺处，返回病房，4～6 h后松开压迫器（图17-16）。

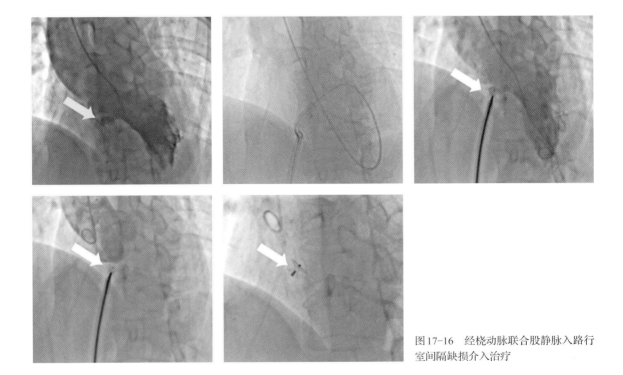

图17-16 经桡动脉联合股静脉入路行室间隔缺损介入治疗

四、注意事项

桡动脉入路的失败可能与头臂干的扭曲、钙化有关，女性也是桡动脉痉挛乃至失败的预测因素。术中需轻柔操作桡动脉内导管，暴力操作可能引发痉挛、导管无法转动甚至入路失败。此外，手术时间超过60 min也可能诱发桡动脉痉挛。桡动脉痉挛时，可再次麻醉穿刺点并经鞘管注入硝酸甘油或维拉帕米，减轻疼痛，改善痉挛。桡动脉较股动脉入路的不足之处是封堵器到位后，因桡动脉内径限制，无法采用保留导丝技术进行左心室或主动脉造影，若造影发现封堵器位置不好需重新建立轨道。

笔者通过单中心研究初步论证了成人室间隔缺损患者进行经桡动脉联合股静脉入路介入治疗的安全性和可行性，避免了股动脉穿刺的并发症风险，操作上导管导丝更具有便利性，缩短了术后卧床时间，提高了患者舒适度，并进一步降低了住院费用。这一入路还需要进一步开展多中心、前瞻性、随机对照研究，通过循证医学证据，未来有望改进室间隔缺损介入治疗路径临床指南。

第四节 · 应用导引导管双导丝交替并进解除缠绕腱索的技术与方法

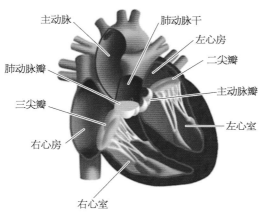

图17-17　三尖瓣与肺动脉之间的解剖关系。导引导丝和导管容易进入三尖瓣腱索，在操作时应特别重视。从理论上讲，应用带球囊的漂浮导管或小圈猪尾导管可从三尖瓣口通过进入肺动脉。避免引起三尖瓣腱索损伤

医源性三尖瓣关闭不全可见于经三尖瓣植入人工心脏起搏器，特别是除颤电极及心脏移植后的反复心肌活检。室间隔介入治疗并发三尖瓣反流也有报道。马进举等在332例膜周部室间隔缺损介入治疗中发现，新发三尖瓣反流或三尖瓣反流加重的患者14例，占4.2%，应用对称或细腰型封堵器两组间的发生率无差异。随访期间三尖瓣反流未进一步加重。引起三尖瓣腱索断裂的较少见，一旦发生，常常并发重度关闭不全，内科治疗疗效差，需要外科瓣膜修复治疗。室间隔缺损介入治疗并发三尖瓣腱索损伤的常见原因是未能建立顺畅的轨道，当鞘管经过缠绕腱索的轨道，引起腱索损伤，甚至断裂。另外，即使鞘管通过未引起损伤，释放封堵器后的推送杆，也可能与腱索发生缠绕，导致回撤困难和腱索损伤。从安全考虑，应该采用表面光滑的塑封推送杆，与通常应用的螺纹表面的推送杆相比较，塑封的推送杆应该能减少与三尖瓣腱索缠绕的可能性。因此，轨道不顺畅，不应进行下一步的操作。要建立理想的轨道，需要了解三尖瓣的解剖，掌握建立轨道中如何避免穿过三尖瓣的腱索的操作技术和技巧，并且要认识和甄别导引钢丝导丝是否缠绕腱索（图17-17）。

■ 一、三尖瓣的解剖

三尖瓣是一个复杂的结构，包括3个瓣叶（前后中三叶）起于三尖瓣环，经腱索连接到右心室的乳头肌（图17-18）。三尖瓣环中的纤维组织较少，在心动周期中有一定的运动幅度，因此在负荷加重的状态下也易于扩张。在心脏的几个瓣膜中，三尖瓣瓣环面积是最大的，$8 \sim 12 \text{ cm}^2$。三尖瓣的三个瓣叶中前瓣最大。瓣叶、腱索和乳头肌的形态和分布变异较大。隔瓣大小变化不大，另外两个变异较大。三尖瓣像3个扇贝在一起，具有多个交界区。乳头肌在大小和数量上有个体差异，有时后瓣无乳头肌。与二尖瓣一样，三尖瓣环也是非平面的马鞍形，具有高点和低点。小的隔瓣固定在其下面的室间隔上，瓣环扩张主要发生在隔侧瓣叶的瓣环处。瓣环扩张引起瓣环更呈圆形和更平。瓣环扩张和瓣环形态改变是导致功能性三尖瓣反流的病理生理机制。

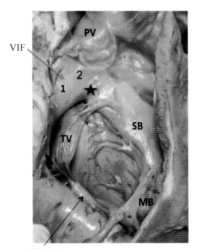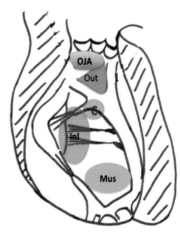

图17-18　左图为三尖瓣器的解剖。TV：三尖瓣；SB：间隔束或隔缘小梁；MB：中间束；VIF：心室漏斗部皱褶。右图为示意图，主要显示四组乳头肌通过腱索与3个瓣叶连接。OJA：流出道动脉旁室间隔；Out：流出道间隔；Mus：肌部；InI：流入道间隔；PV：肺动脉瓣
引自 Orphanet J Rare Dis, 2018, 13: 118

■ 二、三尖瓣检查的超声切面

观察三尖瓣的最佳切面为3个：① 心尖四腔心切面；② 胸骨旁右心室流入道切面；③ 胸骨旁心底短轴切面。在3个切面上，可观察到的瓣叶概率不同（图17-19）。

在心尖四腔心切面（图17-20）上可以清晰地观察到隔瓣和前瓣，胸骨旁右心室流入道切面可清晰地显示隔瓣和前瓣。在胸骨旁短轴切面上可观察到隔瓣、前瓣和后瓣。其中观察到后瓣的概率高于隔瓣和前瓣。

两维超声显像结合多普勒血流显像，判断导管在右心室中位置和三尖瓣反流程度（图17-21）。

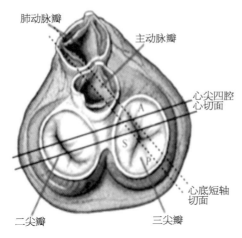

肺动脉瓣
主动脉瓣
心尖四腔心切面
心底短轴切面
二尖瓣
三尖瓣

图17-19　在两维超声的心尖四腔心切面和大动脉短轴切面与三尖瓣叶的关系。根据上图的关系，可以选择在不同的切面上有目的地观察需要了解的瓣叶

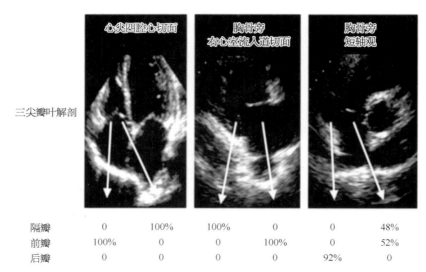

三尖瓣叶解剖	心尖四腔心切面		胸骨旁右心室流入道切面		胸骨旁短轴观	
隔瓣	0	100%	100%	0	0	48%
前瓣	100%	0	0	100%	0	52%
后瓣	0	0	0	0	92%	0

图17-20　在心尖四腔心切面、胸骨旁右心室流入道切面、胸骨旁短轴观上三尖瓣的显示率

引自 Orphanet J Rare Dis, 2018, 13: 118

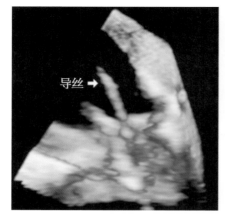

导丝

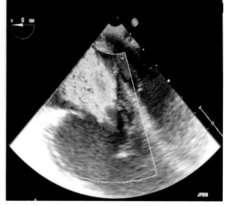

图17-21　导丝和导管通过三尖瓣（左图），导管经三尖瓣引起三尖瓣重度反流（右图）

三、腱索缠绕的特征与判断

1. 影像学特征·在后前位和左前45°加头位25°上透视，可见轨道导丝不顺畅，扭曲（图17-22）。

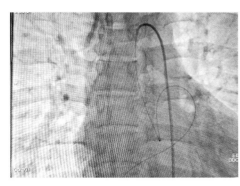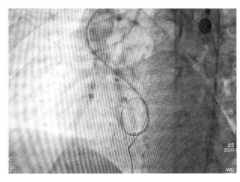

图17-22　在后前位置上示轨道不顺畅，牵拉时形成环，右图为左前加头位上导丝缠绕腱索

2. 超声提示·牵拉导丝引起三尖瓣反流，或三尖瓣反流较术前明显加重。

3. 操作提示·导管或输送鞘管向前推送时遇到阻力。

四、解除缠绕腱索的方法

1. 应用猪尾导管解除缠绕腱索·在已经建立的轨道导丝上，从动脉侧插入猪尾导管至右心室，退出导丝至猪尾导管内，导管头端自然弯曲形成圆圈，向回拉至室间隔处，在经猪尾导管送出导丝至肺动脉或上腔静脉。在经静脉侧送入MPA2导管至肺动脉，通过圈套器，套住钢丝，建立轨道。

2. 应用切除部分头端的猪尾导管·操作步骤与猪尾导管相似。

3. 应用JR导引导管·在已经建立的不顺畅轨道上，送入JR6F6导引导管至右心室，经导引导管再送入另一根导引钢丝至右心室，尽量避免与前一根导丝并行，反复操作将导丝送至上腔静脉或肺动脉。再应用MPA2导管和圈套器圈套导引导丝，经股静脉拉出体外，建立轨道。同时将第一次建轨道的导丝拉入导引导管内，如轨道顺畅，拉出第一根导引钢丝。如不顺畅，再应用另一根导丝重复上述操作，直至获得顺畅的轨道。如再肺动脉内圈套导丝，需要注意MPA2导管是否经三尖瓣腱索穿过。如反复经腱索穿过，可以应用小圈猪尾导管通过三尖瓣，进入肺动脉，这样可以保证MPA2导管路径正常，减少缠绕腱索的机会。为了增加一次操作成功的机会，需要判断导引钢丝进入腱索的位置。可以通过轻轻推送导引导管遇到阻力的部位，或将导引导管的前端退至室间隔缺损的左心室面，从左心室面送入导丝，观察导丝与前一根导丝走行的差异（图17-23）。

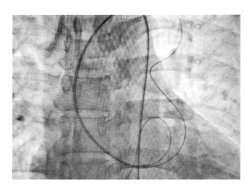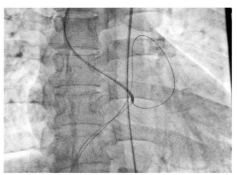

图17-23　经6 F导引导管送入导引钢丝，解除腱索缠绕。图中可见导引导管内两根超滑导丝，一根为缠绕腱索的导丝，另一根导丝送入肺动脉。右图示新置入的导丝进入下腔静脉和缠绕腱索的导丝，显示已经建立顺畅的轨道

■ 五、应用与评价

为了便于评估导管操作对三尖瓣的影响，术前应重视三尖瓣结构和功能的评估，特别是三尖瓣的反流程度。术中在建立轨道后应常规超声评估是否引起三尖瓣关闭不全或关闭不全加重。通常在建立的轨道是通过三尖瓣口时，超声检查可发现轻度的三尖瓣反流，如轨道导丝经过腱索建立的管道，可引起明显的三尖瓣反流。除了轨道不顺畅外，牵拉轨道导丝应引起明显的三尖瓣反流，并且推送导管或输送鞘管时有明显的阻力。遇到上述情况，应重新建立轨道，以免引起三尖瓣器的损伤导致严重并发症。

另外，应用导引导管解除导丝缠绕腱索是最快和节省时间的方法，也能减少导管在左心室面反复操作引起的房室传导阻滞的可能性，同时也减少X线暴露的时间。由于在已经建立的轨道上操作，可以将导引导管的头端放置在左心室面至右心室腔的任何位置送出导引钢丝，因此容易避免再次进入腱索的可能性。

在操作时，通常在后前位上调整导引钢丝的走向，使其尽可能送入上腔静脉，在上腔静脉内圈套，建立轨道。这样建立的轨道一般比较顺畅。MPA2导管在肺动脉内圈套，有两种可能引起轨道不顺：① 经左心室侧的导管送出的导丝经过了三尖瓣，如经腱索通过；② MPA2导管进入右心室时经腱索通过。任何一侧的导丝经过三尖瓣腱索，均可引起轨道不顺。如两侧经过三尖瓣腱索建立的轨道，强行完成操作，有可能引起三尖瓣腱索断裂，引起重度三尖瓣关闭不全，甚至需要急诊外科手术处理。因此，当轨道不顺时，不要急于送入鞘管，应重新建立轨道。另外，在输送鞘管前送时，应常规超声评估是否引起三尖瓣关闭不全。

应用猪尾导管或部分去头猪尾导管也可以完成解除导引钢丝缠绕腱索的作用，但是有时操作不慎导管可能退回左心室。特别是过隔困难时，重新过间隔必然延长操作时间和增加X线透视时间。因此，选择导引导管，应用两根导引钢丝交替操作，方法可靠，实用，是值得推广的方法。

第五节 · 导丝逆向通过室间隔穿孔和单轨道
封堵心肌梗死后室间隔穿孔

室间隔缺损介入治疗中建立通常的轨道是成功治疗的关键步骤。常规操作是建立全轨道，即经股动脉—左心室—室间隔穿孔处—右心室—右心房—股静脉。从左心室面通过超滑导丝建立轨道常常遇到的问题是轨道不顺畅，不顺畅的原因是容易出现导丝缠绕三尖瓣腱索，需要反复调整方能解除导丝与三尖瓣腱索的缠绕。有时反复操作尚不能解除腱索的缠绕，其原因是导丝经过腱索，或导丝未进入腱索，但经右心房的导管进入三尖瓣时可能进入腱索，在肺动脉内抓捕导丝建立的轨道出现缠绕腱索。因此，如能将导丝不进入肺动脉而直接进入右心房再进入上下腔静脉，如此建立的轨道一般不会缠绕腱索。要将导丝从右心室进入右心房，可通过交换猪尾导管或部分去头的猪尾导管，但是容易退回至左心室，增加操作时间。也可应用双导丝技术完成解除腱索缠绕。两种方法的应用必然增加操作时间和增加费用，费时和不经济。钟炜等介绍了一种逆向通过室间隔穿孔和应用单轨道完成室间隔穿孔的封堵治疗，认为操作过程中可以减少圈套导丝的步骤，并且建立的轨道顺畅，避免缠绕三尖瓣腱索，减少引起牵拉钢丝产生的血流动力学改变，短操作时间。

1. 操作过程 · 穿刺股动脉和股静脉，取左前45°+头25°投照位造影，明确室间隔穿孔的部位和大小。保留猪尾导管在左心室内作为标记导管。经股静脉送入MPA2导管进入右心室，根据左心室造影显示的室间隔穿孔的大致位置，调整导管在心腔内部位，应用超滑导丝通过室间隔穿孔处进入左心室，根据猪尾导管在心腔内走向，调整导丝向主动脉的方向。进入降主动脉，通过导管交换Lunderquist（该产品由芯丝和绕丝组成，产品表面覆有聚四氟乙烯涂层）至降主动脉。沿加硬导丝送入输送鞘管，经鞘管送入封堵器完成封堵（图17-24）。

2. 应用于评价 · 该方法的优点是从右心室侧通过室间隔穿孔，顺向通过三尖瓣口，缠绕三尖瓣腱索的机会少，可以建立顺畅的轨道。从右心室通过室间隔穿孔，是逆血流方向，导丝不可能漂过室间隔穿孔处，需要导管接近室间隔穿孔处方能保证导丝通过室间隔穿孔逆向进入左心室。有时可能不易找到室间隔穿孔处。需要根据缺损孔的位置和穿孔的方向选择合适的过隔导管。

如从左心室侧建立的轨道不顺，且难以解除腱索缠绕时；或从右心室侧通过困难时，可以选择从左心室送入导丝，以通过的导丝钢丝作为路标，为右心室导丝通过室间隔穿孔提供标记，以减少从右侧过隔操作的盲目性。

但是单轨道，在加硬导丝上送入鞘管，鞘管进入左心室后退出导丝，不能保留导丝送入封堵器，一旦封堵器选择不合适，需要重新建立轨道，增加操作难度。

本方法值得应用的操作步骤是从右心室侧送入导丝建立顺畅的轨道。在封堵室间隔穿孔时可选择性应用。对膜周部室间隔缺损可能不适用。

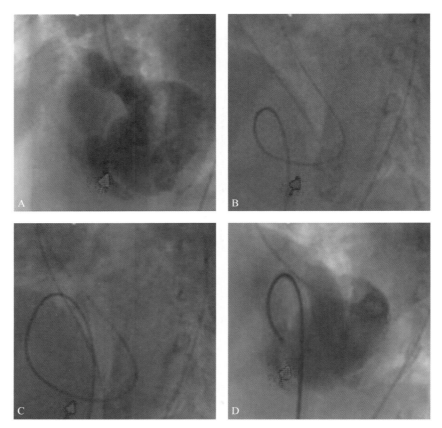

图17-24 逆向通过室间隔穿孔过程。A. 造影显示室间隔穿孔12 mm，红箭头处为穿孔处。B. 超滑导丝通过室间隔穿孔进入降主动脉。C. 经MP导管交换加硬导丝。D. 经鞘管完成穿孔处封堵和左心室造影

引自 Ann Transl Med, 2020, 8(12): 769

第六节 · 保留导丝技术在室间隔缺损封堵术中的应用

既往室间隔缺损介入治疗中，在封堵器植入后尚未释放时，术者为了评估封堵器的封堵效果，需行左心室造影明确，同时为确认封堵器有无影响主动脉瓣，造成主动脉瓣反流则需要行主动脉瓣上造影。要完成上述两项操作，均需撤除动静脉轨道，经股动脉送入造影导管至左心系统。一旦发现封堵效果不佳，或者封堵器影响主动脉瓣需更换封堵器时，术者需重新建立动静脉轨道，送入鞘管，重复封堵器的植入过程。这就延长了手术时间，增加了并发症的风险。

保留导丝植入室间隔缺损封堵器的报道最早见于2007年河北医科大学第二附属医院的王震团队，此后秦永文团队于2014年对此技术进一步改进，报道了保留导丝基础上的改良技术（双导丝技术），不仅避免了重复建动静脉轨道，而且实现了在轨道不撤除的情况下进行左心室和主动脉瓣上造影。目前这项技术已不仅应用于室间隔缺损介入治疗，在其他一些需要建立动静脉轨道的先天性心脏病介入治疗中，也可应用。如秦永文团队于2014年将该技术应用于大型冠状动脉瘘的介入治疗中，也同样取得良好效果（图17-25）。

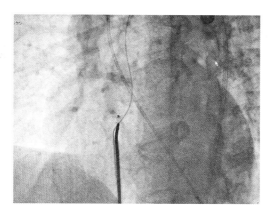

图17-25 应用轨道法进行大冠状动脉瘘封堵治疗

一、保留轨道导丝的方法和用途

保留导丝技术在室间隔介入治疗中的应用包括几个方面。

（1）保留轨道导丝，解除缠绕腱索，保留轨道导丝，经导丝送入6 FJR导引导管至室间隔缺损孔处，再经导引导管送入另一根超滑导丝送入肺动脉或上下腔静脉，撤出轨道导丝，再抓捕导丝建立轨道，如仍不顺畅，重复上述操作，直至建立顺畅的轨道。

（2）保留导丝送入封堵器，当封堵器大小和位置不合适可及时更换。特别是多孔型室间隔缺损封堵时，当发现选择的封堵器放置后不能完全覆盖缺损孔时，很容易更换合适大小的封堵器，可以达到更精准地选择封堵器。

（3）保留轨道导丝行左心室造影和主动脉瓣上造影。方法是保留轨道导丝在股动脉鞘管内，经鞘管再放置一短导丝，退出动脉鞘管，再沿短导丝送入动脉鞘管。此时轨道导丝被压在动脉鞘管的外面。经动脉鞘管送入猪尾导管行左心室造影和主动脉瓣上造影，评估室间隔缺损封堵器的位置和封堵疗效（图17-26）。如结果满意，退出股动脉鞘管和猪尾导管。经管道导丝送入股动脉鞘管。

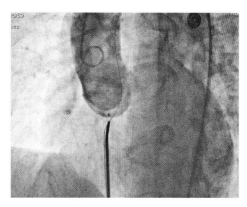
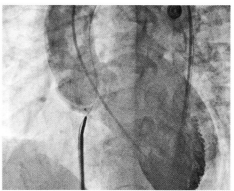

图17-26 保留导丝行主动脉造影和左心室造影。左图示主动脉瓣上造影，导丝在主动脉口处未引起主动脉瓣反流。右图为左心室造影

（4）保留导丝建立另一输送轨道。此技术可应用于多孔型室间隔缺损，超滑导丝难以进入希望的缺损孔，应用PTCA导丝相对容易，再应用此导丝容易进入室间隔缺损孔，由于PTCA导丝较细且短，不能建立完整的轨道。通过同一导管送入0.032″长2.6 m超滑导丝，通过缺损孔，进入肺动脉或上下腔静脉，通过抓捕完成轨道建立。此技术也可应用于室间隔穿孔介入，如导引钢丝进入小孔，可以保留进入小孔的超滑导丝，更换导引导管，经导引导管送入另一超滑导丝寻找大孔。

二、保留导丝技术的操作要点及注意事项

（1）在动静脉轨道建立后，从静脉侧沿导丝送入输送鞘的过程中，若发现轨道不顺，有缠绕三尖瓣腱索可能时（一般征象为：左前斜和头位透视导丝非直线，在右心室内弯曲；导丝拉出股静脉后跳动明显；牵拉轨道导丝时有室性期前收缩或短阵室性心动过速），此时应将动脉侧导管更换为6 F右冠JR指引导管，保留原导丝，然后重新经JR指引导管送入新导丝至右心系统，最好在腔静脉内进行圈套操作，避免再次缠绕腱索（图17-27）。

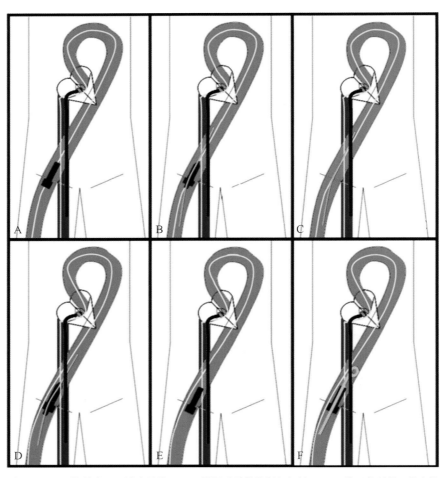

图17-27　A.轨道建立，封堵器植入；B.沿股动脉鞘管插入短导丝；C.按压穿刺处，撤出鞘管；D.沿短导丝重新送入动脉鞘管；E.撤出短导丝；F.沿鞘管送入猪尾导管开始造影

（2）拟实施保留导丝技术行封堵器植入时，建议选择的输送鞘管尺寸较常规情况大1～2F。

（3）动静脉轨道建立后，保留导丝，将封堵器经预载短鞘送入输送鞘管开始推送封堵器，此时导丝张力不能过大，避免推送过程中导丝对血管壁尤其是主动脉壁的切割（图17-28）。

（4）当封堵器植入后发现需更换封堵器时，在回收封堵器时可在X线透视下轻柔操作，观察导丝张力，避免将封堵器回收入鞘管过程中，导丝对周围组织的切割作用。

（5）保留导丝一般从动脉侧撤除。在撤除时，可沿导丝从动脉侧送入一根导管至室间隔缺损处，避免导丝损伤主动脉瓣或血管壁。

（6）保留导丝的导丝头端（体外鞘管反折处），若有损毁，则撤除时应小心操作，避免导丝离断滞留心腔。

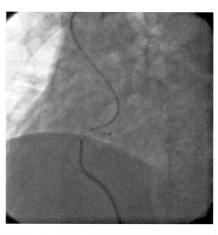

图17-28　保留导丝植入封堵器（导丝张力示意图）

（7）导丝撤除后，建议经胸超声心动图和X线透视再次确认封堵器位置，确定无移位后，再逆时针旋转金属连接杆释放封堵器。

（8）保留导丝技术，在封堵器植入后，导丝可能会造成轻度主动脉瓣反流，因此需仔细与术前主动脉瓣情况进行比较，判断反流是导丝引起还是封堵器所致。

（9）在保留导丝行左心室或瓣上造影时，由于股动脉内要置入一支动脉鞘管，另外还有一根导丝在鞘管旁，故理论上会增加股动脉穿刺处出血，应尽可能缩短操作时间。

（10）保留导丝行股动脉技术，对于低体重或3岁以下儿童应尽量避免使用，减少血管并发症。

■ 三、保留导丝技术的其他用途

目前保留导丝技术的在室间隔缺损介入治疗中主要应用优势表现在3个方面：动静脉轨道缠绕腱索时，快速重建；封堵器不合适时，快速更换；封堵器释放前，无需穿刺对侧动脉，而完成左心室和主动脉瓣上造影。此外，还可应用于大型冠状动脉瘘的介入治疗（图17-29）。

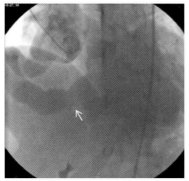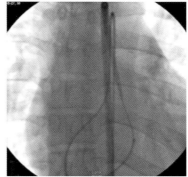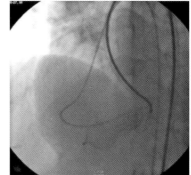

图17-29　保留导丝技术在冠状动脉瘘封堵中的应用

（张智伟　孙　凌　许毓楷　张伟华　秦永文　白　元）

参考文献

［ 1 ］程应樟，付武良，廖然，等.保留轨道导丝在先天性心脏病介入治疗中的作用临床研究［J］.岭南心血管病杂志，2011，S1：138-138.

［ 2 ］胡永涛，高传玉，李牧蔚，等.保留导引导丝操作介入封堵室间隔缺损63例临床分析［J］.中国综合临床，2014，30：228-230.

［ 3 ］李丁扬，张刚成，沈群山.使用"导丝指引"法完成经皮介入封堵膜周型室间隔缺损的研究［J］.中国循证心血管医学杂志，2019，11：363-366.

［ 4 ］李军，张军，张玉顺，等.警惕室间隔缺损封堵术并发症——三尖瓣瓣器损伤［J］.中国超声医学杂志，2009，25：380-383.

［ 5 ］梁云，华益民，王涛，等.漂导丝法和去头猪尾管过室间隔法在室间隔膜部缺损介入封堵治疗中应用的对比研究［J］.心血管外科杂志，2015，4：168-171.

［ 6 ］马进举，姚青，宋治远，等.膜周部室间隔缺损经导管封堵术后三尖瓣反流的发生于转归［J］.第三军医大学学报，2013，35：1294-1296.

［ 7 ］齐晓宇，李玲玲，贾惠欣，等.保留导丝技术应用于室间隔缺损封堵治疗的研究［J］.黑龙江医药，2014，27：1042-1043.

［ 8 ］尚小珂，张刚成，沈群山，等.室间隔缺损封堵术中的改良漂导丝技术［J］.中国介入心脏病学杂志，2013，21：358-361.

［ 9 ］谭洪文，张志钢，陈翔，等.室间隔缺损封堵术中改良保留导丝技术的临床应用［J］.介入放射学杂志，2014，23：753-756.

［10］唐文栋，许旭东，白元，等.桡动脉入路室间隔缺损封堵术初步临床应用［J］.介入放射学杂志，2018，27：114-117.

［11］王树水，张智伟，钱明阳，等.经导管膜周部室间隔缺损封堵术并发三尖瓣损伤8例临床分析［J］.中国实用儿科杂志，2010，25：528-531.

［12］王震，周谨，张密林，等.封堵器置入时保留导丝封堵室间隔缺损临床探讨［J］.临床心血管病杂志，2007，23：851-853.

［13］中国医师协会心血管内科分会先天性心脏病工作委员会.常见先天性心脏病介入治疗中国专家共识二、室间隔缺损介入治疗［J］.介入放射学杂志，2011，20：87-92.

［14］周爱琴，钟一鸣，谢东明，等.保留导丝的室间隔缺损封堵术临床研究［J］.广东医学，2012，33：3459-3460.

［15］Anwar AM, Geleijnse ML, Soliman OII, et al. Assessment of normal tricuspid valve anatomy in adults by real-time three-dimensional echocardiography［J］. Int J Cardiovasc Imaging, 2007, 23: 717-724.

［16］Brueck M, Bandorski D, Kramer W, et al. A randomized comparison of transradial versus transfemoral approach for coronary angiography and angioplasty［J］. JACC Cardiovascular Interventions, 2009, 2: 1047-1054.

［17］Butera G, Carminati M, Chessa M, et al. Percutaneous closure of ventricular septal defects in children aged < 12: early and mid-term results［J］. Eur Heart J, 2006; 27: 2889-2895.

［18］He L, Cheng GS, Zhang YS, et al. Transcatheter closure of perimembranous ventricular septal defects in children using a wire-drifting technique［J］. Clinics (Sao Paulo, Brazil), 2018, 73: e371.

［19］Lancellotti P, Moura L, Pierard LA, et al. European Association of Echocardiography recommendations for the assessment of valvular regurgitation. Part 2: mitral and tricuspid regurgitation (native valve disease)［J］. Eur J Echocardiogr, 2010; 11: 307-332.

［20］Lang RM, Badano LP, Tsang W, et al. EAE/ASE recommendations for image acquisition and display using three-dimensional echocardiography［J］. J Am Soc Echocardiogr, 2012; 25: 3-46.

［21］Loh YJ, Nakao M, Tan WD, et al. Factors influencing radial artery size［J］. Asian Cardiovascular & Thoracic Annals, 2007, 15: 324-326.

［22］Milo S, Ho SY, Wilkinson JL, et al. Surgical anatomy and atrioventricular conduction tissues of hearts with isolated ventricular septal defects［J］. J Thorac Cardiovasc Surg, 1980; 79: 244-255.

［23］Mostefa-Kara, Lucile Houyel, Damien Bonnet, et al. Anatomy of the ventricular septal defect in congenital heart defects: a random association?［J］. Orphanet J Rare Dis, 2018, 13: 118.

［24］Rodes-Cabau J, Hahn RT, Latib A, et al. Transcatheter therapies for treating tricuspid regurgitation［J］. J Am Coll Cardiol, 2016, 67: 1829-1845.

［25］Rogers JH, Bolling SF. The tricuspid valve: current perspective and evolving management of tricuspid regurgitation［J］. Circulation, 2009, 119: 2718-2725.

［26］Ton-Nu TT, Levine RA, Handschumacher MD, et al. Geometric determinants of functional tricuspid regurgitation: insights from 3-dimensional echocardiography［J］. Circulation, 2006, 114: 143−149.

［27］Tugcin Bora Polat, Esma Türkmen. Transcatheter closure of ventricular septal defects using the Amplatzer duct occluder II device: a single-center experience［J］. Adv Interv Cardiol, 2016, 4: 340−347.

［28］Wei Y, Wang X, Zhang S, et al. Transcatheter closure of perimembranous ventricular septal defects (VSD) with VSD occluder: early and mid-term results［J］. Heart Vessels, 2012, 27: 398−404.

［29］Xu XD, Gao LM, Bai Y, et al. Transcatheter closure of perimembranous ventricular septal defects using dual wire-maintaining technique［J］. Heart, Lung & Circulation, 2017, 26: 690−695.

［30］Zhang ZG, Xu XD, Bai Y, et al. Transcatheter closure of medium and large congenital coronary artery fistula using wire-maintaining technique［J］. J Cardiol, 2015, 66: 509−513.

［31］Zhong W, Liu ZD, Wang XF, et al. Retrograde transcatheter closure of ventricular septal perforation after acute myocardial infarction: a case report［J］. Ann Transl Med, 2020, 8: 769.

［32］Zhou T, Shen XQ, Zhou SH, et al. Atrioventricular block: a serious complication in and after transcatheter closure of perimembranous ventricular septal defects［J］. Clin Cardiol, 2008, 31: 368−371.

第十八章
完全超声引导下室间隔缺损介入治疗

■ 一、概况

为了克服传统X线下经皮室间隔缺损介入封堵技术在医患双方存在的辐射损伤、患者对比剂肾损伤等问题，国内外一些学者尝试不需要X线透视引导、不使用对比剂，完全在超声心动图（包括TEE或TTE）监测引导下完成经皮室间隔缺损封堵术。2015年阜外医院潘湘斌教授率先在国际上报道了完全超声引导下经皮室间隔缺损封堵术的单中心成功经验，目前已在国内外多家医院推广应用。

完全超声引导下经皮室间隔缺损封堵技术对配合的超声医师及术者的超声切面和图像显示和理解力要求比较高，学习曲线比较长。这主要是由于超声与放射线工作原理完全不一样——X线是投影式的工作方式，X线穿透三维的人体及介入器械后，立体的影像被叠加显示为二维图像，导管、导丝的位置及形态容易被探测并解读；而超声是对三维物体进行切面（平面）探测，并显示为二维图像，每次只能检查1个切面，3D超声虽然能显示空间结构，但是由二维平面叠加重建而成，往往不能清楚地显示导管和导丝的整体形态及位置，因而术者难以准确判断导管和导丝的头端位置，更难操纵导管和导丝到达病变部位，给介入操作带来困难。因而，术者和超声医师长期稳定地协调配合形成团队非常重要。对开展完全超声引导下经皮室间隔缺损封堵术的单位及术者有如下技术上的建议：① 该技术需要一个经验丰富的介入术者，即超声医师团队，介入术者应该具有丰富的X线经皮介入封堵治疗的经验。② 该技术应尽可能在外科手术室（最好是Hybrid手术室）进行，以便团队能够在紧急情况下实施开胸心脏直视手术，最大限度地为患者提供安全保障。③ 标记工作距离。术前先测量胸壁特定位置至外周血管穿刺点的距离，并由术者用手指测量法在诊断导管上标记相应距离，当导管进入体内到达该距离后，即可旋转导管，方便超声探查导管的位置，并可防止导管插入过深，损伤心脏组织。④ 标记输送鞘管的距离。在诊断导管帮助导丝到达病变部位后，退出诊断导管时，应标记该诊断导管插入体内的深度，以此为依据判断输送鞘管应该插入的距离，因为每个患者的体型、病情各异，所以个体化地标记该距离非常重要，能够有效避免输送鞘管未送达病变位置即撤出导丝，或者插入太深损伤心脏组织的情况。⑤ 合理选用介入器械。由于超声每次只能检查单个切面，往往不能清楚地显示导管和导丝头端所到达的位置，某些导丝超声下显影差（如泥鳅导丝），所以导丝的选择非常重要，一般选用260 cm长0.035″软头普通硬度Cordis交换导丝作为交换导丝及鞘管支撑导丝。另外，由于完全超声引导下经皮室间隔缺损封堵技术大部分是通过股动脉途径逆行完成的，选用的输送鞘管不能太粗，一般外径为4～6 F，大部分封堵器为型号比较小的封堵器或者进口或国产无阻流膜的封堵器（图18-1）。⑥ 选择合适的患者。应该认识到，由于血管通路及超声影像图像的局限性，该技术并不能覆盖所有大小和类型的VSD患者。一般对于孕妇、对射线生理和心理敏感的患者、肾功能不全患者等更有优势；更适合于直径＜5 mm、左心室及右心室面单发破口、缺损距动脉瓣距离 ≥ 2 mm的膜周部缺损。室间隔缺损距动脉瓣距离 ≥ 2 mm的患者适于接受经股动脉封堵，而 ≤ 2 mm的患者更适于经颈静脉进行封堵。⑦ 应该循序渐进地开展完全超声引导下经皮介入治疗。从操作难度的角度考虑，初学者应先开展完全超声下房间隔缺损封堵术及动脉导管未闭封堵术，再开展室间隔缺损封堵术。在引导超声工具的使用上，应该先开展经食管超声（TEE）引导，再开展经胸超声（TTE）引导。由于经食管超声探头紧邻左心房后壁，心脏位于超声束的近场，所以经食管超声图像清晰。对于胸壁较薄的患者，经胸超声能够很好地显示心脏结构，并引导导丝和导管通过病变部位，但是对于胸壁较厚的患者，由于超声波穿透能力有限，经胸超声不能清晰显示心脏结构，以及导丝、导管的位置，容易造成封堵术失败。

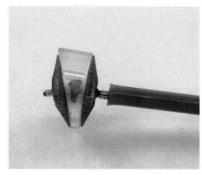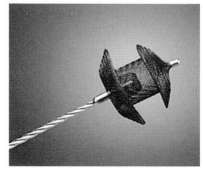

图18-1 进口 ADO Ⅱ 封堵器（左侧）和国产无阻流膜 VSD 封堵器（右侧）

完全超声引导下经皮室间隔缺损封堵技术不但使患者免于开胸之苦，而且完全不需要使用放射线及造影剂，没有辐射损伤，没有对比剂过敏、肾损伤等风险。同时也减少了相关医护人员的职业辐射损伤，对于一些有特殊要求的病例也可以是一个不错的选择方案。

■ 二、术中超声心动图监测要点

封堵术中可根据实际情况选用经食管超声（TEE）和经胸超声（TTE）两种超声心动图方法，TEE的优点是探头频率高，可避免胸廓畸形和肺气干扰，从而获得更清晰的监测图像；缺点是要进行经食管插管，患者有一定痛苦，清醒状态下的患者难以长时间耐受。而TTE操作简便，患者无痛苦，但部分患者在平卧位下胸前超声声窗不佳。建议根据患者术前TTE声窗图像的清晰情况酌情选用不同的术中监测方法。

目前完全超声引导下经皮室间隔缺损封堵术主要有经股动脉和经颈静脉两种途径，超声监测引导时，前者导管路径是从股动脉—升主动脉—主动脉瓣—左心室流出道—室间隔缺损—右心室，从而先释放右心室面封堵器进行封堵；后者是从颈内静脉—上腔静脉—右心房—三尖瓣—右心室—室间隔缺损—左心室，从而先释放左心室面封堵器进行封堵。超声心动图术中引导监测的要点包括以下几点。

（1）术前提供清楚超声图像，再次核对缺损位置、形态、左右心室开口大小、膜部瘤情况、缺损距离主动脉瓣距离、左心室大小、瓣膜反流、心包情况等信息。

（2）术中实时观察导管、导丝位置，尽可能提供导丝方向和导丝头端位置信息。由于二维超声为切面图像，故具体导丝方向和头端位置可能显示比较困难，需要仔细旋转调整探头角度，尽量给术者提供准确信息（图18-2）。实时监测导管、导丝对心脏的影响，避免损伤主动脉瓣、三尖瓣结构，观察封堵器张开、合拢时对周边组织的影响，要注意多切面（主要包括大动脉短轴切面、左心室长轴切面、心尖四腔心切面）观察，避免封堵器对瓣膜和主动脉窦的强力磨损和挤压。

（3）术中观察核对封堵器的位置、形态，确认封堵器两盘片是否真正分别夹住室间隔缺损左右心室面，并与室间隔同轴平行（图18-3）。观察封堵器释放前和释放后有无残余分流，是否挤压主动脉瓣，主动脉瓣及三尖瓣有无反流。观察有无新增心包积液（提示损伤心房壁）。

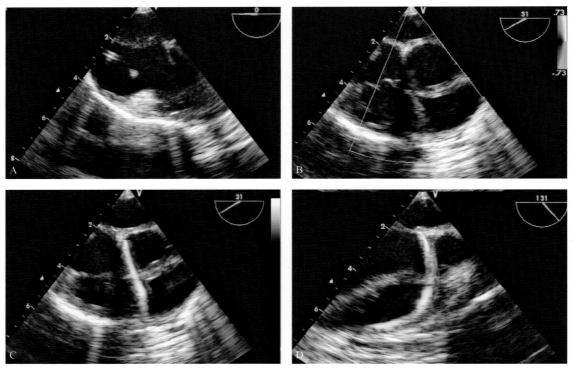

图18-2　在经食管超声引导下经颈静脉途径封堵室间隔缺损，食管中段0°显示导丝在右心房，准备通过三尖瓣口（A）；食管中段31°提示导丝进一步深入通过三尖瓣口进入右心室，准备穿过缺损（B）；导丝已穿过室间隔缺损进入左心室流出道（C）；食管中段约130°左心室长轴切面显示导丝已穿过室间隔缺损进入左心室流出道（D）

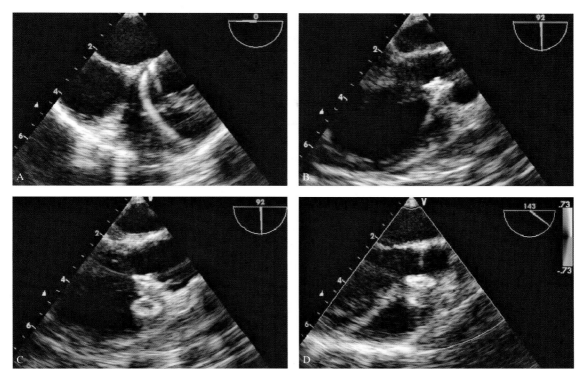

图18-3　在经食管超声引导下经颈静脉途径封堵室间隔缺损，食管中段0°四腔心切面再次确认导丝已穿过缺损进入左心室流出道（A）；食管中段约90°短轴切面显示封堵伞左心室面已释放（B）；封堵伞右心室面正在张开（C）；食管中段约140°显示封堵伞左、右心室面均完全释放，夹住缺损周边组织，彩色多普勒观察无残余分流后完成封堵器释放（D）

三、完全超声引导下经皮室间隔缺损封堵术（经股动脉逆行途径）

大部分完全超声引导下经皮室间隔缺损封堵术都是经股动脉途径完成的，由于经股动脉途径逆行送入输送鞘管和封堵器，不需要建立股动脉—升主动脉—左心室—VSD—右心室—右心房—下腔静脉—股静脉全导丝轨道，只需要建立股动脉—升主动脉—左心室—VSD—右心室半轨道就行，相对来说操作更容易掌握。

（一）适应证和禁忌证

1. 适应证（基本同传统X线下经皮VSD封堵）

（1）年龄≥2岁，体重≥10 kg。

（2）有血流动力学意义的单纯性膜周部VSD，缺损直径2～8 mm。

（3）VSD上缘距主动脉右冠瓣≥2 mm，无主动脉右冠瓣脱入VSD及明显主动脉瓣反流。

2. 禁忌证

（1）感染性心内膜炎。

（2）重度肺动脉高压和（或）出现右向左分流。

（3）合并需要外科手术处理的其他心脏畸形。

（4）对位不良型室间隔缺损（主动脉骑跨）。

（5）巨大室间隔缺损，直径大于 10 mm。

（6）主动脉瓣脱垂，主动脉瓣轻度以上反流。

（7）心电图合并二度以上房室传导阻滞。

（二）术前准备

（1）术前检查：包括术前血液检查全套、心电图、胸片、经胸超声心动图。

（2）术前经胸超声心动图在四腔心、大动脉长轴等切面仔细观察室间隔缺损的数量、大小，是否形成膜部瘤，膜部瘤左心室开口、右心室开口直径，室间隔缺损与主动脉瓣的距离，主动脉瓣是否有脱垂，主动脉瓣、三尖瓣反流情况。

（3）术前备皮、备血，术前 8 h 禁食、6 h 禁水。

（4）签署知情同意书。

（三）手术操作步骤及注意事项

1. 麻醉及超声准备·患者在术前再次行 TTE 检查，核对确认 VSD 的位置并测量直径。患者取仰卧位，局部麻醉或保留自主呼吸的全身麻醉，TTE 提供术中监测引导。在此项技术开展早期，为保证患者安全可同时消毒股动脉穿刺区域及胸骨正中区域，为经胸小切口封堵或行外科开胸修补手术做好准备，TTE 图像不清楚的患者同时需要全麻、气管插管及颈静脉置管，以使用 TEE 引导，TEE 图像比 TTE 图像更清晰，便于引导操作。患者需接受肝素化（100 U/kg）处理，手术室布局中超声心动图机一般位于手术台头侧偏右的位置，方便术者观看超声图像及超声医师操控超声探头，麻醉机一般放置在手术台头端术者侧（图 18-4）。

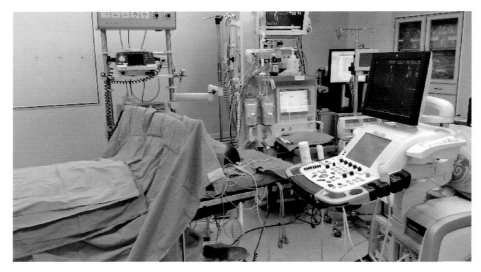

图 18-4　术中手术室布局

2. 测量工作距离·铺单之前，用手掌测量胸骨左缘第 2 肋间至右侧股动脉穿刺点间的距离，作为工作距离（右股动脉穿刺点至主动脉弓）。

3. 入路建立及导丝导管选择·穿刺右侧股动脉，置入 5 F 动脉鞘，根据超声心动图上主动脉长轴切面的 VSD 分流方向，部分修剪 5 F 猪尾导管头端，使其头部呈 1/3～1/2 圆弧状

（图18-5），选择0.035″150 cm J形头导丝作为引导导丝。经动脉鞘送入5 F猪尾导管及引导导丝。从股动脉穿刺处到降主动脉为超声引导的盲区，输送导管和导丝务必轻柔，切忌盲目输送导丝。可以将导丝伸出导管2～3 cm后同时输送。

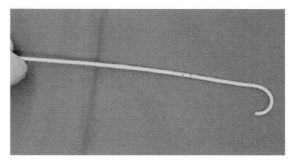

图18-5　猪尾导管修剪后的形态

4. 导管导丝跨瓣·当导管和导丝的输送距离达到工作距离时，超声心动图经胸骨上窝显示主动脉弓长轴切面，旋转导管可帮助超声发现导管的位置，将导丝及猪尾导管送达升主动脉，调整猪尾导管方向，使其开口朝向主动脉弓小弯侧，轻轻推送导丝，即可进入升主动脉。沿导丝推送导管进入升主动脉后，退出导丝，超声以胸骨旁切面显示升主动脉长轴，在超声引导下，旋转推送导管，引导导管通过主动脉瓣进入左心室，注意动作轻柔，切忌暴力以免损伤主动脉瓣。

5. 导丝导管通过VSD·导管进入左心室后，换0.035″的200 cm或260 cm的直头软头交换导丝（如Cordis普通交换导丝）送入导管头端不出头，调整猪尾导管方向，使其开口朝向缺损（图18-6），显示主动脉长轴切面或五腔心切面，轻轻推送将导丝经VSD进入右心室内，此过程为关键步骤，应注意结合推送导丝的阻力判断导丝是否顶住室间隔，并在超声引导下调整导丝方向，出现明显落空感时，一般表明导丝已经进入右心室。受超声切面的限制，有时候并不能准确判断导丝是否通过VSD，应通过四腔心切面在右心室寻找导丝，确定导丝是否通过缺损（图18-7）。

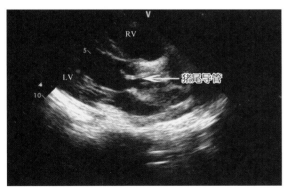

图18-6　导管进入左心室后，调整猪尾导管方向，使其开口朝向缺损

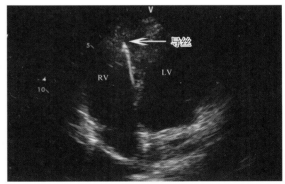

图18-7　通过四腔心切面在右心室寻找导丝，确定导丝是否通过缺损

6. 封堵器及输送鞘管的选择与准备·根据术前超声测量的缺损直径和膜部瘤形态，一般加1～3 mm选择封堵器（一般常用ADO Ⅱ封堵器或者国产无阻流膜VSD封堵器）及相应的输送系统（5～6 F）。室间隔缺损远离主动脉瓣，首选对称型室间隔缺损封堵器；靠近主动脉瓣者，选择偏心型封堵器；多孔型缺损可选择左右两侧不对称的细腰型封堵器。

7. 封堵器及输送鞘管的选择与准备输送植入·固定导丝头湍于右心室，退出猪尾导管，并用工作距离法标记猪尾导管曾经插入体内的深度，标记预计输送鞘管送入的深度。沿导丝

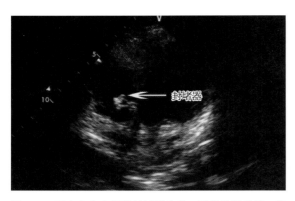

图18-8　于右心室内释放封堵器伞盘，后撤输送系统，使伞盘紧贴缺损右心室开口

送入输送鞘管，当输送鞘管送入深度比猪尾导管插入深度长 2～4 cm 时，超声即可发现输送鞘管通过VSD已进入右心室，退出输送鞘内芯及导丝，沿输送鞘送入封堵器及推送系统。于右心室内释放封堵器第一个伞盘，后撤输送系统，使伞盘紧贴缺损右心室开口（图18-8）。若后撤途中遇到阻力，可能伞盘被三尖瓣腱索阻碍，此时应收回伞盘，将输送鞘稍回撤，使其头端刚刚通过缺损进入右心室，再次释放封堵器第一个伞盘。当封堵器右侧伞盘确认紧贴缺损右心室开口后，后撤输送鞘，释放第二个伞盘于左心室面。

8. 超声心动图反复核对封堵器位置及稳定性·超声显示多个切面如主动脉长轴、四腔心切面评估封堵器形态，以及是否影响主动脉瓣运动，以多普勒超声检查有无残余分流、三尖瓣是否有新发反流或既往反流加重。由于封堵器输送钢缆跨过主动脉瓣连接封堵器，所以在封堵器释放前，主动脉瓣会出现反流，重点在于用二维超声观察主动脉瓣瓣叶根部是否受封堵器压迫，如果没有压迫，释放封堵器后，主动脉瓣反流即可消失。可以在超声监测下，轻轻来回推拉封堵器看看封堵器有无移位，通过推拉试验测试封堵器的稳定性。

9. 释放封堵器·如果超声反复核对封堵器位置形态良好，无明显残余分流，无新增瓣膜反流，无新增心包积液，达到释放封堵器的标准，逆时针旋转输送杆释放封堵器，撤出输送系统，超声再次评估封堵器形态、位置及主动脉瓣功能。如果情况良好，予以压迫止血，绷带包扎。

（四）术后处理

（1）术后沙袋加压包扎 6 h，卧床 12 h，可适当镇静，保持患者安静。

（2）术后 2 h 后皮下低分子肝素 100 U/kg，每 12 h 1 次，用 2 次。

（3）术后第 1 日口服阿司匹林 3～5 mg/kg，持续 6 个月。

（4）术后常规给予抗生素抗感染。

（5）术后地塞米松 5～10 mg 静脉注射，每日 1 次，持续 3 日。

（6）术后 24 h、1 个月、3 个月、6 个月复查超声心动图、心电图。

■ 四、完全超声引导下经皮室间隔缺损封堵术（经颈静脉顺行途径）

一般来说，典型的室间隔缺损都可以选择经颈静脉途径封堵，尤其对于体重较小的婴幼儿，颈静脉直径相对股动脉较大，可以通过更粗的输送鞘管，比股静脉途径更有优势。此外，间隔后部的室间隔缺损应首选经颈静脉途径封堵，可减小输送鞘管的弯曲度，避免通过室间隔缺损时受阻。

（一）适应证和禁忌证

1. 适应证（基本同传统X线下经皮VSD封堵）

（1）年龄≥1岁，体重≥5 kg。

（2）有血流动力学意义的单纯性膜周部VSD，缺损直径3～10 mm。

（3）VSD上缘距主动脉右冠瓣≥2 mm，无主动脉右冠瓣脱入VSD及明显主动脉瓣反流。

（4）嵴内型室间隔缺损靠近主动脉瓣，如缺损距离肺动脉瓣2 mm以上，且直径小于5 mm，大多数可成功封堵。

2. 禁忌证

（1）感染性心内膜炎。

（2）重度肺动脉高压和（或）出现右向左分流。

（3）合并需要外科手术处理的其他心脏畸形。

（4）对位不良型室间隔缺损（主动脉骑跨）。

（5）巨大室间隔缺损，直径大于10 mm。

（6）主动脉瓣脱垂，主动脉瓣轻度以上反流。

（7）心电图合并二度以上房室传导阻滞。

（二）术前准备

同股动脉逆行途径。

（三）手术操作步骤及注意事项

1. 麻醉及超声准备 · 患者取仰卧位，全麻气管插管，插入经食管超声探头；部分成人患者可以局部麻醉，无需气管插管，采用经胸超声引导。需要强调的是，由于经颈静脉介入时，操作区域位于头侧，患者面部被无菌单覆盖，麻醉师难以观察并保障气道通畅，患者亦有强烈的恐惧感，所以绝大多数患者应该采用全麻气管插管的方式进行麻醉。

2. 测量工作距离 · 消毒铺巾，穿刺右侧颈总静脉，测量穿刺点到右侧第3肋间的距离，标记为工作距离，以便于计算输送系统进入体内的深度。

3. 建立介入通路 · 常规应用肝素100 U/kg，于颈静脉内置入5 F动脉鞘管，注意由于患者年龄、体重较小，而现有5 F动脉鞘管的扩张器很长，故动脉鞘管的外鞘管插入血管后，应再继续插入时，逐渐退出扩张器，以免损伤心脏，动脉鞘管亦不可全部插入体内，以免鞘管损伤三尖瓣，动脉鞘管插入深度以3～5 cm为宜，并以缝线将动脉鞘管固定于治疗巾上。

4. 导丝导管入左心室 · 根据VSD开口方向，部分修剪5 F猪尾导管，使其头部呈1/2～3/4圆弧形，经穿刺鞘管送入修剪过的5 F猪尾导管及引导导丝（0.035″ 150 cm泥鳅导丝或J形头导丝）。将导丝及导管送入达到工作距离后，退出导丝，在超声心动图引导下旋转导管，以方便超声心动图在右心房内探测到导管位置及方向。调整导管方向并推送导管通过三尖瓣进入右心室，再次调整导管方向，使其开口朝向室间隔缺损，送入交换导丝（0.035″的200 cm或260 cm的直头软头交换导丝），在超声心动图引导下，轻轻推送交换导丝，于主动脉短轴切面显示导丝位置并调整方向，使交换导丝经室间隔缺损进入左心室内（图18-9），退出猪尾导管，保留交换导丝头端于左心室内。部分患者经过反复调整导管方向后导丝仍难以通过室间隔缺损，可采用5 F可调弯导管，该导管可以0～90°调整头部弯度，以直线型经颈静脉送入右心室，通过旋转操纵器，导管头部逐渐弯曲，达到适合的弧度，方便导丝通过室间隔缺损。但是可调弯导管直径较粗（外径7～8 F），费用较贵并有可能损伤三尖瓣腱索，只能作为常规方法的有益补充（图18-10）。

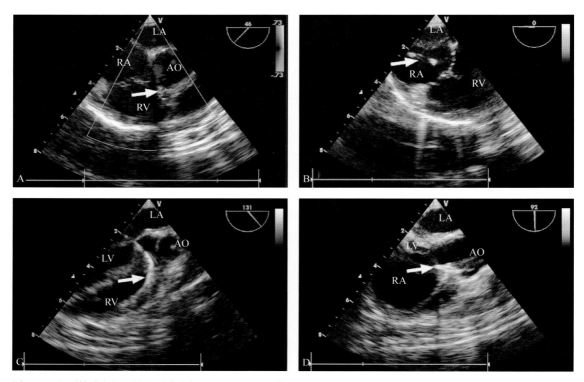

图18-9　经颈静脉室间隔缺损封堵的术中超声心动图影像。A. 术前超声测量室间隔缺损大小及位置；B. 导管进入右心房；C. 导丝通过室间隔缺损进入左心室；D. 释放封堵器左心室侧。AO：升主动脉，LA：左心房，LV：左心室，RA：右心房，RV：右心室

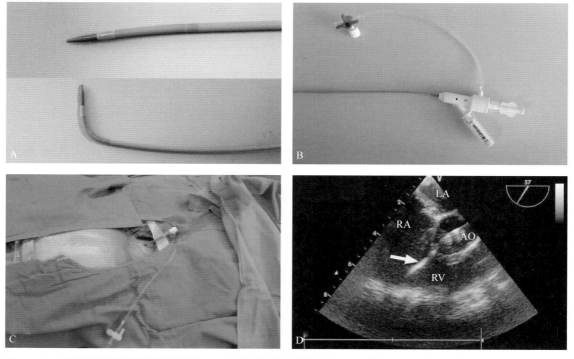

图18-10　可调弯导管实物图像及术中图像。A. 可调弯导管头端呈笔直及 90° 状态；B. 可调弯导管尾端；C. 右侧颈静脉置入操作鞘管；D. 可调弯导管辅助导丝通过室间隔缺损（箭头所示为可调弯导管）

5. 输送鞘管置入·交换导丝通过室间隔缺损进入左心室后，退出导管，留置导丝，以送入输送鞘管。退出导管时，需注意测量导管曾经插入体内的深度，在插入输送鞘管时作为参考深度。部分低龄患者因左心室较小，导丝进入左心部分较短，不能提供足够的支撑力，对于这类患者，可经股动脉送入圈套器，于升主动脉内张开圈套器，调整导丝方向，使其通过室间隔缺损后经主动脉瓣进入升主动脉，圈套器抓捕导丝后，建立经颈静脉—右心房—室间隔缺损—右心室—股动脉的轨道，沿导丝经颈静脉送入导管即可通过室间隔缺损进行封堵。

6. 封堵器的选择与准备·同股动脉逆行途径封堵。

7. 封堵器植入·超声心动图监测下，沿导丝送入输送鞘管，当输送鞘管送入深度比猪尾导管插入深度长2～4 cm时，超声即可发现输送鞘管通过VSD已进入左心室，即可退出输送鞘内芯及导丝，沿输送鞘送入封堵器。于左心室内释放封堵器左心室侧伞盘（图18-12），后撤输送系统，使伞盘紧贴室间隔缺损左心室侧开口，后撤输送鞘，释放封堵器右心室面。如果使用偏心型封堵器，在释放左心室面后，应显示主动脉长轴切面，旋转导管及输送杆，使封堵器标记点远离主动脉瓣。

8. 超声心动图评估及释放封堵器·超声显示多个切面如主动脉长轴、四腔心切面评估封堵器形态，以及是否影响主动脉瓣运动，多普勒超声检查有无残余分流、三尖瓣是否有新发反流或既往反流加重。反复进行推拉试验，如果封堵器无移位，无残余分流，无瓣膜反流，心律正常，即可逆时针旋转输送杆，释放封堵器。撤出输送系统，压迫止血，绷带包扎。

▓ 五、小结

完全超声引导下经皮室间隔缺损封堵技术具有良好的安全性和有效性，可以达到和放射线引导相似的疗效，并避免使用放射线和造影剂，而且无须建立股动脉—左心室—室间隔缺损—股静脉的全导丝轨道，在预防瓣膜损伤方面具有明显优势。该技术在开展早期难度较大，需要较长的学习曲线，实行该技术的团队应进行严格培训。制定严格的指征、掌握成熟的操作技术后，该技术具有广阔的发展和应用前景。

（胡海波　潘湘斌）

参考文献

［1］潘湘斌，欧阳文斌，王首正，等.单纯超声引导下经颈静脉室间隔缺损封堵术的探索研究［J］.中国循环杂志，2015，30：1204-1207.

［2］潘湘斌，逄坤静，欧阳文斌，等.单纯超声引导下经皮室间隔缺损封堵术的应用研究［J］.中国循环杂志，2015，30：774-776.

［3］Butera G, Carminati M, Chessa M, et al. Transcatheter closure of perimembranous ventricular septal defects: early and long-term results［J］. J Am Coll Cardiol, 2007, 50: 1189-1195.

［4］Carminati M, Butera G, Chessa M, et al. Transcatheter closure of congenital ventricular septal defects: results of the European Registry［J］. Eur Heart J, 2007, 28: 2361-2368.

［5］Fu YC, Bass J, Amin Z, et al. Transcatheter closure of perimembranous ventricular septal defects using the new Amplatzer membranous VSD occluder: results of the U. S. phase I trial［J］. J Am Coll Cardiol, 2006, 47: 319-325.

［6］Lee SM, Song JY, Choi JY, et al. Transcatheter closure of perimembranous ventricular septal defect using Amplatzer ductal occluder

［J］. Catheter Cardiovasc Interv, 2013, 82: 1141-1146.

［7］ Tzikas A, Ibrahim R, Velasco-Sanchez D, et al. Transcatheter closure of perimembranous ventricular septal defect with the Amplatzer (R) membranous VSD occluder 2: initial world experience and one-year follow-up ［J］. Catheter Cardiovasc Interv, 2014, 83: 571-580.

［8］ Yang J, Yang L, Wan Y, et al. Transcatheter device closure of perimembranous ventricular septal defects: mid-term outcomes ［J］. Eur Heart J, 2010, 31: 2238-2245.

［9］ Yang L, Tai BC, Khin LW, et al. A systematic review on the efficacy and safety of transcatheter device closure of ventricular septal defects (VSD) ［J］. J Interv Cardiol, 2014, 27: 260-272.

［10］ Zhou T, Shen XQ, Zhou SH, et al. Percutaneous closure of ventricular septal defect associated with anomalous inferior vein cava drainage via transjugular approach ［J］. Chin Med J (Engl), 2005, 118: 615-616.

第十九章
食管超声引导下的经胸经导管封堵室间隔缺损

室间隔缺损（VSD）是最常见的先天性心脏病（congenital heart disease，CHD），自从 Dalrymple 于 1847 首次描述该畸形后，人们对于室间隔缺损的认识与治疗已经取得了极大的发展。VSD 的血流动力学损害的主要机制是左、右心室交通异常和分流形成。许多小的室间隔缺损自发关闭，如果在婴幼儿时期未关闭，大的缺损可能导致有害的并发症，如肺动脉高压（pulmonary artery hypertension，PAH）、心室功能不全和增加心律失常的风险。孤立性室间隔缺损占儿童先天性心脏病的 37%，孤立性室间隔缺损的发病率约占新生儿的 0.3%。因为高达 90% 的人最终可能会自发关闭，成人的发病率明显较低。VSD 没有性别偏好。

85%～90% 的小型孤立性室间隔缺损在出生后的第 1 年内自发关闭。无 PAH 的小的无症状室间隔缺损患者预后良好，无需任何干预。从历史上看，外科修复室间隔缺损是唯一的选择；然而，最近介入技术的进步使经皮 VSD 闭合成为可能。根据 ACC/AHA 2008 指南，外科闭合指征总结如下：① 心内膜炎发作的患者；② 当肺血流量与全身血流量之比（Qp/Qs）≥ 2 时，再加上左心室液体超负荷的临床证据。在较轻的分流中，如 Qp/Qs > 1.5 的分流，当有左心室收缩或舒张功能不全，或肺动脉压和肺血管阻力分别小于全身压力和全身血管阻力的 2/3 时，进行干预是合理的。手术修复降低了心内膜炎的风险，可能改善 PAH，总体上提高了生存率。经皮 VSD 封堵是为那些因严重 PAH、多发性共病而手术风险很大的患者保留的，以及那些曾经做过如残余或复发性室间隔缺损的心胸外科手术的患者。随着技术的进步，近 15 年出现 TEE 引导下经胸 VSD 封堵，这是一种结合外科手术和介入治疗的复合技术，随着在中国的广泛推广，该技术已经越来越得到国际主流的认可。

■ 一、适应证和禁忌证

（一）适应证
原则上，当患者有左心室和（或）左心房容量负荷增加表现时：① 超声提示左心室和（或）左心房增大；② 胸片显示心影增大、肺血增多；③ 心电图显示左心室高电压、左心室肥大等改变。均需要接受封堵手术。关于某些具体指证，学术界尚存分歧。

1. **手术时机·**理论上讲，由于经胸路径不受年龄限制，适合任何年龄段的患者。但由于婴幼儿间隔心肌组织嫩薄，在封堵器的夹持、压迫下和摩擦下，容易发生心肌组织水肿，继而增加了房室传导阻滞和心功能损伤的发生率。目前国内外缺乏婴幼儿室间隔缺损封堵的大样本数据，无法确定最佳的手术年龄。结合笔者和国内主要单位的经验，谨慎推荐患者的年龄最好大于6个月。

2. **缺损大小·**一般认为缺损直径≥3 mm。直径＜3 mm的VSD一般无明显血流动力学异常。对于此类VSD治疗的合理性，国内学术界尚存争议。鉴于临床存在小VSD并发感染性心内膜炎的可能性，因此封堵治疗的目的是避免或减少患者因小VSD并发感染性心内膜炎。但建议可以观察到5岁以后。对于VSD封堵的直径上限也无界定。笔者中心的数据中最大VSD直径不超过10 mm。目前国内外也缺乏大VSD封堵的大样本数据。

3. **干下型室间隔缺损·**此类缺损紧邻主动脉瓣，常常合并主动脉瓣脱垂。如主动脉瓣无反流，且直径＜5 mm的VSD，大多数可成功封堵。目前中期效果满意，但长期疗效仍需随访观察。对于术中食管超声发现主动脉瓣微量反流者，可试行封堵，若反流无明显增加，也可以取得很好的临床效果。在笔者的随访病例中，绝大多数反流减轻或消失，尚未发现反流增加的病例。

（二）禁忌证

（1）感染性心内膜炎，心内有赘生物，或存在其他感染性疾病。

（2）对位不良型室间隔缺损。

（3）封堵器放置后可能影响主动脉瓣或房室瓣功能。

（4）有艾森门格综合征表现者。

（5）合并出血性疾病和血小板减少。

（6）合并明显的肝肾功能异常。

（7）心功能不全，不能耐受操作。

■ 二、室间隔缺损封堵器

室间隔缺损封堵器主要由镍钛丝支架、不锈钢套、聚酯膜和缝合线组成。镍钛丝支架由无可视缺陷的超弹性医用镍钛合金丝编织而成。支架两端各有一个钢套，由S31723不锈钢制成，用于固定两端的镍钛合金丝。尾部的钢套末端有一个螺母，与输送系统推送杆头端的螺丝相匹配。聚酯膜由纯聚酯纤维无纺布切割而成。每个支架腔内有3～5层聚酯膜。缝合线为医用锦纶线，用于将聚酯膜缝合固定于镍钛丝支架上。按照封堵器的形状，室间隔缺损封堵器主要有等边型、偏心型和小腰大边型三种类型。

（一）等边型膜周部VSD封堵器

世界上第一款真正具有临床应用价值的膜周部VSD封堵器是由AGA公司于2001年生产的Amplatzer VSD封堵器。这种封堵器腰部长1.5 mm，两盘片的边缘呈不对称型，在靠近主动脉侧的边缘较其对侧的盘片小，边缘为0.5 mm，与其相对的边缘为5.5 mm，右心室侧的盘片比腰部直径大2 mm。但在临床应用中，因存在较高的不良事件发生率，尤其是远期完全性房室传导阻滞，故而未能获得美国FDA批准。国内学者秦永文教授等对Amplatzer VSD封堵器进行了改进，研制出了适合膜周部VSD的对称型封堵器，也称为等边型封堵器。这种封堵器左右盘面对称，由直径0.1 mm的高弹性镍钛合金丝编织成盘状结构，两盘片之间连接部分呈圆柱状，俗称"腰部"。盘片和圆柱部分中都填充聚酯片，腰部直径在4～24 mm，腰部高度为2.5～10.0 mm。左、右心室面的伞盘直径均比圆柱部分大2 mm，封堵器的两端由316 L不锈钢圈固定，其中一端有与推送杆相匹配的螺纹（图19-1）。这种封堵器主要用于远离于主动脉瓣的膜周部VSD和肌部VSD。由于这种封堵器的腰部要高于Amplatzer VSD封堵器，同时减少了左心室伞盘片的长度，因此减少了与VSD后下缘接触的面积和压迫的可能性，大大降低了完全性房室传导阻滞的发生率。等边型封堵器适用于上缘距离主动脉瓣2 mm以上膜周部VSD和嵴内型VSD。膜部瘤单破口型VSD采用此类封堵器也能取得很好的结果。

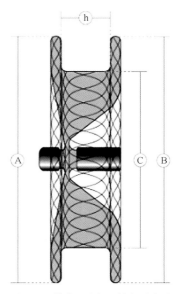

图19-1 等变型室间隔缺损封堵器结构示意图。A为右心室盘面直径，B为左心室盘面直径，C为封堵器腰部直径，h为封堵器腰部长度

（二）偏心型封堵器

偏心型封堵器又称非对称型封堵器，左、右心室面伞盘的边缘呈不对称形状，腰部高度为2.0 mm。左伞盘面靠近主动脉侧的直径较腰部大0～0.5 mm，远离主动脉侧较腰部直径大4.5 mm，右心室面的伞盘直径比腰部直径大2 mm。这种封堵器主要用于上缘距离主动脉瓣2 mm以下膜周部VSD及漏斗部VSD（图19-2）。

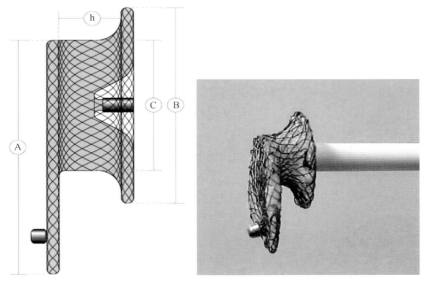

图19-2 偏心型封堵器示意图。A为右心室盘面直径，B为左心室盘面直径，C为封堵器腰部直径，h为封堵器腰部长度

（三）小腰大边型封堵器

左、右心室面伞盘呈不对称形状，腰部高度为2.0 mm，封堵器的左伞盘较腰部大

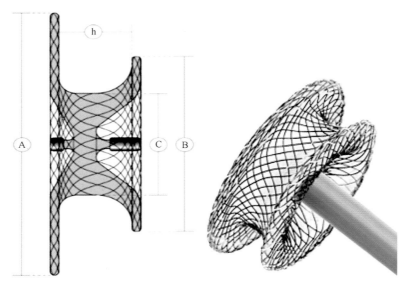

图19-3　偏心型封堵器示意图。A为右心室盘面直径，B为左心室盘面直径，C为封堵器腰部直径，h为封堵器腰部长度

4 mm，右伞盘直径较腰部大2 mm，主要用于膜部瘤多破口类型的VSD（图19-3）。

■ 三、术前准备

（1）术前体格检查、心电图、X线胸片及超声心动图检查。

（2）血常规、出凝血功能、肝、肾功能、电解质、肝炎免疫。

（3）器械准备

1）常规心脏外科手术器材：麻醉机、心电、血压监护仪等。

2）封堵器材：穿刺针、直头导引钢丝、封堵器及其附件。

3）急救器材及药品：必备的器械包括除颤仪、临时心脏起搏器、心包穿刺设备、简易呼吸器、气管插管器具等。常用的药品包括地塞米松、肾上腺素、阿托品、多巴胺、利多卡因，硝酸甘油、吗啡、鱼精蛋白、呋塞米等。

■ 四、超声心动图检测

超声心动图是经胸微创封堵技术平台的重要组成部分，而超声医师就像是外科医师的眼睛。任何心脏超声心动图都可以用于经胸微创手术治疗，目前常用的有通用电气公司的GE vivid系列和飞利浦公司的IE33超声心动图。超声心动图检查贯穿了先天性心脏病经胸微创封堵手术的整个过程，包括术前筛查、术中引导和术后评估及随访。在不同阶段，超声心动图应用的侧重点有所不同。术前筛查重点在于了解心内畸形的解剖位置、大小、与周围重要结构的关系，以及有无合并其他心内畸形等，回答的是能否封堵的问题；术中除了进一步明确指征外，重点在于如何引导封堵手术的顺利实施，包括穿刺定位、导丝行进方向、封堵器释放及调整等方面，解决的是如何做的问题；术后超声检查的重点在于评估有效性和发现并发症，包括封堵器移位、残余分流、有无心包积液等情况。不同的心脏畸形所需求的超声心动图技术和检测目的要求也不尽相同。通过术前筛查可以减少手术的盲目性，提高手术成功率和降低并发症。常用的经胸心脏超声检查切面包括胸骨旁四腔心切面、五腔心切面，左心室长轴切面、大动脉短轴切面和剑突下切面等，依据不同的手术选择相应的切面。

1. 术前 TTE 监测

（1）常用切面：左心室长切面、大动脉短切面、四腔心切面、五腔心切面、左心室流出道短切面和右心室流出道等切面，肌部 VSD 还需观察左心室系列短轴切面。

（2）观察内容：通过胸骨旁及剑突下多切面多角度观察室间隔组织，综合判断 VSD 的位置、类型及大小。

不同类型 VSD 有不同的测量需求。

1）膜周部 VSD：测量缺损最大径，对于成隧道状的 VSD 需分别测量缺损左心室面入口最大内径和右心室面出口最大内径，同时观察缺损周边是否有清晰明确的纤维环；距主动脉瓣近的需测量缺损边缘距主动脉瓣的距离，同时观察主动脉瓣是否脱垂及功能。

2）膜部瘤型 VSD：需测量膜部瘤基底部宽度、顶部破口内径及膨出囊袋长度，多切面仔细扫查明确破口的个数、破口间的相对位置及破口的朝向、瘤壁的厚度及与三尖瓣组织的粘连情况、缺损基底距三尖瓣隔瓣的距离。

3）隔瓣下型 VSD：测量缺损最大径，判断缺损边缘距三尖瓣隔瓣瓣环的距离。

4）嵴内型 VSD：测量缺损最大径，观察缺损周边是否有明确的纤维环；距主动脉瓣近的需测量缺损边缘距主动脉瓣的距离，同时观察主动脉瓣是否脱垂及功能。

5）干下型 VSD：测量缺损最大径，观察缺损边缘距主动脉瓣、肺动脉瓣的距离，主动脉瓣是否脱垂及瓣膜功能。

6）肌部 VSD：分别测量缺损左心室面入口和右心室面出口最大径，测量缺损周缘室间隔肌肉组织的厚度，明确缺损个数及缺损在室间隔中的走行方向。

（3）常规测量：各房室大小及各瓣膜功能评估。

2. 术中 TEE 监测·术中调节 TEE 探头平面及深度，多切面再次测量 VSD 最大径、了解缺损/破口的个数、位置及朝向，扫查缺损周围毗邻组织情况，主要通过四腔心切面、大动脉短切面判断 VSD 距三尖瓣隔瓣距离及房室瓣功能，左心室主动脉长切面判断 VSD 距主动脉瓣距离及主动脉瓣功能，以指导选定适当的封堵器型号；一般初始预计封堵器型号以 VSD 测量最大径 +2 mm 为标准选择，根据具体情况相应调整。

■ 五、手术操作

1. 选择切口·一般选择胸骨正中小切口，锯开或剪开胸骨下段，撑开胸骨，切开心包并悬吊，显露部分右心室表面。对于漏斗部 VSD 可选择胸骨左侧第 2 肋间切口；对于膜周部 VSD 可选择胸骨左缘第 4 肋间切口。

2. 超声协助定位穿刺点·MTEE 引导手术医师利用弯钳尖端轻压右心室壁，超声图像显示向右心室腔内突起回声，调整钳尖方向，同时可以结合右心室壁表面震颤最强区域定位，尽量选择直面 VSD 破口朝向（即超声彩色多普勒所示分流血彩方向）且距离 VSD 最近的点作为右心室壁穿刺点来做荷包缝线。定位目的是找到较佳的穿刺点，以利于建立封堵器输送轨道时使导引钢丝以合适的角度才较易通过 VSD 入左心室，准确的定位可以保证手术顺利进行（图 19-4）。

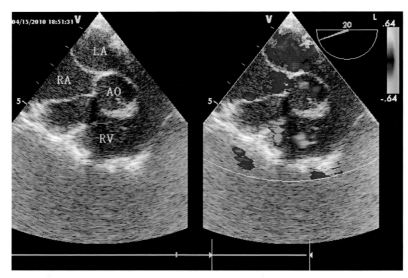

图19-4 钳尖顶起右心室壁,超声示右心室腔内突起回声(红色箭头所示)

3. 引导鞘管及封堵器放置·于荷包内穿刺右心室壁,调整稳定超声切面,MTEE导引下将导引钢丝直接从右心室通过VSD送入左心室腔,退出穿刺针,顺导引钢丝送入外层鞘管通过VSD入左心室腔,经MTEE证实鞘管在左心室内后,退出钢丝,将装载了封堵器的内层鞘管送入外层鞘管内(封堵器事先旋紧在推送钢缆尖端,再转载入内层鞘管),通过VSD入左心室,缓慢推送封堵器先送出释放前面的左心室面伞盘,观察盘片是否张开,左心室面伞盘张开后稍回撤鞘管使左伞面紧贴室间隔左心室面,忌用力过猛,观察盘片是否封堵住缺损,根据实际情况指导调整盘片位置、角度,满意后继续回撤鞘管退入右心室腔内,释放封堵器腰部和右心室面伞盘,轻推拉封堵器推送钢缆协助封堵器伞盘塑形,使左右心室面伞盘夹住缺损边缘残端而腰部卡于缺损处,同时推拉法检测封堵器的稳固程度(图19-5～图19-12)。

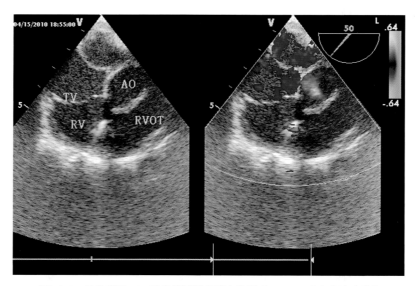

图19-5 导丝对准VSD准备穿过缺损建立轨道(RVOT:右心室流出道)

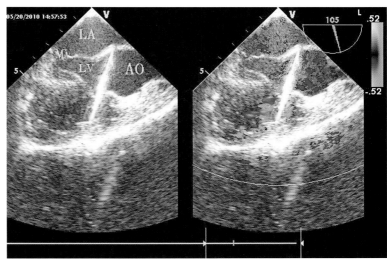

图19-6 导丝穿过VSD（图中红色
箭头所指为导丝线状强回声）

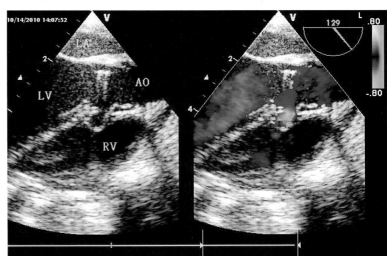

图19-7 鞘管穿过VSD，封堵轨道
建立（图中红色箭头所指两条平行
中空的强回声光带为鞘管回声）

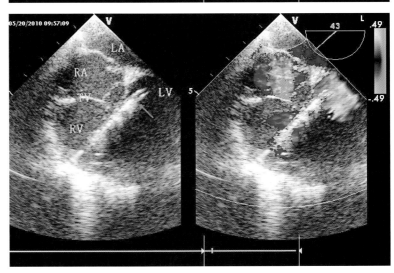

图19-8 通过鞘管推送封堵器（图
中红色箭头所指鞘管由中空回声逐
步为实心强回声）

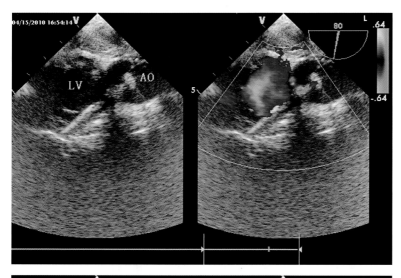

图19-9　释放左心室面伞盘（图中红色箭头所指为左心室面伞盘）

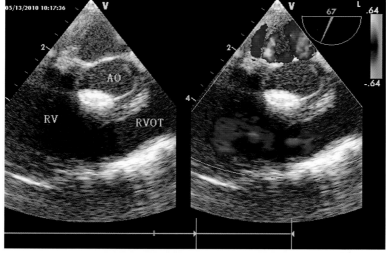

图19-10　回拉左心室面伞盘使其紧贴室间隔（图中红色箭头所指为紧贴室间隔的左心室面伞盘）

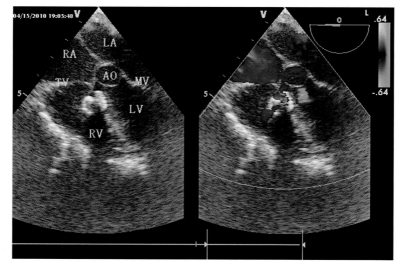

图19-11　释出右心室面伞盘（图中红色箭头所指为右心室面伞盘）

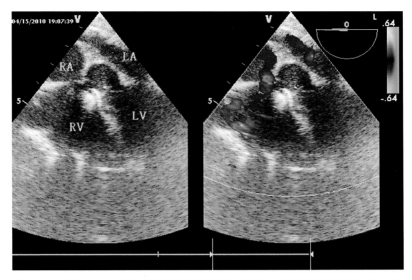

图19-12 顶推右心室面伞盘使封堵器塑形满意（图中红色箭头所指封堵器为两平行强回声带）

4. 观察封堵效果·自0°～180°调整MTEE探头扫查平面，全方位扫查封堵器位置是否合适，周缘是否存在残余分流，如不满意，可收回封堵器，调整角度后重新放置或者考虑更换封堵器型号。

5. 观察封堵器周围组织结构、功能·观察二尖瓣、三尖瓣、主动脉瓣功能及心电监护情况，根据超声监测结果，若影响瓣膜功能致反流或者出现严重心律失常，则需要再次调整封堵器位置，不满意时甚至更换封堵器或改体外型号循环辅助外科开放修补手术。若无异常发生，则撤出鞘管和推送钢缆，封堵完毕。荷包打结，关胸。

6. 术后使用阿司匹林3 mg/kg抗凝6个月。

六、各类型VSD封堵技巧

1. 单纯膜部VSD·对于该型VSD，封堵前需注意判断缺损边缘距三尖瓣环的距离。因为对称型VSD封堵器的伞盘边缘较腰部延伸出2 mm，由此可见，理论上在大动脉短切面和四腔心切面观察VSD缺损边缘距三尖瓣距离＞2 mm行封堵术后封堵器对三尖瓣功能无明显影响，不会产生三尖瓣反流或原有反流无加重。笔者的实践经验显示，少数该距离＜2 mm的单纯膜部VSD也能成功封堵，对三尖瓣功能影响不大，但前提是缺损不能太大，笔者认为，对于单纯膜部型VSD，＜10 mm的缺损封堵成功的概率较高，封堵术安全有效。另外，在释放封堵器的过程中要注意把握释放的时期，在收缩期三尖瓣关闭时释放右心室面伞盘，这样不易夹住瓣膜或挂住腱索而发生损伤。

2. 膜部瘤破裂型VSD·对于该类型VSD行经胸小切口封堵，术前及术中的超声心动图评估需了解以下几个方面：① 缺损的基底部内径及基底部边缘距三尖瓣隔瓣的距离；② 缺损破口的大小、个数，若为多破口还需判断破口间的相对位置；③ 膜部瘤瘤壁的厚度及瘤体的长度；④ 各破口的朝向及过隔血流的方向及角度。通过对以上几个方面的了解、综合评估，从而对以下有关封堵器选型的两大要素进行判断：一是封堵器是适合封堵瘤体的基底部还是封堵破口？封堵基底部阻断了分流的源头可达到较好的封堵效果，但可能影响周边组织的功能，封堵破口封堵器位于瘤体囊袋内一般不影响周边组织功能，但可能受瘤壁厚度的影响致封堵器稳固性欠佳或者多破口无法达到满意的封堵效果。二是封堵器型号是选择对称型封堵器还是偏心型封堵器合适？对称型封堵器两侧伞盘周缘长度一致，有较好的稳固性，但封堵时要避开十分邻近的组织则不具优势；偏心型封堵器一侧伞盘周缘长度不一致，一侧零边，可以避开邻近组织，一侧长边，可能过分压迫室间隔组织，且稳固性不如对称型封堵器。笔者在工作中体会到，破口与基底内径的大小以及破口与基底内径的差值可以协助判断适合封堵基底部还是封堵破口。笔者的数据表明：基底部小（一般 ≤ 5 mm），且基底边缘距房室瓣较远者，建议使用对称型封堵器封堵基底部，这种类型一般不需要考虑破口大小，也不需考虑瘤壁是否厚实、瘤体是否成熟；基底部大（> 8 mm，尤其 > 10 mm）者，即使基底部边缘距周围结构足够远，建议考虑封堵破口，因为若选择封堵基底则所需封堵器型号较大，封堵器选择过大，可能通过直接挤压或者压迫缺损周围室间隔组织致水肿及继发组织增生间接压迫影响传导束，且较大的封堵器质量较重，稳固性也较差，尤其不适合较小年龄较低体重患儿，因而在达到同样封堵效果的前提下应尽量选择较小型号的封堵器封堵破口较安全。同理，破口和基底内径差值不大的患儿，建议选择封堵基底部，而破口和基底内径差别较大的患儿多建议选择封堵破口。同时，可根据瘤体基底距三尖瓣的远近来决定，距离短的考虑封堵破口较安全，即封堵器盘片会位于瘤体内，不会夹住三尖瓣膜导致三尖瓣功能障碍。另外，笔者的经验认为舒张期三尖瓣开放致瘤壁扁塌可辅助判断瘤壁对封堵器是否有足够的承载力，若不扁塌则提示瘤体较成熟，承载力较好。除此之外，瘤体破口周边有明显纤维环提示破口附近瘤体对封堵器有足够的承载力，封堵破口较封堵基底更为安全，不会影响传导束。

对于多破口的膜部瘤破裂患儿，需通过判断各破口的大小、相对位置、朝向及过隔血流方向等要素综合判断选择合适的封堵器型号。若基底内径不大且距周围组织较远者，建议选择对称型封堵器封堵基底部；对于封堵基底部困难者，若各破口紧邻，且较大破口居中，则考虑导引钢丝自中央较大破口进入，封堵器释放后通过伞面覆盖周边较小各破口；若各破口相距较远分流又互成角度，则考虑先试偏心型封堵器，选择最佳入路角度，以使偏心伞盘尽可能覆盖遮挡所有破口为佳。

3. 膜周部 VSD·对于膜周部 VSD（含嵴下型 VSD），部分呈隧道状，往往其左心室面入口和右心室面出口内径不一致，超声心动图扫查时需分别测量，以利于判断封堵器放置的位置是堵左心室面入口还是右心室面出口。除此之外，该类型 VSD 超声心动图术前评估的侧重点在于缺损距主动脉瓣及三尖瓣的距离。笔者建议，术前 TEE 发现明显主动脉瓣脱垂和（或）反流，无论缺损边缘距主动脉瓣的远近，都不建议行封堵术，应筛除；另外，对于缺损较大且距离主动脉瓣膜 < 1 mm 的 VSD，即使无明显主动脉瓣脱垂和反流，欲行封堵术仍需慎重，因为过大的缺损所选封堵器型号也较大，大封堵器质量重，稳固性欠佳，易移位。笔者的经验认为，一般缺损边缘距主动脉瓣距离 > 1.5 mm，放置偏心型封堵器基本不会发生主动脉瓣反流，该距离若 > 2 mm 还可以考虑试行对称型封堵器，多能封堵成功。因为对称型封堵器周围边缘等宽，较偏心型封堵器稳固性更好。

4. 肌部VSD·对该型VSD封堵术前超声心动图应重点扫查以下方面：① 缺损大小及位置，对于肌部VSD术前TTE评估需分别测量其左、右心室侧缺损口大小、个数、缺损周缘室间隔的厚度及缺损隧道的方向。缺损左心室面开口最大径应 ≤ 14 mm，儿童一般应 < 10 mm；当左心室面开口较大，右心室面开口过小、左心室面开口往往被众多肌小梁或腱索横跨，或缺损紧邻室间隔与前/后室间沟处，穿隔建立轨道多较困难，一旦成功建立轨道，建议选择PDA封堵器，若选用有两侧伞盘的肌部封堵器，其右心室面伞盘释放多较困难，而PDA封堵器只有一侧伞盘紧贴室间隔左心室面，伞盘下的圆柱部分则被牵引置于室间隔内。对于使用PDA封堵器一般建议将封堵器牵引线于右心室壁外留线打结以保证封堵器的稳固性。若为肌部中段的大型缺损，缺损左、右心室面开口大小基本相同，需评估室间隔厚度以选择合适腰高的肌部封堵器。② 缺损口的多少，以单发缺损为首选条件，当左心室面为单孔而右心室面因肌小梁分隔成数孔，多数患者可成功封堵；若左心室面为多发大小不一的缺口，往往缺损近心尖部或室间隔前部，封堵成功率相对较低。③ 过隔分流方向，以左向右分流为佳，若合并中重度肺高压，彩色多普勒显示分流低亮彩，封堵器置入后不利于判断是否有残余分流的存在。

食管超声引导下的经胸封堵VSD是基于导管技术的新型微创技术，是传统介入治疗技术的深化和发展，是传统介入与外科技术相结合的复合技术。在临床应用中，应该针对患者的具体情况，设计合理的治疗方案，优化介入路径，可以取得更好的临床治疗效果。

（庄忠云　赵天力）

第二十章
室间隔缺损介入治疗的
问题与应用前景

第一节 · 我国室间隔缺损介入治疗的概况

室间隔缺损（VSD）是常见的先天性心脏病，20年前传统的治疗方法是外科开胸直视下VSD修补术。2000年美国AGA公司在Amplatzer房间隔缺损（ASD）封堵器及动脉导管未闭（PDA）封堵器研制的基础上，开发了一种偏心型膜周部VSD封堵器，并于2002年引入我国。由于该封堵器临床应用后发生完全性房室传导阻滞（CAVB）的概率较高，部分患者需要安装永久人工心脏起搏器。因此，该产品未能获得美国食品药品管理局的批准，我国自2007年以后AGA公司生产的VSD封堵器也逐渐被淘汰。国内秦永文教授于2001年研制出国产对称型圆盘状镍钛合金膜周部VSD封堵器，同年12月应用于临床。随着介入病例的增加、术者经验的积累、介入技术的逐步提高及国产器材的不断改进，我国VSD介入治疗得到了迅速发展，目前已成为临床常规治疗方法之一。

为规范心血管病介入诊疗技术临床应用，保证医疗质量和医疗安全，有效整合各种医疗资源，原国家卫生部于2007年7月颁布了《心血管疾病介入诊疗技术管理规范》，2011年又再次进行了修订，其中技术管理基本要求中明确规定，在完成每例次心血管病介入治疗病例后10个工作日内，使用卫生部规定的软件，按照要求将有关信息报送卫生部及省级卫生行政部门。自2009年启用先天性心脏病介入治疗信息网络直报系统以来，截至2019年底，全国地方医院网络上报VSD介入封堵术共计54 480例（图20-1），占先天性心脏病介入治疗的19.59%（图20-2）。VSD介入治疗年成功率达95.39% ~ 96.59%，而ASD及PDA介入治疗年成功率分别为98.32% ~ 98.79%及98.44% ~ 99.29%。VSD介入治疗总的严重并发症发生率为0.341%（186/54 480），包括封堵器脱落/移位0.079%（43/54 480）、溶血0.077%（42/54 480）、主动脉瓣反流0.070%（38/54 480）、三尖瓣腱索断裂/反流0.064%（35/54 480）、CAVB 0.013%（7/54 480），其中安装临时起搏器3例、永久起搏器4例、脑出血0.013%（7/54 480）、心脏压塞0.009%（5/54 480）、二尖瓣反流0.007%（4/54 480）、脑梗死0.004%（2/54 480）、感染性心内膜炎0.004%（2/54 480）、频发室性心动过速0.002%（1/

54 48）例，该例经外科手术后室性心动过速仍未缓解，安装了永久起搏器；VSD介入治疗死亡率为0.020%（11/54 480），死亡原因包括：VSD介入术发生封堵器脱落行外科手术后死亡（4例）、脑出血（4例）及心源性原因（3例）。

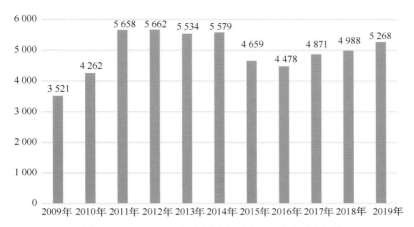

图20-1　2009—2019年全国地方医院VSD介入治疗例数

全国总量54 480例；不包括西藏自治区（尚无先天性心脏病介入治疗信息网络直报系统）

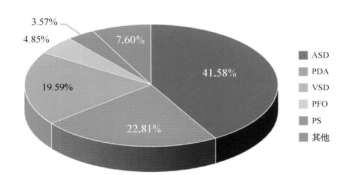

图20-2　2009—2019年全国地方医院先天性心脏病介入治疗病种构成比（%）

全国总量278 098例；ASD：房间隔缺损；PDA：动脉导管未闭；
VSD：室间隔缺损；PFO：卵圆孔未闭；PS：肺动脉瓣狭窄

从相关数据来看，由于膜周部VSD周边结构的特殊性，其介入技术要求较高，操作相对复杂，同时儿童患病率高，所以VSD封堵术主要集中在以下8家大的医疗中心，分别是广东省人民医院、四川大学华西第二医院、上海交通大学医学院附属上海儿童医学中心、武汉亚洲心脏病医院、重庆医科大学附属儿童医院、中国医学科学院阜外医院、南京市儿童医院及湖南省儿童医院。另外，每年VSD介入治疗成功率均低于ASD及PDA介入治疗，这与部分介入医师VSD介入治疗数量过少及操作经验不足有关。

以上VSD介入治疗并发症及死亡病例的相关数据均为患者住院期间的资料，不包括军队医院的病例，因军队医院自2011年以后才有较详细的网络直报数据。

第二节 · 我国室间隔缺损介入治疗面临的问题

根据每年向全国发布的先天性心脏病介入治疗数据，并结合国内专业会议所报道的VSD介入治疗情况，我国VSD介入治疗主要存在以下几个方面的问题。

■ 一、术前未能详细询问病史

对部分患者既往病史了解不够，包括过敏史、心律失常、晕厥、头痛，以及近期有无感冒、发热等。一般VSD封堵术后发生感染性心内膜炎患者，术前近期多有发热病史，尤其是有明确感染病灶者，即使术前及术后应用抗生素，将体温降至正常，但在介入术后随访过程中仍有发生感染性心内膜炎的潜在风险。因此，VSD患者介入术前1个月内若有发热，建议暂缓介入封堵术。毕竟大多数先天性心脏病VSD可以择期治疗，以避免感染性心内膜炎。另外，VSD介入术后应注意避免感冒、发热等，严格定期地随诊是必要的。

■ 二、术前检查不全面

VSD介入治疗前未按指南或专家共识进行常规检查，少数未行心电图检查或诊断不准确，导致术后遗留畸形（或病变）；或术中打"遭遇战"，不但封堵失败，还可造成严重并发症，甚至死亡。因此，术前检查应规范、全面，尤其是对于既往有心律失常或年长患者，除常规做心电图外，应行24 h动态心电图检查，便于术前明确心律失常的类型及介入术前是否需要进行干预。

■ 三、适应证选择不当

根据国内外文献报道，低龄、低体重的VSD患儿其介入成功率低，且易发生严重并发症。而部分有自然闭合趋势的VSD患儿不宜过早进行干预，若左心房室不大且无临床症状者，可定期随访，避免感染性心内膜炎的发生。干下型VSD，一般为介入治疗禁忌证，虽然个别经验丰富的介入医师有封堵成功的病例，但缺乏大组临床随访结果。尤其是缺少介入经验的医师，不宜盲目进行干下型VSD封堵术，不仅增加了介入手术的难度，且成功率不高，也存在封堵器脱落的风险，甚至带来远期潜在并发症，如主动脉瓣反流。国内已有多例干下型VSD封堵术后1.5～3年发现主动脉瓣中大量反流，行外科主动脉瓣成形术或主动脉瓣置换术。

■ 四、术中操作不规范

包括建立轨道时X线解剖不熟悉、操作粗暴，术中没有超声心电图监测或术后仅行左心室造影；操作时间过长，术中多次更换封堵器，尤其是低龄患儿反复建立轨道或多次封堵均不成功，导致术后严重并发症的发生，如三尖瓣腱索断裂/反流、右冠状动脉窦损伤穿孔、主动脉瓣损伤/反流、右心室流出道狭窄、医源性室间隔缺损、心脏压塞、脑栓塞及小儿上肢固定时间过久，造成臂丛神经损伤等。

五、标签外封堵器的应用

由于部分膜周部VSD位置或形态特殊，国内外不少介入医师采用标签外封堵器，比如一代或二代PDA封堵器，大部分都取得满意的效果，但也有术后导致右心室流出道狭窄及房室传导阻滞的报道。采用PDA封堵器，若选择直径过大，同样可造成CAVB及完全性左束支传导阻滞（CLBBB），包括术后1年迟发的病例；尽管发生率较低，但值得介入医师的高度重视。因此，对于确实需要采用标签外封堵器的患者，应与患者及其亲属进行充分沟通，向其介绍国内外应用的成功病例及可能发生的潜在风险，若同意并签字后方可实施介入治疗，以避免带来不必要的医疗纠纷。

六、室间隔缺损介入术后严重并发症

（一）封堵器脱落

其发生率位居网络上报并发症的首位。它常为封堵器选择过小、病变部位或形态特殊、适应证选择不当及操作有误等所致。该并发症多数发生于介入术中，少数发生于术后住院期间。因VSD封堵器直径小，一般介入经验丰富者可尝试用网篮圈套器抓取，多能成功。若介入处理失败或对栓堵于重要脏器者应行紧急外科手术，以免延误病情，造成严重不良后果甚至死亡。值得注意的是，无论采用介入方法还是外科手术处理之前，一定要准确判断封堵器脱落的部位，避免盲目外科手术或介入抓取，给患者带来不必要的创伤或遭受过多的X线辐射。

（二）溶血

该并发症是VSD封堵术后常见并发症之一，发生率位居网络上报并发症第二位。它多由于残余分流所致，少数与封堵器夹住部分三尖瓣导致大量三尖瓣反流有关。溶血多发生于VSD封堵术后24 h内，偶有发生于术后80 h及3个月者。有些病例经治疗后溶血停止，出院后可再次发生溶血。一般溶血通过药物保守治疗即可消失，观察最长时间为26日。但也有溶血病例保守治疗28日仍无效，最终经外科手术处理。个别病例如果处理不当，可引起肾衰竭，甚至失去外科手术机会而导致死亡。因此，介入医师应严密观察病情，选择最佳治疗方案，避免给患者造成严重功能障碍甚至死亡。

（三）主动脉瓣反流

该并发症发生率位居网络上报并发症的第三位，它多与术中操作有误及封堵器类型的选择有关，少数病例为适应证选择不当所致。主动脉瓣反流大部分发生于介入术后的近期内，但也有在中长期随访中发现的呈逐渐加重的主动脉瓣反流，最长时间在VSD介入术后11年超声心电图显示主动脉瓣中重度反流。根据国内文献及专业会议的报道，截至目前至少已有11例进行了外科手术，均取出封堵器修补VSD。其中5例14岁以下患儿行主动脉瓣成形术，4例15岁以上的患者进行了主动脉瓣置换术，另外2例发生于封堵术后近期，未处理主动脉瓣。

（四）三尖瓣腱索断裂/反流

其发生率位居网络上报并发症的第四位，多发生于学龄前患儿。它主要是术中建立轨道时导丝、导管或输送鞘管穿过了腱索、释放封堵器时损伤了三尖瓣所致。其次是少数三尖瓣

附着异常，迟发三尖瓣反流多为封堵器移位或紧邻三尖瓣前瓣、隔瓣，摩擦切割瓣叶组织造成的。因此，术中切忌粗暴操作，尤其对于低龄患儿建立轨道时，要注意观察导丝及导管推送是否顺畅、走行是否正常。一旦发现有异常情况，应将导丝及导管撤至右心房内，重新建立轨道，避免损伤三尖瓣腱索。封堵器植入后要常规进行超声心动图检测，除外封堵器造成的三尖瓣反流或狭窄。术后应定期严格地随访，发现异常及时处置。

（五）完全性房室传导阻滞

根据网络直报系统数据，只搜集了住院期间安装起搏器（临时及永久）的病例，而不包括出院后发生的CAVB的病例。早期该并发症主要发生在应用AGA公司生产的偏心型VSD封堵器及改进前的国产封堵器患者中，随着国产VSD封堵器腰部长度的增加，介入治疗后减轻了封堵器对室间隔的挤压，使该并发症逐渐减少。根据2013年北京CIT会议报道，2002—2012年国内17家大的医疗中心共完成VSD封堵术11 396例，CAVB发生率为0.88%（100/11 396），其中安装永久起搏器的占0.11%（13/11 396）、安装临时起搏器的占0.37%（42/11 396）、药物治疗的占0.30%（34/11 396）、外科手术的占0.10%（11/11 396）。刘凌等报道采用国产器材介入治疗1 428例VSD，三度房室传导阻滞发生率为0.63%（9/1 428例）。其中应用改进前与改进后封堵器分别为7例及2例，7例CAVB发生于封堵术后3～5日，另外2例发生于封堵术后1年及19个月。共有2例安装永久起搏器。CAVB多发生于VSD封堵术后7日内，部分患者住院时间较短，出院后发生心律失常、晕厥等。也有经保守治疗恢复窦性心律，出院后近期内再次发生CAVB。迟发者显示介入治疗后数月，甚至10年以上发生CAVB，最长时间为介入术后13年。迟发CAVB患者多数安装了永久起搏器，少数因各种原因未安装起搏器的病例仍在随访观察中。

（六）脑出血

虽然网络直报系统仅有7例发生了脑出血，但有4例死亡，多为学龄前患儿，是VSD介入治疗中的主要死亡原因之一，有的学者考虑可能与先天性脑血管畸形有关。是否需要介入术前进行常规头颅CT或MRI检查，目前尚未达成共识。

（七）完全性左束支传导阻滞

原网络直报系统并发症一栏中仅有心律失常，未将其类型细化，所以没有该并发症的数据。根据国内文献及专业会议报道来看，CLBBB多发生于学龄前患儿，偶见于成人患者。主要出现在封堵术后近期，迟发者可于术后8～11年才被发现。多与封堵器直径选择过大有关，包括采用PDA封堵器也有发生该并发症的病例。部分病例通过保守治疗可以恢复窦性心律，也有经外科手术治疗缓解的报道。值得注意的是，部分病例随访过程中发现左心室进行性增大伴左心衰竭，临床治疗非常棘手，已有8例死亡。国内介入医师尝试植入起搏器改善左心功能，取得了一定效果。目前至少有10例植入了起搏器，包括CRT及心外膜起搏，但少数病例由于左心室射血分数太低，仍有3例死亡。

（八）恶性心律失常

发生率较低，偶见个案报道。VSD封堵术中及术后发生频发性室性心动过速或心室颤动者较罕见，一旦发现应及时处置，包括中止介入操作、安装起搏器或行外科手术等。网络直报系统2019年上报1例，经核实为40岁男性患者，采用8 mm国产对称型封堵器封堵VSD，介入术后出现频发室性期前收缩，药物治疗5日后好转出院。出院1周患者多次发生

"一过性意识不清"，再次入院心电图监测示阵发性室性心动过速，于介入术后18日行外科手术，取出封堵器，修补VSD。外科术后心动过速未能缓解，10日后安装双腔ICD。

（九）死亡

除网上直报的VSD封堵术发生11例死亡病例外，国内发表的文献及专业学术会议报道VSD封堵术中及术后死亡23例，包括VSD封堵术后发生CLBBB+左心室进行性增大伴左心衰竭8例，术后死于脑出血2例，术后4日及1.5个月猝死各1例，术中发生大面积脑梗死1例，术中冠状动脉左前降支闭塞致术后心力衰竭1年后死亡1例，术中冠状动脉左主干损伤1例，术后死于感染性心内膜炎1例，溶血后死于肾衰竭1例，合并右心发育不良封堵VSD后血氧饱和度下降，外科手术后死亡1例，术后死于低氧血症及右心房增大1例，术后死于主动脉夹层1例，三尖瓣狭窄、三尖瓣腱索断裂大量反流右心衰竭外科手术后死亡各1例，术中麻醉意外死亡1例。

■ 七、缺乏长期的随访资料

目前国内外先天性心脏病VSD介入治疗多为回顾性总结，尚缺乏大组的临床试验研究及长期随访结果。由于我国流动人口众多，许多先天性心脏病患儿介入治疗后随父母外出务工迁移，或升学、就业、出国等，其居住地点及联系方式变化较大，增加了VSD封堵术后长期随访的难度；另外受新冠肺炎疫情常态化的影响，其术后随访工作将更加困难。

第三节 · 室间隔缺损介入治疗的应用前景

目前我国VSD介入治疗主要有以下几种方法：X线及超声心动图引导下经皮VSD封堵术、单纯超声心动图引导下经皮VSD封堵术、经外科途径VSD封堵术。

■ 一、X线及超声心动图引导下经皮VSD封堵术

该技术在我国已有成熟的临床经验，尽管随着宫内超声技术的普及和提高，以及先天性心脏病患儿的筛查，未来我国成人VSD数量估计将有下降之趋势，但中小直径的VSD患儿若条件适合多可选择介入治疗，且将多集中在大的儿童医学中心或心血管病专科医院。而随着网络系统的迅速发展，包括远程影像会诊、微信图像传输等，某些疑难先天性心脏病介入治疗可以实时得到有经验专家的指导，也将进一步提高VSD介入治疗的成功率，降低严重并发症的发生率，保证广大VSD患者的医疗安全。因此，未来一段时间该VSD介入技术仍将占主流。

■ 二、单纯超声心动图引导下经导管VSD封堵术

2014年潘湘斌等在完成单纯超声心动图引导下经皮ASD封堵术、PDA封堵术及肺动脉瓣球囊成形术的基础上，开展了单纯超声心动图引导下经皮VSD封堵术，包括经股动脉及颈静脉途径。该技术除具有传统经皮VSD封堵术的创伤小、无瘢痕、不用输血及术后恢复快等优势外，还避免了X线辐射及对比剂给患者所带来的潜在不良反应。该技术一般在开展早期操作难度较大，学习曲线较长，必须要有经X线及超声心动图引导下VSD封堵术操作

技能的介入医师，再经过严格规范化培训方能实施该技术。目前该技术大部分由心外科医师完成，且有经验丰富的超声心动图医师配合。要求尽可能在外科手术室进行，以便能够在紧急情况下实施开胸心脏直视手术，最大限度地为患者提供安全保障。该技术为患有VSD的孕妇、低龄儿童及不宜应用X线、对比剂的患者提供了新的治疗方法。

▉ 三、经外科途径VSD封堵术

从2007年开始我国部分医院开展了经胸微创非体外循环下封堵VSD，目前称为经外科途径VSD介入治疗，该技术由心外科医师完成。根据国家医疗服务与质量安全报告提供的数据，截止到2018年，心血管外科介入专业共有80家注册登记医院，2017年以前共完成VSD介入治疗2 382例，2018年完成1 039例，共计3 421例。该技术在外科手术室实施，其优势主要是避免了经皮穿刺外周动静脉的损伤、X线辐射及对比剂所致的潜在不良反应，一旦术中介入失败即可改为常规外科手术。外科途径VSD介入封堵术后常见并发症，包括残余分流、心包积液、胸腔积液、新发瓣膜反流、二次开胸，其次是三度房室传导阻滞。邢泉生等报道多中心结果，在经食管超声心电图引导下经胸小切口非体外循环下封堵VSD 432例，成功率达96.53%（417/432），3.47%（15/432）的病例术中改为常规非体外循环下外科手术。416例随访12 ～ 38个月，1例术后6个月发生CAVB。

▉ 四、可降解室间隔缺损封堵器材的应用

为了减少VSD封堵器带来的迟发严重并发症，国内早在2013年已开始进行生物可吸收VSD封堵器的有关实验，2018年张凤文等报道了2例应用完全可降解封堵器治疗膜周部VSD，取得了满意的效果，随访3个月，未发生不良事件。该封堵器是由上海形状记忆公司生产的，由于没有金属标记点，X线透视下不能显示，因此需要在超声引导下经胸小切口植入封堵器。封堵器上有一安全绳，如果超声心动图检测封堵器形态、位置正常，且无残余分流、房室瓣及主动脉瓣反流，则可释放封堵器，剪断安全绳，沿一端将其抽出。操作过程中若发现封堵器脱落，可用此安全绳回收封堵器。据悉该封堵器已完成了多中心临床试验，若经国家药品监督管理局批准上市应用于临床，将使广大VSD患者获益。值得关注的是，该封堵器完全释放后，一旦发生封堵器脱落至心脏以外的血管内，如何去准确判断该封堵器的位置，以便采取精准的处理方法，目前尚缺乏相关经验，需要在今后的临床应用中加以总结。

▉ 五、重视室间隔缺损封堵术后随访

自2009年进行先天性心脏病介入治疗信息网络直报以来，除少数医院漏报所行先天性心脏病介入治疗例数及严重并发症外，基本反映了我国绝大多数医疗单位所完成的先天性心脏病介入治疗状况。由于原《先天性心脏病介入治疗信息网络直报系统》没有设置随访内容，因此本系统尚不能获取患者出院后的随访结果，包括迟发严重并发症及死亡病例等。为弥补以上不足，自2019年该系统迁移至国家心血管病中心，在原来版本的基础上，进一步补充、修改及完善了先天性心脏病介入数据上报系统，其中增加了出院后的随访内容。新系统已于2020年9月正式启用，期望将来能够有助于了解先天性心脏病尤其是VSD介入治疗

后的长期疗效。

随着VSD介入器材的不断改进、操作技术的提高及介入经验的积累，必将进一步提高其介入成功率及降低严重并发症的发生率。而先天性心脏病介入医师应熟悉内科、常规外科、外科微创及经皮介入方法对治疗VSD及其合并症的临床效果，根据患者的具体情况，权衡其利弊，酌情制定安全有效的最佳治疗方案。另外，目前国内外尚缺乏大型临床试验观察结果，《先天性心脏病经导管介入治疗指南》自2004年发表以来尚未进行过修订，2011年也发表了VSD介入治疗中国专家共识，但至今已有10年时间。因此，国内先天性心脏病介入专家需要着手重新修订《先天性心脏病经导管介入治疗指南》，以保证我国VSD介入治疗技术健康持续地发展。

（蒋世良）

参考文献

［1］蔡仕俊，郑鸿雁，张智伟.室间隔缺损介入封堵术后完全性左束支传导阻滞临床分析［J］.中华实用儿科临床杂志，2015，30：1581-1584.

［2］陈艺丹，潘一峰，赵天力.可降解室间隔缺损封堵器的安全性与有效性的动物实验研究［J］.中国现代医学杂志，2017，27：44-49.

［3］陈轶维，赵文婷，王顺民，等.膜部室间隔缺损封堵术后完全性左束支传导阻滞治疗效果分析［J］.临床儿科杂志，2020，38：123-128.

［4］程守全，王诚，刘加立，等.膜周部室间隔缺损封堵术后三个月溶血一例［J］.中国介入心脏病学杂志，2014，22：197-198.

［5］戴辰程，魏淑萍，郭保静，等.室间隔缺损封堵术后持续性完全性左束支传导阻滞外科治疗缓解一例［J］.中国介入心脏病学杂志，2010，18：358-359.

［6］邓加华，唐永研，刘佳，等.室间隔缺损介入封堵术后并发溶血的探讨［J］.昆明医科大学学报，2014，35：106-110.

［7］杜大勇，李运田.室间隔缺损封堵术后延迟溶血1例［J］.中国民康医学杂志，2005，17：718-719.

［8］国家卫生和计划生育委员会经外科途径心血管疾病介入诊疗专家工作组.常见心血管疾病经外科途径进行介入诊疗的专家共识［J］.中国循环杂志，2017，32：105-119.

［9］国家卫生健康委员会国家外科介入质控专家组，国家心血管病中心医疗质量控制中心外科介入专家组.单纯超声心动图引导经皮技术中国专家共识［J］.中国循环杂志，2018，33：943-952.

［10］韩宏光，张南滨，汪曾炜，等.外科手术治疗房室间隔缺损介入治疗严重并发症16例分析［J］.中国介入心脏病学杂志，2010，18：89-92.

［11］韩咏，李俊杰，王树水，等.经导管膜周部室间隔缺损介入治疗并发症及危险因素分析［J］.中国介入心脏病学杂志，2020，28：445-450.

［12］黄奕高，黄文晖，黄新胜，等.应用Amplatzer封堵器治疗膜周部室间隔缺损［J］.中华心血管病杂志，2006，34：175.

［13］黄梓健，王树水，张智伟，等.经皮室间隔缺损封堵术介入治疗失败患儿原因分析［J］.中华实用儿科临床杂志，2015，30：1008-1010.

［14］吉浩，张刚成，沈群山，等.经股动脉应用第二代Amplatzer ADO II进行儿童室间隔缺损介入封堵治疗的疗效研究［J］.中国心血管病研究，2020，18：345-349.

［15］贾绍斌，荆忻.室间隔缺损封堵术后并发溶血1例［J］.宁夏医学杂志，2006，28：359.

［16］蒋世良，徐仲英，黄连军，等.室间隔缺损封堵术的并发症及其防治［J］.中国介入心脏病学杂志，2007，15：302-305.

［17］李军，张军，张玉顺，等.警惕室间隔缺损封堵术并发症——三尖瓣器损伤［J］.中国超声医学杂志，2009，25：380-383.

［18］刘海菊，李小梅，崔建，等.经胸植入左心室心外膜永久起搏器治疗儿童完全性房室传导阻滞、完全性左束支传导阻滞的疗效及心脏同步性研究［J］.中华实用儿科临床杂志，2016，31：1787-1791.

［19］刘加立，钱文浩，夏勇，等.先天性心脏病介入治疗相关的心脏压塞病例分析［J］.中国介入心脏病学杂志，2012，20：

204-206.

［20］刘凌，刘君，高磊，等.室间隔缺损封堵术后生Ⅲ度房室传导阻滞的临床分析［J］.中国介入心脏病学杂志，2018，26：435-438.

［21］刘廷亮，王玉林，王翼，等.室间隔缺损介入治疗术后并发机械性溶血及Ⅲ度房室传导阻滞一例［J］.中华儿科杂志，2004，42：871.

［22］刘振江，方臻飞，胡信群，等.室间隔缺损封堵术后迟发性感染性心内膜炎一例［J］.中华心血管病杂志，2007，35：582.

［23］陆贞钰，邓海波，都菁.1例罕见室间隔缺损封堵术后感染性心内膜炎患者围手术期的护理［J］.中国实用护理杂志，2010，26：164.

［24］潘湘斌，欧阳文斌，李琦，等.经外科途径先天性心脏病介入治疗技术质量控制和进展报告［J］.中国循环杂志，2020，35：955-959.

［25］潘湘斌，欧阳文斌，王首正，等.单纯超声引导下经颈静脉室间隔缺损封堵术的探索研究［J］.中国循环杂志，2015，30：1204-1207.

［26］潘湘斌，逄坤静，欧阳文斌，等.单纯超声心动图引导下经皮室间隔缺损封堵的应用研究［J］.中国循环杂志，2015，30：774-776.

［27］潘湘斌.无放射线经皮介入治疗结构性心脏病［M］.北京：北京大学医学出版社，2018：62-77.

［28］秦永文.积极稳妥地开展室间隔缺损的介入治疗［J］.介入放射学杂志，2004，13：97-98.

［29］秦永文，赵仙先，李卫萍，等.应用自制封堵器经导管闭合膜部室间隔缺损［J］.介入放射学杂志，2002，11：130-131.

［30］秦永文，赵仙先，吴弘，等.嵴内型和肺动脉瓣下型室间隔缺损的经导管封堵治疗［J］.介入放射学杂志，2004，13：486-489.

［31］邱庆欢，谢育梅，张智伟，等.动脉导管未闭封堵器治疗嵴内型室间隔缺损的疗效［J］.中华实用儿科临床杂志，2014，29：761-764.

［32］邱志宏，肖践明，潘家华.室间隔缺损封堵术后并发溶血1例［J］.云南医药，2003，24：349.

［33］区曦，张智伟，钱明阳，等.室间隔缺损封堵术后并发症及其处理［J］.实用儿科临床杂志，2005，20：699-700.

［34］孙书红，张华，杨星昌.室间隔缺损介入封堵术中并发心跳骤停一例［J］.介入放射学杂志，2007，16：298.

［35］汪峰，何建新.经导管室间隔缺损封堵术后并发阿斯综合征1例［J］.实用医学杂志，2009，25：2372.

［36］王霄芳，金梅，郑可，等.先天性心脏病介入治疗并发症及处理［J］.心肺血管病杂志，2014，33：341-243.

［37］王正龙，石蓓，姜黔峰，等.先天性室间隔缺损介入治疗术后近期疗效及影响预后的危险因素分析［J］.实用医学杂志，2013，29：2130-2132.

［38］王忠超，王琦光，张端珍，等.先天性心脏病介入治疗术中及围术期严重并发症分析［J］.中国介入心脏病学杂志，2019，27：386-390.

［39］邢泉生，泮思林，武钦，等.经胸微创非体外循环下封堵室间隔缺损：多中心经验和近中期随访结果［J］.中华胸心血管外科杂志，2011，27：260-263.

［40］杨跃进，华伟.阜外心血管内科手册［M］.北京：人民卫生出版社，2006：662-665.

［41］姚浩洁，马晓莉，代金玉.经皮室间隔缺损封堵术后迟发恶性室性心律失常1例［J］.中国医师进修杂志，2006，29：65-66.

［42］俞卓，丁春丽，潘家华，等.室间隔缺损经导管封堵术中及术后并发心律失常的临床分析［J］.国际心血管病杂志，2008，35：252-254.

［43］俞卓，丁春丽，潘家华.先天性心脏病室间隔缺损封堵术后并发脑栓塞1例［J］.临床心血管病杂志，2007，23：875.

［44］张凤文，孙毅，谢涌泉，等.完全可降解封堵器治疗膜周部室间隔缺损两例［J］.中国胸心血管外科临床杂志，2018，25：1-3.

［45］张建发，马依彤，黄定，等.膜周部室间隔缺损Amplatzer封堵术后亚急性感染性心内膜炎1例［J］.中国循环杂志，2007，22：389.

［46］张宗久.国家卫生和计划生育委员会.2016年国家医疗服务与质量安全报告［M］.北京：人民卫生出版社，2017：540-544.

［47］张宗久.国家卫生健康委员会医政医管局.2019年国家医疗服务与质量安全报告［M］.北京：科学技术文献出版社，2020：310，308-309.

［48］张宗久.国家卫生健康委员会医政医管局.2018年国家医疗服务与质量安全报告［M］.北京：科学技术文献出版社，2019：344，642-646.

［49］张宗久.国家卫生健康委员会医政医管局.2017年国家医疗服务与质量安全报告［M］.北京：科学技术文献出版社，2018：631-635.

［50］赵武，李奋，周爱卿，等.膜周部室间隔缺损经导管封堵术后并发迟发性完全性房室传导阻滞2例报告并文献复习［J］.临床儿科杂志，2011，29：621-625.

［51］郑鸿雁，张智伟，李渝芬，等.儿童室间隔缺损封堵术后心律失常中远期随访结果分析［J］.临床儿科杂志，2014，32：601-606.

［52］郑若龙，陈新军，殷泉忠，等.经导管封堵室间隔缺损手术前后心律失常的变化［J］.江苏医药，2007，33：942-943.

［53］郑晓舟，梁家立，张波，等.室间隔缺损介入封堵术后传导阻滞14例分析［J］.山东医药，2006，46：71.

［54］钟庆华，张智伟，方胜先，等.经导管封堵室间隔缺损术后传导阻滞效果观察［J］.实用医学杂志，2015，31：1472-1474.

［55］朱鲜阳，韩雅玲.结构性心脏病心导管介入治疗［M］.北京：北京大学医学出版社，2019：565-677.

［56］朱玉峰，陈文瑶，黄新苗，等.生物可吸收室间隔缺损封堵器的体外降解和力学性能［J］.第二军医大学学报，2013，34：660-665.

［57］祝沪军，夏宏伟，吴维伟.室间隔缺损封堵术后主动脉瓣关闭不全手术治疗1例［J］.中华胸心血管外科杂志，2006，22：269.

［58］Zhou DX, Pan WZ, Guan LH, et al. Transcatheter closure of perimembranous and intracristal ventricular septal defects with the SHSMA occlude［J］. Catheter Cardiovasc Interv, 2012, 79: 666-674.

［59］Gu X, Han YM, Titus JL, et al. Transcatheter closure of membranous ventricular septal defects with a new nitinol prosthesis in a natural swine model［J］. Catheter Cardiovasc Interv, 2000, 50: 502-509.